全国高职高专护理类专业规划教材

病理学与病理生理学

（供护理及助产类专业使用）

主　编　唐忠辉　甘　萍

副主编　郭家林　孟加榕　石娅莉

编　委　（以姓氏笔画为序）

于美华（厦门大学附属东南医院）

甘　萍（天津医学高等专科学校）

石娅莉（四川护理职业学院）

李红燕（四川护理职业学院）

何钟磊（上海健康职业技术学院）

陈淑敏（漳州卫生职业学院）

陈雅静（漳州卫生职业学院）

孟加榕（解放军第一七五医院）

赵春哥（天津医学高等专科学校）

郭家林（遵义医药高等专科学校）

唐忠辉（漳州卫生职业学院）

鲁　静（保山中医药高等专科学院）

中国医药科技出版社

内容提要

　　本教材是全国高职高专护理类专业规划教材之一，紧扣教育部制定的高等卫生职业教育教学大纲和护士执业资格考试大纲，全面覆盖知识点与考点，可以有效提高护士执业资格考试通过率。全书分为总论和各论两部分，共十九章，其中第一章至第十二章为总论，第十三章至第十九章为各论。以职业技能的培养为基本要求，与护士执业资格考试紧密结合，力求满足专业、教学和社会三方面的需求，把握专科起点，突出现代高等卫生职业教育特色。

　　本书适合高职高专护理、助产及相关专业使用，也可供医药行业从业人员继续教育和培训使用。

图书在版编目（CIP）数据

　　病理学与病理生理学/唐忠辉，甘萍主编. —北京：中国医药科技出版社，2015.8
　　全国高职高专护理类专业规划教材
　　ISBN 978 - 7 - 5067 - 7470 - 3

　　Ⅰ.①病…　Ⅱ.①唐…　②甘…　Ⅲ.①病理学 – 高等职业教育 – 教材　②病理生理学 – 高等职业教育 – 教材　Ⅳ.①R36

　　中国版本图书馆 CIP 数据核字（2015）第 139646 号

美术编辑　陈君杞
版式设计　郭小平

出版　中国医药科技出版社
地址　北京市海淀区文慧园北路甲 22 号
邮编　100082
电话　发行：010 – 62227427　邮购：010 – 62236938
网址　www. cmstp. com
规格　787×1092mm $\frac{1}{16}$
印张　22 $\frac{3}{4}$
字数　452 千字
版次　2015 年 8 月第 1 版
印次　2015 年 8 月第 1 次印刷
印刷　北京九天众诚印刷有限公司
经销　全国各地新华书店
书号　ISBN 978 - 7 - 5067 - 7470 - 3
定价　58. 00 元

全国高职高专护理类专业规划教材
建设指导委员会

主 任 委 员　史瑞芬（南方医科大学护理学院）
副主任委员　（以姓氏笔画为序）

马　波（安徽中医药高等专科学校）

王　斌（厦门医学高等专科学校）

李海鹰（济南护理职业学院）

杨文秀（天津医学高等专科学校）

吴少祯（中国医药科技出版社）

张湘富（长春医学高等专科学校）

林春明（福建卫生职业技术学院）

钟　海（四川护理职业学院）

秦敬民（山东省血液中心）

贾秀英（贵州医科大学护理学院）

黄庶亮（漳州卫生职业学院）

曹元应（安徽医学高等专科学校）

谭　工（重庆三峡医药高等专科学校）

委　　员　（以姓氏笔画为序）

王　刚（四川护理职业学院）

王亚宁（江西科技学院）

王春霞（天津医学高等专科学校）

王珊珊（福建卫生职业技术学院）

王晓菊（四川护理职业学院）

尹　红（漳州卫生职业学院）

甘　萍（天津医学高等专科学校）

付能荣（四川护理职业学院）

兰　萌（天津医学高等专科学校）

朱　霖（安徽医学高等专科学校）

刘　勇（安徽中医药高等专科学校）

刘耀辉（安徽中医药高等专科学校）

汲　军（长春医学高等专科学校）

李大权（毕节医学高等专科学校）

出版说明

全国高职高专护理类专业规划教材，是根据《国务院关于加快发展现代职业教育的决定》及《现代职业教育体系建设规划（2014～2020年）》等文件精神，在教育部、国家食品药品监督管理总局、国家卫生和计划生育委员会的领导和指导下，在全国卫生职业教育教学指导委员会相关专家指导下，由全国高职高专护理类专业规划教材建设指导委员会、中国医药科技出版社，组织全国30余所高职高专院校近300名教学经验丰富的专家教师精心编撰而成。

本套教材在编写过程中，一直以"五个坚持"为原则。一是坚持以高职高专护理类专业人才培养目标和教学标准为依据、以培养职业能力为根本的原则，充分体现高职高专教育特色，力求满足专业岗位需要、教学需要和社会需要，着力提高护理类专业学生的临床操作能力；二是坚持"三基""五性""三特定"的原则，并强调教材内容的针对性、实用性、先进性和条理性；三是坚持理论知识"必需、够用"为度，强调基本技能的培养；四是坚持体现教考结合、密切联系护士执业资格考试的要求；五是坚持注重吸收护理行业发展的新知识、新技术、新方法，体现学科发展前沿，并适当拓展知识面，为学生后续发展奠定必要的基础。

在做到以上"五个坚持"的基础上，使此套教材的内容体现以下六个方面的特点：

1. 创新教材模式　本套教材为了更好地适应现代职业教育发展要求，以案例教学为特色，突出实践教学环节及特点。《护理药理学》《基础护理与技术》《护理心理学》《护理临床思维及技能综合应用》等课程用了创新的任务引领编写方式。专业课程教材均在书后附实训内容。

2. 紧密联系双纲　紧密联系新颁布的教学标准及护士执业资格考试大纲要求。对于护士执业资格考试相关科目，将护士执业资格考试考点与真题分类体现于每门教材中，使教材更具有实用性。

3. 充实编写队伍　每门教材尤其是专业技能课教材，在由教学一线经验丰富的老师组成编写团队的基础上，吸纳了多位具有丰富临床经验的医护人员参与编写，满足培养应用型人才的需要。

4. 科学整合内容　特别注重相近课程、前期课程与后续课程内容之间的交叉衔接，科学整合内容知识，避免知识点的遗漏、重复，保证整套教材知识模块体系构架系统、完整。

5. 活泼体例格式 教材使用形式活泼的编写模块和小栏目如"要点导航""知识链接""案例""考点""目标检测"等，以及尽量增加图表如操作步骤的流程图、示例图，从而更好地适应高职高专学生的认知特点，增强教材的可读性。

6. 配套数字化平台增值服务 为适应当前教育信息化发展的需要，加快推进"互联网＋医药教育"，提升教学效率，在出版纸质教材的同时，免费为师生搭建与纸质教材配套的"中国医药科技出版社在线学习平台"（含数字教材、教学课件、图片、视频、动画及练习题等），从而使教学资源更加多样化、立体化，更好地实现教学信息发布、师生答疑交流、学生在线测试、教学资源拓展等功能，促进学生自主学习。

本套规划教材（26 种）及公共课程规划教材（6 种），适合全国高职高专护理、助产及相关专业师生教学使用（公共课程教材适合医药类所有专业教学使用），也可供医药行业从业人员继续教育和培训使用。

编写出版本套高质量的全国高职高专护理类专业规划教材，得到了护理学专家的精心指导，以及全国各有关院校领导和编者的大力支持，在此一并表示衷心感谢。希望本套教材的出版，将会受到全国高职高专院校护理类专业广大师生的欢迎，对促进我国高职高专护理类专业教育教学改革和护理类专业人才培养做出积极贡献。希望广大师生教学中积极使用本套教材，并提出宝贵意见，以便修订完善，共同打造精品教材。

全国高职高专护理类专业规划教材建设指导委员会
中国医药科技出版社
2015 年 7 月

全国高职高专公共课程规划教材

（供医药类专业使用）

序号	名　　称	主　编	书　号
1	大学生心理健康教育*	郑开梅	978 – 7 – 5067 – 7531 – 1
2	应用文写作	金秀英	978 – 7 – 5067 – 7529 – 8
3	医药信息技术基础*	金　艳　庞　津	978 – 7 – 5067 – 7534 – 2
4	体育与健康	杜金蕊　尹　航	978 – 7 – 5067 – 7533 – 5
5	大学生就业指导	陈兰云　王　凯	978 – 7 – 5067 – 7530 – 4
6	公共关系基础	沈小美　谭　宏	978 – 7 – 5067 – 7532 – 8

全国高职高专护理类专业规划教材

（供护理及助产类专业使用）

序号	名　　称	主　编	书　号
1	人体解剖学与组织胚胎学*	滕少康　汲　军	978 – 7 – 5067 – 7467 – 3
2	生理学	张　健　张　敏	978 – 7 – 5067 – 7468 – 0
3	病原生物与免疫学	曹元应　徐香兰	978 – 7 – 5067 – 7469 – 7
4	病理学与病理生理学	唐忠辉　甘　萍	978 – 7 – 5067 – 7470 – 3
5	护理药理学	张　庆　陈淑瑜	978 – 7 – 5067 – 7471 – 0
6	预防医学	朱　霖　林斌松	978 – 7 – 5067 – 7472 – 7
7	护理礼仪与人际沟通	王亚宁　洪玉兰	978 – 7 – 5067 – 7473 – 4
8	基础护理与技术	李丽娟　付能荣	978 – 7 – 5067 – 7474 – 1
9	健康评估	陈瑄瑄　钟云龙	978 – 7 – 5067 – 7475 – 8
10	护理心理学	李正姐	978 – 7 – 5067 – 7476 – 5
11	护理伦理与法规	陈秋云	978 – 7 – 5067 – 7477 – 2
12	社区护理学*	郑翠红　刘　勇	978 – 7 – 5067 – 7478 – 9
13	老年护理学	王春霞　汪芝碧	978 – 7 – 5067 – 7479 – 6
14	中医护理学	郭宝云　张亚军	978 – 7 – 5067 – 7480 – 2
15	内科护理学*	陈宽林　王　刚	978 – 7 – 5067 – 7481 – 9
16	外科护理学*	陈玉喜　张　德	978 – 7 – 5067 – 7482 – 6
17	妇产科护理学*	尹　红　杨小玉	978 – 7 – 5067 – 7483 – 3
18	儿科护理学	兰　萌　王晓菊	978 – 7 – 5067 – 7484 – 0
19	急危重症护理	张　荣　李钟锋	978 – 7 – 5067 – 7485 – 7
20	康复护理学	谭　工　邱　波	978 – 7 – 5067 – 7486 – 4
21	护理管理学	郭彩云　刘耀辉	978 – 7 – 5067 – 7487 – 1
22	传染病护理学*	李大权	978 – 7 – 5067 – 7488 – 8
23	助产学	杨　峥	978 – 7 – 5067 – 7490 – 1
24	五官科护理学*	王珊珊　庞　燕	978 – 7 – 5067 – 7491 – 8
25	妇科护理学*	陈顺萍　谭　严	978 – 7 – 5067 – 7492 – 5
26	护理临床思维及技能综合应用*	薛　梅	978 – 7 – 5067 – 7466 – 6

"＊"示本教材配套有"中国医药科技出版社在线学习平台"。

前言 Preface

　　为了加快发展我国的现代职业教育，建设现代职业教育体系，服务实现全面建成小康社会目标，教育部、国家发展改革委等六部门于 2014 年 6 月 16 日联合印发了《现代职业教育体系建设规划（2014～2020 年）》（以下简称"《规划》"）。关于高等职业教育，《规划》要求在办好现有专科层次高等职业（专科）学校的基础上，发展应用技术类型高校，培养具有专科层次的高端技能技术人才。经中国医药科技出版社与全国高职高专院校护理类专业规划教材建设指导委员会精心策划组织了 30 多所院校编写了全国高职高专护理类规划教材。本教材是该系列教材之一，可供护理、助产专业的师生使用，也可供医学检验技术、影像技能技术、康复治疗技术等专业的师生、病理医生及临床医生参考。

　　本教材将病理学与病理生理学的教学内容进行整合后，分为总论和各论两部分，共十九章，其中第一章至第十二章为总论，第十三章至第十九章为各论。本教材具有以下特点：①每章内容前均列出"学习目标"，使教与学目标明确；②每章中均设有"知识链接"，有利于拓展学生的知识面；③每章后配套"目标检测"，有利于培养学生分析问题、解决问题的能力。各个章节以职业技能的培养为基本要求，与护士执业资格考试紧密结合，力求满足专业、教学和社会三方面的需求，在结构上和内容上体现思想性、科学性、先进性、启发性和适用性，把握专科起点，突出现代高等卫生职业教育特色。在教材的编写上以纵向深入和横向宽广为原则，突出课程的综合性，淡化学科界限，对教学内容采取精简、融合、重组、增设等方式进行优化，同时结合各章、节的特点，适当增加人文社会科学相关知识，提升专业课的文化内涵。

　　本教材是在各位编者共同努力下完成的，水平和经验有限，敬请使用本教材的师生和同行们对教材的内容和形式多提宝贵意见和建议，以利于再版时修订和完善。

编者

2015 年 6 月

目录 Contents

绪　论

要点导航

掌握：病理学与病理生理学的任务、内容及其在医学中的地位。
熟悉：病理学与病理生理学的研究方法及其在医学实践中的应用。
了解：学习病理学与病理生理学的指导思想。

一、病理学与病理生理学的任务与内容

病理学（pathology）为医学之本，病理学与病理生理学（pathology and pathophysiology）是研究疾病发生、发展规律的一门科学。它是用自然科学的方法研究疾病的代谢、功能和形态结构等方面的改变，从而揭示疾病的病因、发病机制和转归的医学基础课程，同时也是一门重要的临床诊断学科。病理学与病理生理学的根本任务就是运用各种方法揭示疾病的本质，阐明疾病的发生、发展规律，为防治疾病提供科学的理论基础。

病理学与病理生理学的内容包括病理解剖学（pathological anatomy）和病理生理学（pathophysiology）两部分，前者侧重于从形态结构的角度、后者侧重于从功能和代谢的角度阐述疾病的发生、发展规律。需要指出，任何疾病都有代谢、功能和形态结构的改变，三者互相联系、互相影响。因此，病理解剖学和病理生理学之间存在着有机联系，不能截然分开。随着分子生物学和前沿生命科学向各学科的渗透，人们对疾病本质和发病机制的研究越来越需要紧密结合机体的代谢、功能、形态结构，以及基因、细胞、组织等种种变化来综合分析。

本教材的内容选取主要针对现代高职教育护理、助产类专业的学生，也适合同层次医学类其他专业学生。全书主要分为总论和各论两部分。总论部分为第一章至第十二章，主要介绍疾病的概念、发生、发展的原因、机制和转归，讨论各种不同疾病发生、发展中共同的、成套的功能和代谢变化，包括疾病概论、应激，之后依次为细胞和组织的适应、损伤与修复，局部血液循环障碍，水、电解质代谢紊乱，酸碱平衡紊乱，缺氧，弥散性血管内凝血，休克，发热，炎症，肿瘤；各论部分为第十三章至第十九章，是在总论内容的基础上阐述各种不同疾病的发生、发展及转归的特殊规律和重要器官的共同的病理过程（如心功能不全、呼吸衰竭、肝性脑病、肾功能衰竭），主要讨论机体主要系统的常见病、多发病的病因、发病机制、病理变化及其转归，依次为心血管系统疾病（含心功能不全），呼吸系统疾病（含呼吸衰竭），消化系统疾病

（含肝性脑病），泌尿系统疾病（含肾功能不全），女性生殖系统疾病，内分泌系统疾病，传染病。总论和各论之间有共性与个性的关系，认识疾病的共同规律有利于认识疾病的特殊规律，反之亦然，两者互为补充，这样才能从本质上认识疾病。因此，总论和各论之间有着十分密切的内在联系，学习时应互相联系，不可偏废。

二、病理学与病理生理学在医学中的地位

病理学与病理生理学是一门重要的基础医学课程，也是介于基础医学和临床护理之间的重要桥梁课，起着承前启后的作用。它与前期的基础课程如人体解剖与组织胚胎学、生理学、生物化学等密切相关，同时又是学习临床护理如外科护理学、内科护理学、妇产科护理学、儿科护理学等基础，为正确做好临床各种疾病护理提供了理论依据。其重要性还表现在对疾病的诊断方面。通过活体组织检查、脱落细胞学检查及尸体解剖等，对疾病进行诊断，称为诊断病理学。在医学诊断中，尽管有各种辅助诊断方法，但最具有权威性也是最能为临床提供准确诊断的就是病理诊断，因为它更具直观性和客观性，临床工作中的医疗纠纷及法律纠纷案例也常通过病理诊断才能得出较正确的结论，所以病理诊断也是最后的宣判性诊断。因此，病理学与病理生理学在临床医学中占有十分重要的地位。

三、病理学与病理生理学的常用研究方法与观察方法

（一）活组织检查

用局部切取、钳取、细针穿刺和搔刮等手术方法，从患者体内获取病变组织进行病理检查，称为活组织检查（biopsy），简称活检。活检是临床上最常用的一种检查方法，对疾病的及时确诊、指导治疗、判断疗效和预后起着重要作用，特别是对于良性与恶性肿瘤的鉴别以及某些疑难病例的确诊具有十分重要的意义，还有利于采用一些新的研究方法如免疫组织化学、电镜观察、组织培养和细胞培养等，对疾病进行更深入的研究。必要时还可在手术进行中做冷冻切片快速诊断，以协助临床医生选择最佳的手术治疗方案。

（二）尸体解剖

尸体解剖（autopsy）简称尸检，即对死亡者的遗体进行病理解剖检验和后续的病理学观察，是病理学的基本研究方法之一。其主要方法是通过肉眼观察和显微镜观察，系统地检查全身各脏器、组织的病理变化，结合临床病史，作全面的疾病诊断和死因分析。其目的在于：①确定诊断，查明死因，协助临床医生总结在诊断和治疗过程中的经验和教训，以提高医疗质量和诊治水平；②及时发现和确诊某些传染病、地方病、流行病和新发生的疾病，为采取相关防治措施提供依据；③接受和完成医疗事故鉴定，明确责任；④积累各种疾病的人体病理材料，作为深入研究和防治这些疾病的基础，同时也为病理学教学收集各种疾病的病理标本。

目前，我国的尸检率还不高，且有进一步下降的趋势，十分不利于我国病理学和医学科学的发展，亟待立法和大力宣传尸体解剖的意义。

（三）动物实验

运用动物实验的方法，可在适宜的动物身体上复制出某些人类疾病的动物模型，

称为动物实验（animal experiment）。通过疾病复制过程进行观察、研究，了解疾病的病因、发病机制、病理改变及疾病的转归和治疗疾病的药物疗效等。其优点在于不仅可以认识疾病的全貌，而且可以人工控制条件，多次重复，反复验证研究的结果，以弥补人体观察的局限和不足，并可与人体疾病进行对照研究。当然，动物和人体之间毕竟存在物种上的差异，不能把动物实验结果不加分析地直接应用于人体。

（四）组织和细胞培养

将某种组织或单细胞用适宜的培养基在体外进行培养，可研究在各种病因作用下细胞、组织病变的发生和发展，称为组织和细胞培养（tissue and cell culture）。采用这种方法，既可建立组织细胞病理模型，也可观察某些干预因素对细胞分化、增殖及代谢、功能的影响，因而可在细胞水平上揭示某些疾病的发生、发展规律。如肿瘤的生长、细胞的癌变、肿瘤的诱导分化等。这种研究方法的优点是针对性强、条件易于控制、周期短、见效快、节省开支，故已广泛应用于病理学的研究领域；缺点是孤立的体外环境与复杂的体内环境毕竟存在很大差异，故不能将体外研究结果与体内过程简单地等同看待。近年来，通过体外培养建立了不少人体和动物肿瘤细胞系或细胞株，这对研究肿瘤细胞的生物学特征和进行分子水平的研究起了重要作用。

（五）分子生物学实验

近年来，病理生理学研究方法正在发生重大变革，人们已经采用分子生物学技术来研究细胞受体、离子通道、细胞信号转导变化以及细胞增殖、分化和凋亡调控等在疾病发生发展中的作用。现代医学研究证明，很多人类疾病都与基因改变有关，采用分子生物学技术识别与克隆疾病相关基因、检测基因结构及其表达、调控异常等将成为本世纪医学研究的主题。

（六）病理学与病理生理学的常用观察方法

1. 大体观察 是指主要运用肉眼、量尺和各种衡器等辅助工具，对所检标本的大小、重量、形状、色泽、硬度、表面及切面、病灶特征等进行细致的观察与检测。有经验的病理医生及临床医生往往能够通过大体观察初步判断病变性质，为选择进一步的诊断方法提供方向。因此，大体观察的能力往往是病理医生的基本功。

2. 组织学观察 是指将病变组织制成厚为数微米的切片，通常用苏木精－伊红染色（HE 染色）或其他方法染色后，用光学显微镜观察其微细病变。到目前为止，传统的组织学观察方法仍然是病理学诊断和研究最基本的方法，是任何其他方法不可取代的。

3. 细胞学观察 是指通过采集病变处的细胞、涂片染色后进行诊断。细胞的来源可以是各种采集器在食管、口腔、鼻咽部以及女性生殖道等病变部位直接采集脱落的细胞；也可是自然分泌物（如痰、乳腺溢液、前列腺液）、体液（如胸腹腔积液、心包积液和脑脊液）及排泄物（如尿）中的细胞；还可以是通过内镜或用细针穿刺病变部位（如甲状腺、淋巴结、乳腺、肺、肝、肾）等采集的细胞。抽取体液要经过离心沉淀后制成细胞学涂片。此方法常用于某些肿瘤（如肺癌、食管癌、子宫颈癌、乳腺癌等）和其他疾病的早期诊断，还可用于重点人群的普查，但限于取材的局限性和准确性，有时使诊断难免受到一定的限制。近年来，运用影像技术及内镜等指引进行细针穿刺吸取组织细胞进行检查，既提高了穿刺的安全性，也提高了诊断的准确性，但最后确定是否为恶性病变，尚须进一步做活检证实。此外，细胞学观察还可用于对激素水平的测定（如阴道脱落细胞涂片、液基细胞）及为细胞培养和 DNA 提取等提供标本。

4. 超微结构观察 是指运用透射或扫描电子显微镜对组织、细胞内部和表面的超微结构进行更细微的观察，即从亚细胞（细胞器）和大分子水平上了解细胞的病变。但由于电子显微镜较光学显微镜的分辨能力高千倍以上，放大倍率太高，观察病变只见局部不见全貌，常须结合肉眼及光镜检查，才能发挥作用。此方法是迄今最细致的形态学观察方法，在超微结构水平上，将形态结构的改变与功能代谢的变化联系起来，大大有利于加深对疾病和病变的认识。

5. 组织和细胞化学检查 一般称为特殊染色，通过运用某些能与组织或细胞内化学成分进行特异性结合的显色试剂，定位地显示病变组织、细胞的特化学成分（如蛋白质、酶类、核酸、糖类、脂类等），同时又能保存组织原有的形态改变，达到形态与代谢的结合。这对某些病变进一步诊断具有一定的参考价值，如 PTAH（磷钨酸苏木精）染色可显示横纹肌肉瘤细胞质内的横纹，苏丹Ⅲ染色法可将细胞内的脂肪成分反映出来等。这种方法不仅可以揭示普通形态学方法所不能观察到的组织、细胞的化学成分的变化，而且往往在尚未出现形态结构改变之前，就能查出其化学成分的变化。此外，随着免疫学技术的进步，还可运用免疫组织化学和免疫细胞化学的方法，了解组织、细胞的免疫学性状，这对于病理学研究和诊断都有很大帮助。

6. 免疫组织化学与免疫细胞化学 是指利用抗原-抗体的特异性结合反应来检测和定位组织或细胞中的某种化学物质的一种技术。由免疫学和传统的组织化学相结合而形成。其优点是，可以在原位观察抗原物质是否存在及其存在部位、含量等，把形态变化与分子水平的功能、代谢结合起来，用显微镜直接在组织切片、细胞涂片或培养细胞爬片上原位确定某些蛋白质或多肽类物质存在的特点，并可精确到亚细胞结构水平，结合电子计算机图像分析技术或激光扫描共聚焦显微技术等，可对被检测物质进行定量分析。该方法目前已广泛运用于病理研究、肿瘤的病理诊断与鉴别诊断。

四、学习病理学与病理生理学的指导思想

在学习病理学与病理生理学时，要以辩证唯物主义的世界观和方法论作为指导思想，用对立统一的法则去认识疾病，辨别疾病过程中的各种矛盾关系。用运动、发展的观点看待疾病，具体病变具体分析，以掌握疾病发生、发展和转归的基本规律。为此，在学习过程中应注意以下几点。

（1）用"动态"的观点认识疾病 既要认识疾病各阶段的变化，又要掌握它们连续的动态过程；在观察病变时，既要看到它的现状，也要想到它的过去和未来。

（2）正确认识总论与各论的关系 总论是病理学的基本原则，而各论是总论原则的应用实例，两者之间有着不可分割的关系。因此，总论是学习各论的前提，学习时应注意两者的有机结合。

（3）正确认识局部与整体的关系 人体是一个完整的统一体。局部病变可累及全

身，但又受整体所制约，两者之间相互影响、互为因果。因此，在认识和处理疾病时，既要注意局部，又要重视整体。

（4）正确认识形态结构、功能和代谢的关系　代谢改变是功能与形态结构改变的基础，功能改变往往又可导致形态结构改变，形态结构改变必然影响功能和代谢改变。在学习时，通过形态结构的改变去理解功能、代谢的变化，再由功能、代谢的变化去联想形态结构的改变，全面认识病变实质。

（5）重视病理与临床的联系　学习的目的在于应用，掌握疾病本质是为了更好地理解疾病的复杂表现和指导疾病的防治。因此，要学会运用病理学知识解释疾病现象，联系有关疾病防治的问题，培养防治疾病的分析能力，提高学习效果。

（6）注意理论与实践的联系　病理学与病理生理学是一门实践性和理论性较强的学科。学习时要注意理论联系实际：一要重视理论联系实验，病理学与病理生理学的实验内容包括观察大体标本和病理切片、动物实验及临床病理讨论等，通过实验来印证理论，并加深对理论的理解；二要注意理论联系临床，学会运用所学病理学知识去正确认识和理解有关疾病的临床表现，加强对临床症状与病变关系的理解，达到正确认识疾病本质，不断提高发现问题、分析问题和解决问题能力的目的，为后继课程的学习及今后从事临床工作打下坚实的基础。

随着转化医学的兴起以及各种交叉学科的建立，病理学与病理生理学作为基础医学与临床医学的"桥梁"，在教研中要进一步加强与临床结合，掌握临床对相关疾病诊治的最新进展，促进基础研究成果的临床应用；要紧密追踪和应用后基因组时代的相关研究成果，促进个体化医疗的实施；要吸纳和整合生命科学、社会科学及其他相关学科的最新成果，开展高水平科学研究，不断提高对疾病的诊治和预防水平。

目标检测

一、名词解释

病理学与病理生理学、活体组织检查、尸体解剖。

二、问答题

1. 什么是活体组织检查？有何临床意义？
2. 简述病理学与病理生理学的任务与内容。
3. 谈谈你为什么要学习病理学与病理生理学？如何学好病理学与病理生理学？

（唐忠辉）

第一章 | 疾病概论

要点导航

掌握：健康、亚健康和疾病的概念；疾病发生、发展的一般规律。
熟悉：病因、疾病的经过与转归；脑死亡的概念和临床意义。
了解：疾病发生的基本机制。

健康与疾病为一个连续的过程，其活动范围可从濒临死亡至最健康状态。任何人任何时候的身体状况都会在这个连续相两端之间的某一点上占据一个位置，且时刻都在动态变化中。健康与疾病是生命活动过程中两个对立的概念，随着社会的进步和科学的发展，人们对健康与疾病的认识也在不断深化。医护工作者的根本任务就是防治疾病，促进康复，提高人民的健康水平及患者的生活与生命质量。

知识链接

人是生理、心理、社会、精神、文化的统一整体。随着社会的进步与科学技术的发展，医学模式已发生变化，已由单纯的生物医学模式转变为"生物－心理－社会"的现代医学模式，人们对健康与疾病的认识也在不断深化。护理不仅贯穿于人生命的全过程，还贯穿于人的健康与疾病的全过程，涵盖于个人、家庭和社会。现代护理的变化经历了以疾病为中心，以病人为中心、以人的健康为中心的这三个阶段，护理实践是以人的健康为中心的活动。

第一节 健康与疾病

一、健康的概念

传统观念认为不生病就是健康。1946 年，世界卫生组织（World Health Organization，WHO）提出：健康（health）不仅指没有疾病或衰弱现象，而且是躯体上、精神上和社会适应上的一种完好状态。躯体、精神和社会适应三者之间是相互影响的。增强健康意识，保障个人和大众的健康是每个人义不容辞的责任。

二、疾病的概念

疾病（disease）是对应于健康的一种异常生命状态，是在一定病因作用下，机体内稳态调节紊乱而导致的异常生命活动过程。在疾病过程中，躯体、精神及社会适应上的完好状态被破坏，机体进入内环境稳态失衡、与环境或社会不相适应的状态。机体内稳态是否被打破主要取决于两方面的因素，即病因的强度和机体自身调节稳态的能力。当各种致病因素作用于机体，达到一定强度和持续一定时间，体内可出现一系列的损伤与抗损伤反应，引起机体代谢、功能和形态结构的改变，机体与外环境间协调紊乱，出现各种临床症状、体征和社会行为异常，机体与外环境的协调发生障碍。症状是指患者主观上的异常感觉和病态改变，如咳嗽、头痛、头晕、恶心、呕吐等。体征是指医生对患者进行体格检查时发现的异常情况，是疾病的客观表现，如肺部啰音、心脏杂音、肝肿大等。社会行为是指人际交往、劳动等作为社会成员的活动。

病理过程（pathological process）是指存在于不同疾病中的共同的、成套的代谢、功能和形态结构的异常变化。例如肝炎、阑尾炎、肺炎以及所有其他炎性疾病都有炎症这个病理过程，包括变质、渗出和增生等基本病理变化。病理过程可以局部变化为主，如充血、血栓、栓塞、梗死、炎症等，也可以全身反应为主，如发热、缺氧和休克等。

三、亚健康的概念

健康与疾病两者间缺乏明确的界限，从健康到疾病是从量变到质变的连续过程。亚健康（sub - health）是指介于健康与疾病之间的一种生理功能低下状态。亚健康的主要表现形式有：躯体性亚健康状态、心理性亚健康状态、人际交往性亚健康状态。世界卫生组织的一项调查表明，人群中真正健康者仅占5%左右，患疾病者约占20%，约有75%的人处于亚健康状态。中年人是亚健康的高发人群。

目前尚无统一的亚健康诊断标准。亚健康的主要表现形式为：①躯体性亚健康状态：主要表现为疲乏无力、精神不振、工作效率低等。②心理性亚健康状态：主要表现为焦虑、烦躁、易怒、睡眠不佳等，严重时可伴有胃痛、心悸等表现。这些问题的持续存在可诱发心血管疾病及肿瘤等的发生。③人际交往性亚健康状态：主要表现为社会成员的关系不稳定，心理距离变化大，产生被社会抛弃和遗忘的孤独感。

积极、健康的生活、工作和思维方式，可使亚健康向健康转化。从加强自我保健和体育锻炼、调整心理平衡等方面进行综合防治与护理，阻断亚健康向疾病方向发展，可以恢复、保持和促进健康，提高人们的健康水平。医务工作者应充分认识亚健康的危害性，重视疾病预防与护理，促使亚健康向健康转化。

第二节　病因学

病因学（etiology）主要研究疾病发生的原因与条件。决定疾病的发生、发展常有多种因素，根据其在疾病发生中的作用，可分为疾病发生的原因（病因）和疾病发生的条件。

一、疾病发生的原因

致病发生的原因，简称病因（cause of disease），即病因是指引起疾病必不可少的、赋予疾病特征或决定疾病特异性的因素。许多疾病已经找到了明确的病因，如疟疾由疟原虫引起，白喉由白喉杆菌引起，但还有许多疾病的病因不明，如肿瘤和动脉粥样硬化症等。认识和消除致病发生的原因，对疾病的预防、诊断和治疗具有重要意义。病因种类繁多，可归纳为以下几大类。

（一）生物因素

为最常见的病因，包括病原微生物（如细菌、病毒、支原体、衣原体、立克次体、螺旋体、真菌等）和寄生虫（如原虫、蠕虫等）。它们通过一定的途径侵入机体，可在体内繁殖，有特定的损害部位。但机体是否发病，除了与病原体的数量、毒性及侵袭力有关外，也与机体本身的防御功能特别是免疫力等强弱有关。

（二）物理因素

主要包括机械暴力（引起创伤、震荡、骨折等）、温度（引起烧伤、中暑、冻伤）、电流（引起电击伤）、电离辐射（引起放射病）、气压（引起高山病、减压病）等，其致病性主要取决于其作用于物理因素本身的作用强度、部位及持续时间，而与机体的反应性关系不大。

（三）化学因素

包括无机化学物质和有机化学物质，达到一定浓度或剂量时可引起人体化学性损害或中毒，如强酸、强碱、重金属盐类化学毒物、一氧化碳、有机磷农药和一些药物等。它们对机体的作用部位，大多有一定的选择性。如一氧化碳与血红蛋白有很强的亲和力，使红细胞失去携氧能力而致病；有机磷农药与机体胆碱酯酶结合并抑制其活性，引起乙酰胆碱蓄积而致病。此外，多种药物对机体也有一定的毒副作用。

（四）营养因素

各种营养素（如糖、脂肪、蛋白质、维生素、无机盐等），某些微量元素（如氟、硒、锌、碘等）以及纤维素是维持生命活动必需的物质。一切营养物质摄入过多和营养物质摄入不足均可引起疾病。长期大量摄入高热量食物可引起肥胖病，并与动脉粥样硬化症的发生有密切关系。营养物质摄入不足可引起营养不良，如维生素 B_1 缺乏可引起脚气病，维生素 D 缺乏可引起佝偻病，缺碘可引起甲状腺肿大等。

（五）遗传因素

遗传性因素指染色体或基因等遗传物质畸变或变异引起的疾病。可分直接致病和遗传易感性两种情况。

1. 直接致病 引起遗传性疾病。这是由于亲代生殖细胞中遗传物质的缺陷（如基因突变或染色体畸变）遗传给子代所致。基因突变引起分子病，如血友病；染色体畸变引起染色体病，如 21 – 三体型综合征。

2. 遗传易感性 遗传易感性是指由遗传因素所决定的个体患病风险（即在相同环境下不同个体患病的风险）。具有易患某种疾病的遗传素质，在一定环境因素作用下，机体才发生相应的疾病，如高血压病、糖尿病等。

（六）先天因素

先天因素是指那些损害胎儿发育的因素。由先天因素引起的疾病称为先天性疾病，如妇女妊娠早期感染风疹病毒可能引起胎儿先天性心脏病。母亲的不良生活方式如吸烟、酗酒等也可以影响胎儿的生长发育。先天性疾病一般是不会遗传的，但有些先天性疾病也可能存在遗传性，如唇裂、多指（趾）等。

知识链接

　　1957～1961 年，欧洲出生了 1.2 万名手脚比正常人短、甚至根本没有手脚的海豹婴儿。其原因是孕妇在怀孕初期服用了一种由美国研发的称为"反应停"的药物，其作用是减轻妊娠期反应。在正常情况下，胚胎的生长都应按照基因上的生命密码指令而形成，然而，"反应停"能使这种指令在某一部位受到阻碍，其结果就产生了畸形儿。

（七）免疫因素

　　机体免疫功能状态是某些疾病产生的重要因素，许多疾病的发生、发展与免疫反应密切相关。常见的由免疫因素引起的疾病有：①变态反应性疾病（超敏反应），如过敏性休克、支气管哮喘、荨麻疹等；②自身免疫性疾病，如系统性红斑狼疮、类风湿关节炎等；③免疫缺陷病，其特点是容易发生各种感染和恶性肿瘤。

（八）精神、心理和社会因素

　　随着生物医学模式向生物－心理－社会医学模式的转变，心理和社会因素在疾病发生发展中的作用日益受到重视。社会制度、社会经济条件、受教育程度、生活方式、劳动环境、风俗习惯、个人卫生、人际关系及处世态度等，都通过对大脑皮层与皮层下结构相互协调活动的影响，导致疾病产生。近年来，精神及心理因素引起的疾病越来越受到人们的关注。良好的心理状态是维持健康的基本保证，而长期的忧虑、悲伤、恐惧等不良情绪和强烈的精神创伤易导致应激性溃疡、高血压病的发生。变态心理和变态人格也可导致身心疾病的发生。一名医护工作者不仅要会看身体上的病，还要懂得调节患者的心理状态。

　　由此可见，引起疾病的病因是多种多样的，疾病的发生可由一种病因引起，也可由多种病因同时作用或先后参与。在疾病发生、发展过程中，病因作用机制是极其复杂的，因此对疾病的病因预防要具体分析和个性化防治。目前，还有一些疾病的病因不完全清楚和新的疾病不断出现，有待于医学科学进一步阐明这些疾病的病因。

知识拓展

　　整体护理是一种护理观，即以整体人为中心，以现代护理观为指导，以护理程序为框架，为服务对象从生理、心理和社会各方面的护理，从而使人达到最佳健康状况的护理。护理是诊断和处理人类对现存的或潜在的健康问题反应。

二、疾病发生的条件

　　疾病发生的条件是指能促进或减缓疾病发生的某种机体状态或自然环境。条件本身不引起疾病，但可影响病因对机体的作用。如在感染结核杆菌的人群中，只有在某些条件（如营养不良、过度疲劳等）影响下，导致机体抵抗力降低者才会发生结核病。疾病发生的条件是多方面的，有许多条件是自然因素（如气候条件、地理环境）造成的。此外，年龄、性别也可成为某些疾病发生的条件，例如：小儿和老年人易患感染性疾病；女性易患乳腺癌、甲状腺功能亢进症等；男性易患肺癌、动脉粥样硬化症等。

能加强病因的作用而促进疾病发生发展的因素称为诱因（precipitating factor）。如上消化道大出血可诱发肝性脑病，情绪激动可诱发心绞痛等。诱因仍属于疾病发生的条件的范畴。有此因素与特定疾病的发生发展明显相关，但又不宜归类于上述病因，被称为危险因素（risk factor），如高脂血症、高血压、吸烟等是动脉粥样硬化症的危险因素。

值得注意的是，有些疾病（如创伤、烧伤、中毒等）只要有原因存在便可发生，无需任何条件。同一因素对某种疾病来说是原因，而对另一种疾病则为条件。如寒冷是上呼吸道感染的条件，但又是冻伤的原因。

第三节　发病学

发病学（pathogenesis）主要研究疾病发生、发展的规律和机制。疾病发生、发展和转归，遵循着一些共同规律。

一、疾病发生发展的一般规律

疾病的发生发展遵循一定的规律变化。尽管每一种疾病都有自己的特殊规律，但是不同的疾病又有一些共同的基本规律。

（一）患疾病时自稳调节紊乱

正常状态下，机体通过神经体液的精细调节，使各系统、器官、组织、细胞之间的活动互相协调，机体处于稳态，即机体内、外环境的动态平衡，又称自稳态。在自稳态的维持中，反馈机制起着重要作用。如甲状腺素分泌过多时，可反馈抑制下丘脑促甲状腺素释放激素（TRH）和腺垂体促甲状腺素（TSH）的分泌，使甲状腺素的分泌减少，回至正常水平。由于病因对机体的损伤作用，使机体的自稳调节发生紊乱，引起相应的代谢、功能、形态结构出现异常，又可通过连锁反应使自稳调节的其他方面相继发生紊乱，从而导致更为严重的生命活动障碍。如某些病因使胰岛受损以致胰岛素绝对或相对不足及细胞对胰岛素敏感性降低，可引起糖尿病的发生，出现糖代谢紊乱，如进一步发展又可导致脂肪代谢紊乱，发生酮症酸中毒及动脉粥样硬化症等。

（二）损伤与抗损伤

对损伤做出抗损伤反应是生物体的重要特征，也是生物机体维持生存的必要条件。致病因素对机体可造成损伤，损伤又可激起机体的各种抗损伤反应。这种既相互对立，又相互依存的关系，贯穿于疾病的全过程，影响着疾病的发展方向和转归。当抗损伤占优势时，则疾病好转或痊愈；反之，当损伤占优势时，则疾病发生恶化，甚至导致死亡。如机械暴力引起的组织破坏、出血等属于损伤，而血压下降和疼痛引起的交感神经兴奋、血管收缩，可减少出血，属于抗损伤。这时心率加快、心收缩力增强，使心输出量增加及血液凝固性增高，有利于止血，属于抗损伤。

损伤与抗损伤虽然是相互对立的两个方面，但两者之间并无绝对的界限，在一定的条件下，它们可以互相转化。有些变化的本身就具有损伤和抗损伤的双重意义。例如，致病微生物引起发热，一定程度的体温升高可以增强单核吞噬细胞系统的功能，有助于增强机体的抗病能力，但长期发热或体温过高，则造成机体多个系统的功能及代谢紊乱，由抗损伤转变成损伤。因此，在临床疾病的防治过程中，应尽量减轻和削弱或消除体内的损伤，扶持、保护和加强抗损伤，促使病情稳定、好转而痊愈。

（三）因果交替

因果交替指疾病发生发展过程中，由原始病因作用于机体所产生的结果又可作为病因，引起新的后果。如此因果交替，相互转化，由此推动疾病过程不断延续进展。例如，创伤（机械暴力）作为原始病因造成大失血，大失血又可引起血容量减少、血压下降，使回心血量和心输出量进一步减少，导致组织灌注量不足等变化，在因果交替规律的推动下，机体的损伤不断加重，病情进行性恶化，称为恶性循环（图1-1）。相反，若通过机体对原始病因及发病学原因的代偿反应和适当治疗，病情不断减轻，趋向好转，最后恢复健康，称为良性循环。例如，创伤导致大失血使机体通过交感-肾上腺系统的兴奋引起的心率加快、心收缩力增强及血管收缩，引起心输出量增加，血压得到维持，加上清创、输血和输液治疗，使病情稳定，最后恢复健康；若失血过多或长时间组织细胞缺氧，可出现微循环障碍，回心血量进一步降低，动脉血压下降，发生失血性休克，甚至导致死亡。因此，采取医学干预打断因果转化和恶性循环，才能使疾病向有利于康复的方向发展。

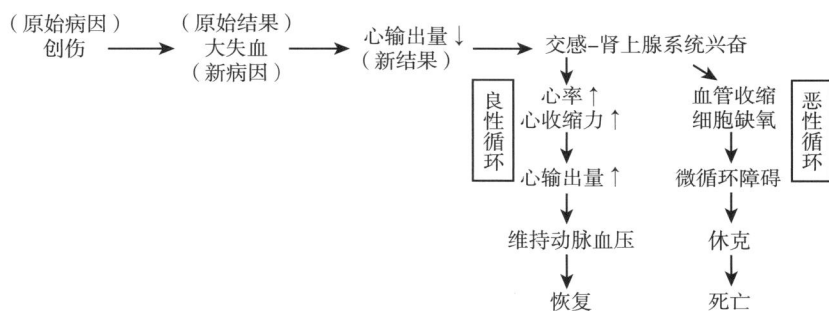

图 1-1 大出血时的因果交替示意图

知识拓展

因果交替中的各个环节，在疾病发展中的作用并不是同等重要的，某一环节可能是这个疾病发展的关键，称为中心环节。及时找出疾病的中心环节并打断中心环节，在疾病防治与护理中非常重要。因此，及时找出疾病过程的中心环节，并采取有效的措施，打断恶性循环使疾病向有利于机体的良性循环方向发展，是临床治疗学的首要任务。

（四）局部和整体

疾病可表现为局部变化或全身变化或二者兼有。局部病变可通过神经和体液途径影响整体，而机体的全身功能状态也可通过神经和体液途径影响局部病变的发展。例如，扁桃体炎时，除扁桃体局部呈现红、肿、热、痛等炎症表现外，还可出现发热、白细胞升高、寒战等全身反应。机体抵抗能力下降时炎症可进一步发展甚至经血液播散引起毒血症。在某些情况下，疾病的全身反应常常最初表现在某一局部病变，如糖尿病患者局部皮肤瘙痒、溃烂，是全身性血糖持续升高的毒性反应，此时若单纯给予局部治疗而不控制糖尿病则不会得到预期效果。因此，医务工作者应善于识别局部和整体病变之间的主从关系，抓住主要矛盾进行处理，不能"头疼医头、脚疼医脚"。所以认识疾病和治疗疾病，应从整体观念出发，辩证地处理好疾病过程中局部和全身的相互关系。

二、疾病发生发展的基本机制

随着医学科学的发展，各种新方法、新技术的广泛应用，对疾病发生机制的认识从系统水平、器官水平、细胞水平逐步深入到分子水平。疾病发生的基本机制可归纳如下。

（一）神经机制

神经系统对维持和调控正常人体生命活动起着极其重要的作用，可以根据机体内、外环境进行调整，使机体各系统代谢处于相对平衡。因此，许多致病因素可以直接或间接引起神经系统的损伤而参与疾病的发生和发展。除直接侵犯和破坏神经系统的疾病外，有的是通过改变机体的神经反射或影响神经递质的分泌，影响器官、组织功能代谢变化。如流行性乙型脑炎病毒、脊髓灰质炎病毒具有高度嗜神经性，能直接破坏神经细胞；烧伤时，由于疼痛和体液丢失，刺激感觉神经和颈动脉及主动脉弓压力感受器，引起交感神经的强烈兴奋，导致对全身组织器官血流和代谢功能进行重新的调节。长期精神紧张、烦恼、焦虑、恐惧等可导致大脑皮质和皮质下功能失调，引起血管运动中枢反应性增强，小动脉收缩、血压升高，此即神经机制参与的结果。

（二）体液机制

疾病中的体液机制是指致病因素通过改变体液因子的数量或活性，引起内环境紊乱而致病的过程。体液是维持机体内环境稳定的主要因素。体液量的严重减少，如大出血、严重脱水可导致休克；体液因子包括作用于全身的胰岛素、胰高血糖素、组胺、儿茶酚胺、激肽、激活的补体、活化的凝血、纤溶物质、肾上腺素、前列腺素等和一般作用于局部的内皮素、某些神经肽及细胞因子等。体液因子作用于靶细胞的方式有内分泌、旁分泌和自分泌三种。

> **知识链接**
>
> 体液因子主要通过内分泌、旁分泌和自分泌三种方式作用于靶细胞。①内分泌：体内一些特殊的分泌细胞分泌的各种化学介质如激素，通过血液循环输送到身体的各个部分，被远距离靶细胞上的受体识别并发挥作用；②旁分泌：某些分泌的信息分子只能对邻近的靶细胞起作用，如神经递质、某些血管活性物质（如一氧化氮、内皮素）等；③自分泌：细胞对自身分泌的信息分子起反应，许多生长因子是以这种方式作用。

体液机制与神经机制密切相关，常常同时发生，共同参与疾病的发生、发展，故常称为神经－体液机制。如休克使交感神经强烈兴奋，刺激肾上腺髓质释放肾上腺素，因肾小动脉收缩，促使肾素－血管紧张素－醛固酮系统激活。交感神经兴奋和血液中儿茶酚胺、肾素、血管紧张素等共同作用可导致血管收缩和组织缺血、缺氧。

（三）细胞机制

细胞是生物机体最基本的结构、功能单位，致病因素作用于机体后可直接或间接作用于细胞，造成细胞的代谢、功能和结构的改变，引起细胞的自稳态调节紊乱而导致疾病。细胞受损的方式：①直接损害组织细胞，如机械力、温度、某些化学毒物和生物因素等；②通过细胞膜功能障碍和细胞器功能障碍的机制损害细胞，如细胞膜上的钠泵在病因机制作用下引起功能失调，导致细胞水肿，而细胞器功能障碍以线粒体功能障碍最为重要，可出现氧化还原电位下降，各种酶系统受抑制，最终导致细胞变性、死亡。

（四）分子机制

细胞的生命活动由分子执行，任何病因无论通过何种途径引起疾病，在疾病发生、发展过程中最终都会表现出分子水平上的异常，影响正常的生命活动。分子病是由遗传物质或基因（包括 DNA 和 RNA）的变异引起的一类以蛋白质异常为特征的疾病。由于分子机制异常而导致的分子病，可归纳如下。

1. 酶缺陷所致的疾病 DNA 遗传变异所致的酶蛋白异常引起的疾病，如Ⅰ型糖原沉积病等。

2. 血浆蛋白或细胞蛋白缺陷所致的疾病 因基因突变导致蛋白质构成异常引起的疾病，如镰刀型细胞贫血症等。

3. 受体病 由于受体基因突变（缺失、缺陷）而致的疾病，如低密度脂蛋白（LDL）受体基因缺失引起家族性高固醇血症等。

4. 膜转运障碍所致的疾病 由于基因突变引起特异性载体蛋白缺陷而造成膜转运障碍的疾病，如胱氨酸尿症等。

人类基因组计划的完成提高了人类对生命和疾病的认识水平，如糖尿病、高血压病、肿瘤等常见病，可从分子、基因、蛋白质水平逐渐揭示其发病机制。很多疾病易感基因的发现，为阐明疾病发生的个体差异和疾病治疗的个性化提供了新的视野，基因治疗将成为未来人类治疗疾病的新方法。

第四节 疾病的经过与转归

一、疾病的经过

疾病的发生是一个非常复杂的过程，不同疾病的经过是不同的，临床上常将疾病的经过分为四个期。

（一）潜伏期

潜伏期是指致病因素作用于人体至出现最初症状前的时期。不同疾病潜伏期长短不一，此期可由实验室检查阳性发现，是早期发现和诊断所患疾病的良好时机。掌握疾病潜伏期有利于对传染病患者及早隔离和预防治疗。有些疾病如创伤、烧伤无潜伏期。

（二）前驱期

前驱期是指从疾病出现最初症状起，至出现典型症状前的时期。此期虽有临床症状，但程度较轻，且多数无特异性，容易误诊。临床上应仔细诊断，早期治疗。此期患者应当及时就医。

（三）症状明显期

症状明显期是指出现该疾病典型症状表现的时期。临床上常将此期的临床表现作为诊断疾病的依据。此期诊断虽易，但病情最为严重，应积极治疗。

（四）转归期

转归期是指疾病发生、发展过程中，所呈现的发展趋向和结局。疾病转归取决于致病因素作用于机体后所发生的损伤与抗损伤的双方力量的对比和（或）是否得到及时、恰当的治疗。疾病的转归大体可分为完全康复、不完全康复和死亡三种形式。

上述对疾病阶段性的分期，是针对某些疾病特别是急性传染病而言，但有些疾病的阶段性表现不典型。

二、疾病的转归

（一）完全康复

完全康复（complete rehabilitation）是指疾病所致的损伤完全消失，机体的代谢、功能及形态完全恢复正常。临床上，多数疾病治疗后可以完全康复，有些疾病可获得永久特异的免疫力。

（二）不完全康复

不完全康复（incomplete rehabilitation）是指疾病所致的损伤得到控制，主要症状消失，机体通过代偿机制维持相对正常的生命活动。但是，此时疾病基本病理改变并未完全恢复，有些可留有后遗症。例如，风湿性心瓣膜病经治疗后，心力衰竭的症状和体征消失，但心瓣膜的病理改变依然存在，机体通过各种代偿维持正常的生命活动，若因负荷突然加重可再次发生心力衰竭。

（三）死亡

死亡（death）是生命活动过程的必然结局，然而，对死亡的精确判定一直是一个难题。传统上判定死亡的标志是心跳、呼吸停止和各种反射消失，认为死亡是一个过程，包括濒死期、临床死亡期与生物学死亡期。

随着复苏技术的提高，以及器官移植的广泛应用，人们对死亡的概念和判断标准提出了新的认识。目前认为死亡是机体作为一个整体功能的永久性停止，并不意味着各器官、组织同时死亡，因此提出脑死亡（brain death）的概念。脑死亡是指全脑功能（包括大脑、间脑和脑干）的不可逆的永久性丧失以及机体作为一个整体功能的永久性停止。脑死亡并不意味着各组织、器官同时死亡。除脑以外，死者的重要生命器官（心、肺、肝和肾等）还可存活一段时间，并可供器官移植使用。脑死亡须与"植物人"鉴别，后者脑干的功能是正常的，昏迷是由于大脑皮层受到严重损害或处于突然抑制状态，因此患者可以有自主呼吸、心跳等脑干反应。

判定脑死亡的主要指征如下。①自主呼吸停止：进行人工呼吸15分钟以上、停止人工呼吸8分钟仍无自主呼吸。②不可逆性深度昏迷：对外界刺激完全无反应性。③脑干神经反射消失：瞳孔散大或固定，瞳孔对光反射、角膜反射、咳嗽反射、吞咽反射等均消失。④脑电波消失。⑤脑血液循环停止：经脑血管造影或颅脑多普勒超声诊断。

脑死亡概念的重要意义在于：①有利于判定死亡时间，为可能涉及的一些法律问题提供依据。②确定终止复苏抢救时间，停止不必要的无效抢救，减少经济和人力的消耗。③为器官移植创造了良好的时机和合法的依据。

近年来，临终关怀和安乐死受到社会广泛关注。临终关怀是指为临终病人及其家属提供医疗、护理、心理、社会等各方面的全方位服务与照顾，使病人在较为安详、平静的状态下离开人世。安乐死是指对患有不治之症的患者在濒死状态时，为了免除其精神和躯体上的极端痛苦，用医学方法结束生命的一种措施。由于安乐死涉及复杂的医学、社会学和伦理学问题，大多数国家（包括中国）尚未通过立法施行。

知识链接

濒死期患者表现为意识模糊或丧失，各种反射减弱，肌张力减退或消失，心跳减弱，血压下降，呼吸微弱等。临床死亡期，延髓处于极度抑制状态，表现心跳、呼吸完全停止，瞳孔散大，各种反射消失，但组织细胞仍有微弱而短暂的代谢活动。濒死期患者最后消失的感觉是听觉，临床死亡期一般持续 5 ~ 6 分钟，超过这个时限，大脑将发生不可逆的变换。尸斑出现时间是死亡后 2 ~ 4 小时。护理濒死期患者时，应维持患者的治疗，癌痛患者应选择最有效的止痛药物。有伤口的尸体应更换敷料；尸体料理时，头下垫枕的目的是防止面部变色。

目标检测

一、名词解释
健康、疾病、亚健康、死亡、脑死亡。

二、问答题
1. 为什么说没有躯体疾病及虚弱现象不等于健康？
2. 何谓疾病的原因、条件和诱因？三者的关系如何？
3. 疾病发生、发展的一般规律都有哪些？
4. 为什么说损伤与抗损伤在一定条件下可相互转化？请举例说明。
5. 如何判断脑死亡？脑死亡有何意义？

（赵春歌）

第二章 | 应 激

要点导航

　　掌握：应激、应激原、热休克蛋白、急性期反应蛋白、应激性溃疡的概念，应激时神经、内分泌的变化特点和后果。
　　熟悉：应激原的分类、应激性疾病、应激时细胞体液反应和机体的功能、代谢变化。
　　了解：应激性损伤的预防与护理原则。

知识链接

　　加拿大生理学家 Hans Selye 是第一个提出应激概念的人，并将其称为"全身适应综合征"（GAS），认为应激是一个动态的过程可分为三个期：①警觉期；②抵抗期；③衰竭期。在一般的情况下，应激只引起第一、第二期的变化，只有严重应激反应才进入第三期。

第一节　概　述

一、应激的基本概念

　　应激（stress）是指机体在受到一定强度的应激原（躯体或心理刺激）作用时所出现的全身性非特异性适应反应，或称应激反应（stress respone）。应激的主要意义是抗损伤，是机体的非特异性适应性保护机制，有助于机体抵抗各种突发的有害事件。但如果应激原过于强烈，则也可以引起疾病，甚至死亡。

二、应激原

　　应激原（stressor）是能导致应激的因素，包括理化和生物学因素以及社会因素。可分为三类。

　　1. 外环境因素　高热、寒冷、射线、噪声、强光、低氧、中毒、感染、创伤等。

　　2. 内环境因素　贫血、休克、器官功能衰竭、酸碱平衡紊乱、心律失常、性压抑等。

　　3. 心理、社会因素　职业竞争，工作压力，失业，不良的人际关系，离婚、丧偶等打击，孤独、愤怒、焦虑、恐惧等情绪反应，社会动荡，自然灾害。

　　多数应激反应在应激原作用消除后可很快平静和恢复自稳态。但是，有的应激反应表现为一个动态的连续过程，引起疾病，甚至死亡。例如，脑出血可以引起消化道溃疡；海湾战争之后，出现的"海湾综合征"等。心理、社会因素可引起良性应激，如中奖、提升；也可引起劣性应激，如竞争失败、丧失亲人。应激对健康具有双重作用，适当的应激可提高机体的适应能力，但过强的应激（不论是良性应激还是劣性应激）可导致器官功能障碍和代谢紊乱，产生心身疾病。

三、应激分类

根据应激原的种类、作用的时间和强度的不同，可将应激分为以下几类。

（一）躯体性应激和心理性应激

躯体性应激（physical stress）是内、外环境因素引起的。心理性应激（psychological stress）是心理、社会因素引起的。处于心理性应激的人可出现紧张、焦虑、暴躁、沮丧、抑郁甚至自杀倾向。

（二）急性应激和慢性应激

急性应激（acute stress）是指机体受到突发的刺激，如突发的天灾人祸所导致的应激。慢性应激（chronic stress）是指机体受到长时间的刺激，如长时间处于高负荷的工作状态，幼儿长期生活在没有关爱的环境中所导致的应激。慢性应激可导致消瘦、影响生长发育，可引发抑郁、高血压等。

（三）生理性应激和病理性应激

生理性应激指适度的、持续时间不长的应激，应激原的作用轻而短暂，如体育竞赛、考试、适度的工作压力，这种应激可提高机体的认知、判断和应对各种突发事件的能力，增强机体的适应能力，有利于机体在紧急状态下的战斗或逃避，也称为良性应激（eustress）。病理性应激指由强烈的或作用持续时间过长的应激原导致的应激，应激原的作用强烈而持久，如丧偶、大面积烧伤。这种应激可造成机体代谢紊乱和组织器官的损伤，引起疾病，甚至死亡，也称为劣性应激（distress）。

第二节　应激反应的基本表现

一、应激时的神经 – 内分泌反应

（一）交感 – 肾上腺髓质系统兴奋

交感 – 肾上腺髓质系统的兴奋表现为：血浆肾上腺素、去甲肾上腺素及多巴胺等儿茶酚胺浓度的迅速升高。儿茶酚胺的增加，引起一系列代谢和心血管反应，如心功能增强、血液重分布、胰岛素分泌减少、胰高血糖素分泌增加。

1. 防御意义　①心率加快、心收缩力加强、小血管收缩外周阻力增加，有利于提高心输出量和血压。②血液重新分布：皮肤、腹腔内脏及肾的血管收缩，脑血管口径无明显变化，冠状血管和骨骼肌的血管扩张，从而保证了心、脑和骨骼肌的血液供应，对于调节和维持各器官的功能，保证骨骼肌在应付紧急情况时的加强活动，有很重要的意义。③支气管舒张：有利于改善肺泡通气，向血液提供更多的氧。④促进糖原分解，升高血糖；促进脂肪分解，使血浆中游离脂肪酸增加，从而保证了应激时机体对能量需求的增加。⑤儿茶酚胺促进大部分激素如促肾上腺皮质激素释放激素（CRH）、胰高血糖素的分泌，抑制胰岛素分泌。儿茶酚胺分泌增多是引起应激时多种激素变化的重要原因。

2. 不利影响　①心率增快，心肌耗氧量增加，导致心肌缺血。②腹腔内脏血管的持续收缩可导致器官缺血，表现为胃肠黏膜的糜烂、溃疡、出血。③外周小血管的长期收缩可使血压升高。这可能是精神、心理应激诱发高血压的重要机制之一。④儿茶酚胺可使血小板数目增多及黏附聚集性增强，促进血栓形成。⑤紧张、焦虑、抑郁、愤怒等情绪反应。

（二）下丘脑－垂体－肾上腺皮质激素系统激活

下丘脑－垂体－肾上腺皮质系统（hypothalamic－pituitary－adrenal system，HPA）主要由下丘脑的室旁核、腺垂体及肾上腺皮质组成。室旁核作为该神经内分泌系统的中枢部位，上行主要与杏仁复合体、海马结构等有广泛联系，下行纤维则通过促肾上腺糖皮质释放激素（CRH）控制腺垂体促肾上腺糖皮质激素（ACTH）的释放，从而调控肾上腺糖皮质激素（GC）的合成和分泌。应激时HPA轴兴奋可产生明显的中枢效应，出现抑郁、焦虑及厌食等情绪行为改变。HPA轴兴奋时，使CRH分泌，进入腺垂体使ACTH分泌增多，进而增加GC的分泌。GC促进糖异生，对胰高血糖素、儿茶酚胺等的脂肪动员有允许作用，可提高心血管对儿茶酚胺的敏感性，还有稳定溶酶体膜等作用。

1. 代偿意义　应激时GC浓度升高对提高机体的适应能力具有重要意义，是应激最重要的反应之一。切除肾上腺的动物应激时极易死亡，但是，如给切除肾上腺的动物补充GC，则可以长时间存活。GC提高机体适应能力的机制可能与下列因素有关：①提高心血管系统对儿茶酚胺的敏感性；②促进蛋白质分解和糖异生，抑制肌肉组织对葡萄糖的利用，从而补充肝糖原的贮备和维持血糖的高水平；③稳定溶酶体膜，使溶酶体内的溶酶不致逸出，以免损伤细胞；④抑制促炎介质的生成、释放和激活，避免过强的炎症和变态反应等发生。

2. GC对机体的不利影响　①抑制免疫反应；②抑制生长发育；③抑制性腺轴和甲状腺轴，导致性功能减退和内分泌紊乱；④行为改变：如抑郁症、异食癖及自杀倾向等。

二、应激时的细胞体液反应

细胞对多种应激原，特别是对非心理性应激原，可表现出细胞内信号传导、相关基因激活和蛋白表达等生物学反应。

（一）热休克蛋白

热休克蛋白（heat shock protein，HSP）是指细胞在应激时（特别是热刺激下）新合成或合成增加的一组蛋白，又称应激蛋白。它们主要在细胞内发挥功能，HSP在细胞内含量相当高，能帮助蛋白质折叠、移位、复性、降解。已有证据表明HSP可增强机体对热、内毒素、病毒感染、心肌缺血等多种应激原的抵抗能力，也可对细胞产生非特异性保护作用。

（二）急性期反应蛋白

在感染、烧伤、大手术、组织损伤等应激原作用于机体后，可诱发机体产生以防御为主的快速反应，表现为体温升高、血糖升高、补体增高、分解代谢增强、负氮平衡及血浆中某些蛋白浓度迅速升高等。这种反应称为急性期反应，这些蛋白称为急性期反应蛋白（acute phase protein，AP）。其生物学功能涉及抑制蛋白酶、清除异物和坏死组织、抗感染、抗损伤、清除氧自由基等。最早发现的 AP 是 C 反应蛋白（C reactive protein），在各种感染、炎症、组织损伤等疾病中可有 C 反应蛋白的迅速升高，因此临床上常用 C 反应蛋白作为炎症类疾病活动性的指标。

三、应激时机体代谢与功能的变化

（一）机体代谢的变化

应激时代谢率升高十分显著，糖、脂肪、蛋白质的分解代谢增强，主要是因为应激时儿茶酚胺、糖皮质激素、胰高血糖素等促进分解代谢的激素分泌增多，而胰岛素分泌不足引起的。糖原分解和糖异生增加使得血糖明显升高，甚至出现糖尿，称为应激性高血糖。应激时机体处于分解代谢大于合成代谢状态，造成物质代谢的负平衡，因而患者出现消瘦、衰弱、抵抗力下降等。

（二）机体功能的变化

1. 中枢神经系统　是应激反应的调控中枢，但也会明显受到应激反应的影响。应激时 HPA 轴的适度兴奋有助于维持良好的认识学习能力和良好的情绪，HPA 轴的过度兴奋或不足都可以引起中枢神经系统的功能障碍，出现抑郁、厌食，甚至自杀倾向。

2. 免疫系统　某些应激（如感染）在一定条件下可使免疫功能增强，但是持久或过强的应激会导致免疫功能抑制，甚至可促进肿瘤的发生、发展。急性应激反应时，外周血吞噬细胞数目增多，活性增加，急性期反应蛋白升高，免疫功能增强。慢性应激时免疫功能受抑制，主要是因为 GC 和儿茶酚胺的增加对免疫功能的许多环节都有抑制作用。

3. 心血管系统　交感－肾上腺髓质系统兴奋使心率加快、收缩力增强、外周阻力增高及血液重新分布，这些变化有利于提高心输出量、提高血压，保证心、脑、骨骼肌的血液供应；但同时也使皮肤、腹腔内脏和肾缺血缺氧，引起酸中毒，心肌耗氧量增多引发心室纤颤等心率失常；持续血管收缩还可诱发高血压。

4. 消化系统　应激时，消化系统功能障碍者较为常见，主要表现为食欲减退，但也有出现进食增加而出现肥胖的病例。应激时交感－肾上腺髓质系统兴奋，胃肠缺血，是胃肠黏膜糜烂、溃疡、出血的基本原因。

5. 血液系统　急性应激时外周血中白细胞数目增多、血小板数目增多、黏附力增强、部分凝血因子浓度升高等，红细胞沉降率增快，表现出抗感染能力和凝血能力增强。上述改变既可以抗感染、抗损伤出现；也可促进血栓、弥散性血管内凝血（DIC）发生。慢性应激时，患者可出现贫血，血清铁降低，类似缺铁性贫血，但与之不同，补铁治疗无效。

6. 泌尿系统 交感－肾上腺髓质系统兴奋使肾血管收缩，肾小球滤过率降低，ADH 分泌增加，水重吸收增加，出现尿少、尿比重增高等改变。

7. 生殖系统 应激时抑制性腺轴，促性腺激素释放激素和黄体生成素分泌减少，导致性功能减退，女性出现月经紊乱，哺乳期妇女的泌乳减少。

第三节 应激与疾病

知识拓展

应激在许多疾病的发生和发展中起着重要作用。习惯上将应激直接引起的疾病称为应激性疾病，如应激性溃疡；而将那些在应激状态下加重或加速发展的疾病称为应激相关疾病，如原发性高血压、动脉粥样硬化、冠心病、溃疡性结肠炎、支气管哮喘等。

一、应激性溃疡

由应激引起的消化道溃疡，称为应激性溃疡（stress ulcer）。主要发生在胃和（或）十二指的黏膜，表现为黏膜缺损、多发糜烂，或表现为单个或多发性溃疡。重伤重病时，应激性溃疡发病率比较高，在 75% ~ 100%。应激性溃疡周围无水肿、炎性细胞浸润或纤维化，可在数天之内愈合，而且不留瘢痕。由于溃疡不侵及肌层，因而很少疼痛，主要症状是出血，出血可轻可重，常表现为呕血或黑便，出血严重时可致死。发病机制主要涉及以下几个方面。

1. 黏膜缺血缺氧 胃黏膜屏障遭到破坏，胃腔内的 H^+ 就顺着浓度差进入黏膜，同时由于黏膜缺血，又不能将侵入黏膜的 H^+ 及时经血液运走，因而 H^+ 积聚在黏膜内，造成黏膜损伤。

2. 糖皮质激素分泌增多 糖皮质激素一方面抑制胃黏液的合成和分泌，另一方面使蛋白质的分解大于合成，胃上皮细胞更新减慢而再生能力降低，因而胃黏膜抵抗力降低，胃黏膜对 H^+ 的屏障作用也被削弱。

3. 其他 酸中毒可促进应激性溃疡的发生；胆汁反流、大量氧自由基的产生等都可以引起黏膜损伤。

二、应激与免疫功能障碍

应激所导致的免疫功能障碍主要表现为两方面：自身免疫病和免疫抑制。

1. 自身免疫病 许多自身免疫病（如：类风湿关节炎、系统性红斑狼疮）都可以追溯出精神创伤史或明显的心理应激因素，严重的心理应激可诱发上述疾病的急性发作，机制尚不清楚。

2. 免疫抑制 持续强烈的应激可导致免疫抑制。例如：遭受严重精神创伤后一段时间内有明显的免疫功能低下，其主要机制可能是 HPA 轴的持续兴奋，糖皮质激素过多所致。

三、应激与心血管疾病

原发性高血压、冠心病、心律失常等与心理应激有着密切的关系。

1. 高血压和冠心病 长时间的精神紧张、焦虑、恐惧、愤怒等状态都可促进高血压和冠心病的发展，血压升高的机制可能是：①交感－肾上腺髓质系统兴奋，血管紧张素分泌增多，使外周小动脉收缩，外周阻力增加；②醛固酮、抗利尿激素分泌增多，导致钠、水潴留，增加循环血量；③GC分泌增多使血管平滑肌对儿茶酚胺更加敏感。

考 点

> 高血压是动脉粥样硬化的危险因素，因而血压升高也可促进冠心病的发展。

2. 心律失常 心理应激，如突然的噩耗、惊吓等可以引起心律失常，严重时可出现急性心肌梗死，甚至心源性猝死。机制可能是：应激时交感神经兴奋和儿茶酚胺分泌增多，一方面可以损伤心肌细胞，另一方面还可引起冠状动脉痉挛和心肌耗氧量增加，从而造成心肌缺氧。

四、应激与内分泌功能障碍

应激可引起神经－内分泌功能的广泛变化，持续应激可引起多种内分泌功能紊乱。慢性应激时生长激素分泌减少，可导致儿童生长发育的延迟。如失去父母或父母粗暴的儿童可出现生长缓慢、青春期延长并常伴有行为异常（如抑郁、异食癖），被称为可致心理社会呆小状态，也称心因性侏儒。在解除应激状态后，儿童血浆中生长激素浓度会很快回长，生长发育亦随之加速。慢性应激时性腺轴抑制，急性应激也可引起性腺轴紊乱。例如：过度训练的运动员或舞者，可出现性欲减退、月经紊乱、停经；突发精神打击（如丧失亲人），可使30多岁的妇女突然绝经或哺乳期妇女突然断乳。

五、应激与心理－精神障碍

应激除引起躯体疾病外，还与许多功能性精神疾患的发病有关。

1. 应激对认知功能的影响 良性应激可使机体保持一定的唤起状态，对环境变化保持积极反应，可增强认知功能。但持续的劣性应激可损害认知功能，如噪声环境的持续刺激可使儿童学习能力下降。

2. 应激对情绪及行为的影响 动物实验证明，慢性精神、心理应激可引起海马区锥体细胞的萎缩和死亡，从而导致记忆改变并引起焦虑、抑郁及愤怒等情绪反应。

3. 急性心因性反应 是指在急剧而强烈的心理社会应激原作用后，数分钟至数小时内所引起的功能性精神障碍。患者可表现为不言不语，对周围事物漠不关心；也可表现为兴奋、恐惧、紧张或叫喊，无目的地乱跑，甚至痉挛发作。上述症状持续时间较短，一般在数天或一周内缓解。

4. 延迟性心因性反应 又称创伤后应激障碍（PTSD），指受到严重而强烈的精神打击（如经历恐怖场面、凶杀场面或被强暴后等）而引起的延迟出现或长期持续存在的精神障碍，一般在遭受打击后数周至数月发病，主要表现为：①做噩梦、易触景生情而增加痛苦；②易出现惊恐反应，如心慌、出汗、易惊醒，不与周围人接触等。多数可恢复、少数呈慢性病程，可长达数年之久。

第四节　应激性损伤的护理原则

（1）对于重症患者　绝对卧床休息，保持呼吸道通畅，及时吸痰，必要时行气管切开等。

（2）病情观察与监测观察　尽量避免应激原的作用，及时处理应激性损伤。如避免不良情绪和精神刺激，避免各种意外的躯体伤害，控制感染，修复创伤，清除有毒物质等。

（3）解除患者对疾病的紧张、焦虑、悲观、抑郁等情绪，增强战胜疾病的信心。

（4）正确及时的健康教育，使患者尽早适应新的角色及住院环境。

（5）帮助患者建立新的人际关系，特别是医患关系，以适应新的社会环境。

目标检测

一、名词解释

应激、热休克蛋白、急性期反应蛋白、应激性溃疡。

二、问答题

1. 应激时的主要神经－内分泌反应有哪些？
2. 简述应激性溃疡的发生机制。

（李红燕）

第三章 细胞和组织的适应、损伤与修复

要点导航

　　掌握：萎缩、肥大、增生、化生、变性、坏死、机化、溃疡、空洞、再生和肉芽组织的概念；各种变性和坏死的病变特点；肉芽组织的结构和功能。

　　熟悉：萎缩的原因与类型；坏死的结局；创伤愈合的过程及其影响因素。

　　了解：化生的类型；变性的常见原因及意义；各种细胞的再生能力及组织的再生过程；骨折愈合。

　　在生命活动过程中，人体内的正常细胞和组织不断地接受各种内、外环境变化的刺激，会发生代谢、功能和形态结构的变化。在生理负荷过多或过少时，或遇到轻度持续的病理性刺激时，细胞、组织和器官可表现为适应性变化。若病理性刺激的性质、强度和持续时间超过了细胞、组织和器官的耐受与适应能力，则出现代谢、功能和形态结构的损伤性变化。轻度损伤大部分是可逆的，严重者可导致细胞不可逆性损伤，细胞坏死是细胞损伤的最严重阶段。正常细胞、适应细胞、可逆性损伤细胞和不可逆性损伤细胞在形态学上是一个连续变化的过程，在一定条件下可以相互转化，很难在功能和结构上完全分开，其间关系如图3－1所示。一旦出现损伤性变化，机体就会产生抗损伤反应，即修复。当损伤造成缺损时机体通过修复可完全或部分恢复原组织的结构和功能，以保证细胞、组织、器官甚至机体的生存。

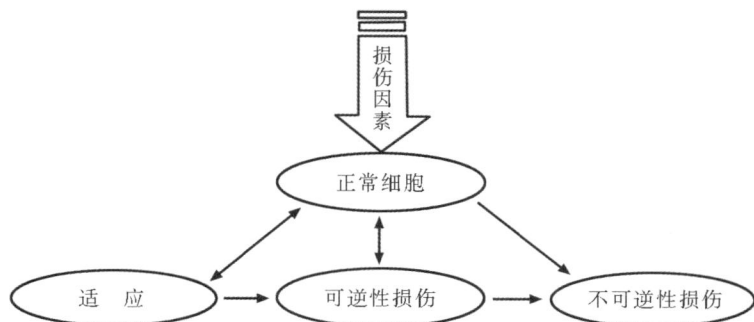

图3－1　适应、损伤、修复之间的关系示意图

第一节 细胞和组织的适应

细胞和由其构成的组织、器官对于内、外环境中的持续性刺激和各种有害因子而产生的非损伤性应答反应，称为适应（adaptation）。适应是介于正常和损伤之间的一种状态，细胞、组织和器官通过改变自身的代谢、功能和结构加以调节而避免受损，在一定程度上反映了机体的调整应答能力。适应在形态学上表现为萎缩、肥大、增生和化生，涉及细胞的体积、数目或类型发生改变。一般情况下，病因去除后，大多数适应细胞可逐步恢复正常。

一、萎缩

萎缩（atrophy）是指已发育正常的细胞、组织或器官的体积缩小。组织或器官发生萎缩时，实质细胞除体积缩小外，往往伴有数量减少。

知识链接

萎缩、发育不全、未发育和未发生

萎缩针对的是已发育正常的细胞、组织或器官。发育不全、未发育和未发生指的是器官或组织未充分发育至正常大小，或处于根本未发育的状态或根本在胚胎期即无向某个器官发育的胚细胞团。

（一）原因与类型

萎缩可分为生理性和病理性两类。生理性萎缩常与年龄有关，如青春期胸腺的萎缩、更年期妇女的子宫和卵巢的萎缩、老年人的器官萎缩等。病理性萎缩按病因可分为以下类型。

1. 营养不良性萎缩 可因蛋白质摄入不足、消耗过多和血液供应不足引起，分为全身性和局部性两种。前者多见于结核病、糖尿病、恶性肿瘤晚期或饥饿、长期不能进食等，因蛋白质过度消耗或摄入不足引起；后者常因局部血液供应不足引起，如脑动脉粥样硬化时动脉管腔狭窄，导致脑组织慢性缺血，引起脑萎缩（图3-2）。冠状动脉粥样硬化引起心肌萎缩。通常是脂肪组织、骨骼肌首先萎缩，最后是重要器官（脑、心、肝、肾等）出现萎缩。

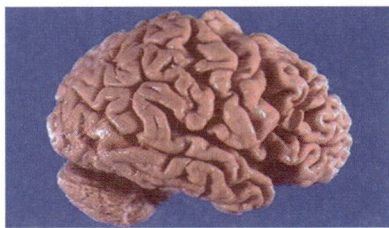

图3-2 脑萎缩
注：脑回变窄，脑沟增宽

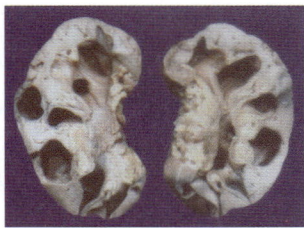

图3-3 肾压迫性萎缩
注：肾盂积水、扩张，肾皮质受压萎缩

2. 失用性萎缩 可因器官组织长期工作负荷减少和功能代谢低下所致。如久病卧床、四肢骨折后长期固定等，可发生肌肉萎缩和骨质疏松。

3. 压迫性萎缩 因组织与器官长期受压后所致。如尿路梗阻时肾盂积水，压迫肾组织使肾萎缩（图3-3）；脑脊液循环障碍时引起脑积水，压迫脑组织使脑萎缩；肝淤血时中央静脉邻近的肝细胞受压而萎缩。

4. 去神经性萎缩 因脑、脊髓或神经损伤引起营养调节功能障碍、代谢降低而发生萎缩，称为去神经性萎缩。如脊髓灰质炎患者的脊髓前角运动神经元变性、坏死，患侧肢体肌肉出现麻痹、萎缩、骨质疏松。

5. 内分泌性萎缩 因内分泌腺功能下降，引起靶器官的细胞萎缩，称为内分泌性萎缩。如垂体功能低下时，可引起甲状腺、肾上腺、性腺等器官发生萎缩。

6. 老化和损伤性萎缩 神经细胞和心肌细胞的萎缩，是大脑和心脏发生老化的常见原因。此外，病毒和细菌引起的慢性炎症，也是细胞、组织或器官萎缩的常见原因，如慢性胃炎时胃黏膜萎缩。细胞凋亡也可引起组织器官萎缩，如阿尔茨海默病（Alzherimer disease，AD）引起大脑萎缩，就是因大量神经细胞凋亡所致。

临床上，某种萎缩可由多种因素所致。如骨折后肌肉萎缩可能是神经性、营养性、失用性、压迫性（石膏固定过紧）等多因素共同作用的结果。

（二）病理变化

肉眼观察：萎缩的组织或器官体积缩小，重量减轻，色泽变深，质地变硬，一般可保持原有的形态。镜下观察：细胞体积变小，数量减少，仍保持原形，细胞质和细胞核染色较正常时深；间质可出现的纤维组织增生。在心肌细胞、肝细胞等萎缩细胞的胞质内可出现脂褐色颗粒，即脂褐素（细胞内未被彻底氧化的细胞器残体），使器官呈褐色，如心脏褐色萎缩。发生营养不良性和老年性脑萎缩时，脑回变窄，脑沟增宽。

（三）意义及结局

萎缩的细胞、组织和器官的合成代谢降低、原有功能下降。萎缩是一种可逆性的变化。当损伤原因消除后，萎缩的细胞、组织可恢复正常；如病变持续加重，萎缩的细胞最终会死亡、消失。

二、肥大和增生

（一）肥大

由于功能增加，合成代谢旺盛，使细胞、组织或器官体积增大，称为肥大（hypertrophy）。组织和器官的肥大通常是由于实质细胞的体积增大所致，但也可伴有实质细胞数目的增加。

1. 肥大的类型 可分为生理性肥大和病理性肥大两种，每种又可分为代偿性（功能性）和内分泌性（激素性）两类。因器官和组织功能负荷过重而引起的肥大，称为代偿性（功能性）肥大；因内分泌激素过多而引起的肥大，称为内分泌性（激素性）肥大。

（1）生理性肥大 在生理状态下，因局部组织功能和代谢增强而发生的生理范围内的肥大，称为生理性肥大。如运动员四肢发达的肌肉为代偿性（功能性）肥大，妊娠期子宫平滑肌细胞的肥大和哺乳期的乳腺细胞的肥大为内分泌性（激素性）肥大。

（2）病理性肥大　由各种致病因素引起的肥大称为病理性肥大。如高血压引起的左心室的心肌肥大（图3-4）为代偿性（功能性）肥大，甲状腺功能亢进时的甲状腺滤泡上皮细胞肥大和肢端肥大症及前列腺增生症为内分泌性（激素性）肥大。

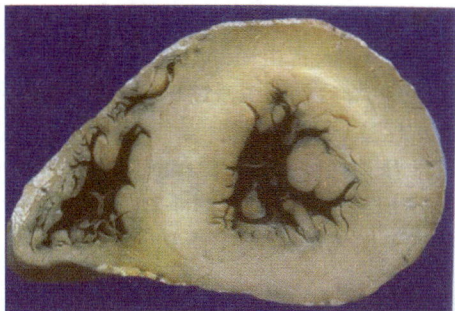

图3-4　左心室的心肌肥大

注：心脏横切面，左心室壁增厚，乳头肌、肉柱显著增粗，左心腔相对变小

2. 病理变化　肥大的细胞体积增大，细胞核肥大深染，肥大组织与器官体积均增大。肥大的细胞内DNA含量和细胞器数量增多，结构蛋白合成活跃，细胞功能增强。

3. 意义与结局　肥大的细胞功能和代谢增强。但细胞肥大产生的功能代偿是有限的，超过其代偿能力就可出现失代偿，如对于高血压心脏病若心肌过度肥大，则可引发心功能不全。若及时去除病因，肥大可以恢复正常。

（二）增生

组织或器官内实质细胞数目增多的现象，称为增生（hyperplasia）。增生是细胞有丝分裂活跃的结果，也与细胞凋亡受阻有关，通常受到增殖基因、凋亡基因、激素和各种肽类生长因子及其受体的精细调控。

1. 增生的类型

（1）生理性增生　是指适应生理需要所发生的增生。如血细胞和上皮细胞等的经常更新、久居高原者细胞数量显著增多为代偿性（功能性）增生，女性青春期和哺乳期的乳腺上皮增生、月经周期的子宫内膜的增生为内分泌性（激素性）增生。

（2）病理性增生　常由激素过多或生长因子过多引起。如子宫内膜增生症、乳腺增生症、前列腺增生症等为内分泌性（激素性）增生；病毒性肝炎时肝细胞结节状再生、慢性溃疡灶周围黏膜上皮和腺体增生为代偿性（功能性）增生。此外，碘缺乏引起甲状腺肿、低钙血症引起的甲状旁腺增生也属于代偿性（功能性）增生。

2. 病理变化　增生时细胞数量增多，细胞和细胞核形态正常或稍增大。组织和器官可表现为均匀弥漫性增大，也可形成单发或多发性结节。

3. 意义与结局　增生常伴有组织或器官的功能活跃，具有更新、代偿、防御和修复等功能。原因去除，增生可停止，这是与肿瘤性增生的主要区别之一。增生过度会对机体产生危害，如甲状腺增生可压迫气管。持续性病理性增生甚至有可能演变为肿瘤性增生，如在子宫内膜增生症的基础上可发生子宫内膜癌。

知识链接

肥大与增生

肥大和增生是两个不同的病理过程，肥大以细胞体积增大为主，增生以细胞数量增多为主，两者可同时发生。某种刺激作用于细胞（不稳定细胞、稳定细胞、永久细胞），是引起肥大或增生还是两者同时出现，取决于细胞增殖能力的强弱。增殖能力较弱的细胞，表现为以肥大为主，可伴有增生，如子宫平滑肌；增殖能力较强的细胞，表现为以增生为主，可伴有肥大，如腺体（前列腺）；而没有增殖能力的细胞，仅表现为肥大，如心肌、骨骼肌。

三、化生

一种分化成熟的细胞类型被另一种分化成熟的细胞类型所取代的过程，称为化生（metaplasia）。通常只出现在分裂增殖能力较活跃的细胞类型中。化生并不是由原来的成熟细胞直接转变所致，而是该处具有分裂增殖和多向分化能力的幼稚未分化细胞、储备细胞等干细胞发生转分化的结果。化生只能在同源细胞间进行，如柱状上皮细胞可转变为鳞状上皮细胞，而不能变为结缔组织的细胞。

1. 常见的类型

（1）鳞状上皮化生　简称鳞化，最常见。常见于气管或支气管黏膜，如慢性支气管炎或支气管扩张时，支气管的假复层纤毛柱状上皮可转化为复层鳞状上皮（图3-5）。慢性宫颈炎时子宫颈管的柱状上皮化生为鳞状上皮。唾液腺、胰腺导管和胆管结石时的柱状上皮鳞化；肾盂膀胱结石时的移行上皮鳞化。

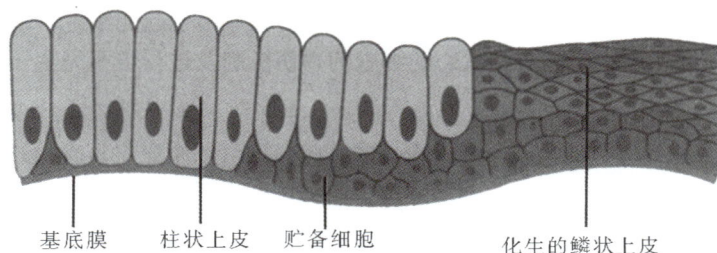

基底膜　　柱状上皮　　贮备细胞　　　　化生的鳞状上皮

图3-5　鳞状上皮化生示意图

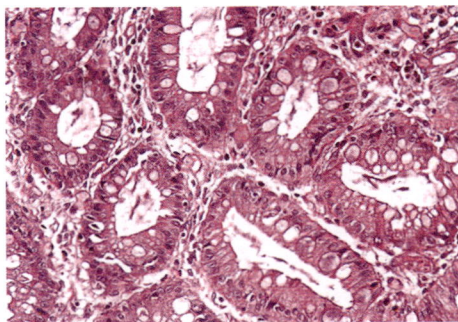

图3-6　肠上皮化生

（2）肠上皮化生　常见于慢性萎缩性胃炎，胃黏膜上皮转变为肠型黏膜上皮，称为肠上皮化生（图3-6），简称肠化。若胃窦、胃体部腺体由幽门腺所取代，则称为假幽门腺化生。

（3）间叶组织化生　间叶组织中幼稚的成纤维细胞在受损后，可转变为成骨细胞或成软骨细胞，称为骨化生或软骨化生，如骨化性肌炎。

2. 意义与结局 化生是机体对不利环境和有害刺激的适应性反应，具有一定保护作用，但同时丧失了原有组织的功能。如呼吸道黏膜上皮鳞状上皮化生后，虽对慢性刺激有了较强的抵抗力，但削弱了呼吸道的自净防御功能。更重要的是，化生是一种异常增生，若病因持续存在，可发生癌变。如支气管黏膜鳞化可发展为鳞状细胞癌，胃黏膜肠化可进展为胃癌；上皮组织的化生，在原因消除后可恢复；但骨或软骨化生则不可逆。

第二节　细胞组织的损伤

当机体内外环境改变超过组织和细胞的适应能力后，可引起细胞和细胞间质发生物质代谢、组织化学、超微结构乃至光镜和肉眼可见的异常变化，称为损伤（injury）。损伤的方式和结果是临床上极为常见的，不仅取决于引起损伤因素的性质、持续的时间和强度，还取决于受损伤细胞的种类、所处状态、适应性和遗传性等。

一、损伤的原因

凡能引起疾病发生的原因，基本上都是引起细胞、组织损伤的原因。常见原因如下。

（一）缺氧

缺氧是导致细胞、组织损伤最重要的因素，可分为全身性缺氧和局部性缺氧。前者主要见于贫血、一氧化碳中毒及心力衰竭等；后者主要见于动脉粥样硬化和动脉内血栓形成等。缺氧主要引起细胞膜、线粒体及溶酶体的损伤。

（二）生物因素

引起细胞、组织损伤最常见的因素，包括细菌、病毒、真菌、立克次体、衣原体、支原体、螺旋体等病原微生物。通过产生各种毒素、代谢产物、机械作用或干扰细胞代谢等途径损伤细胞，也可通过变态反应导致细胞损伤。机体所受损伤不仅取决于病原微生物的类型、毒力和数量，还取决于机体的免疫状态。

（三）物理因素

包括机械性损伤、高温、低温、电离辐射、激光、微波、气压变化等因素，可直接或间接地引起细胞损伤。如机械性损伤可立即使组织断裂或细胞破裂；高温可直接使细胞内蛋白质变性；低温能引起血管收缩、血流停滞，细胞因缺氧而发生变性、坏死。

（四）化学因素

包括外源性和内源性化学性致病因素。前者是指某些化学毒物（如强酸、强碱、有机磷、四氯化碳）、药物（如抗癌药）等；后者是指体内某些代谢产物（如尿素、自由基等）。化学因素主要是影响细胞膜通透性、酶的结构和功能等。

（五）免疫因素

机体的免疫反应具有防御病原微生物侵袭的功能，但免疫反应也可造成细胞损伤。如免疫反应过强可引起组织损伤，如变态反应和自身免疫性疾病；免疫功能低下或缺陷时易发生感染。

（六）遗传因素

遗传性疾病是由于遗传物质的改变如染色体畸变或基因突变而引起细胞代谢、功能、形态结构等异常。另外糖尿病、高血压病、动脉粥样硬化症和乳腺癌等也具有一定的遗传易感性。

（七）其他因素

如营养、年龄、心理、社会等在损伤的发生过程中也有一定的作用。

二、损伤的形态学变化

细胞和组织损伤后，会产生一系列形态变化和功能改变。轻者细胞发生可逆性损伤——变性；重者细胞发生不可逆性损伤——细胞死亡（坏死、凋亡）。

（一）可逆性损伤——变性

变性（degeneration）是指细胞或细胞间质受损伤后，由于代谢障碍，使细胞内或细胞间质内出现异常物质或正常物质异常蓄积的现象，通常伴有细胞功能低下。变性在原因消除后大多数可恢复正常，严重的变性可发展为坏死。变性的种类繁多，常以物质显著增多或异常的沉积物来命名。

1. 细胞水肿（cellular swelling）　又称水变性（hydropic degeneration），是细胞损伤中最常见的、最早发生的变性，主要见于代谢活跃、线粒体丰富的器官细胞，如心、肝、肾等器官的实质细胞。

（1）原因和发生机制　各种缺血、缺氧、感染、中毒等因素作用于机体时，引起线粒体损伤，ATP生成不足，细胞膜钠－钾泵功能障碍，或因细胞膜直接被损伤，通透性增高，导致细胞内钠离子和水积聚。

（2）病理变化　①肉眼观察：病变器官体积增大，重量增加，包膜紧张，切面隆起，边缘外翻，颜色苍白而无光泽，似沸水烫过。②镜下观察：细胞体积增大，细胞质内出现许多红染细颗粒状物（为肿胀的线粒体和内质网）。若细胞水肿进一步发展，可使细胞肿胀更明显，细胞质透亮、淡染，严重者细胞膨大如气球，称为气球样变（图3－7），常见于病毒性肝炎。

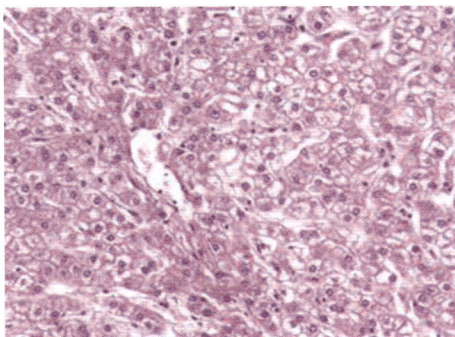

图3－7　肝细胞气球样变

注：肝小叶结构紊乱，肝索增宽，细胞质淡染，部分肝细胞肿胀如气球

（3）意义与结局　细胞水肿是一种轻度、可复性损伤，病因消除后功能、结构可逐渐恢复正常，但较严重的细胞水肿可使细胞的功能下降，如心肌细胞水肿时心肌收缩力下降。若病因持续存在，病变可进一步发展，形成脂肪变性，甚至细胞溶解、死亡。

2. 脂肪变性（fatty degeneration）　甘油三酯蓄积于非脂肪细胞的细胞质中，称为脂肪变性，又称脂肪变，主要见于代谢活跃、耗氧多的器官细胞，如肝细胞、心肌细胞、肾小管上皮细胞等。

（1）原因和发生机制　常见的原因有严重感染、缺氧、中毒、酗酒、糖尿病、营养不良及肥胖等。其发生机制（以肝为例）如下：①载脂蛋白、脂蛋白合成减少；②肝细胞内脂肪酸增多；③甘油三酯合成过多。

（2）病理变化

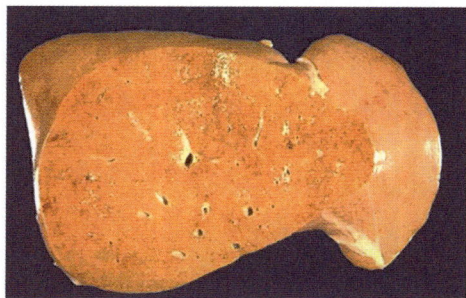

图3-8　肝脂肪变性
注：肝脏肿大，质软，色黄，有油腻感

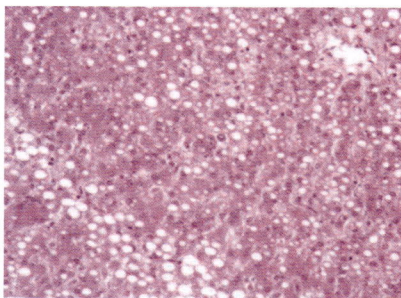

图3-9　脂滴
注：肝细胞的细胞质内出现大小不等的脂滴，部分细胞核偏向一侧

①肝脂肪变性：肉眼观察：脂肪变性的器官体积变大，包膜紧张，边缘圆钝，质较软，呈淡黄色，切面触之有油腻感（图3-8）。镜下观察：脂肪变性的细胞体积增大，细胞质内出现大小不等的脂滴（图3-9）。脂滴主要是中性脂肪，在石蜡切片中被脂溶剂溶解而呈空泡状。冷冻切片可保存脂质，用脂溶性染料苏丹Ⅲ可将脂滴染成橘红色，用锇酸可染成黑色。脂肪变性在肝小叶中的分布与其病因有一定的关系，例如肝淤血时，小叶中央区缺氧较重，故脂肪变性首先在此处发生。但长期淤血后，小叶中央区的肝细胞大多萎缩、变性或消失，于是小叶周边区肝细胞也因缺氧而发生脂肪变性。磷中毒时，肝细胞脂肪变性则主要发生于小叶周边区，这可能是由于此区肝细胞对磷中毒更为敏感的缘故。显著弥漫性肝脂肪变性，称为脂肪肝。

②心肌脂肪变性：多发生在左心室心内膜下和乳头肌，常因慢性酒精中毒和缺氧引起。肉眼观察：在心内膜下，尤其是乳头肌处出现横行的黄色条纹与正常的红色心肌相间排列，形成黄红色斑纹，状似虎皮的斑纹，即"虎斑心"。镜下观察：细胞质内脂滴呈串珠状，可影响心肌收缩力。

（3）意义与结局　轻、中度脂肪变性在病因消除后可自行恢复；重度弥漫性肝脂肪变性（脂肪肝）可致肝肿大和肝功能异常；若长期大量脂肪沉积，可使肝细胞逐渐坏死，纤维组织增生，发展为肝硬化。

知识链接

特殊类型的细胞内脂质蓄积

　　动脉粥样硬化或高脂血症时，大中动脉内膜内的巨噬细胞和平滑肌细胞胞质中充满过量的胆固醇和胆固醇酯，表现为脂质空泡。这些细胞破裂可释放到细胞外，形成胆固醇结晶。遗传性或后天性高胆固醇血症可见巨噬细胞吞噬大量胆固醇呈泡沫状。这些细胞成团出现于皮下，形成瘤样肿物，称为黄色瘤。炎症和坏死时，巨噬细胞吞噬大量破坏细胞释放的脂质，也可见到泡沫状巨噬细胞及磷脂和髓鞘样结构。

心肌脂肪浸润与心肌脂肪变性

　　心肌脂肪浸润与心肌脂肪变性不同。前者指心外膜下有过多的脂肪，并向心肌内伸入。心肌因受伸入脂肪组织的挤压而萎缩并显薄弱。病变常以右心室，特别是心尖区为严重。心肌脂肪浸润多见于高度肥胖者或饮啤酒过度者，大多无明显症状，严重者可因心衰而猝死。

　　3. 玻璃样变（hyaline degeneration）　　也称为透明变或透明变性，是指细胞内或间质中出现半透明状蛋白质蓄积。HE 染色呈红染、均质状。玻璃样变性是较常见的变性，常见于血管壁、结缔组织或细胞内。

　　（1）细小动脉壁玻璃样变　　常见于原发性高血压和糖尿病患者的肾、脑、脾及视网膜等细小动脉。因细动脉持续痉挛、动脉内膜通透性增加，血浆蛋白质渗入内膜，还可有基底膜代谢产物沉积，使细动脉管壁增厚变硬，管腔狭窄，又称细动脉硬化。镜下观察：呈均质、红染、半透明状（图 3 - 10）。细动脉硬化可致外周阻力显著增加，血压持续升高；管壁弹性减弱，脆性增加，发生破裂出血；有的可继发形成微小动脉瘤，更易破裂出血。

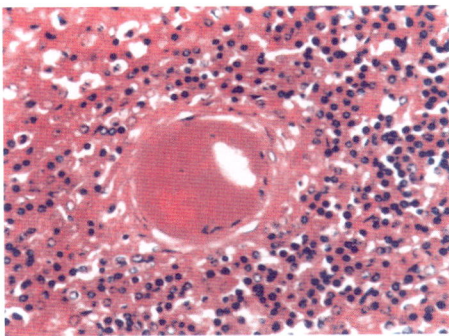

图 3 - 10　脾血管壁玻璃样变

注：脾中央细动脉管壁增厚，管腔狭窄，动脉壁内有红染、均质的玻璃样物质

　　（2）纤维结缔组织玻璃样变　　常见于瘢痕组织、动脉粥样硬化斑块的机化处和坏死组织的机化处、萎缩的子宫和乳腺间质等。肉眼观察：病变区呈灰白色，半透明，质韧，缺乏弹性。镜下观察：病变区纤维细胞明显减少，胶原纤维增粗融合，形成均匀红染的毛玻璃样。其结果可导致纤维组织弹性降低。

　　（3）细胞内玻璃样变　　是指细胞质内出现均质红染的圆形或类圆形小体，常见于肾小球肾炎时，近曲小管上皮细胞过度重吸收管腔内的蛋白质，使细胞质内出现大小不等、均质红染的圆形小体；酒精中毒时，肝细胞核内出现红染的玻璃样物质，即 Mallory 小体。

4. 病理性色素沉着（pathologic pigmentation） 在病理情况下，某些色素增多并积聚于细胞内、外，称为病理性色素沉着，分为外源性和内源性两类。炭尘、煤尘及文身色素等为外源性色素；沉着的色素多为内源性色素，主要有以下几种。

（1）含铁血黄素 为血红蛋白分解后析出的铁蛋白微粒聚集而形成金黄色或棕褐色的颗粒，可被普鲁士蓝染成蓝色。生理情况下，肝、脾、淋巴结和骨髓内可有少量含铁血黄素形成。病理情况下见于陈旧性出血和溶血性疾病时，巨噬细胞和组织中可出现含铁血黄素，如机化的血肿、出血性梗死、骨折等病灶附近。左心衰竭引起慢性肺淤血时，在肺泡腔内漏出的红细胞被巨噬细胞吞噬后，含铁血黄素积聚在巨噬细胞的细胞质中，称为心衰细胞（heart failure cell）。除心力衰竭患者外，凡是肺内有出血的患者，肺内都可见到这种细胞，但此时不能称之为心力衰竭细胞。

（2）胆红素 为血红蛋白的分解产物，不含铁，呈棕黄色或黄绿色的颗粒，可在肝内经代谢形成胆汁的有色成分。血浆胆红素过多时，可将全身组织染成黄色，称为黄疸；患高胆红素血症的新生儿因血脑屏障不健全，大量胆红素进入脑组织内致神经细胞变性，出现神经症状，可见多个神经核团明显黄染，称为核黄疸。

知识拓展

新生儿生理性黄疸和病理性黄疸

新生儿生理性黄疸的特点：①一般在生后 2～3 天开始出现。②黄疸逐渐加深，在第 4～6 天达高峰，以后逐渐减轻。③足月出生的新生儿黄疸一般在生后 2 周消退，早产儿一般在生后 3 周消退。④黄疸程度一般不深，皮肤颜色呈淡黄色，黄疸常只限于面部和上半身。患儿的一般情况良好。⑤化验血清胆红素超过正常 2mg/dl，但小于 12mg/dl。

病理性黄疸有下列特征：①于生后 24 小时内出现。②黄疸消退时间过晚，持续时间过长，或已经消退而又出现。③黄疸程度过重，常波及全身，且皮肤黏膜明显发黄。④血清胆红素检查超过 12mg/dl，或上升过快，每日上升超过 5mg/dl。⑤伴有其他异常情况，如精神疲累，少哭，少动，少吃或体温不稳定等。病理性黄疸严重时可并发胆红素脑病，通常称"核黄疸"，造成神经系统损害，导致儿童智力低下等严重后遗症，甚至死亡。

（3）脂褐素 为细胞自噬溶酶体内未被消化的细胞器碎片残体，呈黄褐色微细颗粒状。胆褐素主要见于老年人、营养不良和慢性消耗性疾病患者的心肌细胞、肝细胞和神经元内，故有老年性色素和消耗性色素之称。

（4）黑色素 为黑色素细胞质内的黑褐色颗粒。它还可聚集于皮肤和黏膜基底部细胞及真皮的巨噬细胞内。肾上腺皮质功能低下（Addison 病）患者，黑色素可沉着在口唇、牙龈黏膜和全身皮肤。全身性皮肤黑色素增多还见于某些与性激素有关的疾病和状态，如慢性肝病患者、孕妇、口服含雌激素的避孕药的妇女和前列腺癌接受大量雌激素治疗者。局部性黑色素增多见于色素痣和黑色素瘤。

5. 病理性钙化（pathologic calcification） 病理性钙化是指在骨和牙以外的组织中固态钙盐沉积。

肉眼观察：为灰白色石灰样坚硬的颗粒和团块，有砂粒感。镜下观察：呈蓝色颗粒或团块状。病理性钙化按其原因和机制分为以下两种类型。

（1）营养不良性钙化 钙盐主要沉积在坏死或即将坏死的组织或异物中，此时机体的钙、磷代谢正常。见于结核病、脂肪组织坏死、血栓、动脉粥样硬化斑块（图3-11）、心瓣膜病、瘢痕组织等。其主要成分是磷酸钙和碳酸钙。

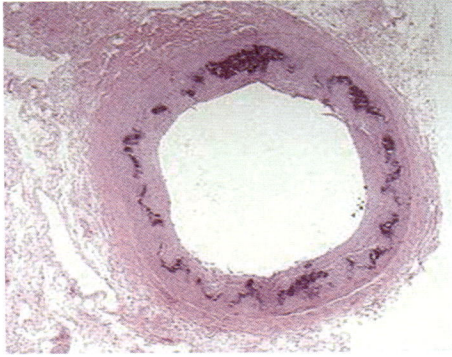

图3-11 动脉壁营养不良性钙化
注：发生在动脉粥样硬化的基础上，钙化呈蓝染、颗粒状

（2）转移性钙化 由于全身钙、磷代谢失调，导致血钙和/或血磷升高，钙盐沉积于正常组织内。主要见于甲状旁腺功能亢进、慢性肾功能衰竭、维生素D摄入过多及某些肿瘤等，钙盐多沉积于血管壁、肾小管、肺泡和胃黏膜等。

钙化对机体的影响视具体情况而异。营养不良性钙化常可引起器官的功能异常，如心瓣膜钙化导致心功能衰竭，动脉粥样硬化可造成心、脑、肾等脏器的损害等。结核病灶的钙化则有可能使其中的结核杆菌逐渐失去活力，减少复发的危险，然而结核杆菌在钙化灶中往往可以继续存活很长时间，一旦机体抵抗力下降，则仍有可能导致复发。转移性钙化一般无明显的临床表现，但严重的肺钙化可损伤呼吸功能，肾的严重钙化可造成肾损害。

（二）不可逆性损伤——细胞死亡

各种致病因素造成组织细胞严重损伤，呈现代谢停止、功能丧失和结构破坏等不可逆性损伤时，称为细胞死亡（cell death）。细胞死亡表现为坏死和凋亡两种类型。细胞经何种方式死亡，一方面有赖于外来刺激的种类、强度、持续时间及受累细胞ATP缺失的程度，另一方面也受制于细胞内基因程序性表达状况等。

1. 坏死（necrosis） 是以酶溶性变化为特点的活体内局部组织中细胞的死亡。坏死可由致病因素直接作用引起（如高温、强酸等突然作用等），但绝大多数是由可逆性损伤发展而来的，其基本表现是细胞肿胀、细胞器崩解和蛋白质变性。坏死细胞自身溶酶体引起"自溶"；同时周围渗出的中性粒细胞释放溶酶体酶引起"他溶"，加速坏死的发生。坏死细胞不仅结构自溶、代谢停止、功能丧失，还可引发急性炎症反应。有无炎症反应对鉴别坏死和死后自溶很有价值，后者无炎症反应。

（1）坏死的基本病变　坏死组织细胞的形态学变化是由于坏死细胞内蛋白质变性或被自身溶酶体消化，这些改变在细胞死亡几小时后才能在光学显微镜下见到。

细胞核的变化：细胞核的变化是判断坏死的主要标志，主要表现（图3-12）如下。①核固缩（pyknosis）：由于细胞核内水分脱失使染色质浓缩，细胞核体积缩小，染色变深。②核碎裂（karyorrhexis）：核膜破裂，细胞核染色质崩解为小碎片，分散于细胞质中。③核溶解（karyolysis）：染色质中的DNA在DNA酶作用下分解，细胞核失去对碱性染料的亲和力，染色变淡，只能见到细胞核的轮廓，甚至细胞核完全消失。核固缩、核碎裂、核溶解的发生不一定是循序渐进的过程，不同病变及不同类型细胞死亡时，核的变化也有所不同。

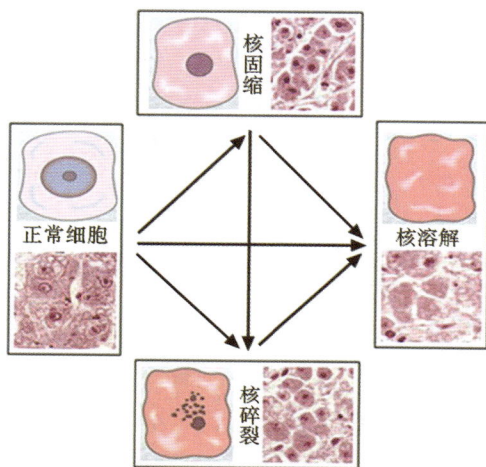

图3-12　坏死时细胞核的形态变化模式图

细胞质的变化：随着细胞质中RNA的丧失及蛋白质的变性，细胞质与酸性染料伊红的亲和力逐渐增高，细胞质逐渐红染，最后细胞膜破裂，整个细胞迅速溶解、吸收而消失。

间质的变化：早期间质可无明显改变。后期在各种水解酶的作用下，基质崩解，胶原纤维肿胀、崩解或液化，最后坏死的细胞核、细胞质及崩解的间质融合成一片模糊的颗粒状、无结构的红染物质。

知识链接

血清学检测的临床意义

坏死时，细胞膜通透性增加，细胞内某些蛋白质会释放入血，使血浆中的含量升高，如胰腺坏死时的胰淀粉酶，肝细胞坏死时的谷丙转氨酶，心肌梗死时的肌红蛋白、肌酸激酶等。同时血浆中这些蛋白质及酶含量的变化，在细胞坏死初期即可检出，比超微细胞的变化还要早，故临床上检测这些蛋白质及酶有助于进行早期诊断。

由于坏死形态学改变的出现需要一段时间，故早期的组织坏死肉眼上常不易辨识。

临床上一般将失去生活能力的组织称为失活组织，应及时给予切除。失活组织失去原有的光泽，变苍白、混浊，失去弹性，血管无搏动，切割后无新鲜血液渗出，温度较低，失去痛觉、触觉及运动功能（如肠蠕动）等。

（2）坏死的类型　根据酶性分解和蛋白质变性作用及坏死的形态学变化，可将坏死分为凝固性坏死、液化性坏死、纤维素样坏死三种类型。

①凝固性坏死（coagulative necrosis）：蛋白质变性凝固且溶酶体酶水解作用较弱时，坏死区呈灰黄、干燥、质实状态，称为凝固性坏死。常见于心、肾、脾等器官的缺血性坏死，也见于剧烈的细菌毒素、石炭酸、升汞和其他化学腐蚀剂引起的坏死。肉眼观察：坏死灶干燥，呈灰黄色或灰白色，与正常组织之间有一明显的暗红色出血带（图3-13）。镜下观察：坏死灶内的细胞结构消失，但仍可见组织轮廓和细胞外形，坏死区周围形成充血、出血和炎症反应带，坏死灶与健康组织界限明显。

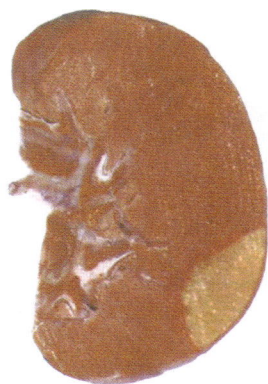

图3-13　肾凝固性坏死
注：肾凝固性坏死的坏死部分为楔形，呈灰黄色，分界清楚，周围有充血带、出血带

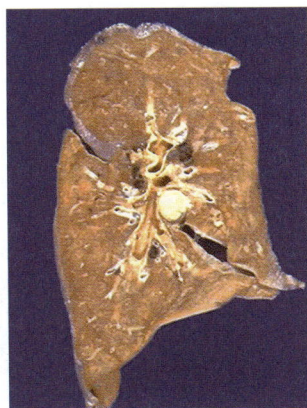

图3-14　肺门淋巴结干酪样坏死
注：坏死组织含有较多的脂质而略带黄色，质地松软，呈半凝固状，状如干酪样

凝固性坏死的特殊类型有干酪样坏死和坏疽两类。

A. 干酪样坏死（caseous necrosis）：在结核病时，因病灶中含脂质较多，坏死区呈黄色，状似干酪，称为干酪样坏死。肉眼观察：由于坏死组织中含脂质较多，色微黄，质地松软，细腻如干酪样（图3-14）。镜下观察：原有的组织结构完全崩解破坏，坏死组织呈一片红染、无结构的颗粒状物质，不见组织轮廓。

B. 坏疽（gangrene）：坏疽是指局部组织大块坏死并继发腐败菌感染。坏死组织被腐败菌分解，生成硫化氢，产生恶臭气味；与血红蛋白分解的铁结合，形成黑色的硫化铁，使坏死组织呈黑褐色。坏疽可分为干性坏疽、湿性坏疽和气性坏疽三种类型（表3-1）。

表 3 – 1　干性坏疽、湿性坏疽和气性坏疽的区别

项目	干性坏疽	湿性坏疽	气性坏疽
好发部位	四肢末端,尤其是足(图3 – 15)	与外界相通的内脏,如肺、肠、阑尾、子宫或已严重水肿的四肢	深部肌肉组织
原因条件	动脉阻塞,静脉回流通畅,腐败菌感染较轻	动脉阻塞,静脉回流受阻,病变水分多,腐败菌多,感染严重	深达肌肉的开放性创伤,合并产气厌氧菌感染
病变特点	坏死组织干燥而皱缩,呈黑褐色,与周围正常组织分解清楚	坏死组织明显肿胀,软而湿润。呈蓝绿色或污黑色,与正常组织分界不清	坏死组织湿软肿胀,污秽,含气泡而呈蜂窝状,按之有捻发感
臭味	臭味轻	恶臭	奇臭
发展速度	缓慢	较快	迅速
中毒症状	感染中毒症状轻	感染中毒症状明显,可危及生命	可发生中毒性休克,常危及生命

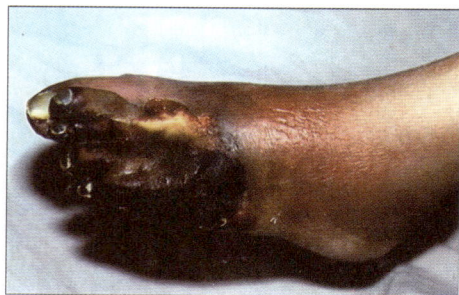

图 3 – 15　足干性坏疽

注:坏死范围大,分界清楚,呈黑色,干燥

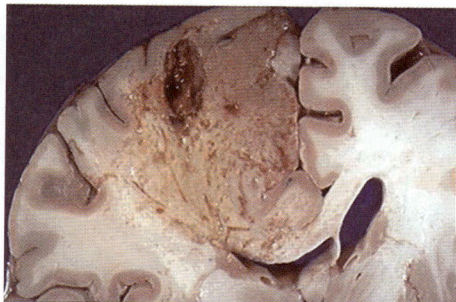

图 3 – 16　脑液化性坏死

注:脑组织坏死(液化性坏死),液化的坏死组织流失后遗留一个空腔

②液化性坏死(liquefactive necrosis):由于坏死组织中可凝固的蛋白质少,或坏死细胞自身浸润的中性粒细胞等释放大量水解酶,或组织富含水分和磷脂,则细胞组织坏死后易发生溶解液化,称为液化性坏死。见于细菌或某些真菌感染引起的脓肿,外伤引起的皮下脂肪坏死、急性胰腺炎的酶解性脂肪坏死,以及由细胞水肿发展而来的溶解性坏死等。缺血缺氧引起的脑组织坏死,属于液化性坏死,但因常形成筛状软化灶,故又称脑软化(图 3 – 16)。

③纤维素样坏死(fibrinoid necrosis):发生在结缔组织及小血管壁的一种坏死,称为纤维素样坏死,旧称纤维素样变性。病变部位的胶原纤维肿胀、断裂,崩解为强嗜酸性的颗粒状、小片状或细丝状无结构物质,由于与纤维素染色性质相似,故称为纤维素样坏死。其常发生于某些与免疫有关的结缔组织病(如风湿病、系统性红斑狼疮、结节性动脉炎)和急进型高血压病(恶性高血压)等。

(3)坏死的结局

①溶解吸收:较小的坏死灶可通过坏死细胞及周围中性粒细胞释放水解酶,将组

织溶解液化，被血管、淋巴管吸收或被巨噬细胞吞噬而清除。不能吸收的碎片，则由吞噬细胞吞噬、消除。小的坏死灶溶解吸收后常通过修复功能使功能和形态部分恢复。若坏死液化范围较大可形成囊腔。

②分离排出：较大坏死灶不易完全吸收时，其周边可发生炎症反应，渗出的中性粒细胞释放水解酶，将坏死边缘组织溶解、吸收，使坏死组织与健康组织分离、排出，形成缺损。皮肤、黏膜浅表的组织缺损称为糜烂（erosion），较深的组织缺损称为溃疡（ulcer）。组织坏死后可形成只开口于皮肤黏膜表面的深在性盲管，称为窦道（sinus）。连接两个内脏器官或从内脏器官通向体表的通道样缺损，称为瘘管（fistula）。如肛门周围脓肿（图3-17），可向皮肤穿破形成窦道；也可一端向皮肤穿破，另一端向肛管穿破，形成瘘管。肺、肾等内脏坏死物液化后，可经支气管、输尿管等自然管道排出，所残留下的空腔称为空洞（cavity），见于结核病。

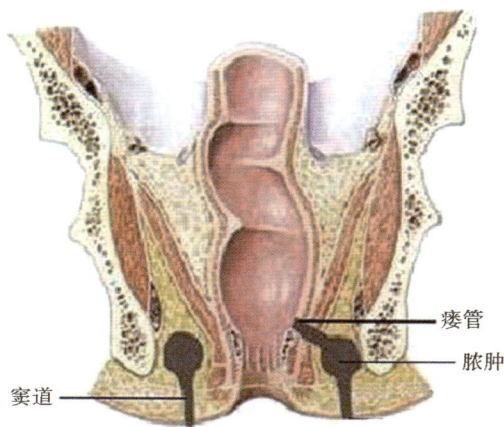

图3-17 窦道和瘘管形成示意图

知识链接

褥疮

褥疮（又称压疮，压力性溃疡）是指由于局部组织长期受压，发生持续缺血、缺氧、营养不良而导致组织溃烂坏死（图3-18）。其多发生于无肌肉包裹或肌肉层较薄、缺乏脂肪组织保护又经常受压的骨隆突处。皮肤褥疮在康复治疗、护理中是一个普遍性的问题。据有关文献报道每年约有6万人死于褥疮并发症。褥疮的预防极为重要，主要以精心护理为基础。

③机化与包裹：新生肉芽组织长入并取代坏死组织、血栓、脓液、异物等的过程，称为机化（organization）。若坏死组织等太大，肉芽组织难以向中心部完全长入或吸收，则由周围增生的肉芽组织将其包围，称为包裹（encapsulation）。机化和包裹的肉芽组织最终都可形成纤维瘢痕。

④钙化：坏死组织未被及时清除，易引起钙盐或其他矿物质沉积而发生营养不良性钙化。

2. 凋亡（apoptosis） 是活体内局部组织中单个细胞程序性细胞死亡的表现方式，是由体内外因素触发细胞内预存的死亡程序而导致的细胞主动性死亡方式，在形态和生化特征上都有别于坏死（表3-2）。凋亡具有细胞质膜（细胞膜和细胞器膜）不破裂，不引发死亡细胞的自溶，也不引起急性炎症反应等特点。凋亡的形态学特点是细胞皱缩，细胞质致密，染色质凝聚于核膜下，进而细胞核裂解，细胞膜下陷，包裹核碎片和细胞器，形成凋亡小体。凋亡的发生与基因调控有关，有人又称其为程序性细胞死亡。

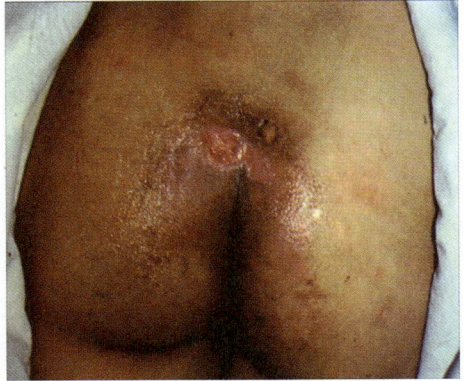

图3-18 褥疮

表3-2 细胞凋亡与坏死的区别

项目		凋亡	坏死
基因调控		有，是细胞主动自杀	无，是细胞意外被动的他杀
发生条件		由生理性或轻微病理性刺激因子引起，生长因子缺乏	由病理性刺激因子引起，如感染、缺氧、中毒
死亡范围		散在的单个细胞	多为大片细胞
形态特征	细胞核	细胞核凝集，裂解，染色体边缘化	细胞核固缩、碎裂、溶解
	细胞质	浓缩，有细胞质小泡，形成凋亡小体，细胞器结构保留	显著肿胀、无凋亡小体，细胞器破坏
	细胞膜	完整	破裂
组织反应		不引起炎症反应和修复再生，凋亡小体可被吞噬细胞吞噬	引起炎症反应，诱发组织再生

凋亡以不引起周围组织炎症反应的方式既清除个别不需要的细胞，又保持组织器官正常的结构和功能，对维持机体正常生理功能和自身稳定具有重要意义。凋亡可以是生理性的，也可以是病理性的。凋亡不足或凋亡过多均与很多疾病的发生关系密切，尤其在肿瘤的发生、发展中具有重要的作用。凋亡不足和细胞存活延长，则意味着减少异常细胞的更换，可导致肿瘤的发生，如乳腺癌、前列腺癌或卵巢癌。如果针对自身抗原的淋巴细胞不能及时清除，则可发生自身免疫性疾病，如红斑狼疮。凋亡过多则导致过多的细胞死亡，影响脏器甚至机体的功能导致疾病。

知识拓展

凋亡的临床意义

凋亡在当前生物学研究中受到广泛重视，凋亡与下列生理和病理过程有关：①胚胎发育中细胞的程序性死亡；②成人的激素依赖性退化；③细胞的老化死亡；④肿瘤细胞的死亡；⑤淋巴细胞的死亡；⑥实质器官的萎缩；⑦某些病毒性疾病的细胞损伤；⑧杀伤T淋巴细胞诱发的细胞死亡。

第三节　损伤的修复

损伤造成机体部分细胞和组织丧失后，机体对所形成的缺损进行修补恢复的过程，称为修复（repair）。修复是通过细胞的再生或由纤维结缔组织增生（即纤维性修复）两种方式来完成的。修复后可完全或部分恢复原有细胞和组织的结构和功能。

一、再生

再生（regeneration）是由损伤周围的同种细胞来修复。再生可分为生理性再生和病理性再生两种类型。生理性再生是指在生理过程中，机体有些细胞和组织不断老化、凋亡，由新生的同种细胞不断补充，以维持细胞和组织原有的结构和功能，如子宫内膜周期性脱落，再由基底细胞增生加以恢复。此外，表皮的表层角化细胞、消化道黏膜上皮、血细胞等不断更新补充都属于生理性再生。病理性再生是指在病理状态下细胞和组织损伤后发生的再生。再生细胞、组织结构和功能完全恢复原有细胞、组织结构和功能，属于完全性再生。纤维性修复是指缺损不能通过原组织的再生修复，而是通过纤维结缔组织增生，即由肉芽组织增生、填补，最后形成瘢痕组织，故也称瘢痕修复。由于缺损不能恢复原有组织的结构和功能，故属于不完全性再生。组织缺损后的修复是通过完全性再生还是纤维性修复主要取决于受损组织的再生能力。

（一）各种细胞的再生潜能

机体各种细胞及其构成的组织具有不同的再生潜能。一般来说，幼稚细胞比成熟细胞再生能力强，功能简单的细胞比功能复杂的细胞再生能力强，平时易受损伤或生理状态下经常更新的细胞再生能力强。根据细胞再生能力的强弱，可将机体细胞分为三类（表3－3）。

表3－3　各种细胞再生能力的分类

类型	再生能力	举例
持续分裂细胞（不稳定细胞）	再生能力相当强；在生理情况下不断地进行更新	表皮细胞，呼吸道、消化道和泌尿生殖器官的黏膜被覆细胞，淋巴细胞，造血细胞，间皮细胞等
静止细胞（稳定细胞）	具有潜在的较强再生能力；在生理情况下一般较稳定，一旦受到刺激或损伤后，则表现出较强的再生能力	各种腺体或腺样器官的实质细胞，如肝细胞、肾小管上皮细胞、肺泡上皮细胞、间充质干细胞，以及成纤维细胞、内皮细胞、骨细胞等，但平滑肌细胞和软骨细胞再生能力很弱
非分裂细胞（永久细胞）	无再生能力；受损后则经纤维性修复，形成瘢痕组织	神经细胞、心肌细胞和骨骼肌细胞

（二）各种组织的再生过程

1. 被覆上皮的再生　鳞状上皮缺损时，由损伤边缘的基底层细胞分裂增生，先形成单层上皮覆盖创面，再增生分化为鳞状上皮；胃肠黏膜被覆的柱状上皮缺损后，由邻近健康的腺颈部上皮细胞分裂增殖，沿基底膜逐渐覆盖缺损。

2. 腺上皮的再生 取决于腺体基底膜的损伤状况，若腺体基底膜未破坏，可由残存细胞分裂、增生补充，完全恢复原来腺体的结构和功能；如腺体的基底膜被完全破坏时，则难以完全再生，形成纤维性修复。如肝细胞的再生能力很强，若有损伤时或部分切除后，如肝小叶网状支架完整，则通过肝细胞的再生，使肝恢复原来的大小和正常结构；但若肝组织严重破坏，肝小叶网状支架塌陷，则再生的肝细胞排列紊乱，难以恢复原有的肝小叶结构，成为结构紊乱的肝细胞团，可逐渐发展成肝硬化。

3. 纤维组织的再生 在损伤因素的刺激下，受损的成纤维细胞进行分裂、增生。成纤维细胞可由局部静止状态的纤维细胞转变而来，也可由未分化的间叶细胞分化而来。成纤维细胞体积较大，呈椭圆形或因胞体有突起而呈星芒状。当成纤维细胞停止分裂后，在细胞周围的间质中形成胶原纤维，随着细胞成熟，胶原纤维逐渐增多，成纤维细胞又转变为长梭形的纤维细胞（图3－19）。

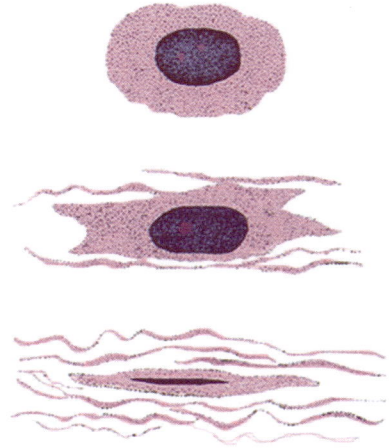

图3－19 成纤维细胞产生胶原纤维后并转化为纤维细胞模式图

4. 血管的再生 毛细血管再生常常以出芽的方式来完成。首先，在毛细血管损伤处内皮细胞分裂增生形成突起的幼芽，随后内皮细胞向前移动形成实心细胞条索，由于血流的冲击，逐渐出现管腔，形成新生的毛细血管，继而互相吻合构成毛细血管网（图3－20）。为适应功能需要，新生毛细血管还会不断改建，形成小动脉或小静脉。但大血管断裂后要通过手术吻合，内皮细胞再生覆盖断裂处，断裂处肌层不能再生，通过结缔组织再生给予连接，即瘢痕修复。

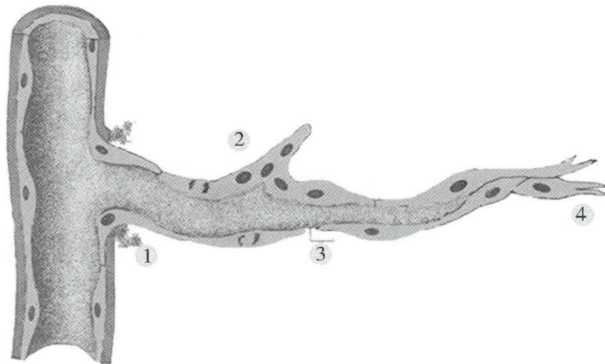

图3－20 毛细血管再生模式图

注：1. 基底膜溶解；2. 细胞增生；3. 细胞间通透性增加；4. 细胞移动及其趋势

5. 神经组织的再生 脑和脊髓的神经细胞坏死后不能再生，由神经胶质细胞增生修复，形成胶质瘢痕，但外周神经纤维断离后，若与其相连的神经细胞还存活，则可完全再生。首先整个远端和近端的部分髓鞘及轴突崩解、吸收，然后由两端的神经鞘细胞增生，将断端连接，近端轴突逐渐向远端延伸，最后达到末梢，同时鞘细胞产生髓磷脂将轴索包绕形成髓鞘（图3-21）。此过程常需数月或更长时间才能完成。若断离两端之间超过2.5cm，或两端之间有软组织嵌入，或因截肢失去远端，再生轴突均不能达到远端，则与增生的纤维组织混杂卷曲成团，成为创伤性神经瘤，可发生顽固性疼痛。

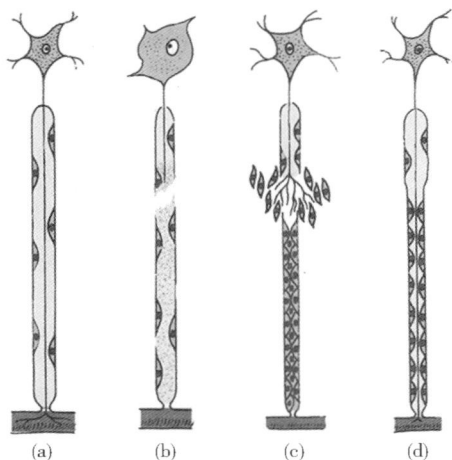

图3-21　神经纤维再生模式图

注：（a）正常神经纤维；（b）神经纤维断离，远端及近端的一部分髓鞘、轴突崩解；

（c）神经鞘细胞增生，轴突自近端向远端生长；

（d）神经轴突达末梢，多余神经鞘细胞消失

二、纤维性修复

纤维性修复（fibrous repair）是指由纤维结缔组织修复缺损的过程。一般纤维性修复是通过肉芽组织增生，填补组织缺损，以后肉芽组织转化成以胶原纤维为主的瘢痕组织，便完成纤维性修复，故也称瘢痕修复。

（一）肉芽组织

肉芽组织（granulation tissue）是指由新生薄壁的毛细血管以及增生的成纤维细胞构成，并伴有炎细胞浸润，肉眼表现鲜红色、颗粒状、柔软湿润、形似鲜嫩的肉芽故而得名。其基本成分和特点为毛细血管丰富，成纤维细胞数量多，常伴有各种炎细胞，如巨噬细胞、中性粒细胞及淋巴细胞浸润。

1. 肉芽组织的形态　肉眼观察：呈鲜红色、颗粒状、柔软、湿润、形似鲜嫩的肉芽，触之易出血，但无痛觉。镜下观察：新生的毛细血管多垂直于创面生长，并在近创缘表面处互相缘合形成弓状突起（图3-22）。新生的毛细血管间有大量新生的成纤维细胞及肌成纤维细胞（即类似平滑肌细胞的具有收缩功能的成纤维细胞）。此外，在肉芽组织中还伴有大量渗出液和数量不等的各种炎细胞。浸润的炎细胞有巨噬细胞、中性粒细胞、淋巴细胞、浆细胞等。

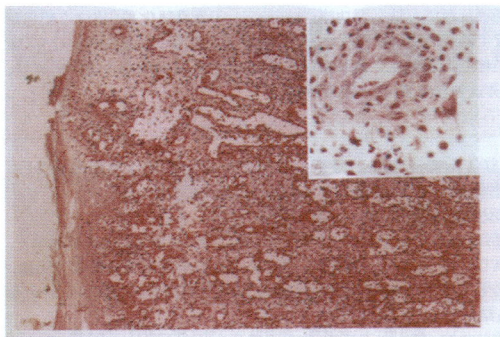

图 3 – 22　肉芽组织

注：新生的毛细血管向创面垂直生成，右上角为新生毛细血管放大图

2. 肉芽组织的功能　肉芽组织在组织损伤修复过程中的重要作用是：①抗感染及保护创面；②填补创口及其他组织缺损；③机化或包裹坏死组织、血栓、炎性渗出物及其他异物。

3. 肉芽组织的结局　肉芽组织在组织损伤后 2～3 天内即可出现，从创伤面的边缘及底部长出，逐渐填补组织缺损。随着时间的推移（1～2 周）肉芽组织按其生长的先后顺序逐渐成熟。间质的水分逐渐吸收减少，炎细胞逐渐减少并消失。成纤维细胞逐渐向纤维细胞转化，最后产生胶原纤维。毛细血管数目逐渐减少，按正常功能的需要少数毛细血管管壁增厚，改建为小动脉和小静脉。至此，肉芽组织演变为血管稀少、有大量胶原纤维的瘢痕组织。

知识链接

浅表肉芽组织伤口处理

①肉芽生长健康：以盐水棉球拭去分泌物后，外敷等渗盐水纱布或凡士林纱布即可。②肉芽组织生长过度：可将其剪平，以棉球压迫止血。肉芽水肿：可用 5% 氯化钠溶液湿敷。④创面脓液量多而稀薄：可用 0.1% 依沙吖啶或 0.02% 呋喃西林溶液纱布湿敷。⑤创面脓液稠厚且坏死组织多，应用硼酸溶液（优琐）等湿敷。

（二）瘢痕组织

瘢痕组织（scar tissue）是指肉芽组织经改建形成的成熟的纤维结缔组织。

肉眼观察：外观苍白或呈灰白色，半透明，质硬坚韧，缺乏弹性，呈收缩状态。镜下观察：大量平行或交错分布的胶原纤维束，常发生玻璃样变性，呈均质红染，纤维细胞少，血管减少甚至消失。

适当的瘢痕组织形成对机体是有利的，其作用为：①填补缺损的创口并连接组织，保持组织器官的相对完整性；②瘢痕组织抗拉力比肉芽组织强得多，使组织器官保持坚固性。

知识链接

瘢痕组织对机体的不良表现

（1）瘢痕膨出：由于抗拉力较正常皮肤弱，弹性差，如局部承受过大的压力，可使瘢痕组织向外膨出，如腹壁疝、室壁瘤。（2）瘢痕收缩：可能与后期水分丧失或含有肌成纤维细胞有关，可引起关节挛缩、管腔狭窄，如胃溃疡瘢痕形成后可致幽门梗阻。（3）瘢痕性粘连：炎性渗出物被机化后发生的纤维性粘连，会不同程度地影响器官功能，如肠梗阻。（4）器官硬化：器官内广泛损伤引起广泛纤维化、玻璃样变性，发生器官硬化，如肝硬化。（5）瘢痕组织增生过度：瘢痕突出于皮肤表面，称为肥大性瘢痕。若瘢痕既向表面突出，又向周围不规则延伸，则称为瘢痕疙瘩。具有这种现象患者的体质，称为瘢痕体质。

三、创伤愈合

创伤是机械力作于人体所造成的损伤。创伤愈合（wound healing）是指机体遭受外力作用后，皮肤等组织出现离断或缺损后的修复过程。创伤愈合是一个涉及不同组织间协调作用的复杂过程，包括各种组织的再生、肉芽组织的增生和瘢痕形成的复杂组合。

（一）皮肤创伤愈合

1. 创伤愈合的基本过程　最轻度的创伤仅限于皮肤表皮层，可通过上皮再生愈合。稍重者有皮肤和皮下组织断裂，并出现伤口；严重的创伤可有肌肉、肌腱、神经的断裂及骨折。以皮肤手术切口为例，其愈合的基本过程如下。

（1）伤口早期变化　伤口局部有不同程度的组织坏死和小血管断裂出血，数小时内，出现炎症反应，发生充血、浆液渗出、白细胞游出，局部表现红肿。伤口处的血液和渗出的纤维素凝固、结痂，起到填充和保护伤口的作用。即先由血凝块和纤维蛋白充填创腔，然后在炎性细胞和酶类物质作用下清除受损和坏死组织。

（2）伤口收缩　在第2～3天，伤口边缘的整层皮肤及皮下组织向中心移动，伤口迅速缩小，直到第14天左右停止。伤口收缩是由伤口边缘新生的肌成纤维细胞牵拉作用引起的，其意义在于缩小创面。

（3）肉芽组织增生和瘢痕形成　在第3天左右开始自伤口底部和边缘长出肉芽组织，逐渐填平伤口。第5～6天起成纤维细胞开始产生胶原纤维，其后1周是胶原纤维形成的高峰，然后逐渐缓慢下来。在伤后1个月左右，肉芽组织完全转变成瘢痕组织。

（4）表皮及其他组织再生　创伤24小时内，伤口边缘的基底细胞开始增生，由结痂下面向创面中心迁移，形成单层上皮，覆盖于肉芽组织的表面，完全覆盖时停止增生，并进一步分化为鳞状上皮。若伤口过大（一般认为直径超过20cm时），则再生表皮很难将伤口完全覆盖，往往需要植皮。汗腺、皮脂腺和毛囊等皮肤附属器损伤后多为纤维性修复。肌腱断裂后初期也是瘢痕修复，但随着功能锻炼而不断改建，胶原纤维可按原来肌腱纤维方向排列，达到完全再生。

2. 创伤愈合的类型　根据创伤程度及有无感染，创伤愈合可分为以下两种类型。

（1）一期愈合　无菌手术的切口愈合是典型的一期愈合。表皮再生在24～48小时内将伤口覆盖，肉芽组织在第 3 天从伤口边缘长出，并很快填满伤口，第 5 ~ 7 天出现胶原纤维连接，达到临床愈合，可以拆除手术缝线。

（2）二期愈合　与一期愈合相比差别较大（表 3 - 4，图 3 - 23）。如创面伤口直径超过 20cm 时，再生的表皮则很难覆盖，往往需要植皮。

表 3 - 4　一期愈合与二期愈合的区别

项目	一期愈合	二期愈合
伤口状态	缺损小，无感染	缺损大，常伴感染或有异物
创缘情况	可缝合，创缘整齐，对合紧密	不能缝合，创缘无法整齐对合，哆开
再生顺序	先上皮覆盖，再肉芽组织生长	先肉芽组织填平伤口，再上皮覆盖
炎症反应	轻，再生与炎症反应同步	重，待感染控制、坏死清除后，开始再生
愈合时间	短，通常第 5 ~ 7 天可拆除手术缝线	较长，看伤口愈合情况确定拆除手术缝线
瘢痕情况	小，呈线条状，不影响功能	大，有的可影响功能或外观
组织修复	以原来组织为主	以纤维组织为主
功能	良好	欠佳

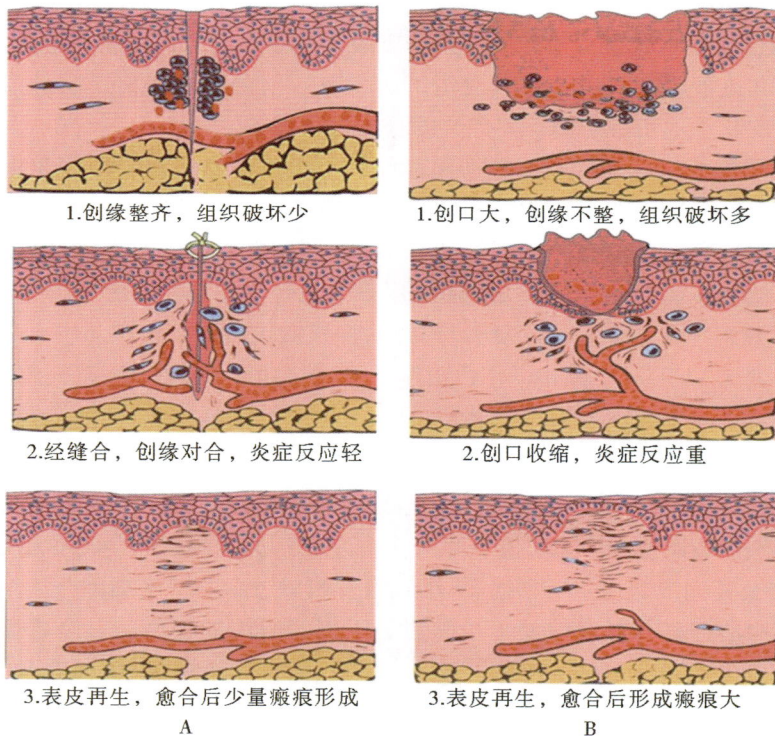

1.创缘整齐，组织破坏少　　　　1.创口大，创缘不整，组织破坏多

2.经缝合，创缘对合，炎症反应轻　　2.创口收缩，炎症反应重

3.表皮再生，愈合后少量瘢痕形成　　3.表皮再生，愈合后形成瘢痕大

A　　　　　　　　　　　B

图 3 - 23　创伤愈合模式图

A. 一期愈合；B. 二期愈合

知识链接

痂下愈合

见于较浅表并有少量出血或血浆渗出的皮肤创伤，如皮肤擦伤。创口表面的血液、渗出物及坏死物质干燥后形成黑褐色硬痂覆盖于创面上，创伤在痂下进行愈合，待上皮再生完成后，痂皮自行脱落，称为痂下愈合。结成的硬痂有保护创面及抗感染的作用。不宜随意将硬痂剥除。如果痂下渗出液较多继发感染，则不利于愈合，应将痂皮剥除。

（二）骨折愈合

骨的再生能力很强。单纯性外伤性骨折，经过良好的复位、固定，以及后期适当的功能锻炼，几个月内即可恢复其结构和功能。骨折愈合大致可分为以下四个阶段（图3-24）。

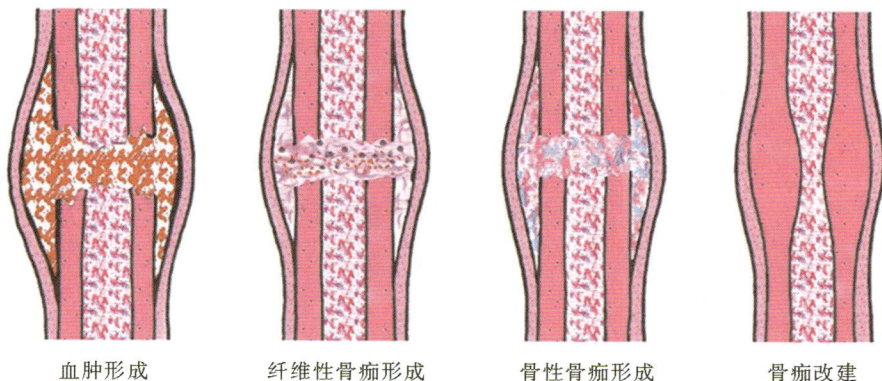

| 血肿形成 | 纤维性骨痂形成 | 骨性骨痂形成 | 骨痂改建 |

图3-24　骨折愈合过程模式图

1. 血肿形成　骨折后，在骨折的断端及其周围可有大量出血，形成血肿，数小时后血肿发生凝固，可暂时粘合骨折断端。同时，局部出现炎症反应，外观红肿。

2. 纤维性骨痂形成（血肿炎症机化期）　骨折后2~3天，骨折断端骨膜处肉芽组织形成，逐渐机化血肿，继而发生纤维化，形成纤维性骨痂，使断端连接起来，但不牢固。纤维性骨痂中含有来自断端骨膜的骨祖细胞，以及由间充质细胞分化而来的骨祖细胞。由纤维组织将骨折端连接在一起，此期需2~3周。

3. 骨性骨痂形成（原始骨痂形成期）　在纤维性骨痂中的骨祖细胞可分化为成骨细胞和成软骨细胞。成骨细胞分泌骨基质并分化为骨细胞，形成类骨组织，以后经钙盐沉积转变为骨性骨痂。成软骨细胞也经过骨化骨过程变成骨性组织，形成骨性骨痂。骨性骨痂使骨折的断端较牢固地连接在一起，并具有支持负重功能。但新生骨小梁排列紊乱，达不到正常功能要求。此期能抵抗肌肉收缩及成角、剪力和旋转力，即达到临床愈合，需4~8周。

4. 骨痂改建或再塑　随着站立和负重所受应力的影响，骨性骨痂进一步改建为成熟的板层骨、皮质骨和骨髓腔的正常关系以及骨小梁正常的排列结构。改建过程是通过破骨细胞与成骨细胞的协调作用完成的。骨折的痕迹已完全消失，达到骨性愈合。

此期需 8~12 周。

知识链接

骨折复位与锻炼

骨折愈合需要三个先决条件，即要有足够的接触面，牢固的固定，充分的血供。复位是骨折治疗的首要步骤，其次固定，固定后长期坚持功能锻炼。骨折患者术后早期锻炼患肢肌肉；中期锻炼骨折处的远近关节；晚期锻炼全身的重点关节。

（三）影响创伤愈合的因素

1. 全身因素

（1）年龄因素　儿童或青少年的细胞、组织再生能力强，愈合快；老年人则相反，细胞、组织再生能力弱，愈合慢，这可能与老年人血管硬化、血液供应减少有关。

（2）营养因素　蛋白质缺乏，尤其是含硫蛋氨基酸缺乏时，肉芽组织和胶原纤维形成不良，伤口愈合延缓；维生素 C 缺乏时，影响胶原纤维的形成，使伤口愈合慢；微量元素锌在创伤愈合中有重要作用，补锌可促进伤口愈合。

（3）药物的影响　肾上腺激素和肾上腺皮质激素能抑制炎症反应、肉芽组织增生及胶原纤维合成，不利于伤口愈合，故在创伤愈合过程中要慎用此类激素；抗癌药的细胞毒作用，也可延缓伤口愈合。

2. 局部因素

（1）感染与异物　感染会严重妨碍再生修复。许多细菌产生毒素和酶，引起组织坏死、溶解胶原纤维及基质，加重局部组织损伤，妨碍伤口愈合；伤口感染时炎性渗出物可增加局部的张力，可使已开始愈合或已缝合的伤口裂开，或导致感染扩散加重损伤；坏死组织及其他异物，也可妨碍愈合，并有利于感染。因此，临床上对于有感染的伤口，施行清创术来清除坏死组织、细菌和异物，不能缝合，应先抗感染并及早引流，只有感染被控制后，修复才能进行，有可能使本来是二期愈合的伤口，达到一期愈合。

（2）局部血液循环　局部血液循环良好既可保证组织再生所需的氧和营养，又对坏死组织的吸收及感染的控制起着重要作用。局部血液供应不足或静脉回流障碍，则影响愈合，如伤口包扎过紧、动脉粥样硬化、静脉曲张等病变，会使该处伤口愈合迟缓。临床上用某些药物湿敷、热敷、理疗和服用活血化瘀药物，其目的在于改善局部血液循环，促进伤口愈合。

（3）神经支配　正常的神经支配对组织再生有一定的作用。神经受损时引起局部神经性营养不良可影响组织再生，如麻风病引起的皮肤溃疡不易愈合。因此，临床上进行清创术时应注意避免伤及神经；对有神经损伤的伤口，要及时给予缝合，促进神经纤维再生。自主神经损伤，血管的舒缩调节失衡，使局部血供减少，会严重影响组织再生。

（4）电离辐射　电离辐射可破坏细胞，损伤血管，抑制组织再生，因而影响创伤的愈合。

第四节　损伤的护理原则

救治工作原则：保存生命第一，恢复功能第二，顾全解剖完整性第三。

1. 现场急救　若发生心跳和呼吸骤停，应立即复苏，抢救生命。必须优先抢救窒息、大出血、开放性气胸、休克、腹腔内脏脱出等特别危急的伤员。立即清理口腔异物，维持呼吸道通畅；迅速有效止血，维持循环功能稳定；包扎伤口、封闭体腔伤口；妥善固定骨折，安全转运患者等。

2. 镇静、镇痛　未确诊前慎用镇痛药。

3. 局部制动　抬高患肢15°～30°。伤处先行复位，再选用夹板、绷带等固定方法制动，以缓解疼痛，利于修复。

4. 加强支持疗法　输液、输血，防治水、电解质紊乱，纠正贫血，加强营养，促进创伤的愈合。

5. 预防感染　尽早选用合适的抗生素。受伤后或清创后应及时应用破伤风抗毒素。

6. 心理护理　安慰患者，稳定其情绪。尤其对容貌受损或有致残可能的患者，多做心理疏导，减轻其心理上的痛苦，使其积极配合治疗。

7. 功能锻炼　病情稳定后，鼓励并协助患者早期活动，指导患者进行肢体功能锻炼，促进功能恢复和预防并发症。

目标检测

一、名词解释

适应、萎缩、肥大、增生、化生、变性、细胞水肿、脂肪变性、玻璃样变性、转移性钙化、坏死、凝固性坏死、干酪样坏死、坏疽、糜烂、溃疡、窦道、瘘管、空洞、机化、包裹、再生、肉芽组织、创伤愈合。

二、问答题

1. 临床上常见的化生有哪些？有何意义？
2. 简述常见变性的类型及其病变特点。
3. 简述坏死的类型、病变特点及其结局。
4. 简述肉芽组织的形态结构特点、功能和结局。
5. 影响再生与修复的因素有哪些？

（陈淑敏）

第四章 | 局部血液循环障碍

要点导航

掌握：淤血、血栓形成、栓塞、梗死的概念。淤血的结局、血栓形成的条件、栓子运行途径、栓塞的种类及梗死的病理变化。

熟悉：慢性肺淤血和慢性肝淤血的病变特征、出血的原因及分类、血栓的类型和结局及梗死的原因和类型。

了解：血栓形成过程及其对机体的影响，栓塞、梗死对机体的影响。

细胞和组织的正常结构和功能依赖完善的血液循环系统。正常的血液运行为各器官、组织输送充足的氧气和营养物质，同时不断运走组织中的二氧化碳和各种代谢产物，保证机体内环境相对稳定、各组织器官代谢、功能活动正常进行。

局部血液循环障碍可以导致组织器官的功能、代谢以及形态结构变化，发生充血、出血、血栓形成、栓塞或梗死等。现代社会中，心脑血管疾病（脑梗死、心肌梗死、脑出血）是主要的致死原因，而这些疾病的发生都与血液循环障碍有关。引起局部血液循环障碍的原因可以是局部因素，也可能是全身因素。

局部血液循环障碍可表现为：①局部组织血管内血液含量的异常，即血液含量的增多或减少；②局部血管壁通透性和完整性的异常，表现为血管内成分逸出血管外，包括水肿和出血；③血液性状和血管内容物的异常，包括血栓形成、栓塞和梗死。

第一节 充血和淤血

充血（hyperemia）和淤血（congestion）都是指局部组织血管骨血液含量的增多。

一、充血

器官或组织因动脉输入血量增多而发生的充血，称为动脉性充血（arterial hyperemia）。这是一个主动过程，表现为血液输入量增加，局部组织或器官的小动脉或毛细血管扩张。

（一）常见类型

各种原因通过神经 - 体液因素作用，使血管舒张神经兴奋性增高或血管收缩神经兴奋性降低，引起细小动脉扩张，微循环动脉血灌流量增多，这两种作用常同时存在，但一般以前者为主。常见类型如下。

1. 生理性充血 为适应组织、器官生理需要或者机体代谢增强而发生的充血称为生理性充血，如进食后的胃肠道充血、运动时的骨骼肌充血及情绪冲动时的面部充血等。

2. 病理性充血　各种病理状态下器官或局部组织的充血，称为病理性充血。

（1）炎症性充血　较为常见的病理性充血，尤其是炎症早期，由于致炎因子刺激轴突反射，引起局部血管舒张神经兴奋性增高以及组胺等血管活性物质释放，使局部细小动脉扩张充血，局部组织变红和肿胀。

（2）侧支性充血　局部组织缺血、缺氧时，引起代谢不全产物堆积，刺激血管运动神经，导致缺血组织周围的侧支血管扩张、充血，代偿改善缺血组织的血液供应。

（3）减压后充血　局部组织或器官长期受压，受压组织或器官内的细小血管张力降低，当压力突然解除时，细小动脉发生反射性扩张引起的充血。如胸水、腹水压迫胸腔、腹腔内器官，组织内血管张力降低，若快速抽出大量胸、腹腔积液，局部压力迅速减轻，受压组织内的细小动脉反射性扩张，导致局部组织充血，严重时可引起血压下降、脑供血不足等后果。

（二）病理变化

肉眼观察：充血局部组织或器官轻度肿胀。充血若发生在体表时，可见局部组织颜色鲜红，皮肤温度升高。镜下观察：充血局部组织或器官内细小动脉和毛细血管扩张充血。

（三）结局

多数情况下，动脉性充血是短暂的血管反应，原因去除后，局部血量恢复正常，对机体无不良后果。但在患有心脑血管疾病基础上，由于诱因作用，使病变血管扩张充血，可引起血管破裂出血，后果严重。譬如情志刺激会引起脑充血，出现头痛、头晕等症状，如原有血管病变（如动脉硬化、脑血管畸形等），可导致血管破裂出血。

二、淤血

器官或局部组织静脉血液回流受阻，血液淤积在小静脉和毛细血管内，导致血量增加，称淤血（congestion），又称静脉性充血（venous hyperemia）。淤血是一被动过程，可发生于局部或全身。

（一）原因

1. 静脉受压　静脉受各种原因压迫，引起静脉管腔狭窄或闭塞、血液回流障碍，导致器官或组织淤血。常见有肿瘤、炎症包块或肿大的内脏等压迫局部静脉引起淤血；妊娠时增大的子宫压迫髂总静脉引起下肢淤血水肿；肠扭转、肠套叠或嵌顿疝等压迫肠系膜静脉引起局部淤血等。

2. 静脉腔阻塞　常见于静脉血栓形成或侵入静脉内的肿瘤细胞形成瘤栓等阻塞静脉血液回流，静脉管腔阻塞，局部组织或器官出现淤血。由于组织内静脉分支较多，相互连通，不易发生静脉淤血，只有在不能建立有效侧支循环的情况下，静脉腔阻塞才会发生。

3. 心力衰竭　心力衰竭时心脏不能排出正常容量的血液进入动脉，心腔内血液滞留，压力增高，静脉的回流受阻，造成淤血。瓣膜病、心肌梗死或高血压病后期等引起左心衰竭，肺静脉压增高，可导致肺淤血。各种慢性阻塞性肺病引起肺源性心脏病时，可引起右心衰竭，上下腔静脉回流受阻，导致体循环淤血。

（二）病理变化

肉眼观察：发生淤血的局部组织、器官体积增大、肿胀。由于淤血时微循环的动脉血灌注量减少，血液内氧合血红蛋白含量减少而还原血红蛋白含量增加，发生于体表的淤血可见局部皮肤呈紫蓝色，称为发绀（cyanosis）。由于局部血流速度缓慢、毛细血管扩张，使散热增加，体表温度下降。镜下观察：淤血的组织内细静脉和毛细血管扩张，管腔内血液含量增多。

（三）后果

淤血是可复性的，其对机体的影响取决于淤血的部位、淤血的程度、淤血发生的速度和持续时间以及侧支循环建立的状况等因素。轻度、短时间的淤血，后果轻微，原因去除后，其功能、代谢可逐渐恢复正常。但长期淤血可引起：

1. 淤血性水肿　淤血可使毛细血管内流体静压升高，同时局部淤血缺氧还可使毛细血管壁通透性增加，血管内液体（水、盐、蛋白质等）漏出，漏出液积聚在组织内，导致局部组织水肿或引起浆膜腔积液而影响相应器官的功能。

2. 淤血性出血　严重淤血时，毛细血管壁通透性进一步增高或破裂，红细胞也可漏出到血管外，形成小灶性出血，即淤血性出血（漏出性出血）。

3. 组织损伤　局部组织长期淤血缺氧，使营养物质供应不足以及局部代谢产物的堆积和刺激，导致实质细胞发生萎缩、变性，甚至死亡。

4. 淤血性硬化　长期慢性淤血，间质纤维组织增生，组织内网状纤维胶原化（网状纤维互相聚合形成胶原纤维），器官质地逐渐变硬，称淤血性硬化。

（四）重要器官淤血

1. 肺淤血　常见于左心衰竭。左心腔内压力升高，肺静脉回流受阻，形成肺淤血。肉眼观察：肺体积增大，重量增加，呈暗红色，质地较实，切面有淡红色泡沫状液体流出。镜下观察（图4-1）：肺细小静脉及肺泡壁毛细血管扩张充血，肺泡壁变厚，部分肺泡腔内充满水肿液和漏出的红细胞。肺泡腔内的红细胞被巨噬细胞吞噬后，红细胞崩解释放出棕黄色、颗粒状的含铁血黄素，这种胞浆内含有含铁血黄素的巨噬细胞称为心力衰竭细胞（heart failure cell）。长期慢性肺淤血，肺间质纤维组织增生及网状纤维胶原化，使肺质地

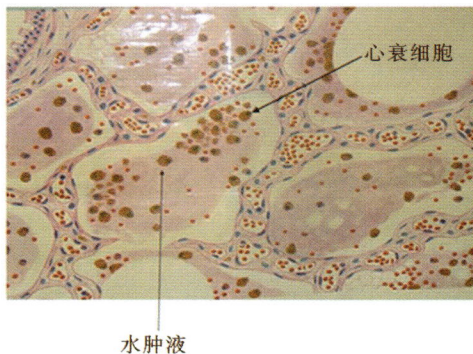

图4-1　肺淤血（镜下）

变硬，肉眼观呈棕褐色，故称肺褐色硬化（brown induration）。

2. 肝淤血　常见于右心衰竭。肝静脉回流心脏受阻，使肝小叶中央静脉及其附近的肝窦扩张淤血。肉眼观察（图4-2）：肝脏体积增大，重量增加，呈暗红色。切面呈红（淤血区）黄（脂肪变性区）相间的花纹状结构，状似槟榔切面，故称槟榔肝（nutmeg liver）。镜下观察：肝小叶中央静脉及其附近的肝窦高度扩张淤血、出血（肉眼红色区），肝细胞萎缩、甚至坏死消失；肝小叶周边的肝细胞因慢性缺氧出现脂肪变性，可见多个脂肪空包（肉眼黄色区）。长期慢性肝淤血，还可导致肝内纤维组织增生

及网状纤维胶原化，使肝的间质纤维组织增多，质地变硬，称为淤血性肝硬化（congestive liver cirrhosis）。

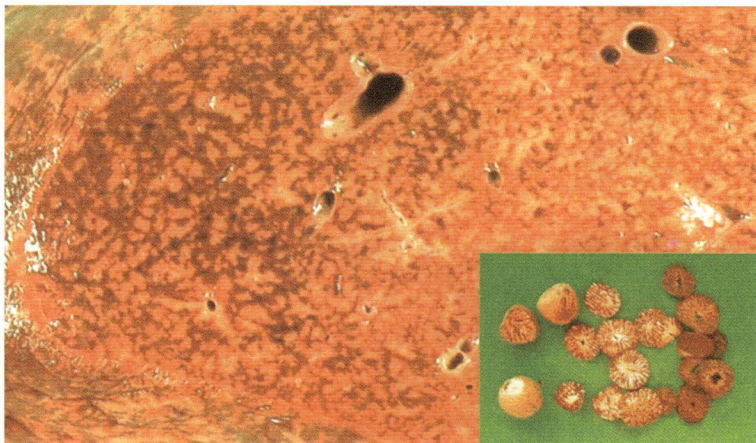

图4-2　肝淤血（肉眼）

第二节　出　血

　　血液从血管或心腔溢出，称为出血（hemorrhage）。根据原因不同，可分为生理性出血和病理性出血。前者如正常月经的子宫内膜出血；后者多由创伤、血管病变和出血性疾病等引起。按血液逸出的机制不同，出血分为破裂性出血和漏出性出血。血液溢出后进入组织间隙或体腔者，称为内出血，血液流出到体外称为外出血。

一、病因与类型

（一）破裂性出血

破裂性出血由心脏或血管壁破裂所致，一般出血量较大，常见原因如下。

1. 血管机械性创伤　如挤压伤、切割伤、刺伤或骨折等。

2. 心脏或血管壁病变　如心肌梗死后形成的室壁瘤、主动脉瘤或动脉粥样硬化等。

3. 血管壁周围病变侵蚀　如恶性肿瘤对其周围血管壁的侵蚀、炎症对血管壁的损伤、消化性溃疡对溃疡底部血管壁的侵蚀等。

4. 静脉破裂　常见于肝硬化晚期食管静脉曲张破裂、痔疮-直肠静脉丛曲张破裂等。

5. 毛细血管破裂　多见于局部软组织损伤。

（二）漏出性出血

漏出性出血是由于微循环毛细血管和毛细血管后微静脉通透性增加，血液通过扩大的内皮细胞间隙和损伤的血管基底膜漏出血管外。常见原因如下。

1. 血管壁损伤　最常见的出血原因，常由于缺氧、感染、中毒等因素的损伤引起。缺氧可使毛细血管内皮细胞变性和酸性代谢产物堆积，造成基底膜的损伤；各种感染、蛇毒、有机磷中毒等损伤会引起血管壁通透性增高；某些化学药品中毒和细菌毒素如链球菌毒素引起变态反应性血管炎，血管壁也会受损；维生素 C 缺乏时毛细血管内皮细胞接合处的基质和血管外的胶原基质形成不足，会引起血管脆性和通透性增加，血液漏出；机体对某些药物或食物等产生过敏反应也可损伤毛细血管壁，使其通透性增加。

2. 血小板异常　血小板数量和质量出现异常直接影响血液的稳定状态。如原发性或继发性血小板减少性紫癜、弥散性血管内凝血（disseminated intravascular coagulation，DIC）会造成血小板破坏或消耗过多；再生障碍性贫血或急性白血病时造成的血小板生成障碍；细菌毒素与外毒素也有破坏血小板的作用。在血小板数少于 $5 \times 10^9/L$ 时，即有出血倾向。

3. 凝血因子缺乏　血液中某些凝血因子缺乏或消耗过多，可发生漏出性出血。如凝血因子Ⅷ、凝血因子Ⅸ、血管性假血友病因子及纤维蛋白原，凝血酶原等因子的先天性缺乏；肝炎、肝癌时，凝血因子Ⅶ、Ⅹ、Ⅸ等因子合成减少；DIC 时凝血因子消耗过多等。

二、病理变化

（一）内出血

内出血可发生在体内任何部位，血液积聚于体腔内称体腔积血，如心包积血、胸腔积血、腹腔积血、颅腔积血和关节腔积血等，体腔内可见血液和血凝块。在组织内局限性的大量出血，称血肿（hematoma），如皮下血肿、硬脑膜下血肿等。出血量少时，仅能在显微镜下看到组织间隙内有数量不等的红细胞或含铁血黄素。

（二）外出血

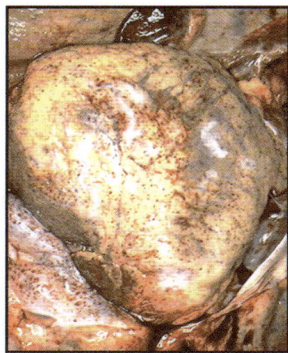

图 4 - 3　心外膜淤点（肉眼）

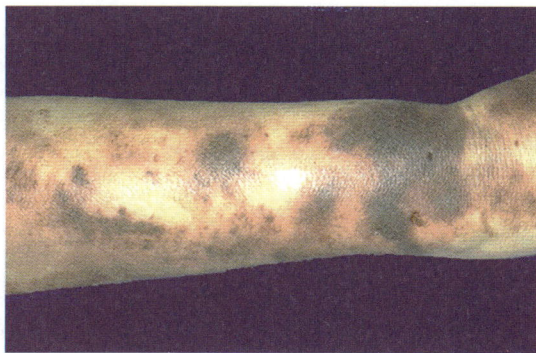

图 4 - 4　手臂皮肤淤斑（肉眼）

鼻黏膜出血排出体外称鼻出血（鼻衄）；呼吸道出血如支气管扩张或肺结核空洞出血经口排出体外称咯血；消化道出血如消化性溃疡或食管静脉曲张出血经口排出体外称呕血；结肠、直肠出血经肛门排出体外称便血；泌尿道出血经尿排出体外称尿血。少量出血时，在皮下、黏膜或浆膜的局部形成较小的出血点（直径 1～2mm）称为淤点（petechia）（图 4 - 3），稍大的出血（直径 3～5mm）称为紫癜（purpura），直径超过

1~2cm的皮下出血灶称瘀斑（ecchymosis）（图4-4）。这些出血灶的颜色随着红细胞被巨噬细胞吞噬降解，血红蛋白不断酶解形成含铁血黄素而发生相应改变，依次为紫红色、蓝绿色、橙黄色，直至恢复正常。

三、后果与结局

人体具有止血的功能，缓慢少量的出血，多可自行止血，主要由于局部受损血管发生反射性收缩，以及血管损伤后激活凝血系统形成血凝块，阻止继续出血。局部组织或体腔内的少量血液，可通过吸收消除，较大的血肿吸收不完全则可机化或纤维包裹。

出血对机体的影响取决于出血的类型、出血量、出血速度和出血部位。破裂性出血若出血过程迅速，在短时间内丧失循环血量20%~25%时，可发生失血性休克；漏出性出血若出血广泛时，如肝硬变引起的胃肠道黏膜广泛出血，也可导致失血性休克；少量慢性出血或一次性大量出血，均可引起贫血。发生在重要器官的出血，即使出血量不多，亦可引起严重的后果，如心脏破裂引起心包内积血，由于心脏压塞，可导致急性心功能不全；脑出血（图4-5），尤其是脑干出血，因重要的神经中枢受压或因脑疝形成可致死亡。局部组织或器官的出血，会引起相应部位的功能障碍，如脑内囊出血引起对侧肢体的偏瘫；视网膜出血可引起视力减退或失明；慢性反复性出血可引起缺铁性贫血等。

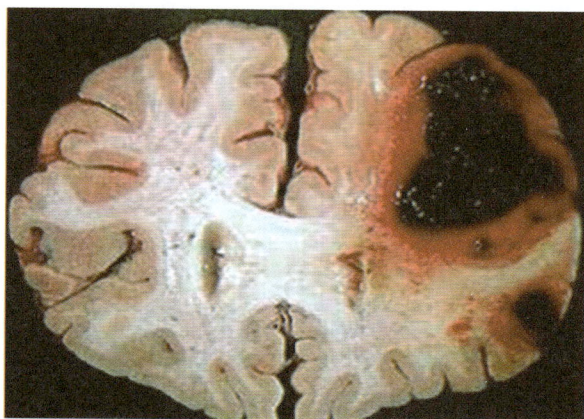

图4-5 脑出血（肉眼）

四、护理原则

1. 皮肤黏膜出血 剪短指甲，温水擦洗，忌用热水、酒精，床单平整无屑，避免受压。

2. 鼻出血 液体石蜡滴鼻可防止干裂出血，出血时可用棉球填塞或局部冷敷，血痂不可剥。

3. 齿龈出血 嘱患者平时用软毛牙刷，出血时用用冷水漱口，棉签沾水擦洗牙齿，局部涂云南白药。此类患者可每日用液体石蜡涂口唇防干裂，注意保持口腔卫生。

4. 关节肌肉深部出血和颅内出血 要叮嘱患者减少剧烈运动和避免外伤。

第三节 血栓形成

案例 ---

[病例摘要]

有一位女教师，下肢静脉曲张，术中见静脉腔内有多个褐色物，堵塞管腔。

[问题]

该褐色物最可能是哪种病变？为什么会形成这种改变？如持续发展会形成何种病变？需如何预防疾病进展，更好地护理患者？

在活体的心腔或血管内血液发生凝固或血液中某些有形成分聚集形成固体质块的过程，称为血栓形成（thrombosis），所形成的固体质块称为血栓（thrombus）。

正常血液中存在的凝血系统和纤维蛋白溶解系统（抗凝血）。在生理状态下，血液中的凝血因子不断有限地被激活，产生凝血酶，形成微量纤维蛋白，沉着于心血管内膜上，但这些微量的纤维蛋白又不断地被激活了的纤维蛋白溶解系统所溶解，同时被激活的凝血因子不断被单核－吞噬细胞系统内的单核巨噬细胞所吞噬。这种凝血系统和纤维蛋白溶解系统的动态平衡，既保证了血液潜在的可凝固性，又保证了血液的流体状态，以维持血液循环的正常运行。然而，若在某些诱发凝血过程的因素作用下，打破上述动态平衡，血液便可在心、血管内凝固，形成血栓。

一、血栓形成的原因、条件与机制

血栓形成是血液在心血管内血液流动状态下发生的凝固，主要是由于血小板活化和凝血因子被激活。具体条件如下。

1. 心、血管内皮细胞损伤 是血栓形成最重要和最常见的原因。如心血管膜发生炎症、缺氧、酸中毒，则可导致内膜损伤，多见于风湿性心内膜炎、感染性心内膜炎、动脉或静脉内膜炎、动脉粥样硬化和心肌梗死等疾病。心血管内膜损伤使内皮细胞变性、坏死及脱落，暴露出内皮下的胶原纤维，使血小板和凝血因子XII活化，启动内源性凝血系统；同时，损伤的内皮细胞释放组织因子，激活凝血因子VII，启动外源性凝血系统。在凝血启动过程中，血小板的活化极为重要，血小板与胶原纤维发生黏附反应，继之出现释放反应，释放 ADP、TXA_2，促使更多血小板不断地黏集，出现黏集反应，使血小板黏集成堆，损伤的局部发生血液凝固，成为血栓形成的起始点。同时，在整个血小板团块中，凝血酶将纤维蛋白原转变为纤维蛋白，将血小板紧紧地交织在一起。

考点

凝血酶是血栓形成的核心成分，为临床治疗血栓的靶点。临床实践证明，小剂量阿司匹林可使血小板内 TXA_2 的生成减少，从而起到预防血栓形成的作用。因此，对于血栓易感者如冠心病患者，可定期适当服用少量阿司匹林。

2. 血流状态改变 主要指血流减慢和血流产生漩涡等变化，有利于血栓形成。在正常流速和正常流向的情况下，血液中的红细胞、白细胞位于血流的中轴（轴流），外层是血小板，最外层是血浆（边流）。血浆将血液的有形成分与血管壁分隔开来，阻止了血小板和内膜的接触和激活。当血流缓慢或者有涡流形成时，轴流增宽甚至被破坏，血小板得以进入边流，增加了与血管内膜接触的机会和黏附内膜的可能性；同时，血流缓慢引起内膜缺氧，导致内皮细胞变性、坏死，使内皮下胶原纤维暴露，从而可以触发机体的内、外源凝血过程。此外，血流缓慢和产生涡流时，已被激活的凝血因子和凝血酶不易被及时冲走，使局部凝血因子的浓度升高，利于血栓的形成。临床上，静脉血栓比动脉血栓多4倍，下肢静脉血栓又比上肢静脉血栓多3倍，下肢深静脉血栓和盆腔静脉血栓常发生于心力衰竭、久病卧床的患者和静脉曲张的静脉内。静脉血栓多见的原因：①静脉内血流缓慢，有时甚至可以出现短暂的停滞；②静脉内还有静脉瓣，瓣膜处血流不但缓慢，而且易产生涡流，因此静脉血栓形成常以瓣膜处为起始点；③静脉壁较薄，容易受压等，这些条件有利于血栓形成。虽然心脏和动脉内血流速度快，不易形成血栓，但在血流较缓和、出现漩涡时，也会并发血栓形成，如二尖瓣狭窄时的左心房、动脉瘤内或血管分支处。

3. 血液凝固性增高 是指血液中凝血因子、血小板增多和血小板黏附性增加，或纤维蛋白溶解系统活性降低，使血液呈高凝状态。可见于原发性（遗传性）和继发性（获得性）疾病。遗传性高凝状态常见于第Ⅴ因子基因突变，还与抗凝血酶Ⅲ、蛋白C或蛋白S的先天性缺乏有关。获得性高凝状态可见于广泛转移的晚期恶性肿瘤、DIC、严重创伤、大面积烧伤、手术后或产后大失血等疾病。某些恶性肿瘤（如肺癌、胃癌、乳腺癌、前列腺癌等）晚期，癌细胞释放促凝因子，易形成血栓。严重失血时、血液浓缩，血液中纤维蛋白原、凝血酶原和其他凝血因子（Ⅵ、Ⅶ、Ⅻ）增多，幼稚血小板的数量也增多、黏性增加，因此易于形成血栓。此外，血小板增多、黏附性增加也见妊娠期高血压、高脂血症、吸烟、冠状动脉粥样硬化等。

需要强调，上述血栓形成的条件往往是同时存在，而以某一因素为主。

知识链接

心血管内膜内皮细胞对血液凝固性的影响

心血管内膜内皮细胞具有抗凝和促凝的两种特性，在生理情况下，以抗凝为主，完整的内皮细胞主要起到抑制血小板黏附和抗凝血作用，但在内皮细胞损伤或被激活时，则引起局部凝血。

二、血栓形成过程及类型

（一）血栓形成过程

在血栓形成过程中，首先是血小板黏附在心、血管内膜损伤后裸露的胶原表面，被胶原激活后释放血小板颗粒，再从颗粒中释出 ADP、血栓素 A_2 等物质，促使血小板在局部不断黏附、聚集，形成突出于心、血管内膜表面的血小板小堆，此时血小板黏附不稳定，随着内外凝血系统激活，黏附的血小板堆成为不可逆的血小板血栓（血栓头部），并成为血栓的起始点（图4-6）；血小板血栓形成后，其下游血流变慢形成涡流，从而形成新的血小板堆，如此反复进行，血小板黏附形成不规则梁状或珊瑚状突起（血小板小梁），堵塞管腔，与此同时，在血小板小梁之间析出的纤维蛋白之间网络大量红细胞，形成血栓体部；最后局部血流停止、血液凝固，形成血栓尾部（图4-7）。

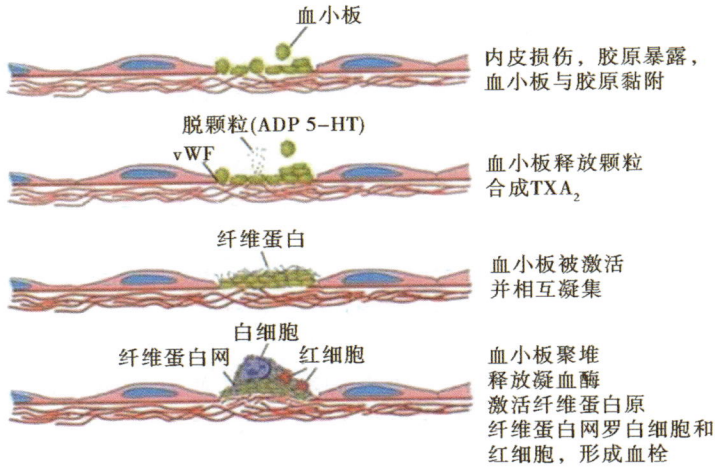

图4-6　血栓形成过程示意图

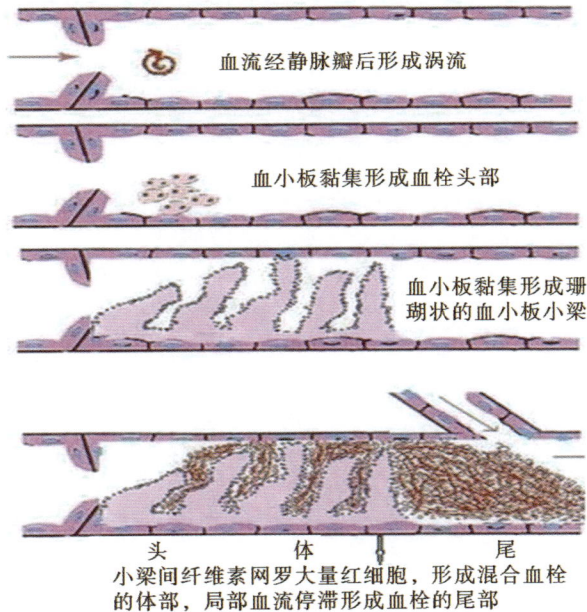

图4-7　静脉内血栓形成示意图

（二）血栓类型

血栓可分为以下几种类型（表4-1）。

表4-1 血栓的类型、部位及特点

类型	白色血栓（血小板血栓）	混合血栓（层状血栓）	红色血栓	透明血栓（微血栓、纤维素性血栓）
血栓部位	血栓头部	血栓体部	血栓尾部	微动脉内
发生情况	血流较快的情况	血流缓慢的静脉	血流缓慢的静脉	DIC
好发部位	心瓣膜、心腔及动脉内	静脉、心腔、动脉或动脉瘤内	静脉内	微循环的血管内
特点	血小板及纤维蛋白构成，牢固，不易脱落	红细胞（红色）及血小板小梁（灰白色）构成，较大时可脱落	红细胞及纤维蛋白，易脱落造成栓塞	只有纤维蛋白

1. 白色血栓（white thrombus） 常位于血流较快的心腔、心瓣膜和动脉内及静脉延续性血栓的头部。如急性风湿性心内膜炎时在二尖瓣闭锁缘上形成的血栓即为白色血栓。肉眼观察：呈灰白色小结节状或者赘生物状，表面粗糙有波纹，质实，与血管壁紧密黏着，不易脱落。镜下观察：主要由血小板和少量的纤维蛋白构成，其表面有许多中性粒细胞黏附，故又称血小板血栓或析出性血栓。

2. 混合血栓（mixed thrombus） 多发生于血流缓慢，出现涡流的静脉内，即延续性血栓的体部。肉眼观察：呈灰白色和红褐色相间的层状结构，故又称层状血栓（图4-8A），其表面粗糙、干燥、圆柱状，与血管壁粘连比较紧密。镜下观察：由粉红色分支状的血小板小梁（肉眼呈灰白色）和小梁之间的纤维蛋白网及其中的红细胞（肉眼呈红色）组成，小梁周围有大量中性粒细胞附着（图4-8B）。

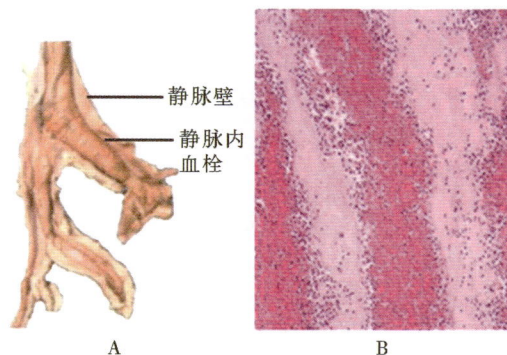

静脉壁
静脉内血栓

A   B

图4-8 混合血栓

3. 红色血栓（red thrombus） 即静脉内延续性血栓的尾部。肉眼观察：呈暗红色，新鲜时湿润，有一定的弹性，与血管壁无粘连；经过一段时间后的红色血栓由于水分被吸收，变得干燥，易碎，无弹性，易于脱落进入血流，引起血栓栓塞。镜下观察：纤维蛋白网眼中充满红细胞。

4. 透明血栓（hyaline thrombus） 发生于微循环血管内的血栓，主要见于毛细血管，只能通过显微镜才能观察到，故又称微血栓。透明血栓主要由纤维蛋白构成（图4-9），最常见于DIC。

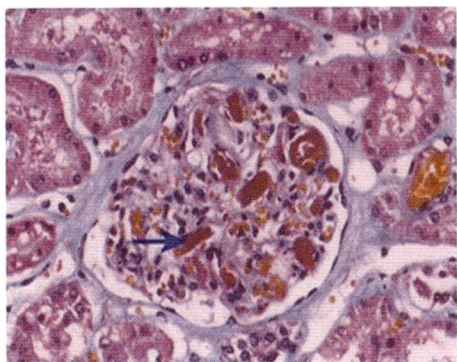

图4-9　透明血栓（微血栓）

根据血栓是否阻塞管腔，还可将血栓分为阻塞性血栓、附壁血栓和疣状血栓。能引起管腔完全阻塞的血栓称为阻塞性血栓，多发生于静脉内；而发生于心腔内、动脉粥样硬化溃疡部位或动脉瘤内的混合血栓可称为附壁血栓；细菌性、风湿性心内膜炎时在心瓣膜上形成的白色血栓称为疣状血栓。

三、血栓的结局

（一）软化、溶解、吸收

较小的血栓，由于纤维蛋白溶酶系统被激活以及血栓内白细胞崩解释放的溶蛋白酶作用，可发生软化、溶解、吸收而不留痕迹。

（二）脱落、栓塞

较大的血栓，常部分被溶解，在血流冲击下可形成碎片或整个脱落，进入血流，随血流运行至组织器官中，在与血栓大小相应的血管中停留引起栓塞，即血栓栓塞。

（三）机化与再通

如果纤溶酶系统活性不足，血栓存在时间较长则可发生机化。血栓形成后1~2天，自血栓附着处的血管壁上开始长出肉芽组织，伸入并逐渐替代血栓，此过程称为血栓机化（图4-10A）。机化的血栓和血管壁紧密相连，不易脱落。较大的血栓完全机化需2~4周。经过一段时间后，机化的血栓发生收缩，使血栓内或血栓与血管壁之间出现裂隙。此后，血管内皮细胞长入并衬覆于裂隙表面而形成新的管腔，这些管腔相互吻合沟通，使被阻塞的血管部分的重建血流，这一过程称为再通（图4-10B）。

（四）钙化

若血栓未被软化、溶解、吸收或机化时，可发生钙盐沉积，称为钙化（图4-10C）。血栓钙化后成为坚硬的质块，在静脉内形成的称为静脉石，在动脉内形成的称为动脉石。

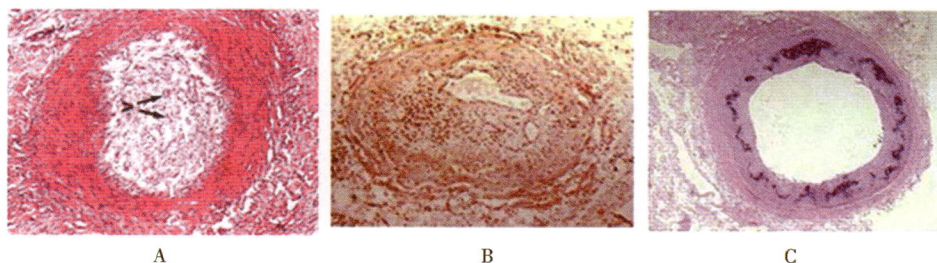

图 4 - 10　血栓机化、再通、钙化

四、血栓对机体的影响

血栓形成对机体有利的一面主要是对血管损伤处，可起到止血作用。例如胃溃疡或形成肺结核空洞的血管容易发生破裂出血，在病变侵蚀前，周围血管内有血栓形成堵塞，可以避免大出血的可能性。另一面是炎症病灶周围的小血管内血栓形成，可以防止病原微生物蔓延扩散。但多数情况下血栓形成对机体有不同程度的不利影响，这取决于血栓形成的部位、大小、类型和血管腔阻塞的程度以及侧支循环建立的情况。

（一）阻塞血管

动脉血栓形成后，血管管腔未被完全阻塞时，可引起局部组织或器官缺血、缺氧，实质细胞变性、萎缩；若动脉管腔完全被阻塞，且无有效的侧支循环时，则可引起局部组织或器官缺血性坏死，如脑动脉血栓形成引起的脑梗死，冠状动脉硬化发生血栓形成可引起心肌梗死。静脉血栓形成后，若侧支循环未能有效建立，则可引起局部组织或器官淤血、水肿、出血，甚至坏死。

（二）栓塞

若血栓与血管壁黏着不牢固，或因血栓软化、破碎、断裂可发生部分或全部脱落成为血栓栓子，随血液运行，引起血栓栓塞。如果栓子内含有细菌，可引起栓塞组织发生败血性梗死或栓塞性脓肿。

（三）心瓣膜变形

心瓣膜上反复形成的的血栓发生机化，使瓣膜增厚、变硬，瓣膜皱缩或瓣叶之间粘连，造成瓣膜口狭窄；并因瓣膜增厚、卷缩，腱索增粗缩短，引起瓣膜关闭不全。常见风湿性和感染性心内膜炎。

（四）广泛性出血

DIC 中期因消耗大量凝血因子和血小板，微循环内形成广泛性微血栓，同时继发性纤维蛋白溶解系统被激活，产生大量纤溶酶，使血液呈低凝状态，可引起患者全身广泛性出血和休克。

五、护理原则

1. 注意观察患者情绪变化，建立良好的护患关系。
2. 饮食指导低脂、高纤维素、易消化的食物，保持大便通畅。

3. 抗凝溶栓治疗前需了解患者有无出血性疾病；在抗凝溶栓期间，要密切观察患者的穿刺点、鼻腔、牙龈、皮肤等有无出血，有无黑便、咖啡样或血性呕吐物，有无意识模糊、偏瘫、失语等，并密切注意患者凝血机制；溶栓后患者不宜过早下床活动，患病部位不能过冷、过热。

第四节　栓　塞

案例 ------------------------------------

[病例摘要]

一男性患者，56 岁，自述下肢水肿 5 年，右下肢水肿较严重，无高血压及糖尿病史，昨晚在看电视时突然呼吸困难，活动后加重，不伴有咳嗽、咳痰。

[问题]

可以诊断为何种疾病？为何形成？应该如何护理该患者？

在循环血液中出现不溶于血液的异常物质，随血液运行阻塞血管腔的现象，称为栓塞（embolism）。阻塞血管的异常物质称为栓子（embolus），栓子可以是固体、液体或气体。血栓栓子引起栓塞是最常见，脂肪栓子、空气栓子、羊水栓子、瘤细胞栓子、细菌栓子等也可引起栓塞。

一、栓子运行途径

栓子的运行途径一般与血流方向一致（图 4-11），最终停留在口径与其相当的血管并阻断血流。来自不同血管系统的栓子，运行途径也不同。

1. 静脉系统和右心栓子　来自体循环静脉系统和右心的栓子，随血流运行进入肺主干及其分支，引起肺动脉栓塞。某些体积小、富有弹性的栓子（如气体、脂肪栓子）可通过肺泡壁毛细血管回流入左心，随血流进入体循环动脉系统，栓塞于动脉小分支。

2. 主动脉系统和左心栓子　来自主动脉系统和左心的栓子，随血流运行，栓塞于与其口径相当的动脉分支，常见于脑、脾、肾和四肢指、趾部的小动脉等。

3. 门静脉系统栓子　来自肠系膜静脉等门静脉系统的栓子，随血流进入肝内，引起肝内门静脉分支的栓塞。

4. 交叉性栓塞　又称为反常性栓塞。先

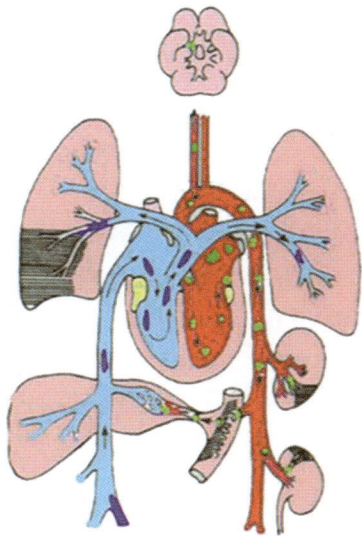

图 4-11　栓子运行途径与栓塞模示图

注：血管内的蓝色小体示意栓子，箭头示意栓子运行方向，器官内的黑色区示意梗死

天性房（室）间隔缺损患者，在右心压力增高时，偶见右心或腔静脉系统的栓子到达左心，再进入体循环系统引起栓塞。

5. 逆行性栓塞　即栓子可逆血流方向运行引起栓塞。罕见于下腔静脉内的栓子，当胸、腹腔内压骤然升高时（如持续性剧烈咳嗽或深呼吸），栓子一时性逆血流方向运行，栓塞于肝、肾或髂静脉分支。

二、栓塞类型及其对机体的影响

（一）血栓栓塞

由血栓或血栓的一部分脱落所引起的栓塞，称为血栓栓塞（thromboembolism）。为栓塞中最常见的一种，占所有栓塞的99%以上。

1. 肺动脉栓塞　引起肺动脉栓塞的血栓栓子95%来自下肢深静脉，尤其是腘静脉、股静脉和髂静脉，偶尔可来自盆腔静脉或右心附壁血栓。肺动脉栓塞对机体的影响取决于栓子的大小、数目和机体的心肺功能状况。

（1）中、小栓子多栓塞肺动脉的小分支（图4-12A）　一般不产生严重后果，因为肺具有双重血液循环，可以通过肺动脉与支气管动脉间丰富的吻合支代偿供血。但是，如果栓塞前肺已有严重淤血时，肺循环内的压力增高，与支气管动脉之间的侧支循环难以建立，则可引起肺梗出血性梗死。

（2）大的血栓栓子栓塞肺动脉主干或大分支（图4-12B）　多见于下肢静脉或右心的血栓栓子。一般后果严重，患者可突然出现呼吸困难、发绀、休克等症状。严重者甚至因呼吸衰竭和循环衰竭而死亡。

有时血栓栓子虽然体积较小，但是数量较多，可广泛栓塞多数肺动脉小分支时，亦可引起右心衰竭猝死。

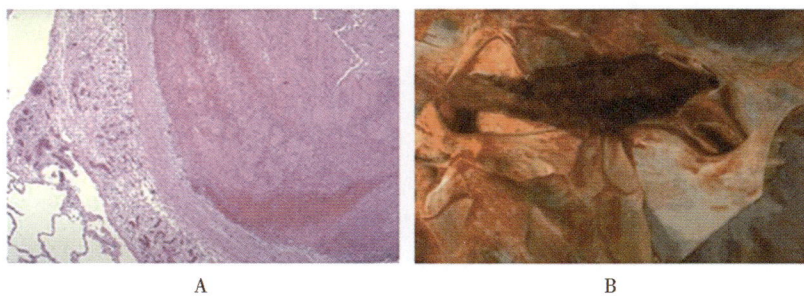

图4-12　肺动脉主干血栓栓塞

A. 肺动脉小分枝栓塞　　　B. 肺动脉主干内血栓栓子（呈鞍状）栓塞

2. 体循环动脉栓塞　引起体循环动脉系统栓塞的栓子80%来自左心腔，常见于亚急性感染性心内膜炎时心瓣膜上的赘生物脱落、二尖瓣狭窄时左心房附壁血栓、心肌梗死区心内膜上的附壁血栓，其他还可见于动脉粥样硬化溃疡或动脉瘤的附壁血栓。动脉栓塞主要病变部位以脾、肾、脑、心和下肢较常见。栓塞的后果取决于栓子的大小、数量、栓塞的部位、局部侧支循环建立的情况以及组织对缺血的耐受性。栓塞的动脉分支很小，且有有效的侧支循环，一般不造成严重后果；若栓塞的动脉分支很大，且未建立有效的侧支循环，局部可发生缺血性坏死；栓塞若发生在重要器官，如心、脑，在冠状动脉或脑动脉分支，常可发生严重后果。

（二）气体栓塞

大量空气迅速进入血液循环，或原溶解于血液中的气体迅速游离出来，形成气泡阻塞心血管，称为气体栓塞（gas embolism）。前者称空气栓塞，后者是在高气压环境急速转到低气压环境的减压过程中形成的气体栓塞，故又称减压病（decompression sickness）。

1. 空气栓塞　多由于静脉损伤破裂，外界空气有缺损处进入血流所致。见于头颈、胸壁和肺外伤或手术损伤静脉（锁骨下静脉、颈内静脉或胸内大静脉等），也可见于人工气胸、人工气腹、加压静脉输血或输液时，空气因吸气时静脉腔内呈负压，迅速被吸入静脉引起空气栓塞。分娩、流产时，由于子宫强烈收缩，空气被挤入破裂的子宫壁静脉窦内也可引起空气栓塞。

空气栓塞对人体的影响，主要取决于进入血液的空气量和速度。少量空气入血，可溶解在血液中，不引起空气栓塞。若大量空气（约100ml）迅速进入血液循环，空气随血流到达右心后，由于心脏的搏动，空气和心腔内的血液被搅拌成大量的泡沫状液体，阻碍静脉血的回流和向肺动脉的输出，引起严重的血液循环障碍。患者可发生呼吸困难、发绀甚至猝死。部分进入右心的泡沫状液体，随右心室的收缩进入肺动脉，阻塞肺动脉的小分支和毛细血管，引起肺小动脉分支空气栓塞。泡沫状液体亦可经过肺动脉的小分支和毛细血管到左心，随体循环血液运行，使体循环的一些器官栓塞。

2. 减压病　又称沉箱病和潜水员病，是气体栓塞的一种。人体从高气压环境迅速进入常压或低气压环境，原来溶解在血液、组织液和脂肪组织中的气体如氧气、二氧化碳和氮气迅速游离形成气泡，氧和二氧化碳可很快再溶于体液内被吸收，而氮气在体液内溶解迟缓，使血液或组织内形成许多小气泡或互相融合成大气泡，引起气体栓塞，故又称氮气栓塞。氮气栓塞因气体所在位置不同，临床表现也不同。位于局部小血管时，可引起相应的局部缺血和梗死；肌腱、韧带或肌肉内的气泡可引起关节和肌肉疼痛；位于皮下的气泡互相融合形成皮下气肿；若短期内有大量气泡形成，阻塞多数血管，尤其是栓塞于冠状动脉时，可引起严重的血液循环障碍甚至死亡。

（三）脂肪栓塞

循环血液中出现脂肪滴并阻塞小血管，称脂肪栓塞（fat embolism）。常见于四肢长骨骨折或脂肪组织严重挫伤和烧伤时，脂肪细胞破裂，脂肪游离成无数脂滴，脂滴通过破裂的骨髓血管窦状隙或静脉血管进入血液循环，引起脂肪栓塞。脂肪栓塞的后果，取决于栓塞的部位及脂肪栓子的数量。少量脂肪滴入血，可被巨噬细胞吞噬吸收，或被血液中脂酶分解清除，对机体无不良后果。若短期内大量脂肪滴进入肺循环，使75%的肺循环面积受阻时，可引起窒息和急性右心衰竭，甚至死亡。脂肪栓子可通过肺泡毛细血管进入体循环动脉系统，引起全身多器官栓塞，最常引起脑栓塞，也可出现肾栓塞（图4-13A）。

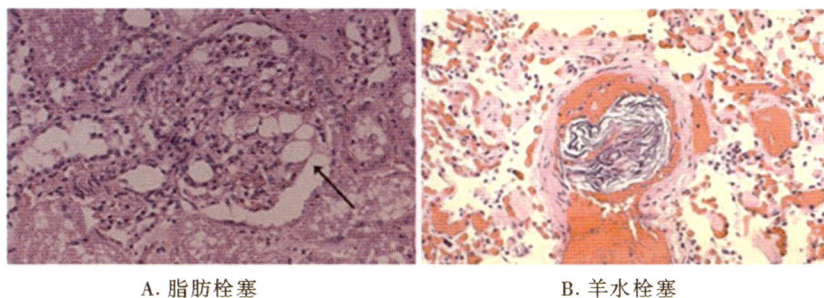

A. 脂肪栓塞　　　　　　　　B. 羊水栓塞

图 4 - 13　栓塞

（四）羊水栓塞

羊水栓塞（amniotic fluid embolism）是分娩过程中一种罕见、但很严重的并发症。多见于在分娩过程中，羊膜破裂、早破或胎盘早期剥离，尤其见胎头阻塞产道时，因子宫的强烈收缩，宫内压增高，可将羊水压入子宫壁破裂的静脉窦内，经血液循环进入肺动脉分支、小动脉及毛细血管内引起羊水栓塞。少量羊水也可通过肺毛细血管到达左心，引起体循环多数器官小血管栓塞。羊水栓塞的证据是光学显微镜下观察到母体的肺小动脉和毛细血管内有羊水成分，如角化上皮、胎毛、胎脂、胎粪和黏液（图4 -13B）。患者发病急骤，在分娩过程中或分娩后突然出现呼吸困难、发绀、抽搐、昏迷、休克甚至死亡。

羊水栓塞造成死亡主要是与以下机制有关：①羊水中胎儿代谢产物（角化上皮、胎毛、胎脂、胎粪等异体蛋白）入血可引起过敏性休克；②羊水具有凝血致活酶作用可引起 DIC；③羊水栓塞于肺小动脉及羊水内所含的血管活性物质引起反射性血管痉挛，导致急性右心衰竭。

（五）其他栓塞

肿瘤细胞和胎盘滋养液细胞均可侵蚀血管，骨折时骨髓细胞可进入血流，这些情况都可引起细胞栓塞；动脉粥样硬化灶中的胆固醇结晶脱落引起动脉系统的栓塞；寄生在门静脉的血吸虫及其虫卵栓塞于肝内门静脉小分支；细菌、真菌团和其他异物如子弹（弹片）偶可进入血液循环引起栓塞。

三、护理原则

1. 适宜的治疗、休息环境　患者的房间应该舒适、安静，空气新鲜。

2. 绝对卧床休息　防止活动促使静脉血栓脱落，发生再次肺栓塞。

3. 注意保暖。

4. 止痛　胸痛轻，能够耐受，可不处理；但对胸痛较重、影响呼吸的患者，应给予止痛处理，以免剧烈胸痛影响患者的呼吸运动。

5. 吸氧。

6. 监测重要生命体征　如呼吸、血压、心率、心律及体温等。

7. 定期复查动脉血气及心电图。

8. 观察用药反应。

第五节　梗　死

案例 --

[病例摘要]

一老人被打后，入院检查过程中出现口唇发绀、四肢冰凉、血压下降而死亡。尸检发现，冠状动脉Ⅳ级、狭窄，心肌变软。

[问题]

其死亡原因是什么？为什么发生此病？

器官或局部组织由于血管阻塞、血流停止导致缺氧而发生的坏死，称为梗死（infarct）。梗死一般是由于动脉阻塞而引起的局部组织缺血坏死。静脉阻塞使局部组织血流停滞缺氧，也可引起梗死。

一、梗死形成的原因和条件

（一）梗死形成的原因

1. 血栓形成　是梗死最常见的原因。主要见于冠状动脉和脑动脉粥样硬化合并血栓形成引起的心肌梗死和脑梗死等。

2. 动脉栓塞　常见于动脉血栓栓塞，也可为气体、脂肪、羊水栓塞等。常引起肾、脾、脑和肺梗死。

3. 血管受压闭塞　如肠扭转、肠套叠和嵌顿疝时肠系膜动、静脉均受压或出现血流中断，可引起肠梗死；卵巢囊肿扭转及睾丸扭转压迫血管，导致血流中断引起坏死。

4. 动脉痉挛　在严重的冠状动脉硬化、脑动脉粥样硬化等疾病基础上，受情绪激动、过度劳累、强烈刺激等诱因作用，病变血管强烈而持续性痉挛，致相应器官和组织的梗死。

（二）梗死形成的条件

动脉血流阻断是否引起梗死，还与下列因素有关。

1. 供血血管分布情况　有双重血液循环的器官，其中一条动脉阻塞，可通过另一条供血维持机体需要，通常不易引起梗死。如肺、肝具有双重血液供应，肠有着丰富的吻合支，在一般情况下不会发生梗死；反之有些器官吻合支较少，如脾、肾及脑等，一旦这些器官的动脉迅速发生阻塞时，不易建立有效的侧支循环，常易发生梗死。

2. 局部组织对缺血缺氧的耐受性　机体不同部位的组织细胞对缺氧的耐受性不同，耐受性强的不易梗死，反之则容易梗死。大脑的少突胶质细胞和神经细胞的耐受性最低，3～4分钟的缺血即引起梗死；其次是心肌细胞，缺血20～30分钟就会死亡；纤维结缔组织和骨骼肌对缺氧的耐受性较强，一般不易发生梗死。

二、梗死的类型与病理变化

根据梗死灶内含血量的多少以及有无合并细菌感染，可将梗死分为贫血性梗死、出血性梗死和败血性梗死三种类型。

（一）贫血性梗死

贫血性梗死（anemic infarct）多发生于组织结构较致密、侧支循环不丰富的实质器官，如肾、脾、心和脑。当动脉分支的血流阻塞后，局部组织缺血缺氧，引起梗死，梗死灶边缘的侧支血管扩张充血、血管壁通透性增高，红细胞漏出，形成围绕梗死灶的出血带。因为梗死灶组织结构致密，故出血量较少，少量的红细胞很快崩解，血红蛋白溶于组织液被吸收，使梗死灶呈灰白色。

肉眼观察：梗死灶呈灰白色或灰黄色，与正常组织分界清楚，分界处常有暗红色的充血及出血带。梗死灶的形状取决于器官的血管分布，脾、肾等器官梗死灶呈圆锥形，切面呈扇形或楔形，尖端朝向血管阻塞部位，底部靠近该器官的表面（图4-14A）；冠状动脉分布不规则，因而心肌梗死灶形状不规则，呈地图状（图4-14B）。

镜下观察：心、脾、肾等实质器官梗死12~18小时后出现凝固性坏死，早期梗死灶的组织结构轮廓尚存，梗死灶周围有明显的炎症反应带，可见炎细胞浸润及充血、出血带（图4-14C）。晚期的梗死灶组织结构轮廓消失，呈均质性结构，周围有肉芽组织长入，逐渐机化，最后形成瘢痕组织。脑梗死为液化性坏死，梗死灶的脑组织坏死、变软、液化，以后形成囊状，或被增生的星形胶质细胞和胶质纤维所替代，最后形成胶质瘢痕。

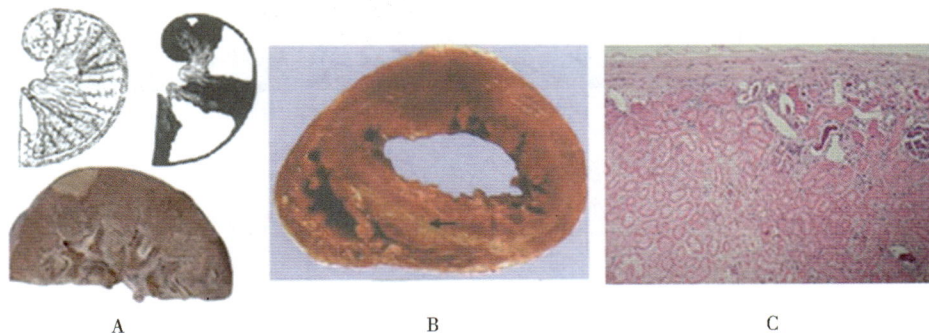

A   B   C

图4-14 贫血性梗死

（二）出血性梗死

出血性梗死（hemorrhagic infarct）主要发生在肺和肠等器官。由于梗死灶内有大量的血液，故称为出血性梗死。其发生条件为：①严重淤血，这是出血性梗死形成的重要先决条件，尤其是肺梗死；②有双重血液供应或血管吻合支丰富；③组织结构较疏松的。

1. 肺出血性梗死 肺有肺动脉和支气管动脉双重血液供应，在正常情况下，即使肺动脉分支堵塞，另一支动脉尚可维持血液供应，一般不引起梗死。但在肺严重淤血时，肺静脉压和毛细血管内压增高，另一支动脉不能建立有效的侧支循环，可引起局部组织缺血坏死；同时，由于严重淤血、组织结构疏松以及梗死后血管壁通透性增加，导致梗死区发生弥漫性出血现象。肉眼观：肺梗死的梗死灶为锥体形，切面为楔形，其尖端朝向肺门，底部靠近肺膜，肺膜表面有纤维素渗出物（图4－15A）。梗死灶质实，因弥漫性出血呈暗红色，略向表面隆起晚期由于肉芽组织长入逐渐机化，梗死灶变灰白色。镜下见：梗死灶呈凝固性坏死，肺泡轮廓可见，肺泡腔、小支气管腔及肺间质充满红细胞；随后，红细胞破坏崩解，从梗死灶周边开始发生机化，最后形成瘢痕。

2. 肠出血性梗死　常见于肠扭转、肠套叠、嵌顿性肠疝，在这些情况下肠系膜静脉首先受压而发生高度淤血，继而肠系膜动脉也受压导致局部缺血而发生出血性梗死。肠梗死多发生于小肠，因为肠系膜动脉呈扇形、节段性分布，故肠梗死通常只累及某一段肠管。肉眼观：梗死的肠壁因弥漫性出血而呈紫红色（图4－15B），因淤血水肿及出血，肠壁增厚，质脆弱，易破裂；肠腔内充满浑浊的暗红色液体，浆膜面可有纤维蛋白性渗出物。镜下见：肠壁各层组织坏死及弥漫性出血。肠梗死容易发生肠穿孔，引起弥漫性腹膜炎，进而危及生命。

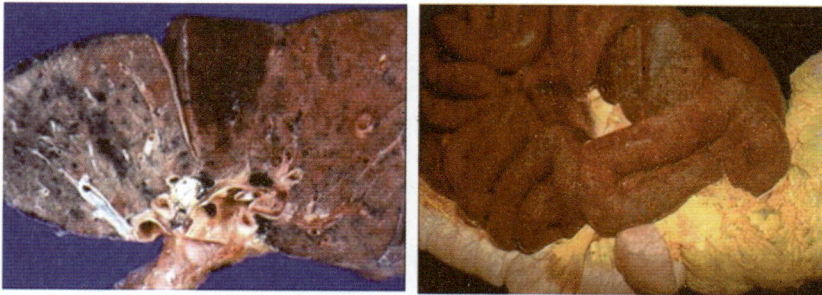

A. 肺出血性梗死　　　　　　　B. 肠出血性梗死

图4－15　出血性梗死
A. 肺出血性梗死　　　　B. 肠出血性梗死

（三）败血性梗死

败血性梗死由含有细菌的栓子阻塞血管引起。常见于急性感染性心内膜炎。梗死灶内可见细菌团和大量炎细胞侵润。如有化脓菌感染，常见脓肿形成。

三、梗死对机体的影响及结局

（一）梗死对机体的影响

梗死对机体的影响取决于发生梗死的器官、梗死灶的大小和部位以及有无细菌感染等因素。脾、肾梗死一般影响较小，仅引起局部症状，如肾梗死可出现腰痛和血尿，对肾功能影响不大；脾梗死可出现左季肋区疼痛，呼吸时有刺痛感。肺梗死有胸痛和咯血；肠梗死常出现剧烈腹痛、血便和腹膜炎症状。如果器官大面积梗死会引起器官严重功能障碍，甚至导致死亡。如大面积心肌梗死可导致心功能不全或死亡；大面积脑梗死导致瘫痪、昏迷，甚至死亡。肺、肠、下肢的梗死，如继发腐败菌感染可造成坏疽，后果严重，如合并化脓菌感染，也可引起脓肿。

（二）梗死的结局

梗死灶形成 24～48 小时后，肉芽组织开始从周围长入病灶内，小的梗死灶可以完全取代机化，最后形成瘢痕；大的梗死灶不能完全机化时，则由肉芽组织及以后形成的瘢痕组织加以包裹，并在病灶内部发生钙化。脑梗死灶则液化成囊腔，周围由增生的胶质瘢痕包裹。

目标检测

一、名词解释

淤血、血栓形成、透明血栓、栓塞、梗死、心力衰竭细胞、槟榔肝。

二、问答题

1. 简述栓塞的类型及其产生的后果。

2. 出血性梗死需要哪些条件？为什么？

3. 简述淤血的原因、病变及其结局。

4. 血栓形成的条件有哪些？

5. 比较贫血性梗死和出血性梗死的异同。

（陈雅静）

第五章 | 水、电解质代谢紊乱

要点导航

　　掌握：脱水、水肿、水中毒、高钾血症和低钾血症的概念与护理原则。
　　熟悉：脱水、水肿和水中毒的临床病理联系；高钾血症和低钾血症对机体的影响。
　　了解：脱水、水肿、水中毒、高钾血症和低钾血症原因和发生机制。

第一节　水和电解质的正常代谢

一、体液的容量与分布

　　体液（body fluid）是由水和溶解于其中的电解质、低分子有机化合物和蛋白质等组成，是人体正常生理活动的基础，广泛分布于组织细胞内外。分布于细胞内的体液称为细胞内液（intracellular fluid，ICF），是细胞结构及功能的基础；分布于细胞周围的体液称为组织间液（interstitial fluid），组织间液与血管内液（血浆）共同构成的细胞外液（extracellular fluid，ECF）。细胞外液构成了人体的内环境，是沟通组织细胞之间和机体与外界之间的媒介。为了保证新陈代谢的正常进行和各种生理功能的发挥，必须维持内环境的相对稳定，即保持细胞外液化学成分、理化特性和容量方面的相对恒定。

　　正常成年人体液含量约占体重的60%，其中细胞内液约占体重的40%，细胞外液约占体重的20%。细胞外液中，组织间液约占体重的15%，血浆约占体重的5%。脑脊液、胸腔液、腹腔液、胃肠液和关节腔液等是细胞外液的特殊部分，又称跨细胞液。

知识链接

　　人体体液容量和分布因年龄、性别和体型的不同而有所差异。例如，新生儿的体液量约占体重的80%，婴儿占70%，且随年龄增大逐渐减少；成年男性占60%，女性占55%；肥胖者占比例少于瘦者。女性、老年人和肥胖者对缺水的耐受性较差，婴幼儿对缺水的耐受性最差。

二、体液中电解质组成与生理功能

　　人体中的各种无机盐和一些低分子有机物以离子状态溶于体液中，称为电解质。电解质在细胞内液与细胞外液中的分布和含量有明显差别，但二者中的阴离子和阳离子所带的电荷总数相等，为电中性（表 5 - 1）。

另外，组织间液和血浆二者所含电解质在构成和数量上大致相等，主要区别在于蛋白质的含量，血浆蛋白质含量较高，为 60 ~ 80g/L，而组织间液的蛋白质含量仅为 0.5 ~ 3.5g/L，主要因为在正常情况下，蛋白质不易透过毛细血管而进入组织间液。

表 5 - 1　体液的电解质成分

	阳离子	阴离子
细胞外液	以 Na^+ 为主，其次为 K^+、Ca^{2+}、Mg^{2+}	以 Cl^- 最多，其次为 HCO_3^-、HPO_4^{2-} 及 SO_4^{2-} 等
细胞内液	以 K^+ 为主，其次为 Na^+、Ca^{2+}、Mg^{2+}	HPO_4^{2-} 和蛋白质离子，其次为 HCO_3^-、Cl^-、SO_4^{2-}

电解质的生理功能：①构成组织成分：体内所有组织细胞都含有电解质成分。②维持内环境的稳定：如参与水平衡、渗透压平衡和酸碱平衡的调节过程。③参与物质代谢。④参与静息电位和动作电位的形成及兴奋性、传导性和收缩性的维持。⑤构成身体必需物质的原料：如铁、铜和锰等金属元素是体内某些酶的组成成分，碘参与甲状腺激素的合成等。

三、体液的渗透压

正常血浆渗透压为 280 ~ 310mmol/L，细胞内液与细胞外液的渗透压基本相等，在正常范围内称为等渗，低于正常值称为低渗，高于正常值称为高渗。临床上常用血 Na^+ 浓度估计血浆渗透压的变化，正常血 Na^+ 浓度为 135 ~ 145mmol/L。血浆蛋白产生的胶体渗透压对维持血管内、外液体交换和血容量具有十分重要的作用。

四、水的生理功能与水平衡

（一）水的生理功能

水是机体中含量最多的组成成分，是维持正常生理活动的重要物质之一，水的生理功能是多方面的。

1. 提供生化反应的场所，参与物质代谢。

2. 调节体温　通过皮肤对水的不感蒸发和汗液蒸发就能散发大量的热量，使产热和散热保持平衡，维持体温恒定。

3. 润滑作用　水可以减少器官活动时组织间的摩擦力。

4. 结合水的作用　体内相当一部分水是与蛋白质、黏多糖、磷脂等结合，以结合水的形式存在，发挥其复杂的功能。

（二）水平衡

机体体液含量的稳定主要取决于每日水的摄入量和排出量处于动态平衡状态（表 5 - 2）。正常成年人为保证从肾脏排出每日正常代谢产物，至少需要 500 ~ 600ml 尿量。当气温达 28℃ 时，汗腺开始排汗，称为显性出汗。汗液为低渗溶液，其中 NaCl 约占 0.2%，并含少量的 K^+。因此，在高温环境下活动导致大量出汗时，应注意补充水、Na^+ 和 K^+。

表 5 - 2　正常成年人每日水的出入量

水摄入方式	摄入水量（ml）	水排出方式	排出水量（ml）
饮水	1000～1500	肾脏泌尿	1000～1500
食物水	700	皮肤蒸发	500
代谢水	300	呼吸蒸发	350
		粪便排水	150
总量	2000～2500	总量	2000～2500

五、正常钾代谢与功能

（一）正常钾代谢

钾是人体内最重要的无机阳离子之一，正常成年人体内钾的含量为 50～55mmol/kg 体重，总钾量为 140～150g，其中 98% 存在于细胞内液，存在于细胞外液的钾约占机体内钾总量的 2%，正常血清钾浓度为 3.5～5.5mmol/L。细胞内外钾浓度差是靠细胞膜 $Na^+ - K^+ - ATP$ 泵耗能转运来维持的。

正常人体钾的摄入和排出处于动态平衡。人体的钾主要来自食物，经由肠道吸收入血。钾的排泄途径有尿、汗液和粪便，其中 80% 经肾随尿液排出体外。肾保留钾的能力较差，多吃多排，少吃少排，不吃也排。因此，对禁食的患者应注意适当补钾。

（二）钾的生理功能

钾是生命活动必需的电解质之一，其主要的生理功能如下。

1. 维持细胞新陈代谢　钾参与多种新陈代谢过程，细胞内一些酶活性的维持需要一定浓度的钾。钾与糖原和蛋白质的合成密切相关，当蛋白质和糖原合成时，细胞外钾进入细胞内；而分解代谢时，细胞内钾释放到细胞外。

2. 调节细胞内外的渗透压和酸碱平衡　钾是细胞内含量最高的阳离子，是维持细胞内液容量和渗透压的基础。K^+ 还可以通过细胞膜与细胞外液中的 H^+ 进行交换，参与体内酸碱平衡的调节。

3. 维持神经 - 肌肉应激性和心脏的正常功能　细胞静息状态下，细胞内 K^+ 外流，形成内负外正的极化状态。可见，K^+ 参与了静息电位的形成，也是动作电位形成的基础，对维持神经 - 肌肉应激性和心脏的正常功能具有重要作用。

六、水、电解质平衡的调节

水、电解质平衡是指体液的含量、电解质浓度和渗透压保持在相对恒定的范围内，这是通过神经 - 内分泌系统的调节实现的。

（一）渴觉中枢

渴觉中枢位于下丘脑视上核侧面，当血浆晶体渗透压升高刺激口渴中枢，产生口渴感而主动饮水，以降低血浆晶体渗透压。此外，有效循环血量减少和血管紧张素 Ⅱ 升高，也可引起口渴感。

（二）抗利尿激素

抗利尿激素（antidiuretic hormone，ADH）是在下丘脑的视上核神经细胞所分泌的一种激素。ADH 主要作用于肾远曲小管和集合管对上水的重吸收，减少水的排出。ADH 的分泌主要受细胞外液渗透压、血容量和血压的调节。此外，疼痛、情绪紧张和血管紧张素 II 也可刺激 ADH 释放（图 5 - 1）。

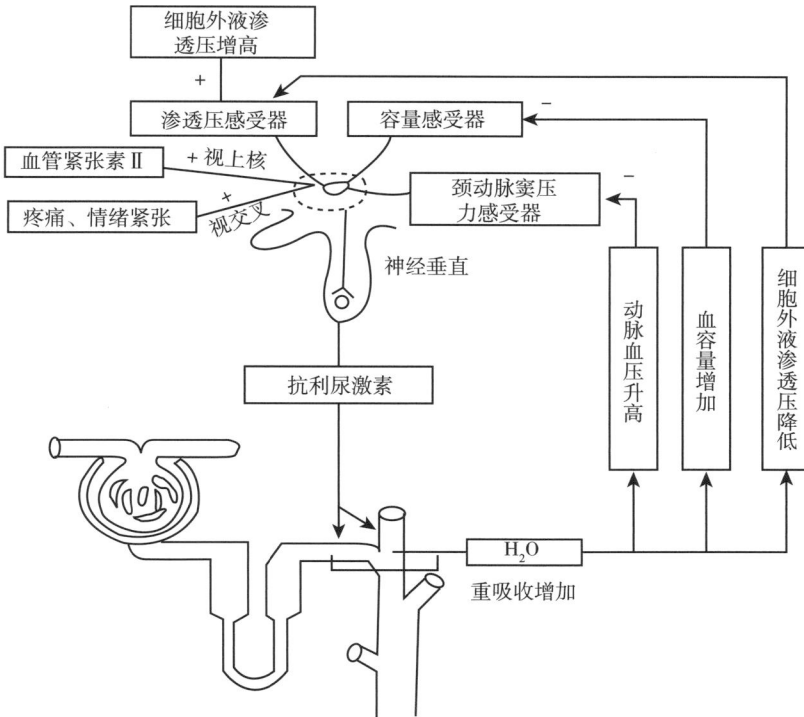

图 5 - 1　抗利尿激素分泌的调节及其作用示意图

（三）醛固酮

醛固酮（aldosterone）是肾上腺皮质球状带分泌的一种盐皮质激素。其主要作用是促进肾远曲小管、集合管上皮对 Na^+ 主动重吸收和水被动重吸收，补充循环血量；同时也增加 K^+ 和 H^+ 的排出。因此，醛固酮具有保钠排钾、排氢和保水的作用。醛固酮的分泌主要受肾素 - 血管紧张素系统和血浆 Na^+、K^+ 浓度的调节（图 5 - 2）。

（四）心房钠尿肽

心房钠尿肽（atrial natriuretic peptide，ANP）由心房心肌细胞合成分泌的肽类激素，具有强烈而短暂的利尿、排钠及松弛血管平滑肌的作用，对调节肾脏及心血管内环境稳定起着重要作用。主要有：①减少肾素分泌；②拮抗血管紧张素的缩血管作用；③抑制醛固酮的分泌和拮抗其保钠作用。

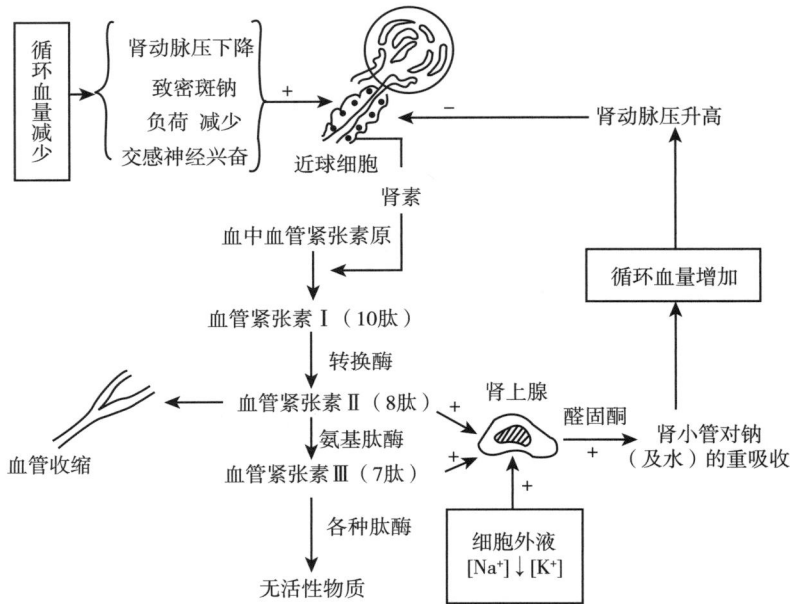

图 5-2 醛固酮分泌的调节及其作用示意图

第二节　水、钠代谢紊乱

案例 -

[病例摘要]

患者，男，36 岁，因呕吐、腹泻 2 天入院。2 天前外出就餐后出现恶心、腹痛伴有严重呕吐、腹泻，自觉口渴，尿少而入院。体格检查：体温 37.8℃，血压 108/75mmHg，脉搏 95 次/分；实验室检查：血清 Na^+ 158mmol/L，血浆渗透压 322mmol/L，尿比重 >1.020。

[问题]

1. 该患者目前属于哪种类型的脱水？

2. 补液时应以哪种液体为主？

3. 护理时有哪些注意事项？

- -

水、钠代谢紊乱在临床上最为常见。两者关系密切，互相影响，往往同时或相继发生，常可造成体液容量和渗透压的异常变化，表现为水钠潴留或丧失，可分为脱水、水肿和水中毒。

一、脱水

各种原因引起的体液容量明显减少，称为脱水（dehydration）。根据脱水时，细胞外液渗透压的变化，可将分为三种类型，即低渗性脱水、高渗性脱水和等渗性脱水。

（一）低渗性脱水

低渗性脱水（hypotonic dehydration）特点是失钠多于失水，血清钠浓度 < 130mmol/L，血浆渗透压 < 280mmol/L，伴有细胞外液量的减少（图 5 - 3）。

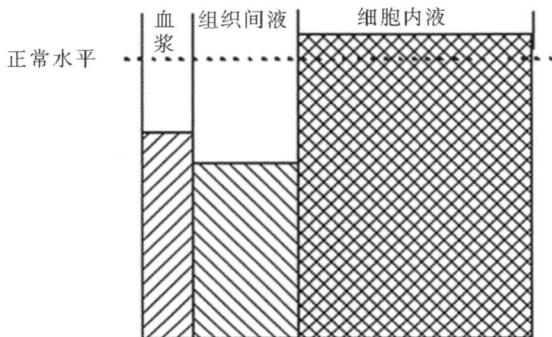

图 5 - 3　低渗性脱水体液分布容量变化示意图

1. 原因和机制

（1）经肾丢失　①长期连续使用排钠利尿药，如呋塞米、噻嗪类和利尿酸等，可通过抑制肾小管髓袢升支对 Na^+ 的重吸收而引起钠水丢失。②肾上腺皮质功能不全，如 Addison 病，引起醛固酮分泌减少，肾小管对钠的重吸收减少。③肾实质性疾病，如慢性间质性肾病，引起肾髓质间质结构破坏，髓袢功能损伤，导致 Na^+ 的重吸收减少，随尿液排出增多。④急性肾功能衰竭多尿期，肾小管液中尿素等溶质的浓度增高，其渗透性利尿作用随之增强，使肾小管上皮细胞对钠、水重吸收减少。⑤肾小管排酸障碍引起肾小管酸中毒，使集合管分泌 H^+ 的功能下降，$H^+ - Na^+$ 交换减少，导致 Na^+ 的重吸收减少。如果经肾失钠的患者补液时只补水而忽略补钠，就可能引起低渗性脱水。

（2）肾外丢失　①经消化道丢失水：由于消化液含 Na^+ 较多，剧烈呕吐或腹泻时 Na^+ 可随消化液大量丢失。②经皮肤失水：如出汗或大面积烧伤随汗液或皮肤创面渗液丢失的 Na^+ 十分明显。③液体在体腔内积聚：见于大量胸水或腹水形成或反复抽放时。

知识链接

> 低渗性脱水的发生多与治疗措施不当有关，往往是体液后只补水而未补钠所致，故常属继发性变化。但有时个别患者在没有补充水分时也可出现低渗性脱水，这是因为大量体液丢失，会使细胞外液容量显著减少。通过容量感受器反射性地调节引起 ADH 分泌增多，使肾排水减少而导致体液水分得到部分补偿，因而出现细胞外液呈低渗状态。

2. 对机体的影响（图 5 – 4）

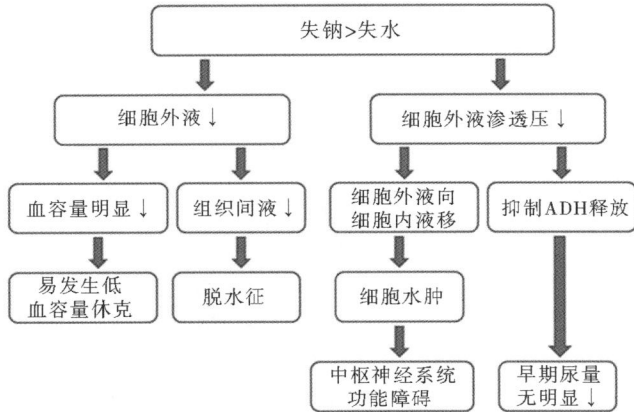

图 5 – 4　低渗性脱水对机体的影响示意图

（1）细胞外液减少，易发生休克　低渗性脱水主要丢失是细胞外液，使低血容量明显减少，易发生低血容量性休克，这是低渗性脱水的主要特点。临床上患者表现为直立性眩晕、动脉血压降低、脉搏细速、静脉塌陷、四肢厥冷等。

（2）脱水体征　临床上患者表现为皮肤弹性减退、眼窝凹陷和婴幼儿囟门内陷等。

（3）中枢神经系统功能障碍　由于细胞外液低渗状态，水从细胞外液向细胞内液，引起细胞肿胀，严重者可因脑细胞肿胀而导致中枢神经系统功能障碍。

（4）尿的变化　①尿量的变化：低渗性脱水早期，患者尿量可无明显减少，晚期重症患者由于细胞外液量明显下降，血容量不足，刺激抗利尿激素释放增多，肾小管重吸收水增加，尿量减少。②尿钠含量的变化：由于血容量不足，血清 Na^+ 浓度下降，刺激醛固酮分泌增多，促使肾小管增加 Na^+ 重吸收，尿钠含量下降。

（5）口渴不明显　因低渗性脱水，细胞外液渗透压降低，口渴中枢兴奋性下降，通常无明显口渴，机体虽缺水却不思饮，重症或晚期患者由于血容量明显减少可有轻度渴感。

（二）高渗性脱水

高渗性脱水（hypertonic dehydration）的特点是失水多于失钠，血清钠浓度 > 150mmol/L，血浆渗透压 > 310mmol /L。细胞外液量和细胞内液量均减少（图 5 – 5）。

1. 原因和机制

（1）饮水不足　①水源断绝，如沙漠迷路。②不能饮水，如昏迷、极度衰弱和口咽或食管病变造成饮食障碍的患者等。③渴感障碍，如某些精神疾病、中

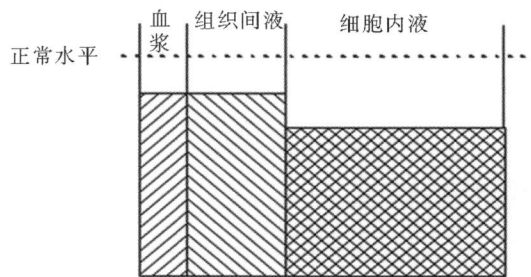

图 5 – 5　高渗性脱水体液分布容量变化示意图

枢神经系统损伤、年老体弱的患者等丧失口渴感而导致水摄入不足。

（2）失水过多 ①经皮肤失水：如发热、高温大量出汗或甲状腺功能亢进时，可通过皮肤丢失大量水分。②经呼吸道失水：任何原因引起的过度通气都可使呼吸道黏膜的不感蒸发加强以致大量失水，如代谢性酸中毒、发热或精神性过度通气等。③经肾失水：如中枢性尿崩症或肾性尿崩症患者排出大量稀释尿，使用大量甘露醇或葡萄糖等高渗溶液引起渗透性利尿，导致失水多于失钠。④经消化道失水：如消化道引流或严重的呕吐、腹泻，可引起含钠量低的消化液丢失。

2. 对机体的影响（图5-6）

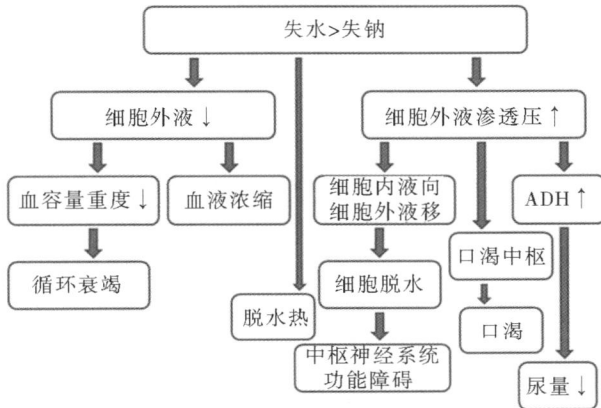

图5-6 高渗性脱水对机体的影响示意图

（1）口渴 由于失水多于失钠，细胞外液渗透压增高，刺激下丘脑口渴中枢，使患者产生口渴感而找水喝。

（2）细胞脱水 高渗性脱水时以细胞内液丢失为主，细胞外液渗透压增高，使水从渗透压相对较低的细胞内转移至细胞外而引起细胞脱水皱缩，导致细胞内、外液都有所减少。但因细胞外液能从饮水、细胞内液和肾小管增加水重吸收等方面得到补充，使细胞外液和血容量的减少没有低渗性脱水时明显，发生休克者也较少。

（3）尿的变化 可出现：①尿量的变化：高渗性脱水时，细胞外液渗透压增高，刺激下丘脑渗透压感受器，引起抗利尿激素释放增多，促使肾小管增加水的重吸收，尿量减少而比重增高。②尿钠含量的变化：早期和轻度高渗性脱水患者，由于血容量减少不明显，醛固酮分泌不增多，故尿中仍有钠排出，其浓度还可因水重吸收增多而增高；晚期和重度患者，可因血容量减少、醛固酮分泌增多而致尿钠含量减少。

（4）中枢神经系统功能障碍 重度高渗性脱水患者，由于细胞外液渗透压增高，脑细胞脱水，可引起中枢神经系统功能障碍，表现为烦躁、惊厥、嗜睡、肌肉抽搐、昏迷，甚至死亡。脑体积因脱水而显著缩小时，颅骨与脑皮质之间的血管张力增大，可引起静脉破裂，导致局部脑内出血和蛛网膜下腔出血。

（5）脱水热 严重脱水患者，汗腺细胞明显脱水，引起皮肤水分蒸发减少，机体散热障碍，体温升高，导致脱水热的发生。临床上，婴幼儿由于体温调节功能不完善，更易发生脱水热。

（三）等渗性脱水

等渗性脱水（isotonic dehydration）的特点是水钠等比例丢失，血容量减少，但血清钠浓度和血浆渗透压仍在正常范围，即血清钠浓度维持在 130~150mmol/L，血浆渗透压保持在 280~310mmol/L。

1. 原因和机制　任何等渗性体液大量丢失引起的脱水在短期内均表现为等渗性脱水。

（1）小肠液丢失　从十二指肠到回盲部的所有小肠腺分泌液、胆汁和胰液的 Na^+浓度都在 120~140mmol/L 之间。因此，大量小肠液的丢失，如严重呕吐、腹泻、小肠瘘、小肠梗阻或胃肠引流等在短期内均为等渗性脱水。

（2）大面积烧伤　烧伤时创面血浆大量渗出可引起等渗性体液丢失。

（3）大量胸腔积液、腹腔积液的形成和抽放等。

2. 临床病理联系　等渗性脱水以细胞外液容量减少为主，且渗透压在正常范围内，使细胞内、外液之间维持了水的平衡，细胞内液容量无明显变化。因组织间液量减少可引起皮肤弹性减退、眼窝凹陷和婴幼儿囟门内陷等脱水体征。血容量减少可刺激醛固酮和抗利尿激素分泌增多，促使肾增加钠、水重吸收，使细胞外液得到一定补充，患者尿量减少，尿钠含量降低，尿比重增高。若血容量减少得迅速而严重，患者也可发生低血容量性休克，表现为直立性眩晕、动脉血压降低、静脉塌陷、脉搏细速、四肢厥冷、尿量减少等。等渗性脱水若不及时处理，可通过不感蒸发继续丢失水分而转变为高渗性脱水；若处理不当，只补充水分而不补充钠盐，则又可转变为低渗性脱水，出现相应的临床症状。

（四）脱水的护理原则

脱水时应按照"缺什么，补什么；缺多少，补多少"的原则制定补液方案。补液量包括三部分：累积损失量、治疗过程中继续损失量、每日生理需要量。

（1）口服补液　按使用说明，一次性冲到规定容量均匀服用。

（2）静脉补液　遵守"先快后慢，先浓后淡，先盐后糖，见尿补钾"的补液原则，分批输入液体，严格控制输液速度。准确记录24小时液体出入量，观察并记录补液效果，及时调整补液方案。

（3）密切观察病情　监测生命体征，观察并记录大便次数、性状及量，正确收集类便送验。观察全身中毒症状和酸碱平衡紊乱症状等。

（4）低渗性脱水静脉输注含盐溶液或高渗盐水；高渗性脱水应以补充水分为主，尽量口服，不能口服者通常静脉给予5%~10%葡萄糖溶液；等渗性脱水静脉滴注平衡液或等渗盐水。

（5）如患者发生休克，则应按休克的处理方法积极抢救。

（6）应注意控制输液速度和补液量，尤其是老年人、儿童和心功能不全的患者，补液速度不宜过快，量不宜过大，避免加重心脏负担。

三种类型脱水的特点比较见表5-3。

表5-3 三种类型脱水的特点比较

脱水类型		低渗性脱水	高渗性脱水	等渗性脱水
特征		失钠多于失水	失水多于失钠	水、钠成比例丢失
脱水部位		细胞外液减少为主	细胞内液减少为主	细胞外液减少为主
血清钠浓度（mmol/L）		小于130	大于150	130~150
血浆渗透压（mmol/L）		小于280	大于310	280~310
临床表现与病理联系	口渴	不明显	极明显	明显
	皮肤弹性	极差	尚可	稍差
	血压	明显下降	正常或稍低	下降
	神志	嗜睡/昏迷	烦躁/惊厥	萎靡
补液原则		补钠为主	补水为主	补水补钠

二、水肿

案例 --

[病例摘要]

患者，男，65岁，因胸闷、咳嗽、呼吸困难急诊入院。10年前患者确诊为高血压病，未常规服药治疗，1个月前出现双下肢水肿，昨晚夜间突然感到胸闷和呼吸困难而惊醒，伴有大汗、咳嗽。体格检查：血压210/110mmHg，心率112次/分，烦躁不安，气急、端坐呼吸，咳嗽、咳粉红色泡沫状痰，口唇紫绀，颈静脉怒张，双下肢凹陷性水肿，肝大、肋缘下3cm，心浊音界扩大，双肺布满湿性啰音。

[问题]

1. 该患者双下肢水肿的原因是什么？
2. 该患者出现呼吸困难、咳嗽和咳粉红色泡沫状痰的原因是什么？
3. 水肿患者的护理原则有哪些？

过多的液体在组织间隙或体腔内积聚称为水肿（edema）。如果液体积聚在体腔则称为积水或积液，如脑室积水、胸腔积水、腹腔积水、心包积水和关节腔积水等。水肿的分类方法较多：①按水肿发生的原因可分为肝性水肿、心性水肿、肾性水肿、炎性水肿、营养不良性水肿和血管神经性水肿等；②按发生水肿的组织器官可分为肺水肿、皮下水肿、脑水肿和喉头水肿等；③按水肿的累及范围可分为全身性水肿和局部性水肿；④按水肿时皮肤的特点可将皮下水肿分为显性水肿和隐性水肿。水肿不是一种独立疾病，而是疾病时重要的病理过程或体征。

（一）发病机制

正常机体体液总量和组织间液总量相对恒定，这主要依赖于血管内外液体交换平衡和机体内外液体交换平衡的动态调节，其中任何一方失平衡，都会导致水肿的发生。

1. 血管内外液体交换失平衡——组织液生成大于回流 正常人体，血浆与组织间液通过毛细血管壁不断进行液体交换，保持组织液生成与回流之间的动态平衡。这种平衡取决于几方面力量的对比：①促使组织液生成的力量是平均有效流体静压，即毛细血管流体静压与组织间液流体静压的差值。②促使组织液回流入毛细血管的力量是有效胶体渗透压，即血浆胶体渗透压与组织间液胶体渗透压的差值。平均有效滤过压即为平均有效流体静压与有效胶体渗透压的差值。组织间液量的多少取决于平均有效滤过压的大小。正常情况下，组织液在毛细血管动脉端滤出，而在毛细血管静脉端回流，组织液的生成略大于回流。③淋巴回流：大部分组织间液通过静脉回流，少量组织间液和蛋白质经淋巴回流入血，以保持组织间液生成和回流的平衡（图5-7）。

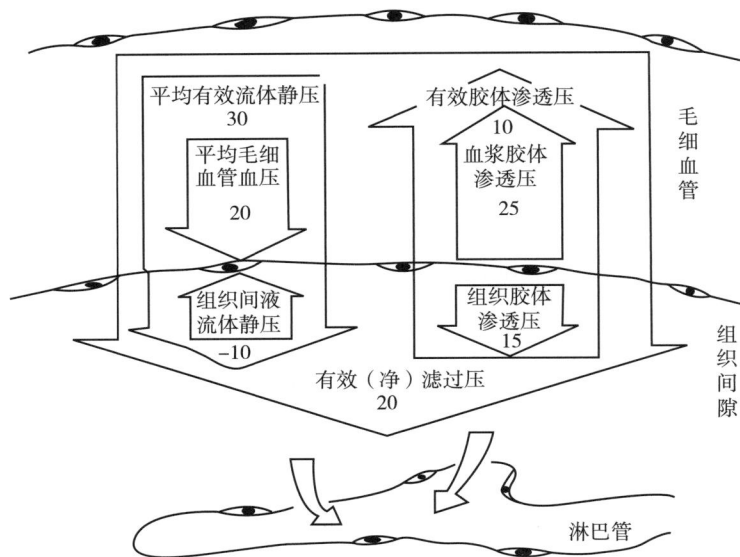

图5-7　血管内外液体交换示意图（单位：mmHg）

以上任何一个或多个因素同时或先后失调，都会导致组织间液生成大于回流，引发水肿。

（1）毛细血管流体静压增高　毛细血管流体静压增高导致平均有效滤过压增大，组织液生成增多，若超过淋巴回流的代偿能力，便引起水肿。主要原因是静脉压升高，常见于：①右心衰竭引起体循环静脉回流受阻，静脉压升高导致全身性水肿。②左心衰竭引起肺静脉压力增高导致肺淤血水肿。③肝硬变引起肝静脉回流受阻和门静脉高压导致腹水。④静脉受压或静脉血栓形成使静脉回流受阻，毛细血管流体静压增高，引起局部水肿等。

（2）血浆胶体渗透压降低　血浆胶体渗透压的高低主要取决于血浆蛋白，尤其是白蛋白的浓度。当血浆白蛋白浓度降低时，血浆胶体渗透压下降，平均有效滤过压增大，组织液生成增多。常见于：①蛋白质摄入不足，如饥饿、营养不良、禁食、胃肠消化吸收功能障碍等。②蛋白质合成减少，如慢性肝病如肝硬化患者。③蛋白质丢失过多，如肾病综合征患者随尿排出大量蛋白质，蛋白质丢失性肠病患者随粪便排出大量蛋白质。④蛋白质分解代谢增强，如慢性感染、恶性肿瘤和结核病等慢性消耗性疾病。⑤大量钠水滞留或输入大量非胶体溶液，引起白蛋白稀释，血浆胶体渗透压下降。

（3）微血管壁通透性增高 正常情况下，仅有微量血浆蛋白能通过毛细血管壁滤出。当微血管壁通透性增高时，血浆蛋白从毛细血管和微静脉壁滤出，引起血浆胶体渗透压下降，而组织间液胶体渗透压升高，导致组织液生成增多。主要见于各种渗出性炎症，如感染、烧伤、冻伤、化学伤和变态反应性疾病等，炎症区微血管壁通透性增高最典型，其渗出液所含蛋白质浓度较高，可达 $30 \sim 50g/L$。

（4）淋巴回流受阻 当淋巴干道被堵塞，淋巴液回流受阻或不能代偿性加强回流时，含较多蛋白质的淋巴液积聚在组织间隙，导致淋巴性水肿。如：①恶性肿瘤侵入并阻塞淋巴管，引起局部组织水肿。②丝虫病时成虫阻塞淋巴管腔引起阴囊和下肢的慢性水肿。③乳腺癌根治术清扫腋窝淋巴结后导致该侧上肢水肿等。

2. 体内外液体交换失平衡——钠、水潴留 体液量增多是因钠水摄入超过排出以致潴留。机体内外液体交换平衡保持着体液总量和组织间液量的相对恒定，这依赖于肾脏正常的结构和功能，以及体内液体的容量及渗透压调节。正常情况下，经肾小球滤过生成的钠、水总量，即原尿量仅有1%左右以终尿的形式排出体外，其余约99%被肾小管重吸收。其中有60%～70%的原尿由近曲小管重吸收，远端小管和集合管对原尿的重吸收主要受到激素的调节，这就保证了球－管平衡。当肾小球滤过率下降和（或）肾小管重吸收增多时，球－管平衡失调，导致肾排钠和排水减少，机体钠、水潴留，细胞外液量增多，发生水肿。

（1）肾小球滤过率下降 肾小球滤过率下降，经肾小球滤过生成的钠、水总量减少，若肾小管重吸收功能正常或增强，都会导致机体钠、水潴留。主要见于：①广泛的肾小球病变，如急性肾小球肾炎，由于肾小球毛细血管内皮细胞和系膜细胞肿胀增生，使毛细血管管腔狭窄或闭塞，肾小球内血流量减少，肾小球滤过率下降；慢性肾小球肾炎时，肾单位进行性破坏，肾小球滤过面积减少，肾小球滤过率下降。②有效循环血量减少：如肾病综合征、充血性心力衰竭、肝硬化伴腹水时，机体有效循环血量减少，肾的血流量下降，使交感－肾上腺髓质系统兴奋，激活肾素－血管紧张素系统，使肾入球小动脉收缩，肾血流量进一步减少，肾小球滤过率下降，导致钠、水潴留。

（2）近曲小管增加钠、水重吸收 ①心房钠尿肽分泌减少：血容量、血压、血钠浓度都会影响心房钠尿肽的分泌和释放，当机体有效循环血量不足时，心房牵张感受器兴奋性下降，引起心房钠尿肽分泌减少，导致近曲小管重吸收钠、水增多。②肾小球滤过分数（filtration fraction，FF）增高：肾小球滤过分数＝肾小球滤过率/肾血浆流量，正常约20%，肾小球滤过分数增高是肾内物理因素作用的结果。常见于充血性心力衰竭或肾病综合征，机体有效循环血量不足，肾血流量下降时，通常引起肾小球出球小动脉收缩比入球小动脉收缩明显，导致肾小球滤过分数增加，促进近曲小管对钠、水的重吸收。

（3）远曲小管和集合管增加钠、水重吸收 ①肾血流重分布：生理情况下，90%的肾血流进入皮质肾单位，当有效循环血量减少时，交感－肾上腺髓质系统兴奋和肾素－血管紧张素系统激活，导致肾血管收缩。由于皮质肾单位的入球小动脉对儿茶酚胺比较敏感，因而皮质肾单位血流量显著减少，血液流经近髓肾单位增加，这种变化称为肾血流重分布。由于近髓肾单位的髓袢细而长，深入髓质高渗区，故其肾小管对钠、水重吸收的能力较强。近髓肾单位血流量增加的结果，使髓袢对钠、水重吸收增多。②醛固酮分泌增多：醛固酮的生理作用是促进远曲小管和集合管重吸收钠离子，从而导致钠、水潴留。其一醛固酮分泌增多，如当有效循环血量不足时，肾血流量减少，肾小动脉灌注压和肾小球滤过率下降，均可促使肾脏球旁细胞增加肾素分泌量，肾素－血管紧张素－醛固酮系统被激活，醛固酮分泌量增多。③抗利尿激素分泌增多：在全身性水肿形成中，抗利尿激素分泌增多起到了一定的滞水作用，机体有效循环血量不足、心排血量下降或血浆渗透压增高，均促使下丘脑－神经垂体分泌和释放抗利尿激素增多。另外，肝硬化患者肝细胞灭活醛固酮和抗利尿激素的功能减弱，可导致钠、水潴留，加剧腹水形成。

临床上，不同类型的水肿通常是多因素作用的结果，必须对不同的病例进行具体的分析，这对治疗方案的选择及护理措施的采取均有重要的作用。

（二）常见的水肿类型

案例

［病例摘要］

患者，男，63岁，腹腔积水2个月，加重伴少尿3天入院。患者于15年前确诊患有乙型肝炎，1年前因上消化道出血确诊为肝硬化，2个月前出现少量腹腔积水，3天前积水量增多并伴有少尿、乏力。体格检查：体瘦，慢性肝病面容，腹部膨隆，腹壁静脉曲张，移动性浊音阳性。

［问题］

1. 引起腹腔积水的常见原因是什么？
2. 腹腔积水的发生机制有哪些？

1. 心性水肿 心性水肿是指心力衰竭所引起的水肿。左心衰竭引起肺水肿，右心衰竭引起的全身性水肿，但习惯上将后者称为心性水肿。

（1）临床特点 因重力效应，水肿最早出现于身体下垂部位。在立、坐位时，一般以内踝和胫前区较明显；若卧床日久，则以骶部最明显。水肿可波及躯体各部，严重时还可有腹水、胸水。

（2）发病机制 ①钠、水潴留：心力衰竭时，心输出量减少使有效循环血量降低，肾血流量的减少，肾小球滤过率下降，同时使交感－肾上腺髓质系统兴奋，激活肾素－血管紧张素系统使醛固酮和ADH分泌增多，引起钠、水潴留。②毛细血管流体静压增高：心肌收缩力减弱，导致心排血量减少，静脉淤血，毛细血管有效滤过压增高，组织液生成增多。③血浆胶体渗透压降低：由于右心衰竭造成胃肠道及肝脏慢性淤血，血浆蛋白直接因蛋白质合成代谢障碍和钠、水潴留后的稀释作用而减少，结果使血浆胶体渗透压明显下降。④淋巴回流受阻：静脉淤血可使静脉压增高，可阻碍淋巴液回流。

2. 肾性水肿　由于肾脏疾病引起的全身水肿，称为肾性水肿。有肾病性水肿和肾炎性水肿之分。

（1）临床特点　最先出现在眼睑和面部。严重时可出现胸水或腹水。

（2）发病机制　①肾病性水肿：见于肾病综合征，在临床上具有高度蛋白尿、高度水肿、高脂血症和低蛋白血症（三高一低）。其发生的机制在于：肾小球滤过膜通透性增高，造成蛋白质从尿液中大量丢失，血浆蛋白显著降低，导致血浆胶体渗透压降低，这是引起肾病水肿的主要因素；同时，由于大量体液转向组织间隙，导致有效循环血量减少和肾小球滤过率降低，可继发性地引起醛固酮和抗利尿激素分泌增加，导致钠、水潴留。②肾炎性水肿：见于急、慢性肾小球肾炎。由于肾小球的炎性病变使肾小球滤过率降低，但肾小管重吸收钠、水并未相应减少，甚至增多，导致钠、水潴留。

3. 肝性水肿　原发于肝脏疾患引起的体液异常积聚，称为肝性水肿。最常见的原因是肝硬化。

（1）临床特点　临床上多见于失代偿期肝硬化，以腹水为主要表现，严重者还伴有胸水，早期下肢及皮下水肿不明显，但因患者长期坐位或立位，或其他原因致下肢静脉淤血，则下肢皮下水肿也会明显。

（2）发病机制　①肝静脉回流障碍：肝硬化时，肝静脉回流受阻，肝窦内压增高，大量液体滤出，当超过淋巴回流的能力时，便从肝脏表面漏入腹腔，形成腹水。②门静脉高压：肠系膜区的毛细血管流体静压增高，组织液生成增多，进而使液体进入腹腔，参与腹水形成。③血浆胶体渗透压降低：门脉系统回流受阻所致的胃肠道慢性淤血，造成体内蛋白质消化、吸收障碍，加上肝细胞受损对蛋白的合成减少和腹水中血浆蛋白的大量积聚，可使患者血浆蛋白浓度降低。④钠、水潴留：腹水使有效循环血量减少，肾小球滤过率降低，继发醛固酮和 ADH 分泌增多，加之肝硬化患者肝细胞灭活醛固酮和抗利尿激素的功能减弱，血中活醛固酮和抗利尿激素升高，导致钠、水潴留。

4. 肺水肿　过多的液体在肺组织间隙和（或）肺泡腔内积聚，称为肺水肿。水肿液先积聚于肺间质，形成间质性肺水肿，再发展为肺泡性水肿。

（1）临床特点　急性肺水肿常突然发生甚至呈暴发性，表现为严重呼吸困难、端坐呼吸，两肺听诊有水泡音；对于慢性肺水肿，水肿液主要在肺间质中积聚，症状和体征往往不明显。

（2）发病机制　①肺毛细血管流体静压增高：见于急性左心衰竭、输液过多或过快等，引起肺淤血，肺毛细血管流体静压增高，致血管内液外渗产生肺水肿。②肺毛细血管通透性增高：见于吸入毒气、肺部感染、弥散性血管内凝血（DIC）和免疫反应等，由于肺毛细血管受损或炎症介质的作用，使液体渗入间质，导致间质性肺水肿，继而肺泡上皮结构发生改变，液体渗入肺泡而出现肺泡水肿。③血浆胶体渗透压降低：见于肝硬化、肾病综合征、严重营养不良等，引起低蛋白血症，血浆胶体渗透压降低，从而导致肺水肿。④淋巴回流障碍：各种原因引起的肺淋巴回流障碍，如矽肺，均可促进肺水肿的发生。

5. 脑水肿　脑组织的液体含量增多引起脑体积增大和脑重量增加，称为脑水肿。脑水肿可分为血管源性脑水肿、细胞毒性脑水肿和间质性脑水肿三种类型。

（1）临床特点　颅内压增高引起的综合征，如剧烈头痛、呕吐、视乳头水肿、血压升高及意识障碍等，严重者可发生脑疝。

（2）发病机制　①血管源性脑水肿：常见于脑肿瘤、脑外伤、脑脓肿和脑出血等，因脑毛细血管通透性增高所致，其主要特点是大量富含蛋白质的液体积聚于白质细胞间隙，灰质无此变化。②细胞中毒性脑水肿：见于急性脑缺血缺氧、水中毒等引起脑细胞水肿，病变主要位于白质，其特点是水肿液主要分布于细胞内，包括神经细胞、神经胶质细胞和血管内皮细胞等，导致细胞间隙缩小。③间质性脑水肿：主要见于脑脊液循环障碍引起脑室积水，肿瘤、炎症或胶质增生堵塞了导水管或脑室孔道时，便可引起梗阻性脑积水和相应脑室周围白质的间质性水肿。

（三）对机体的影响

水肿对机体的影响取决于水肿的性质、原因、部位、速度、程度及持续时间，包括有利和不利两个方面。

1. 有利方面　包括：①当炎症发生时，炎症性水肿能稀释和中和毒素，运送抗体和补体，营养局部浸润的白细胞，纤维蛋白原形成的纤维蛋白网可阻碍细菌扩散并利于吞噬细胞游走，有助于炎症的消退和组织的修复。②血容量迅速增加时，通过形成水肿，可将大量体液及时转移至组织间隙，防止循环系统压力骤升，避免血管破裂和急性心力衰竭的发生。

2. 不利方面　主要包括：①组织细胞营养障碍：大量水肿液积聚在组织间隙，导致细胞与毛细血管间距离增加，营养物质弥散距离增大，引起组织细胞营养不良，抵抗力和愈合能力降低，易于合并感染或导致创伤迁延不愈。②器官功能障碍：若水肿发生在重要的生命器官，即使范围小、时间短，也会引起严重的后果，如心包积液压迫心脏引起心功能衰竭；急性肺水肿影响肺的换气功能导致呼吸功能衰竭；严重的喉头水肿引起气道阻塞甚至窒息死亡。

（四）护理原则

1. 病因治疗　改善肝、心、肾的功能。

2. 针对发生机制治疗　措施有：①利尿药、脱水药的使用；②限制钠、水摄入量；③增加优质蛋白的摄入；④糖皮质激素治疗血管源性脑水肿。

3. 动态测量体重　全身水肿时，体重能有效地反映细胞外液容量的变化，动态测量体重的增减，是观察水肿变化的最有价值的指标，比观察皮肤凹陷体征更为有效和敏感。

4. 注意预防褥疮和感染。

三、水中毒

水中毒（water intoxication）是指水摄入过多而肾排水能力降低，导致大量低渗性体液在体内潴留，细胞内外液量都增多，引起重要器官功能障碍。特点是患者水潴留使体液量明显增多，血钠下降，血清钠浓度 <130mmol/L，血浆渗透压 <280mmol/L，

但机体钠总量正常或增多，又称为高容量性低钠血症。

正常人摄入较多的水时，通过神经－内分泌系统和肾脏的调节作用，可将体内多余的水很快经由肾脏排出，故不致发生水潴留，更不会发生水中毒。但给处在 ADH 分泌过多或肾脏排水功能低下的患者输入过多的水分时，则可引起水在体内潴留，并伴有包括低钠血症在内的一系列症状和体征，即水中毒。

（一）原因和机制

1. 水摄入过多 如用无盐水灌肠使肠道吸收水分过多，精神性饮水过量，低渗性脱水晚期患者补水过多和静脉输入含钠少或不含钠的液体过多过快而超过肾的排水能力等。婴幼儿对水、电解质的调节能力差，更易发生水中毒。

2. 水排出减少 主要见于急慢性肾功能不全少尿期，急性应激状态如失血、休克、疼痛、恐惧等使 ADH 分泌过多。

（二）对机体的影响

1. 细胞外液增多 水潴留使细胞外液容量增加，血液稀释，血清钠浓度下降。

2. 细胞水肿 血清钠浓度降低，细胞外液低渗，水向细胞内转移，引起细胞水肿。

3. 中枢神经系统症状 重症急性水中毒时，脑细胞水肿，颅内压增高，可引起中枢神经系统受压症状，患者出现头痛、恶心、呕吐、淡漠、记忆力下降、凝视、失语、嗜睡和视神经乳头水肿等，严重者可发生脑疝而导致呼吸心跳停止。

（三）护理原则

首先应防治原发病，对有水潴留倾向的患者应严格控制水的输入量。轻症患者在暂停给水后即可自行恢复；重症急性水中毒患者除严格限制水摄入外，还应立即静脉输注甘露醇、山梨醇等渗透性利尿剂或呋塞米等强利尿剂，以减轻脑细胞水肿和促进体内水分排出，同时静脉输注 3% ~5% 高渗氯化钠溶液以迅速纠正体液的低渗状态。

第三节　钾代谢紊乱

案例 -

[病例摘要]

患者，男，41 岁，因全身肌肉无力和嗜睡 2 天入院。患者 4 天前无明显诱因出现腹痛，腹泻，4 ~6 次/天，水样便，2 天前出现腹胀，全身乏力，嗜睡而入院。体格检查：精神萎靡，嗜睡，肌肉无力，腹胀，肠鸣音减弱，腱反射迟钝，食欲下降。实验室检查：血清 K^+ 2.1mmol/L，血清 Na^+ 131mmol/L。

[问题]

1. 该患者出现了哪种类型的水、电解质代谢紊乱？

2. 该患者的防治和护理原则有哪些？

- -

钾代谢紊乱通常以血清钾浓度高低分为低钾血症和高钾血症。

一、低钾血症

低钾血症（hypokalemia）是指血清钾浓度低于 3.5mmol/L。血清钾浓度降低，一方面是因细胞外钾向细胞内转移，机体总钾含量不减少，另一方面则因缺钾引起体钾总量的减少。

（一）原因和机制

1. 钾摄入不足　见于长期不能进食，如昏迷、消化道梗阻、胃肠道手术后禁食、神经性厌食及长期静脉补液时未补钾或补钾不够等。

2. 钾丢失过多　为最常见的原因。

（1）经消化道失钾　常见于严重呕吐、腹泻、肠瘘及胃肠减压等。消化液丢失必然引起低钾血症的机制：①消化液钾浓度高于血清钾浓度，大量消化液丢失必然导致低钾血症。②代谢性碱中毒：呕吐使胃酸丢失，可导致代谢性碱中毒，使肾小管排钾增加、细胞外液钾转入细胞内。③消化液大量丢失，血容量减少，可醛固酮和分泌增加促进肾排钾。④频繁呕吐使患者进食困难，导致钾摄入不足。

（2）经肾失钾　常见于：①长期大量使用利尿剂如呋塞米、噻嗪类排钾利尿药。②盐皮质激素过多，见于原发性和继发性醛固酮增多症。③肾小管性酸中毒，肾排钾增强。

（3）经皮肤失钾　高温环境下进行强体力劳动，因大量出汗丢失较多的钾，若没有及时补钾，可引起低钾血症。

3. 钾向细胞内转移　该情况下机体含钾总量并不减少。

（1）碱中毒　碱中毒时，H^+ 从细胞内转移至细胞外，细胞外 K^+ 进入细胞内，血清钾降低；此时，肾小管上皮细胞 $Na^+ - H^+$ 交换减弱而 $Na^+ - K^+$ 交换增强，肾排钾也增多。

（2）使用过量胰岛素　胰岛素促进细胞糖原合成，合成糖原需要钾，细胞外 K^+ 随葡萄糖向细胞内转移；同时，胰岛素增强细胞膜 $Na^+ - K^+ - ATP$ 酶的活性，使 K^+ 进入细胞内，引起低钾血症。

（3）家族性低钾性周期性麻痹　是一种常染色体显性遗传病，发作时细胞外液 K^+ 突然进入细胞内，血钾浓度急剧下降，患者出现一时性肢体瘫痪，剧烈运动、高糖饮食、应激状态是常见诱因。

（4）钡中毒　如氯化钡、碳酸钡和氢氧化钡等中毒，阻断了细胞膜上由细胞内通向细胞外的钾通道，K^+ 外流减少，血清钾降低。

（二）对机体的影响

低钾血症可引起多种机体功能代谢变化，其主要取决于丢失钾的速度和血清钾浓度降低的程度。

1. 对神经 - 肌肉的影响　急性低钾血症时，细胞兴奋性降低，严重时甚至不能兴奋，细胞处于超极化阻滞状态。临床上患者先是出现肌肉无力，以下肢肌肉最为明显，继而可发生弛缓性麻痹，严重者可发生呼吸肌麻痹，这是低钾血症患者的主要死亡原因之一。

2. 对心脏的影响

（1）对心肌生理特性的影响　①心肌兴奋性增高；②心肌自律性增高；③心肌传导性降低；④心肌收缩性改变：表现为先升高后降低，细胞外液钾浓度轻度下降时，心肌收缩性增高，严重慢性低钾时，由于心肌细胞变性和坏死，心肌收缩性降低。

（2）心电图的变化　典型表现 ST 段压低，T 波低平和 U 波增高，Q－T 间期延长，严重低钾血症者还可出现 P 波增高、P－Q 间期延长及 QRS 波群增宽等传导阻滞的心电图改变。

（3）心肌功能损害　①心律失常；②对洋地黄类强心药毒性的敏感性墹增高。

3. 对肾的影响　慢性缺钾伴有低钾血症时，肾对尿的浓缩功能障碍，表现为多尿、低比重尿，其机制在于：①肾脏长期缺钾使集合管和远曲小管上皮细胞损害，对 ADH 的反应性降低；②髓袢升支对 NaCl 的重吸收减少，以致髓质渗透压梯度的形成发生障碍，水的重吸收减少。

4. 对胃肠道的影响　低钾可引起胃肠运动减弱，表现为腹胀、恶心、呕吐、肠鸣音减弱或消失，重症患者甚至出现麻痹性肠梗阻。

5. 横纹肌溶解　钾对骨骼肌的血流量有调节作用。严重缺钾时，肌肉运动时不能释放足够的钾，以致发生缺血缺氧性肌痉挛、坏死和横纹肌溶解。

6. 对中枢神经系统的影响　由于缺钾使中枢神经细胞糖代谢障碍，ATP 生成减少，使中枢神经系统兴奋性降低。患者表现为精神萎靡、表情淡漠、全身倦怠，重者可出现嗜睡、昏迷。

7. 对酸碱平衡的影响　低钾血症可引起代谢性碱中毒，同时出现反常性酸性尿。其机制为：①低钾血症时，细胞外液 K^+ 浓度下降，细胞内 K^+ 转移到细胞外，而细胞外 H^+ 转移向细胞内，引起细胞外液 H^+ 浓度降低，发生碱中毒；②缺钾使肾小管上皮细胞内 K^+ 浓度降低，H^+ 浓度增高，以致肾小管 $K^+－Na^+$ 交换减弱，而 $H^+－Na^+$ 交换增强，随尿排出的 K^+ 减少而 H^+ 增多，尿液呈酸性。机体血液 pH 值呈碱性而尿液呈酸性，故称为"反常性酸性尿"。

（三）护理原则

（1）防治原发疾病，去除引起缺钾的原因，尽快恢复饮食和肾功能。

（2）补钾途径首选口服，不能口服者或病情严重时，才考虑静脉滴注补钾。静脉补钾应掌握"见尿补钾"的原则，静脉滴注的速度要慢，严禁静脉推注钾，防止高钾血症的发生。补钾过程中应定时测定血钾浓度，密切观察心率和心律变化，进行心电监护。

（3）引起低钾血症的原因可同时引起水和其他电解质代谢紊乱及酸碱平衡紊乱，应及时检查，积极纠正。

二、高钾血症

高钾血症（hyperkalemia）是指血清钾浓度高于 5.5 mmol/L。

（一）原因和机制

1. 钾摄入过多　主要见于临床处理不当，如静脉内过多过快地输入钾盐或输入大量库存血。

2. 钾排出减少 肾脏排钾减少是引起高钾血症最主要的原因。主要见于：①急性肾功能衰竭少尿期或慢性肾功能衰竭终末期，因肾小球滤过率明显下降或肾小管排钾功能障碍，钾在体内潴留。②因肾上腺皮质功能减退引起醛固酮分泌减少，或因某些肾小管疾病引起对醛固酮的反应性下降，使肾远曲小管和集合管排钾量下降，血钾升高。③长期大量使用保钾性利尿剂，如螺内酯和三氨喋呤等，引起高钾血症。

3. 细胞内钾转移至细胞外 ①酸中毒：酸中毒时，细胞外液 H^+ 浓度增高，细胞外 H^+ 向细胞内转移，细胞内 K^+ 转移至细胞外。②高血糖合并胰岛素不足：见于糖尿病，主要是由于胰岛素不足引起 K^+ 进入细胞内减少，同时，高血糖使血浆渗透压增高，引起细胞脱水和细胞内钾浓度相对增高，促进 K^+ 外移。③某些药物的使用：如 β 受体阻滞剂、洋地黄类药物中毒等，可通过干扰 $Na^+ - K^+ - ATP$ 酶活性而妨碍细胞摄钾，引起血钾升高。④细胞破裂：血型不合的输血引起重度溶血，红细胞破裂释放大量 K^+ 进入血浆；严重创伤如挤压综合征，伴有大量肌肉组织损伤时，损伤肌细胞可释放大量 K^+，使血钾浓度升高。⑤缺氧：由于细胞能量生成不足，细胞膜上 $Na^+ - K^+$ 泵功能障碍，使细胞内 Na^+ 潴留而细胞外 K^+ 增多。⑥高钾性周期性麻痹症：是一种常染色体显性遗传病，发作时细胞内钾向细胞外转移，引起高钾血症。

（二）对机体的影响

1. 对神经 - 肌肉的影响 血清钾浓度在 $5.5 \sim 7mmol/L$ 的急性轻度高钾血症时，主在表现肢体感觉异常、肌肉刺痛、肌束震颤等症状。当血清钾浓度达 $7 \sim 9mmol/L$ 时为急性重度高钾血症，表现为肌肉软弱无力甚至弛缓性麻痹等症状。肌肉症状常先出现于四肢，然后向躯干发展，甚至累及呼吸肌。

2. 对心脏的影响

（1）对心肌生理特性的影响 ①心肌自律性降低；②心肌传导性降低；③心肌收缩性降低；④心肌兴奋性改变：表现为先升高后降低，细胞外液钾浓度急性轻度升高时，心肌兴奋性增高，急性重度高钾血症时，心肌兴奋性降低。

（2）心电图的变化 典型表现 T 波高尖，P 波压低、增宽或消失，P - R 间期延长，R 波降低，QRS 综合波群增宽，Q - T 间期轻度缩短。高钾血症对机体的主要危险就在于引起严重的传导阻滞，心室纤颤，甚至心搏骤停。

（3）心肌功能损害 心肌传导性降低可引起传导延缓和单向阻滞，同时有效不应期又缩短，故易形成兴奋折返，引起严重心律失常。

3. 对酸碱平衡的影响 高钾血症可引起代谢性酸中毒，同时出现反常性碱性尿。其机制：①高钾血症时，细胞外液 K^+ 浓度升高，细胞外 K^+ 转移到细胞内，而细胞内 H^+ 转移向细胞外，引起细胞外液 H^+ 浓度升高，发生酸中毒。②高血钾使肾小管上皮细胞内 K^+ 浓度增高，H^+ 浓度降低，以致肾小管 $K^+ - Na^+$ 交换增强，而 $H^+ - Na^+$ 交换减弱，随尿排出的 K^+ 增多而 H^+ 减少，尿液呈碱性。机体血液 pH 值呈酸性而尿液呈碱性，故称为"反常性碱性尿"。

（三）护理原则

（1）防治原发疾病，去除引起高钾血症的原因，严禁静脉推注钾溶液。

（2）降低血钾 ①降低体内总钾量：减少钾的摄入，禁食含钾高的食物；促进排钾，阳离子交换树脂经口服或灌肠后，能在胃肠道内进行 $Na^+ - K^+$ 交换，以促进体钾排出，对于重症患者可通过腹膜透析或血液透析加速钾的排出。②使钾向细胞内转移：静脉同时注射葡萄糖和胰岛素促进糖原合成，或输入碳酸氢钠溶液提高血液 pH 值，可促使细胞外钾向细胞内转移，以降低血钾浓度。

（3）静脉给予钠盐和钙剂，拮抗高钾血症的心肌毒性作用。

（4）纠正其他电解质代谢紊乱 某些引起高钾血症的原因，也可同时引起其他电解质代谢紊乱，应及时检查给予处理。

（5）护理时严密监测心电图变化、血钾浓度、尿量和生命体征，防治代谢性酸中毒。

目标检测

一、名词解释

脱水、高渗性脱水、低渗性脱水、等渗性脱水、水肿、水中毒、低钾血症、高钾血症。

二、问答题

1. 简述低渗性、高渗性和等渗性脱水的区别有哪些。

2. 高钾血症和低钾血症对机体的影响有哪些？

3. 补钾的原则有哪些？

4. 试述水肿发生的机制及对机体的影响。

5. 低钾血症和高钾血症各引起何种酸碱平衡紊乱？其机制如何？

（石娅莉）

第六章 | 酸碱平衡紊乱

要点导航

　　掌握：反映酸碱平衡常用检测指标变化的意义；各种单纯型酸碱平衡紊乱的概念、代偿调节及其对机体的影响。

　　熟悉：各种酸碱平衡紊乱的原因；酸碱平衡紊乱的判断方法。

　　了解：混合型酸碱平衡紊乱的分类、原因与特点；各种酸碱平衡紊乱的防治原则。

　　人体的体液环境必须具有适宜的酸碱度，才能维持细胞进行正常的代谢和功能活动，用动脉血 pH 值表示是 7.35 ~ 7.45 之间。在生命活动的过程中，体内不断生成酸性或碱性产物，也经常从体外摄入酸性或碱性物质，但是通过机体血液缓冲系统及肺、肾等多方面的调节活动，使血液的 pH 值稳定在 7.35 ~ 7.45，平均 7.40。机体这种处理酸碱物质的含量和比例，以维持 pH 值在恒定范围内的过程称为酸碱平衡（acid – base balance）。

　　尽管机体对酸碱负荷有很大的缓冲能力和有效的调节功能，但许多因素可以引起酸碱负荷过度或调节机制障碍导致体液酸碱度稳定性破坏，这种稳定性破坏称为酸碱平衡紊乱（acid – base disturbanceance）。临床上，及时发现和正确处理酸碱平衡紊乱，常常是许多疾病治疗成功的关键。近年来，由于对酸碱平衡的理论认识不断深入，血气分析等诊疗技术不断提高，酸碱平衡的判断已成为临床日常诊疗的基本手段。

第一节　酸碱平衡及其调节

一、酸与碱的概念及其来源

（一）酸与碱的概念

　　在生物化学反应中，凡能释放 H^+ 的化学物质称为酸，如 HCl、H_2SO_4、H_2CO_3 和 NH_4^+ 等；凡能接受 H^+ 的化学物质称为碱，如 OH^-、HCO_3^-、SO_4^{2-}、NH_3 等。

（二）体液中酸、碱物质的来源

　　体液中的酸性或碱性物质主要是细胞在物质代谢的过程中产生的，少量来自食物和药物。在普通膳食条件下，机体所产生的酸性物质比碱性物质多，故临床上酸中毒较多见。

　　1. 酸的来源　酸性物质主要来自体内代谢产生的挥发酸和非挥发酸（固定酸）。

（1）**挥发酸** 即碳酸，是机体在代谢过程中产生最多的酸性物质。糖、脂肪和蛋白质氧化分解的终产物 CO_2，在碳酸酐酶（carbonic anhydrase，CA）催化下与 H_2O 结合生成碳酸（H_2CO_3），H_2CO_3 在肺转变成 CO_2 排出体外，故称之为挥发酸。

（2）**固定酸** 这类酸性物质不能变成气体由肺呼出，只能经肾随尿排出体外，故又称为非挥发酸。固定酸主要来源于蛋白质的分解，例如：含硫氨基酸（蛋氨酸、胱氨酸及半胱氨酸等）分解生成的硫酸；含磷化合物（磷蛋白、磷脂及核酸等）分解生成的磷酸；嘌呤类化合物分解生成的尿酸；糖、脂肪代谢过程中产生的多种有机酸（丙酮酸、乳酸、β-羟丁酸和乙酰乙酸等）。

机体有时还会摄入一些酸性物质，包括服用酸性药物，如氯化铵、水杨酸等，这成为体内酸性物质的另一来源。

2. 碱的来源 碱性物质主要来源于食物中含有的有机酸盐，如枸橼酸钠、苹果酸钠等，其次来源于机体在代谢过程中所产生的碱性物质，如 HCO_3^-、氨基酸脱氨基所产生的氨等。

考点

> 通常将肺对挥发酸的调节，称为酸碱平衡的呼吸性调节。固定酸可以通过肾进行调节，称为酸碱平衡的肾性调节。酸性物质主要通过体内代谢产生，碱性物质主要来自食物，在普通膳食条件下，酸性物质产生量远远超过碱性物质。蛋白质（Pr^-）在体液中与 H^+ 结合成为蛋白酸（HPr），而且较牢固，所以 Pr^- 也是一种碱。

二、机体对酸碱平衡的调节

机体不断生成或摄取酸、碱性物质，但体液的 pH 值不会发生明显变化，这是因为机体通过血液的缓冲系统、肺和肾对酸碱平衡的调节来维持 pH 值的稳定。细胞外液的 pH 值主要取决于 $[HCO_3^-]/[H_2CO_3]$ 的比值，当 $[HCO_3^-]/[H_2CO_3]$ 的比值为 20/1 时，pH = 7.4。

（一）血液的缓冲作用

所谓缓冲系统是指由弱酸（缓冲酸）及其相对应共轭碱（缓冲碱）组成的混合溶液。血液缓冲系统的组成：①血浆缓冲对：$NaHCO_3/H_2CO_3$、Na_2HPO_4/NaH_2PO_4、$NaPr/HPr$。②红细胞中的缓冲对：$KHCO_3/H_2CO_3$、K_2HPO_4/KH_2PO_4、KPr/HPr、$KHbO_2/HHbO_2$。血液的缓冲作用是通过接受 H^+ 或释放 H^+，将强酸或强碱变成弱酸或弱碱，减轻 pH 值变化的程度。血液缓冲的作用特点是调节迅速，但维持短暂。

（二）肺的调节作用

肺通过改变呼吸运动的频率和幅度来调节肺泡通气量进而调节 CO_2 的排出量，使血浆中 $[HCO_3^-]/[H_2CO_3]$ 的比值维持在正常范围，以保持血液 pH 值稳定。肺的调节作用特点是调节快，数分钟即可启动，效能最大，约 30 分钟达到高峰。

1. 呼吸运动的中枢调节 延髓呼吸中枢化学感受器对动脉血 CO_2 分压（$PaCO_2$）的变化非常敏感，$PaCO_2$ 升高可增加脑脊液和脑间质液 H^+ 的含量，兴奋呼吸中枢，使呼吸加深、加快，从而使 CO_2 由肺排出增多，血浆中 $[H_2CO_3]$ 相应降低，保持 pH 值正常。但 CO_2 对呼吸中枢的兴奋作用是有限度的，当 $PaCO_2$ 超过 80mmHg（10.7kPa）时，呼吸中枢受抑制产生"CO_2 麻醉"（carbon dioxide narcosis），使肺通气减少，丧失上述的调节功能。

2. 呼吸运动的外周调节 呼吸中枢也能由外周化学感受器的刺激而兴奋，如主动脉体和颈动脉体的外周化学感受器可感受动脉血氧分压（PaO_2）、血 pH 值和 $PaCO_2$ 的刺激。当 PaO_2、pH 值降低或 $PaCO_2$ 升高时，通过外周化学感受器反射性兴奋呼吸中枢，使呼吸加深、加快，增加 CO_2 排出量。但 PaO_2 过低对呼吸中枢的直接效应是抑制效应。血液中 H^+ 不易通过血脑屏障，pH 值的变化也较不敏感，所以 $PaCO_2$ 升高或 pH 值降低时主要延髓中枢化学感受的作用。

（三）肾的调节作用

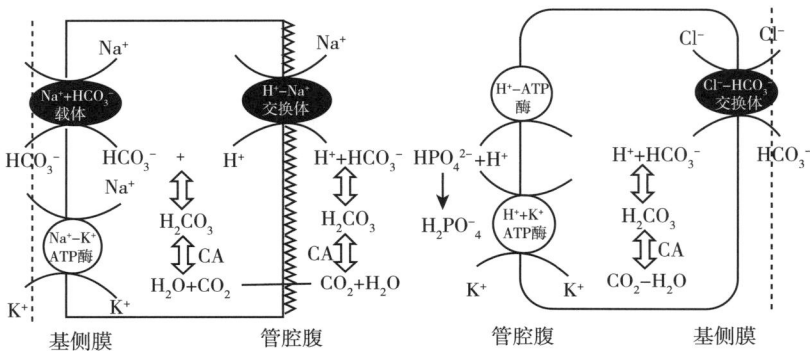

图 6 - 1 近端小管泌 H^+ 重吸收 HCO_3^- 示意图
○表示主动转运 ●表示被动转运 CA 碳酸酐酶

肾主要调节固定酸，通过排酸保碱作用来调节血浆 HCO_3^- 的含量，维持血浆中 pH 值的相对稳定。肾的调节作用特点是调节速度慢，数小时后才起作用，3～5 天达到高峰，有很强的排酸保碱效能。其主要机制如下。

1. $NaHCO_3$重吸收 正常情况下，血浆中 $NaHCO_3$ 可自由通过肾小球，滤出的 $NaHCO_3$ 有 85%～90% 在近端小管被重吸收，其余部分在远端小管和集合管被重吸收，随终尿排出体外 $NaHCO_3$ 不到 0.1%，几乎无 $NaHCO_3$ 丢失。

（1）近端小管对 $NaHCO_3$ 的重吸收（图 6 - 1） ①在近端小管上皮细胞碳酸酐酶（CA）催化下，通过 $H^+ - Na^+$ 交换（继发性主动转运，约占泌 H^+ 量的 2/3），小管液的 H_2O 则随尿排出体外，但对尿液 pH 值影响不大。酸中毒时，CA 活性增高，近端小管对 $NaHCO_3$ 的重吸收也增多，从而使血浆 $[HCO_3^-]$ 增高来调节。②近端小管通过 $H^+ - ATP$ 酶主动耗能将 H^+ 泌至肾小管（主动转运，约占泌 H^+ 量的 1/3），其随着酸中毒的加重而不断增加，可将管腔滤液中碱性 HPO_4^{2+} 变为酸性 $H_2PO_4^-$，使尿液不断酸化，尿液 H^+ 浓度仅比血浆增加 3～4 倍。

（2）远端小管、集合管泌 H^+ 和 $NaHCO_3$重吸收 远端小管、集合管的闰细胞也可

泌 H^+（泌氢细胞）。它是一种非 Na^+ 依赖性泌氢，是借助于 $H^+ - ATP$ 酶的作用向管腔泌 H^+，同时在基侧以 $Cl^- - HCO_3^-$ 交换方式重吸收 $NaHCO_3$，称为远端酸化作用。这样，可将管腔滤液中碱性 HPO_4^{2+} 结合形成酸性 $H_2PO_4^-$，使尿液不断酸化。根据机体需要改变 H^+ 分泌量，对 $NaHCO_3$ 进行调节性重吸收，尿液 H^+ 浓度仅比血浆增加 $900 \sim 1000$ 倍。

2. 磷酸盐的酸化　肾小管上皮细胞排泌的 H^+ 与肾小管滤液中的 Na_2HPO_4（碱性）结合，形成的 NaH_2PO_3（酸性）随尿液排出体外。当尿液 pH 值降至 4.8 时，滤液中的碱性磷酸盐已全部酸化，难以增加 H^+ 的排泄，因此其缓冲作用是较为有限的。

3. NH_4^+ 的排泄　铵（NH_4^+）生成与排出具有 pH 值依赖性，它的排出量随着酸中毒的加重而增多。通常，产 NH_4^+ 的主要场所是近端小管上皮细胞，由谷氨酰胺酶水解谷氨酰胺最终生成 NH_3，而 NH_3 与细胞内碳酸解离的 H^+ 结合形成 NH_4^+，通过 $NH_4^+ - Na^+$ 依交换进入管腔，由尿排出；Na^+ 又与 HCO_3^- 同向转运进入血循环（图 6-2）。酸中毒严重时，当磷酸盐缓冲系统不能缓冲时，不仅近端小管泌 NH_4^+ 增加，远端小管和集合管的闰细胞也泌 NH_3，可中和尿液中 H^+，并结合形成 NH_4^+ 从尿中排出。

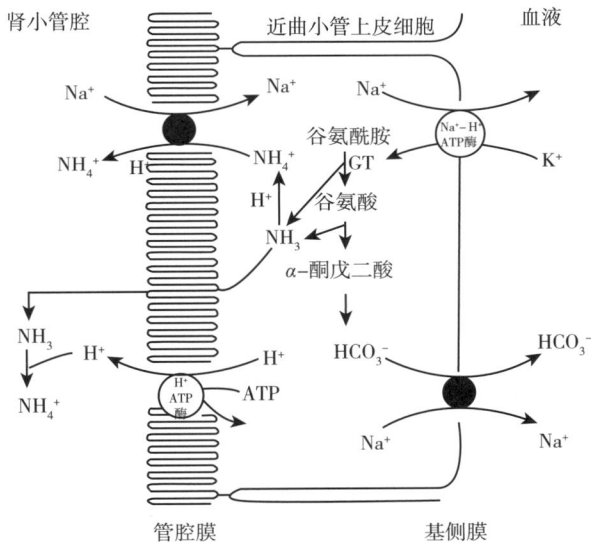

图 6-2　近端小管泌 NH_4^+ 重吸收 HCO_3^- 示意图
○表示主动转运　●表示被动转运　CA 碳酸酐酶

（四）组织细胞对酸碱平衡的调节作用

机体组织细胞主要通过细胞内、外离子交换对酸碱平衡进行调节，如 $H^+ - K^+$ 交换、$H^+ - Na^+$ 交换，红细胞、肌细胞和骨组织细胞均能发挥这种作用。如酸中毒时，细胞外液 H^+ 可弥散入细胞内，细胞内 K^+ 则移出细胞外，使细胞外液 H^+ 浓度降低，但常导致血清 K^+ 浓度升高；碱中毒时则相反，会导致血清 K^+ 浓度降低。由此可见，酸碱平衡紊乱与钾代谢之间有着密切的联系。组织细胞的缓冲能力较强，3~4 小时即可发挥作用，其缺点是可导致高钾血症或低钾血症。$Cl^- - HCO_3^-$ 的交换也很重要。Cl^- 是自由交换阴离子，当 HCO_3^- 升高时，机体通过加强 $Cl^- - HCO_3^-$ 交换促使 HCO_3^- 排出。

此外，肝脏可借助尿素的合成清除 NH_3，骨骼可经钙盐分解有利于对 H^+ 的缓冲，它们均有利于酸碱平衡调节。

总之，血液的缓冲、肺的调节、肾的调节以及组织细胞对酸碱平衡都存在调节作用，其共同维持体内的酸碱平衡，但在作用时间上和强度上是有所差别。

考点

机体调节酸碱平衡最迅速是血液的缓冲作用，最重要途径是肾的调节作用。①血液的缓冲作用：最为迅速，同时缓冲系统自身被消耗，故缓冲作用不易持久。②肺的调节作用：效能大也很迅速，仅需数分钟后，但仅对 CO_2 有调节作用，不能缓冲固定酸。③肾的调节作用：发挥较慢，作用强大而持久，常于数小时之后起作用，$3 \sim 5$ 日才达高峰，对排出固定酸及保留 $NaHCO_3$ 有重要作用。④组织细胞缓冲作用：能力较强，强于血液，$3 \sim 4$ 小时后才会发挥调节作用，但可引起其血钾浓度改变。

第二节 酸碱平衡的常用检测指标及其意义

一、pH 值和 H^+ 浓度

pH 值与 H^+ 浓度均是酸碱度的指标，pH 值为 H^+ 浓度的负对数值，是表示溶液中酸碱度的简明指标。正常人动脉血 pH 值为 $7.35 \sim 7.45$，平均为 7.4，相当于 $[H^+]$ 为 $35 \sim 45$ mmol/L。血浆 pH 值可反映酸碱平衡紊乱的性质、程度与代偿状况。pH 值 < 7.35 为失代偿性酸中毒，pH 值 > 7.45 为失代偿性碱中毒。若 pH 值为 $7.35 \sim 7.45$，则有三种可能性：①酸碱平衡正常；②代偿性酸碱平衡紊乱，机体通过代偿调节，使 pH 值至正常范围；③混合型酸碱平衡紊乱。

二、动脉血 CO_2 分压

动脉血 CO_2 分压（$PaCO_2$）是指物理溶解于动脉血浆中的 CO_2 分子所产生的张力，正常值为 $4.39 \sim 6.25$ kPa（$33 \sim 46$ mmHg），平均值为 5.32 kPa（40 mmHg）。$PaCO_2$ 乘以 CO_2 的溶解系数等于血浆 H_2CO_3 浓度（1.2 mmol/L），因此血浆 H_2CO_3 浓度与 $PaCO_2$ 呈正比。

由于测定 $PaCO_2$ 可了解肺泡通气量的情况，通常 $PaCO_2$ 与肺泡通气量呈反比关系。通气过度，$PaCO_2$ 降低，$[H_2CO_3]$ 相应下降；反之，通气不足，$PaCO_2$ 升高，$[H_2CO_3]$ 相应增高。故 $PaCO_2$ 是反映呼吸性酸碱平衡紊乱的重要指标。临床上，$PaCO_2 > 46$ mmHg 时，表示 CO_2 潴留，见于呼吸性酸中毒或代偿后的代谢性碱中毒；$PaCO_2 < 33$ mmHg 时，表示 CO_2 呼出过多，见于呼吸性碱中毒或代偿后的代谢性酸中毒。

三、标准碳酸氢盐和实际碳酸氢盐

标准碳酸氢盐（standard bicarbonate，SB）是指全血在标准条件下，即 $PaCO_2$ 为

40mmHg、温度38℃、血红蛋白氧饱和度100%测得的血浆 HCO_3^- 的量。实际碳酸氢盐（actual bicarbonate，AB）是指隔绝空气条件下，在实际 $PaCO_2$、体温和血氧饱和度条件下测得的血浆 HCO_3^- 的浓度。SB 经标准化测定，已消除了呼吸因素的影响，因此 SB 是判断代谢性因素引起酸碱平衡紊乱的重要指标，而 AB 受呼吸和代谢双重因素的影响，在判断酸碱平衡紊乱时，可与 SB 结合在一起分析。正常人 AB = SB，均为 22 ~ 27mmol/L，平均值为 24mmol/L。临床上，AB 与 SB 均增高，表明有代谢性碱中毒；AB 与 SB 均降低，表明有代谢性酸中毒。若 AB > SB，表明有 CO_2 潴留，见于呼吸性酸中毒或代偿后的代谢性碱中毒；若 AB < SB，表明 CO_2 呼出过多，见于呼吸性碱中毒或代偿后的代谢性酸中毒。

四、缓冲碱

缓冲碱（buffer base，BB）是指血液中一切具有缓冲作用的负离子碱的总和。包括血浆和红细胞中的 HCO_3^-、Hb^-、HbO_2^-、Pr^- 和 HPO_4^{2-} 等。正常值为 45 ~ 52mmol/L，平均值为 48mmol/L。BB 也是反映代谢因素的指标。代谢性酸中毒时，BB 减少；代谢性碱中毒时，BB 升高。慢性呼吸性酸碱平衡紊乱时，经肾代偿调节，BB 可出现继发性升高或降低。

五、碱剩余

碱剩余（base excess，BE）是也指在标准条件下，用酸或碱滴定全血至 pH = 7.4 时所需的酸或碱的量（mmol/L）。若用酸滴定使血液 pH 值达到 7.4，则反映被测血液中的碱过多，BE 用正值表示；若需用碱滴定，说明被测血液碱缺失，BE 用负值表示。全血 BE 正常值为 − 3.0 ~ + 3.0mmol/L，BE 也是一个反映代谢性因素的指标。代谢性酸中毒时，BE 负值增加；代谢性碱中毒时，BE 正值增加。在慢性呼吸性酸中毒或碱中毒时，BE 也可代偿性升高或降低。

以上指标均可通过血气分析仪测得。

六、阴离子间隙

阴离子间隙（anion gap，AG）是指血浆中未测定阴离子（UA）与未测定阳离子（UC）的差值，即 AG = UA − UC，AG 是近年来受到广泛重视的酸碱指标（图 6 − 3）。Na^+ 占血浆阳离子总量的90%，代表可测定阳离子。HCO_3^- 和 Cl^- 占血浆阴离子总量的85%，代表可测定阴离子。血浆未测定阳离子（UC）包括 K^+、Ca^{2+} 和 Mg^{2+}；血浆未测定阴离子（UA）包括 Pr^-、HPO_4^{2-}、SO_4^{2-} 和有机酸根阴离子。正常时血浆中阳离子与阴离子总量相等，均为 151mmol/L，从而维持电荷平衡。

即：$[Na^+] + UC = [HCO_3^-] + [Cl^-] + UA$

则从图 6 − 3 可知阴离子间隙为：

AG = UA − UC

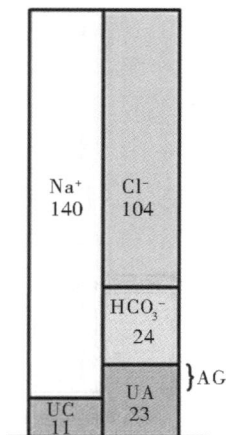

图 6 − 3 血浆阴离子间隙示意图

$$= [Na^+] - [HCO_3^-] - [Cl^-]$$
$$= (140 - 24 - 104)\,mmol/L = 12\,mmol/L$$

AG 正常范围为 10 ~ 14mmol/L。AG 是反映血浆中固定酸根含量的指标，当 HPO_4^{2-}、SO_4^{2-} 和有机酸根阴离子增加时，AG 增大，提示有代谢性酸中毒。AG 的测定对区分不同类型的代谢性酸中毒和诊断混合型酸碱平衡紊乱有重要意义，而 AG 降低在判断酸碱平衡紊乱意义不大。

第三节　单纯型酸碱平衡紊乱

单纯型酸碱平衡紊乱最为常见，根据其原发改变分为以下四种类型。

一、代谢性酸中毒

代谢性酸中毒（metabolic acidosis）是指细胞外液 H^+ 增加或 HCO_3^- 丢失引起 pH 值下降，以血浆 HCO_3^- 原发性减少为特征，是临床上最常见的酸碱平衡紊乱类型。根据 AG 的变化情况，又可分为 AG 增大型（血氯正常型）代谢性酸中毒和 AG 正常型（高血氯型）代谢性酸中毒两类。

（一）原因和机制

1. AG 增大型代谢性酸中毒　AG 增大型代谢性酸中毒也称血氯正常型代谢性酸中毒，是指除含氯以外的任何一种固定酸血浆浓度增高时的代谢性酸中毒。其特点是血浆 HCO_3^- 减少，固定酸增多，Cl^- 含量正常，AG 增高。常见原因如下。

（1）体内固定酸生成过多　①乳酸酸中毒：休克、心力衰竭、低氧血症、严重贫血、肺水肿等，均可导致组织细胞缺血、缺氧，产生大量乳酸，造成乳酸酸中毒。②酮症酸中毒：常见于糖尿病、严重饥饿、酒精中毒等。如严重饥饿时，机体动用大量脂肪供能，可引发酮症酸中毒。糖尿病时，因胰岛素不足使葡萄糖利用减少，脂肪加速分解，可生成大量酮体（β-羟丁酸、乙酰乙酸等），当超过外周组织氧化利用和肾脏排出能力时，可造成酮症酸中毒。

（2）肾排泄固定酸减少　急性和慢性肾功能衰竭晚期时，肾小球滤过率降低至正常值的 20% ~25% 甚至更低，机体在代谢过程中过多生成的 SO_4^{2-}、HPO_4^{2-} 等不能充分由尿排出，其含量相应增多，致血中固定酸增加，AG 增大。

（3）外源性固定酸摄入过多　过量服用阿司匹林等水杨酸类药物，使血浆中有机酸根阴离子增加。

2. AG 正常型代谢性酸中毒　AG 正常型代谢性酸中毒又称高血氯型代谢性酸中毒。此时，血浆 HCO_3^- 丢失过多，由重吸收的 Cl^- 来补充。其特点是 AG 正常，血浆 HCO_3^- 含量减少，血 Cl^- 含量增高。常见原因如下。

（1）消化道丢失 HCO_3^-　多见于严重腹泻、小肠与胆道瘘管、肠吸引术等引起 $NaHCO_3$ 丢失，使血浆和原尿 HCO_3^- 含量下降，从而抑制近曲小管排泌 H^+ 和重吸收

HCO_3^-，增强对 Na^+ 和 Cl^- 的重吸收，使血 Cl^- 含量增高。

（2）肾丢失 HCO_3^-　①肾功能不全时，可使肾小管排泌 H^+ 和重吸收 HCO_3^- 减少；②肾小管性酸中毒时，由于受重金属（汞、铅）、药物（磺胺类）及遗传性缺陷等致病因素的影响，肾小管排 H^+ 或重吸收 HCO_3^- 功能障碍，血浆 H^+ 含量增高，Cl^- 的重吸收增多，大量 HCO_3^- 随尿排出，尿呈碱性（称为反常性碱性尿）。③长期或大量应用碳酸酐酶抑制剂，如过多服用乙酰唑胺，可抑制 CA 活性，造成肾小管上皮细胞生成 H_2CO_3 减少，肾小管排泌 H^+ 和重吸收 HCO_3^- 减少。

（3）含氯盐类药物摄入过多　见于长期或大量服用氯化铵、盐酸精氨酸等药物，药物在代谢过程中生成 H^+ 和 Cl^-，引起血 Cl^- 含量增高。大量输入生理盐水，除可造成 HCO_3^- 稀释外，也可因生理盐水中 Cl^- 浓度高于血浆，引起 AG 正常型代谢性酸中毒。

（4）高钾血症　各种原因引起的细胞外液 K^+ 浓度增高时，细胞外 K^+ 与细胞内 H^+ 交换，引起细胞外 H^+ 含量增加，形成代谢性酸中毒。在肾远曲小管因排泌 K^+ 增多而排泌 H^+ 减少，尿液呈碱性，呈反常性碱性尿。

（二）机体的代偿调节

1. 血液的缓冲作用　代谢性酸中毒时，血液中增加的 H^+ 浓度可立即受到血液缓冲系统的缓冲，血浆 HCO_3^- 及缓冲碱消耗性减少，生成 H_2CO_3，可解离为 CO_2 由肺排出。

2. 肺的调节作用　血液中 H^+ 浓度增加或 pH 值降低，直接刺激颈动脉体和主动脉体化学感受器，反射性地引起呼吸中枢兴奋，增加呼吸的深度和频率。肺的代偿反应迅速，在数分钟内可使肺通气量明显增加，CO_2 排出增多，$PaCO_2$ 继发性降低，使 $[HCO_3^-]/[H_2CO_3]$ 比值接近 20/1，血液 pH 值变化不明显。

3. 肾的调节作用　除肾性原因外，对于其他任何原因所致的代谢性酸中毒，肾都可通过排酸、保碱来发挥代偿作用。酸中毒时，肾小管上皮细胞中碳酸酐酶和谷氨酰胺酶活性增高，肾小管排泌 H^+、排泌 NH_4^+ 和重吸收 HCO_3^- 增多，从尿中加速固定酸的排出和 HCO_3^- 重吸收，使 $[HCO_3^-]/[H_2CO_3]$ 比值接近 20/1。由于从尿中排出的 H^+ 增多，尿液呈酸性。肾的代偿作用较慢，需数小时后启动，3～5 天达到高峰。

4. 组织细胞对酸碱平衡的调节作用　酸中毒3～4小时后，细胞外液 H^+ 进入细胞内，被细胞内液缓冲系统所缓冲。与此同时，细胞内 K^+ 则移出细胞外，使血清钾升高，并发高钾血症。

考点

体内 HCO_3^- 减少导致代谢性酸中毒。代谢性酸中毒时，pH 值下降，HCO_3^- 下降，$PaCO_2$ 正常或下降。患者出现呼吸加深、加快，有时呼吸中带有酮味（或烂苹果味）。高血钾引起的酸中毒，由于肾小管上皮细胞 $K^+ - Na^+$ 交换增强，$H^+ - Na^+$ 交换减弱，随尿排除的 H^+ 减少，患者排出碱性尿，称为反常性碱性尿。

（三）常用指标的变化趋势

血浆 pH 值正常，为代偿性代谢性酸中毒；血浆 pH 值下降，为失代偿性代谢性酸中毒。原发性改变是 HCO_3^- 浓度降低，AB、SB、BB 均降低，BE 负值加大；继发性变化是 $PaCO_2$ 降低，AB < SB，血 K^+ 浓度升高。

（四）对机体的影响

1. 心血管系统 主要表现如下。①心肌收缩力降低：H^+ 浓度升高除使心肌代谢障碍外，还可通过减少心肌 Ca^{2+} 内流、减少肌浆网 Ca^{2+} 释放和竞争性抑制 Ca^{2+} 与肌钙蛋白结合，使心肌收缩力减弱。②心律失常：酸中毒使细胞内 K^+ 外移，加之肾小管细胞排泌 H^+ 增加，排出 K^+ 减少，故血钾升高。高血钾可引起心律失常，严重时可发生心脏传导阻滞或心室纤颤。③血管对儿茶酚胺的敏感性降低：H^+ 增多可使毛细血管前括约肌及微动脉平滑肌对儿茶酚胺的反应性降低，导致外周血管扩张，血压轻度降低。

2. 中枢神经系统 主要表现是抑制，如反应迟钝、嗜睡等，严重者可出现昏迷。其发生与下列因素有关：①H^+ 增多抑制生物氧化酶类的活性，使氧化磷酸化过程减弱，ATP 生成减少，脑组织能量供应不足。②酸中毒使脑内谷氨酸脱羧酶活性增高，抑制性神经递质 γ - 氨基丁酸生成增多。

（五）防治与护理原则

1. 预防和治疗原发病 及时去除发病原因，同时注意采取适量输液措施纠正水、电解质紊乱，尤其应防治高钾血症，恢复有效循环血量和改善肾功能。

2. 碱性药物的应用 轻症代谢性酸中毒患者可口服碳酸氢钠片，重症代谢性酸中毒患者可给予一定量的碱性药物对症治疗，常用 5% $NaHCO_3$ 溶液静脉滴注，也可用乳酸钠，但对缺氧或肝功能不全者不宜使用。

考点

> 代谢性酸中毒患者可表现心律失常、心音低弱、血压下降。由于 H^+ 增高可刺激毛细血管扩张，患者出现面部潮红、口唇樱红色。同时，酸中毒也抑制脑细胞代谢活动，可有头痛、头晕、反应迟钝、嗜睡等现象，甚至出现昏迷。代谢性酸中毒患者首选 5% $NaHCO_3$。

二、呼吸性酸中毒

呼吸性酸中毒（respiratory acidosis）是指 CO_2 排出障碍或吸入过多引起的 pH 值下降，以 $PaCO_2$（或血浆 H_2CO_3 浓度）原发性升高为特征的酸碱平衡紊乱。依据病程可分为急性呼吸性酸中毒和慢性呼吸性酸中毒两类。

（一）原因和机制

1. CO_2 排出减少 以外呼吸通气障碍所致的 CO_2 排出受阻最为常见，可见于以下情况：①呼吸中枢抑制：见于颅脑损伤、脑炎、脑血管意外、麻醉药或镇静药过量，因呼吸中枢抑制使肺泡通气量减少，常引起急性 CO_2 潴留。②呼吸肌麻痹：见于病毒性脊髓灰质炎、脊神经根炎、重症肌无力、有机磷中毒、重度低钾血症或家族性周期性麻痹等，因呼吸动力不足而导致肺泡扩张受限，通气量减少，CO_2 排出减少。③呼吸道阻塞：见于喉头痉挛或水肿、溺水、异物堵塞气管等，因呼吸道严重阻塞，常引起急性 CO_2 潴留。④胸廓病变：见于胸部创伤、严重气胸、大量胸腔积液、胸廓畸形等，因胸廓活动受限而影响肺通气功能。⑤肺部疾患：见于肺炎、肺气肿、肺水肿、支气管哮喘和呼吸窘迫综合征等广泛肺组织病变，由于肺泡通气量减少，使 CO_2 排出障碍。⑥呼吸机使用不当：通气量设置过少，使 CO_2 排出减少。

2. CO_2 吸入过多　少见，常发生在通气不良的环境中。如矿井塌陷等意外事故，因空气中 CO_2 增多，使机体吸入过多的 CO_2。

（二）机体的代偿调节

呼吸性酸中毒由于起源于肺通气功能障碍，故肺常不能发挥有效代偿调节。HCO_3^- 对 H_2CO_3 也无缓冲能力，只能靠细胞和肾的调节。

1. 细胞内、外离子交换和细胞内缓冲的调节作用　为急性呼吸性酸中毒的主要代偿方式，但代偿调节能力十分有限，往往表现为失代偿状态。具体反应过程为：①潴留的 CO_2 可迅速弥散入红细胞，在碳酸酐酶的催化下，CO_2 和 H_2O 生成 H_2CO_3，并解离为 H^+ 和 HCO_3^-，H^+ 主要被 Hb^- 和 HbO_2^- 缓冲，HCO_3^- 与血浆中的 Cl^- 交换释放入血，使血浆 ［HCO_3^-］ 有所增高，血 ［Cl^-］ 降低。②血浆中 CO_2 和 H_2O 生成 H_2CO_3，解离出 H^+ 和 HCO_3^-，使血浆 ［HCO_3^-］ 相应增高，有利于维持 ［HCO_3^-］/［H_2CO_3］ 比值，具有一定的代偿作用；而 H^+ 与细胞内 K^+ 交换，进入细胞的 H^+ 被 Pr^- 缓冲，K^+ 外移使血 ［K^+］ 升高，继发高钾血症。但上述代偿调节难以维持 ［HCO_3^-］/［H_2CO_3］ 的正常比值，血浆 pH 值常常低于正常值。

2. 肾的调节作用　由于肾对酸碱平衡的调节较为缓慢，在急性呼吸性酸中毒时往往来不及发挥代偿作用，故肾的代偿是慢性呼吸性酸中毒的主要代偿方式。由于 $PaCO_2$ 和 ［H^+］ 升高，肾小管上皮细胞中的碳酸酐酶和谷氨酰胺酶活性增强，肾小管排泌 H^+、排泌 NH_4^+ 和重吸收 HCO_3^- 明显增多。结果，酸性物质随尿排出体外，血浆 ［HCO_3^-］ 继发性增高，有时可使 ［HCO_3^-］/［H_2CO_3］ 比值接近 20/1，形成代偿性呼吸性酸中毒。

（三）常用指标的变化趋势

1. 急性呼吸性酸中毒　CO_2 急剧潴留，肾来不及发挥代偿作用，［HCO_3^-］/［H_2CO_3］ 比值减少，血浆 pH 值下降，为失代偿性呼吸性酸中毒。原发性改变时 $PaCO_2$ 升高，AB ＞SB；继发性改变时 SB 和 AB 均略升高，BB 和 BE 变化不大。

2. 慢性呼吸性酸中毒　虽有 CO_2 潴留，但经肾充分代偿，可使 ［HCO_3^-］/［H_2CO_3］ 比值接近或达到 20/1，血浆 pH 值正常或略低，形成代偿性或失代偿性呼吸性酸中毒。原发性改变则 $PaCO_2$ 升高，AB ＞SB；继发性改变则 SB、AB 和 BB 均升高，BE 正值加大，血 ［K^+］ 升高。

（四）对机体的影响

呼吸性酸中毒对机体的影响与代谢性酸中毒时的相似，也可引起心肌收缩力降低，心律失常和血钾升高等，但它对中枢神经系统的危害更为突出，主要表现如下。

1. 中枢神经系统功能障碍　高碳酸血症对中枢神经系统的影响，可出现多种精神神经系统功能异常。早期表现为头痛、视觉模糊、疲乏无力、不安、焦虑等，晚期可见精神错乱、震颤、谵妄或嗜睡、昏迷等，即"CO_2麻醉"，临床上称其为肺性脑病。其机制如下：①中枢酸中毒更明显：CO_2为脂溶性的，急性呼吸性酸中毒时，血液中积聚的大量 CO_2 可迅速通过血脑屏障，而 H_2CO_3 则为水溶性的，通过血脑屏障极为缓慢，使脑脊液 pH 值的降低更为明显，导致脑细胞发生水肿、变性、坏死。②脑血管扩张：CO_2 潴留可使脑血管明显扩张，脑血流量增加，引起颅内压和脑脊液压增高。③缺氧：CO_2 潴留往往伴有明显的缺氧。

2. CO_2 对血管的直接舒张作用　由于脑血管壁无 α 受体，体内的 CO_2 可直接扩脑血管，使脑血流量增加，颅内压及脑脊液压增高，引起持续性头痛，尤以夜间和晨起为甚。

（五）防治与护理原则

1. 治疗原发病，改善肺泡通气功能　改善肺泡通气功能是防治呼吸性酸中毒的关键性措施。应针对病因处理，保持呼吸道畅通。如排除呼吸道异物、控制感染、解除支气管平滑肌痉挛以及使用呼吸机等。

2. 正确使用碱性药物　呼吸性酸中毒时应慎用碱性药物，尤其是在通气尚未改善前要严加控制。一般在通气改善后可慎重应用三羟甲基氨基甲烷（THAM）。一般不用碳酸氢钠，以免加重高碳酸血症和并发代谢性碱中毒。

考 点

> 呼吸性酸中毒患者可出现呼吸困难、胸闷、气促、发绀、换气不足，持续性头痛，有时合并高血钾症状。对呼吸困难的患者应给予软枕、靠垫或摇高床头，尽量使患者处于较舒适的体位。严密观察病情，防治并发症，如"CO_2麻醉"等。对昏迷患者，应有专人护理。

三、代谢性碱中毒

代谢性碱中毒（metabolic alkalosis）是指细胞外液碱增多和/或 H^+ 丢失而引起 pH 值升高，以血浆 HCO_3^- 原发性增多为特征的酸碱平衡紊乱。根据使用生理盐水治疗是否有效分为盐水反应型碱中毒和盐水抵抗型碱中毒两类。

（一）原因和机制

1. 盐水反应型碱中毒　特点：有效循环血量不足或低氯所致，用生理盐水治疗有效。

（1）消化道丢失 H^+　见于频繁呕吐或胃液引流时，含丰富 HCl 的胃液大量丢失。

（2）低氯性碱中毒　长期应用某些利尿剂（依他尼酸、呋塞米）能抑制肾小管髓袢升支对 Cl^- 的主动重吸收，使 Na^+ 和水的重吸收减少；到达远曲小管的尿液流速增加，促进远曲小管和集合管排泌 H^+、排泌 K^+ 增加，重吸收 HCO_3^- 增多，Cl^- 随尿液大量排出，引起低氯性碱中毒。

2. 盐水抵抗型碱中毒　特点：醛固酮增多或低血钾所致，用生理盐水治疗无效。

（1）肾上腺皮质激素增多　见于原发性或继发性醛固酮增多症。醛固酮过多促使肾远曲小管和集合管 $H^+ - Na^+$ 交换和 $K^+ - Na^+$ 交换增加，HCO_3^- 重吸收增加，导致代谢性碱中毒及低钾血症。

（2）碱性物质摄入过多　常为医源性，口服或输入过量 $NaHCO_3$ 可引起代谢性碱中毒。摄入乳酸钠和枸橼酸钠等有机酸盐，其在体内氧化代谢可产生碳酸氢钠。1L 库存血中所含的枸橼酸钠约可产生 3mmol HCO_3^-，故大量输入库存血，尤其是在肾的排泄能力减退时，可引起代谢性碱中毒。

（3）缺钾　机体缺 K^+ 时，细胞内 K^+ 外移以代偿血 K^+ 浓度降低，细胞外液 H^+ 移入细胞，造成细胞外液碱中毒和细胞内酸中毒。同时，因肾小管上皮细胞缺钾，使 $K^+ - Na^+$ 交换减少，代之以 $H^+ - Na^+$ 交换增强，H^+ 排出增多，HCO_3^- 重吸收增多，造成低钾性碱中毒。一般代谢性碱中毒尿液呈碱性，但在低钾性碱中毒时，由于肾泌 H^+ 增多，尿液反而呈酸性，称为反常性酸性尿。

此外，肝功能衰竭时，尿素合成障碍，血氨过高也常导致代谢性碱中毒。

（二）机体的代偿调节

1. 血浆的缓冲作用　代谢性碱中毒时，体液缓冲系统中的弱酸可释放少量 H^+ 进行代偿，其缓冲能力较弱。

2. 肺的调节作用　血浆 H^+ 浓度降低可抑制呼吸中枢，肺泡通气量降低，$PaCO_2$ 继发性升高，以使 $[HCO_3^-]/[H_2CO_3]$ 比值接近 20/1。

3. 肾的调节作用　作用缓慢，3~5 天方可达到代偿高峰。碱中毒时，血浆 H^+ 浓度下降，使肾小管上皮细胞中的碳酸酐酶和谷氨酰胺酶活性降低，肾小管排泌 H^+、排泌 NH_4^+ 和重吸收 HCO_3^- 减少，血浆 $[HCO_3^-]$ 继发性下降，尿液因 HCO_3^- 排出增多，呈碱性。但在低钾性碱中毒时，患者可出现反常性酸性尿。

4. 组织细胞对酸碱平衡的调节作用　碱中毒时，细胞外液 H^+ 浓度降低，细胞内 H^+ 外移，而细胞外 K^+ 内移，使血 K^+ 浓度降低；同时肾小管上皮细胞排 H^+ 减少，$H^+ - Na^+$ 交换减少，而 $K^+ - Na^+$ 交换增强，故肾排 K^+ 增加导致低钾血症。

（三）常用指标的变化趋势

血浆 pH 值正常或升高，分别为代偿性代谢性碱中毒或失代偿性代谢性碱中毒。原发性改变时 HCO_3^- 浓度升高，AB、SB、BB 均升高，AB > SB，BE 正值加大；继发性改变时 $PaCO_2$ 继发性升高，血 K^+ 浓度降低。

（四）对机体的影响

1. 中枢神经系统兴奋　严重代谢性碱中毒患者常有烦躁不安、精神错乱、谵妄、意识障碍等兴奋的表现。因血浆 H^+ 浓度下降时，脑组织内 γ - 氨基丁酸转氨酶活性增高，谷氨酸脱羧酶活性降低，以致 γ - 氨基丁酸生成减少，对中枢神经系统抑制作用减弱。

2. 神经肌肉应激性增高　正常情况下，血浆钙是以游离钙与结合钙两种形式存在的，pH 值可影响两者之间的相互转变。Ca^{2+} 能稳定细胞膜电位，对神经肌肉的应激性有抑制作用。急性代谢性碱中毒，血清总钙量可无变化，但游离钙浓度降低，造成神经肌肉应激性增高，表现为面部和肢体肌肉抽动、腱反射亢进、手足搐搦等症状。

3. 血红蛋白氧解离曲线左移 碱中毒使氧解离曲线左移，血红蛋白（Hb）与 O_2 的亲和力增强，使流经组织内的 HbO_2 不易解离而释放 O_2，引发组织缺氧。

4. 低钾血症 碱中毒时，血浆 H^+ 浓度降低时，经细胞内外 H^+ – K^+ 交换，H^+ 排出细胞，K^+ 进入细胞，可直接降低血浆 K^+ 浓度。同时，肾小管上皮细胞排泌 H^+ 减少，出现 H^+ – Na^+ 交换减弱和 K^+ – Na^+ 交换增强，尿 K^+ 排出增多，以致低钾血症。

考点

> 在低钾性碱中毒时，因肾小管上皮细胞缺钾使 K^+ – Na^+ 交换减少，H^+ – Na^+ 交换增强，尿液中 H^+ 增多，尿呈酸性，称为反常性酸性尿，这是缺钾性碱中毒的一个特征。代谢性碱中毒患者可出现呼吸浅而慢，可伴低钾血症以及低钙血症，如心律失常、心动过速、血压下降、手足抽搐、腱反射亢进等；脑细胞活动障碍，出现神经精神症状，如头晕、嗜睡、谵妄或昏迷。幽门梗阻易导致低钾低氯碱中毒。

（五）防治与护理原则

（1）治疗原发病，积极去除代谢性碱中毒的病因与维持因素。

（2）**输生理盐水** 对盐水反应型碱中毒的轻症病例只要输入生理盐水或葡萄糖盐水，可提高血氯，并促进 HCO_3^- 的排出，达到治疗代谢性碱中毒的目的。

（3）**给予含氯药物** 对于严重的代谢性碱中毒患者，可给予少量含氯酸性药物，如 NH_4Cl 或 0.1mmol/L 的 HCl，以消除碱中毒对人体的危害。

（4）**其他** ①应用 KCl，适用于伴有高度缺钾者；②补充 $CaCl_2$，适用于因游离钙减少所致的手足搐搦者；③盐水低抗型碱中毒者，即全身性水肿、原发性醛固酮增多症、严重低血钾及 Cushing 综合征等患者，可应用乙酰唑胺（CA 抑制剂）促使肾小管排钠、排水，应慎用噻嗪类利尿剂，以免诱发碱中毒。

四、呼吸性碱中毒

呼吸性碱中毒（respiratory alkalosis）是指肺通气过度引起 $PaCO_2$ 降低、pH 值升高，以血浆 H_2CO_3 浓度原发性减少为特征的酸碱平衡紊乱。

（一）原因和机制

1. 低氧血症 进入高原时，由于吸入气中 PaO_2 降低，或肺炎、肺水肿等外呼吸障碍使 PaO_2 降低，缺氧刺激呼吸运动增强，CO_2 排出增多。

2. 肺部病变 实验研究表明，急性呼吸窘迫综合征（ARDS）、肺栓塞、肺炎等所致的呼吸性碱中毒，其发生机制除低氧血症作用外，还与肺牵张感受器和肺毛细血管旁感受器受刺激以致肺过度通气有关。

3. 呼吸中枢直接受刺激 常见于：①中枢神经系统疾病，如脑炎、脑外伤、脑肿瘤等；②精神障碍，如癔病发作等；③某些药物，如水杨酸、氨等；④机体代谢旺盛，如高热、甲状腺功能亢进等。

4. 人工呼吸机使用不当 如通气量设置过大，使用时患者 CO_2 排出过多。

（二）机体的代偿调节

呼吸性碱中毒时，虽然 $PaCO_2$ 降低对呼吸中枢有抑制作用，但只要刺激肺通气过度的原因持续存在，肺的代偿调节作用就不明显。

1. 细胞内、外离子交换和细胞内缓冲作用 这是急性呼吸性碱中毒的主要代偿调节。由于血浆 H_2CO_3 浓度迅速降低，HCO_3^- 浓度相对升高，此时机体的代偿调节表现为：①H^+ 排出细胞外，与细胞外液中 HCO_3^- 结合生成 H_2CO_3，使血浆 H_2CO_3 浓度有所回升，而 HCO_3^- 浓度相应下降，同时，细胞外 K^+ 进入细胞内，继发低钾血症；②血浆 HCO_3^- 进入红细胞与细胞内 H^+ 生成 H_2CO_3，并解离为 CO_2 和 H_2O，CO_2 从红细胞中排出可提高血浆 H_2CO_3 浓度。在 HCO_3^- 进入红细胞时，有等量 Cl^- 从红细胞进入血浆，继发血 Cl^- 浓度增高，但上述代偿能力极为有限。

2. 肾的调节作用 急性呼吸性碱中毒时，肾来不及发挥代偿调节作用。慢性呼吸性碱中毒时，肾充分发挥其调节能力，表现为肾小管上皮细胞排泌 H^+ 减少、排泌 NH_4^+ 减少、重吸收 HCO_3^- 减少，尿液呈碱性。

（三）常用指标的变化趋势

1. 急性呼吸性碱中毒 常为失代偿性，血浆 pH 值升高。原发性改变是 $PaCO_2$ 降低，AB < SB；继发性改变是 SB 和 AB 略降低，BB 和 BE 基本不变。

2. 慢性呼吸性酸中毒 根据肾的代偿程度，血浆 pH 值正常或升高，形成代偿性或失代偿性呼吸性酸中毒。原发性改变时 $PaCO_2$ 降低，AB < SB；继发性改变时 SB、AB 和 BB 均降低，BE 负值加大，血 K^+ 含量减少。

（四）对机体的影响

呼吸性碱中毒对机体的损伤作用与代谢性碱中毒的相似，也可引起感觉异常、意识障碍、抽搐、低钾血症及组织缺氧。但急性呼吸性碱中毒引起的中枢神经系统功能障碍往往比代谢性碱中毒更明显，这除与碱中毒对脑细胞的损伤有关外，还与脑血流量减少有关。$PaCO_2$ 降低可使脑血管收缩痉挛，脑血流量减少。

（五）防治与护理原则

首先应积极治疗原发病和去除引起通气过度的原因，大多数呼吸性碱中毒可自行缓解。急性呼吸性碱中毒者可采用吸入含 5% CO_2 的混合气体，或用纸袋罩于患者口鼻使其再吸入呼出的气体以逐渐恢复其血浆 H_2CO_3 浓度；对精神性通气过度患者可使用镇静剂；有抽搐者可静脉内缓慢注射钙剂。

考点

> 呼吸性碱中毒由于肺泡通气过度，体内 CO_2 排出过多，致 $PaCO_2$ 降低引起低碳酸血症，患者可出现胸闷、呼吸不规则、头晕，常合并低血钙症状。常用纸袋罩住口鼻，以增加 CO_2 吸入，或吸入含 5% CO_2 的氧气。

各种单纯型酸碱平衡紊乱常用指标血气参数变化表见表 6 - 1。

表 6-1　各种单纯型酸碱平衡紊乱常用指标血气参数变化表

类型		pH	PaCO₂	SB	AB	BB	BE	K⁺	Cl⁻
代谢性酸中毒		↓（-）	↓	↓	↓	↓	↓	↑	↑（-）
呼吸性酸中毒	急性	↓	↑	↑（-）	↑（-）	（-）	（-）	↑	↓
	慢性	↓（-）	↑	↑	↑	↑	↑	↑	↓
代谢性碱中毒		↑（-）	↑	↑	↑	↑	↑	↓	↓
呼吸性碱中毒	急性	↑	↓	↓（-）	↓（-）	（-）	（-）	↓	↑
	慢性	↑（-）	↓	↓	↓	↓	↓	↓	↑

注：↑升高，↓降低，（-）无变化

第四节　混合型酸碱平衡紊乱

同一患者有两种或两种以上单纯型酸碱平衡紊乱类型同时并存，称为混合型酸碱平衡紊乱（mixed acid-base disorders）。混合型酸碱平衡紊乱较为复杂，只有在了解原发病的基础上结合血气分析结果，才能做出正确结论。临床上常见的混合型酸碱平衡紊乱类型见表 6-2。

表 6-2　临床上常见的混合型酸碱平衡紊乱类型

双重混合型酸碱平衡紊乱	三重混合型酸碱平衡紊乱
呼吸性酸中毒合并代谢性酸中毒	呼吸性酸中毒合并 AG 增高型代谢性酸中毒与代谢性碱中毒
代谢性碱中毒合并呼吸性碱中毒	
呼吸性酸中毒合并代谢性碱中毒	呼吸性酸中毒合并 AG 增高型代谢性酸中毒与代谢性碱中毒
代谢性酸中毒合并呼吸性碱中毒	
代谢性酸中毒合并代谢性碱中毒	

在临床上以呼吸性酸中毒合并代谢性酸中毒和呼吸性酸中毒合并代谢性碱中毒较为常见。但是，在同一患者体内不可能同时发生 CO_2 过多又过少，故呼吸性酸中毒和呼吸性碱中毒不会同时发生。

知识拓展

　　无论是单纯型或是混合型酸碱平衡紊乱都不是一成不变的，随着疾病的发展，治疗措施的影响，原有的酸碱失衡可被纠正，也可能转变或合并其他类型的酸碱平衡紊乱。因此，在诊断和治疗酸碱平衡紊乱时，一定要密切结合患者的病史，观测血 pH 值、HCO_3^- 和 $PaCO_2$ 的动态变化，综合分析病情，及时做出正确诊断和适当治疗。酸碱平衡紊乱类型的判断要"五看"：一看 pH 定酸、碱；二看病史定代、呼，[HCO_3^-] 先变为代谢性，[H_2CO_3] 先变为呼吸性；三看继发性变化是否符合代偿性调节规律定单、混；四看 AG 定单混、定两三；五看症状、体征及实验室检查做参考。

第五节 酸碱失衡的判断

判断酸碱平衡紊乱首先应注重临床表现与询问病史情况。如代谢性酸中毒常见于缺氧、肾功能衰竭、心力衰竭、糖尿病和腹泻等；呼吸性酸中毒常见于呼吸衰竭、支气管异物、支气管哮喘与支气管炎和吸入 CO_2 浓度过高等；代谢性碱中毒常见于呕吐、幽门梗阻和胃肠减压等；呼吸性碱中毒常见于发热、甲亢、肝硬化、脑血管意外和癔病通气过度等。在分析病史之后，先确定患者是为单纯性酸碱平衡紊乱或混合性酸碱平衡紊乱。然后再看血气指标的变化是否支持主观的判断。

一、单纯性酸碱平衡紊乱的判断方法

初步观察 pH、HCO_3^- 和 $PaCO_2$ 的变化来判断属于代谢性酸中毒、代谢性碱中毒、呼吸性酸中毒及呼吸性碱中毒四种中的哪一种基本的紊乱类型，进而判断机体的代偿情况。如代谢性酸中毒中，HCO_3^- 原发性降低，$PaCO_2$ 发生继发性降低。若 pH 值仍维持正常，则为代偿性代谢性酸中毒；若 pH 值低于正常值，则为失代偿性代谢性酸中毒。

二、混合性酸碱平衡紊乱的判断方法

（一）双重性酸碱平衡紊乱的判断

以 HCO_3^- 和 PCO_2 的变化方向来判别。

（1）HCO_3^- 和 $PaCO_2$ 的变化方向来一致时，还应与单纯性酸碱平衡紊乱鉴别，主要根据病史和临床表现确定 HCO_3^- 和 $PaCO_2$ 变化是原发性或继发性。如其中一个是原发性变化而另一个是代偿性变化，则为单纯性酸碱平衡紊乱；如二者都是原发性变化，则为双重性酸碱平衡紊乱。

（2）HCO_3^- 和 $PaCO_2$ 的变化方向来相反时，HCO_3^- 降低而 $PaCO_2$ 升高或 HCO_3^- 升高而 $PaCO_2$ 降低时，HCO_3^- 与 $PaCO_2$ 的变化无代偿关系，可直接判断。HCO_3^- 降低而 $PaCO_2$ 升高判断为代谢性酸中毒合并呼吸性酸中毒；HCO_3^- 升高而 $PaCO_2$ 降低判断为代谢性碱中毒合并呼吸性碱中毒。

（二）三重性酸碱平衡紊乱的判断

由于在同一患者体内不可能同时发生 CO_2 过多又过少，故呼吸性酸中毒和呼吸性碱中毒不会同时发生，因而三重性酸碱平衡紊乱只有两型：即呼吸性酸中毒合并代谢性碱中毒与代谢性碱中毒、呼吸性碱中毒合并代谢性酸中毒与代谢性碱中毒。根据病史不难诊断，但是部分患者可以发生潜在性高 AG 型代谢性酸中毒，值得注意，需结合病史全面分析。

目标检测

一、名词解释

阴离子间隙、代谢性酸中毒、代谢性碱中毒、呼吸性酸中毒、呼吸性碱中毒、反常性酸性尿、反常性碱性尿、混合型酸碱平衡紊乱。

二、问答题

1. 简述机体酸碱平衡的调节机制。

2. 判断酸碱平衡的常用指标有哪些？正常范围是多少？有何意义？

3. 临床上检测某患者血液 pH 值是否正常，能否肯定其无酸碱平衡紊乱？为什么？

4. 频繁呕吐会引起何种酸碱平衡紊乱？为什么？

5. 急性和慢性呼吸性酸中毒时的主要代偿调节方式有何异同？

6. 代谢性酸中毒对机体的主要影响有哪些？并阐述其机制。

7. 为什么呼吸性酸中毒时神经系统的功能紊乱较代谢性酸中毒时的明显？

8. 酸碱平衡紊乱和钾代谢的关系如何？

（唐忠辉）

第七章 缺 氧

要点导航

　　掌握：缺氧的概念；各种类型缺氧的原因及机制、患者皮肤黏膜颜色变化的特点。

　　熟悉：常用的血氧指标及各型缺氧血氧指标变化特点；缺氧时机体的功能和代谢变化。

　　了解：影响机体缺氧耐受性的因素；缺氧的预防及护理原则。

　　氧是维持正常生命活动不可缺少的物质。因组织供氧减少或组织利用氧的能力障碍，导致机体的代谢、功能和形态、结构发生异常变化的病理过程称为缺氧（hypoxia）。健康成人需氧量约为 0.25L/min，而体内氧储量仅 1.5L。因此，体内组织代谢需要的氧，必须不断地由外界提供。一旦呼吸、心跳停止，数分钟内就可能死于缺氧。缺氧是临床上多种疾病共有的病理过程，是许多疾病引起死亡的重要原因之一。

第一节　常用的血氧指标及其意义

　　氧的获得和利用是个复杂的过程。组织的供氧量 = 动脉血氧含量 × 血流量；组织的耗氧量 =（动脉血氧含量 - 静脉血氧含量）× 血流量。故血氧是反映组织的供氧与耗氧的重要指标。下面介绍几种常用的血氧指标及其意义。

一、血氧分压

　　血氧分压（partial pressure of oxygen，PO_2）是指物理状态下溶解于血液中的氧分子所产生的张力。动脉血氧分压（PaO_2）约 13.3kPa（100mmHg），主要取决于吸入气体的氧分压和肺的呼吸功能。静脉血氧分压（PvO_2）正常约 5.33kPa（40mmHg），可反映内呼吸状况。

二、血氧容量

　　血氧容量（oxygen binding capacity，CO_2max）是指 1L 血液中的血红蛋白被氧充分饱和时的最大带氧量。正常成人血红蛋白约 150g/L，每克血红蛋白可结合氧 1.34ml。血氧容量正常值约200ml/L，取决于血液中血红蛋白的质（与氧结合的能力）和量。血氧容量的大小反映血液携氧能力。

三、血氧含量

血氧含量（oxygen content，CO_2）是指 1L 血液中实际含有的氧量，包括物理溶解的和化学结合的氧量。正常动脉血氧含量约 190ml/L，混合静脉血氧含量约 140ml/L。血液氧含量主要取决于血氧分压及血氧容量。

四、动－静脉血氧含量差

动－静脉血氧含量差即动脉血氧含量减去静脉血氧含量所得的毫升数，正常值为 50ml/L。它反映组织对氧的消耗量。

五、血氧饱和度

血红蛋白氧饱和度（oxygen saturation，SO_2）简称血氧饱和度，是指血液中已经与氧结合的血红蛋白占血液总血红蛋白的百分比。血氧饱和度＝（血氧含量－物理溶解氧量）／血氧容量×100%。正常动脉血氧饱和度（SaO_2）为 93%～98%，静脉血氧饱和度（SvO_2）为 70%～75%。血氧饱和度高低主要取决于氧分压，氧分压与氧饱和度之间的关系，可用氧合血红蛋白解离曲线（oxygen dissociation curve，ODS）来表示（图 7－1）。

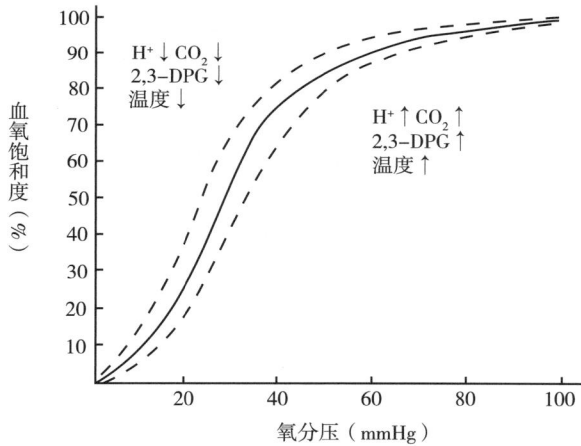

图 7－1　氧合血红蛋白解离曲线及其影响因素

第二节　缺氧的类型

外界氧被吸入肺泡、弥散入血液，与血红蛋白结合，由血液循环输送到全身，最后被组织细胞摄取利用。其中任何一个环节发生障碍都能引起缺氧。一般将缺氧分为四种类型。

一、乏氧性缺氧

乏氧性缺氧（hypoxic hypoxia）是指因肺泡氧分压降低或静脉血分流入动脉引起的缺氧。其基本特征为动脉血氧分压降低、血氧含量减少、组织供氧不足，又称低张性缺氧（hypotonic hypoxia）。

（一）原因和机制

1. 吸入气氧分压过低　多发生于海拔 3000m 以上高原、高山或高空，这些地方空气稀薄，氧分压低；在通风不良的矿井、坑道内，吸入气中氧分压也降低，吸入气氧分压过低引起的缺氧亦称为大气性缺氧（atmospheric hypoxia）。

2. 外呼吸功能障碍　由肺通气或换气功能障碍而导致动脉血氧分压下降，常见于各种呼吸系统疾病或某些肺外疾患，如慢性阻塞性肺疾患、肺炎、气胸、呼吸中枢抑制或呼吸肌麻痹等。由外呼吸功能障碍而引起的缺氧，又称呼吸性缺氧（respiratory hypoxia）。

3. 静脉血分流入动脉（静脉血掺杂）　多见于先天性心脏病患者，如室间隔缺损或房间隔缺损，伴有肺动脉狭窄或肺动脉高压时，右心的压力高于左心，未经氧合的静脉血可直接掺入左心动脉血中导致动脉血氧分压降低。

（二）血氧变化特点

无论是吸入气氧分压低还是外呼吸功能障碍，均使吸入的氧量减少，血液中溶解的氧减少，动脉血氧分压降低，与血红蛋白结合的氧量减少，造成动脉血氧含量减少，血氧饱和度降低。低氧血症是指血氧含量降低，故低张性缺氧又称为低张性低氧血症。因血红蛋白无明显变化，故血氧容量一般是正常的，但慢性缺氧患者可因红细胞和血红蛋白代偿性增多而使氧容量增加。低张性缺氧时，动脉血氧分压降低，血氧含量减少，使同量血液中向组织弥散的氧量减少，故动 - 静脉血氧含量差一般是减少的。如慢性缺氧使组织利用氧的能力代偿性增强，则动 - 静脉血氧含量差也可变化不显著。

正常情况下，毛细血管中脱氧血红蛋白的平均浓度为 26g/L。低张性缺氧时，毛细血管中氧合血红蛋白减少，脱氧血红蛋白浓度则增加。如毛细血管中脱氧血红蛋白平均浓度超过 50g/L 时，可使患者皮肤与黏膜呈青紫色，这种现象称为发绀（cyanosis）。

知识链接

　　发绀是缺氧的常见表现，但缺氧的患者不一定都有发绀。当毛细血管中血红蛋白浓度正常时，发绀可与缺氧同时存在，两者呈正相关。但当毛细血管内血红蛋白浓度过高或过低时，发绀与缺氧常为非正相关，如贫血性缺氧时，血红蛋白减少，脱氧血红蛋白不足 50g/L，故不出现发绀；红细胞增多症患者，血液中脱氧血红蛋白的浓度超过 50g/L，出现发绀，但不存在缺氧。所以，缺氧不一定都有发绀，而出现发绀也不一定是缺氧。因此，临床上不能把发绀和缺氧等同起来。

二、血液性缺氧

血液性缺氧（hemic hypoxia）是指由于血红蛋白含量减少或性质发生改变，以致血液携带氧的功能降低或血红蛋白结合的氧不易释出所引起的缺氧。这型缺氧的 PaO_2 正常，又称等张性缺氧（isotonic hypoxia）。

（一）原因和机制

1. 血红蛋白含量降低　各种原因引起的严重贫血，使血红蛋白含量降低，血液携带氧减少，供给组织氧不足，又称为贫血性缺氧（anemic hypoxia）。

2. 血红蛋白性质改变

（1）一氧化碳中毒　由于一氧化碳（CO）与氧血红蛋白（Hb）的亲和力为 O_2 与 Hb 亲和力的 210 倍，当吸入气中有较高浓度的 CO 时，血液中的 Hb 就会与 CO 结合形成碳氧血红蛋白（HbCO），从而失去携带氧的能力。另一方面，CO 还能抑制红细胞内糖酵解，使其 2，3 - DPG 生成减少，氧离曲线左移，HbO_2 中的氧不易释出，从而加重组织缺氧。

（2）高铁血红蛋白血症　血红蛋白中的二价铁，在氧化剂（亚硝酸盐、过氯酸盐等）的作用下，可氧化成三价铁，形成高铁血红蛋白（$HbFe^{3+}OH$），也称变性血红蛋白或羟化血红蛋白。高铁血红蛋白丧失携带氧的能力，使组织缺氧。食用大量含硝酸盐的腌菜后，经肠道细菌将食物中硝酸盐还原为亚硝酸盐，亚硝酸盐吸收入血形成高铁血红蛋白血症，可使皮肤与黏膜呈咖啡色或青石板色，称为"肠源性发绀"。

（二）血氧变化特点

血液性缺氧时，因吸入气中氧分压及外呼吸功能正常，故动脉血氧分压及血氧饱和度正常，但因血红蛋白数量减少或性质改变，血氧容量及氧含量降低。由于动脉血氧含量降低，血液流经毛细血管时，氧向组织弥散速度减慢，导致组织缺氧和动 - 静脉血氧差低于正常。贫血引起的血液性缺氧，血氧容量降低而血氧饱和度正常。一氧化碳中毒引起的缺氧，患者血液中 HbCO 增加，血氧含量降低，但 Hb 总量并未减少。血液在体外用氧充分饱和后，Hb 结合的 CO 被 O_2 所取代，测得的血氧容量可正常。其他原因引起 Hb 性质改变所致的血液性缺氧亦然。

本型缺氧患者一般无发绀。严重贫血者面色苍白；CO 中毒者皮肤、黏膜呈樱桃红色；高铁血红蛋白血症者皮肤、黏膜呈咖啡色或青石板色。

三、循环性缺氧

循环性缺氧（circulator hypoxia）是指由于组织血流量减少引起的组织供氧量不足而引起的缺氧，又称低血流性缺氧或低动力性缺氧（hypokinetic hypoxia）。

（一）原因和机制

1. 组织缺血　由于动脉压降低或动脉阻塞造成的组织毛细血管血液灌流量减少，导致组织缺血缺氧，又称缺血性缺氧（ischemic hypoxia）。如心力衰竭、休克患者因心输出量减少可造成全身组织供血不足，出现全身性循环障碍；动脉血栓形成、动脉炎或动脉粥样硬化造成的动脉狭窄或阻塞，可引起所支配的组织器官供血不足，引起缺血、缺氧。

2. 组织淤血　静脉压升高可使毛细血管血液回流受阻，造成组织淤血缺氧，称为淤血性缺氧（congestive hypoxia）。如右心衰竭可造成腔静脉回流受阻，全身广泛的毛细血管床淤血；而静脉栓塞可引起静脉回流受阻，造成局部组织淤血性缺氧。

考点

　　全身性循环障碍的患者，当病变累及到肺，如左心衰竭出现肺水肿、休克引起急性呼吸窘迫综合征时，可因影响肺泡气与血氧交换而合并呼吸性（低张性）缺氧，此时，患者的动脉血氧分压、血氧含量和血氧饱和度可降低。

（二）血氧变化特点

　　单纯性循环性缺氧时，动脉血氧分压、氧含量和氧饱和度正常。由于血流缓慢，血液流经毛细血管的时间延长，从单位容积血液弥散给组织的氧量较多，静脉氧含量明显降低，动 - 静脉血氧含量差大于正常。由于静脉血的氧含量和氧分压较低，毛细血管中平均脱氧血红蛋白可超过 50g/L，因而可引起发绀。

四、组织性缺氧

　　组织性缺氧（histogenous hypoxia）是指在组织供氧正常的情况下，因细胞不能有效地利用氧而导致的缺氧，又称氧利用障碍性缺氧（dysoxidative hypoxia）。

（一）原因和机制

　　1. 组织中毒　有些毒物可抑制某些氧化还原酶，使组织细胞的生物氧化过程发生障碍，导致缺氧，如氰化物、硫化氢、砷化物等，最典型的是氰化物。氰化物易与细胞内的氧化型细胞色素氧化酶的三价铁结合，形成氰化高铁细胞色素氧化酶，使呼吸链生物氧化中断，组织细胞利用氧障碍而引起缺氧。

　　2. 呼吸酶合成减少　许多维生素如维生素 B_2、尼克酰胺、泛酸等，均是呼吸链中脱氢酶的辅酶组成成分，当这些维生素严重缺乏时，可明显妨碍呼吸酶的生成，抑制呼吸链，引起组织用氧障碍而缺氧。

　　3. 线粒体损伤　线粒体是进行生物氧化的主要场所，大剂量放射线照射、细菌毒素、氧自由基、钙超载等可损伤线粒体呼吸功能或线粒体结构，使细胞生物氧化障碍而缺氧。

（二）血氧变化特点

　　组织性缺氧时动脉血氧分压、血氧容量、血氧含量和血氧饱和度一般均正常。由于内呼吸障碍使组织不能充分利用氧，故静脉血氧分压、血氧含量较高，动 - 静脉血氧含量差小于正常。组织性缺氧时无发绀。由于毛细血管中脱氧血红蛋白减少，氧合血红蛋白相对增多，使皮肤与黏膜呈鲜红色。

　　临床所见缺氧的原因往往不是单一的，常为混合性缺氧。例如失血性休克患者，因血液循环障碍有循环性缺氧，又可因大量失血引起血液性缺氧，若发生急性呼吸窘迫综合征，还可出现低张性缺氧。各型缺氧的血氧变化特点见表7-1。

表7-1　各型缺氧的血氧变化

缺氧类型	动脉血氧分压	动脉血氧饱和度	血氧容量	动脉血氧含量	动 - 静脉氧含量差
乏氧性缺氧	↓	↓	N 或 ↑	↓	↓ 或 N
血液性缺氧	N	N	↓ 或 N	↓	↓
循环性缺氧	N	N	N	N	↑
组织性缺氧	N	N	N	N	↓

注：↓降低；↑升高；N 正常

第三节 缺氧时机体的功能和代谢变化

缺氧时机体的功能和代谢变化，包括机体对缺氧的代偿性反应和由缺氧引起的代谢与功能障碍。轻度缺氧主要引起机体代偿性反应；严重缺氧则可造成细胞的功能和代谢障碍，甚至结构破坏。急性缺氧时机体往往来不及充分发挥代偿作用，以损伤表现为主；而慢性缺氧时机体的代偿反应和缺氧的损伤作用并存。各种类型的缺氧所引起的变化，既有相似之处，又各具特点，以下主要以低张性缺氧为例，说明缺氧对机体的影响。

一、呼吸系统的变化

（一）代偿性反应

PaO_2 降低（低于 60mmHg）可刺激颈动脉体和主动脉体的外周化学感受器。反射性地引起呼吸加深加快。其代偿意义表现为：①使肺泡通气量增加，肺泡气氧分压升高。②胸廓运动的增强使胸内负压增大，使回心血量增加，心输出量和肺血流量增加，有利于氧的摄取和运输。

乏氧性缺氧所引起的肺通气变化与缺氧持续的时间有关。比如：人刚到达 4000m 高原时，肺通气量立即增加，但仅比在海平面高 65%。数日后，肺通气量可高达在海平面的 5~7 倍。但久居高原肺通气量逐渐回降，至仅比海平面者高 15% 左右。这是因为缺氧早期肺通气增加使二氧化碳排出增多，引起低碳酸血症和呼吸性碱中毒对呼吸中枢的抑制作用，使肺通气的增加受限。2~3 天后，脑脊液内的 HCO_3^- 也逐渐通过血脑屏障进入血液，并通过肾脏代偿性地排出，使脑组织中 pH 值逐渐恢复正常，消除了 pH 值增高对呼吸中枢的抑制作用。此时方能充分显示缺氧兴奋呼吸中枢的作用。久居高原肺通气量回降，可能与外周化学感受器对缺氧的敏感性降低有关。长期缺氧使肺通气反应减弱，这也是一种慢性适应性反应。因为肺通气每增加 1L，呼吸肌耗氧增加 0.5ml，可能加剧机体氧的供需矛盾，故长期呼吸运动增强显然是对机体不利的。

血液性缺氧、循环性缺氧和组织性缺氧的患者，如果不合并 PaO_2 降低，则呼吸系统的代偿不明显。

（二）失代偿反应

急性低张性缺氧，如快速登上 4000m 以上的高原时，可在 1~4 天内发生肺水肿，称高原肺水肿。表现为头痛、胸闷、咳嗽、咳血性泡沫痰、呼吸困难、肺部有湿性啰音、皮肤黏膜发绀，甚至神志不清。高原肺水肿的可能机制为急性缺氧使外周血管收缩回心血量和肺血流量增加；同时缺氧使肺血管收缩，肺循环阻力增加，导致肺动脉高压，毛细血管内压增高，从而引起肺水肿。

PaO_2 过低（低于 30mmHg）可直接抑制呼吸中枢，使呼吸抑制，肺通气量减少，导致中枢性呼吸衰竭。

二、循环系统的变化

（一）代偿性反应

低张性缺氧引起的代偿性心血管反应，主要表现为心输出量增加、血流分布改变、肺血管收缩与毛细血管增生。

1. 心输出量增加　可使供应组织细胞的血量增加，提高全身组织的供氧量，故对急性缺氧有一定的代偿意义。心输出量增加主要是由于：①心率加快：缺氧时因通气增加引起肺膨胀刺激肺牵张感受器，反射性地通过交感神经兴奋引起心率加快。②心肌收缩性增强：PaO_2 降低可引起交感神经兴奋，儿茶酚胺释放增加，作用于心肌 β-肾上腺素能受体，使心肌收缩性增强。③回心血量增加：胸廓运动幅度增大及心脏活动增强，可导致静脉回心血量增加和心输出量增多。

2. 血流分布改变　缺氧时，一方面交感神经兴奋引起儿茶酚胺释放增加，使皮肤及腹腔器官的血管收缩，血流明显减少；另一方面局部组织代谢产物如乳酸、腺苷、前列腺素等使心、脑血管扩张，血流增加。这种血流分布的改变显然对于保证生命重要器官氧的供应是有利的。

3. 肺动脉收缩　缺氧引起某部分肺泡气 PO_2 降低时，可引起该部位肺小动脉收缩，使血流转向通气充分的肺泡，这是肺循环独有的生理现象，称为缺氧性肺动脉收缩。肺动脉的收缩反应有利于维持肺泡通气与血流的适当比例，使流经这部分肺泡的血液仍能获得较充分的氧，从而可维持较高的 PaO_2。

缺氧引起肺动脉收缩的机制较复杂，目前认为与下列因素有关：①交感神经作用：缺氧所致交感神经兴奋可作用于肺动脉的 α-肾上腺素受体引起肺动脉收缩反应。②体液因素作用：缺氧可使肺泡巨噬细胞、肥大细胞、肺血管内皮细胞等合成及释放多种血管活性物质，尤以缩血管物质增多占优势，如血管紧张素 II（Ang II）、内皮素（endothelin，ET）和血栓素 A_2（thromboxane，TXA_2）等，从而导致肺小动脉收缩。③缺氧直接对血管平滑肌作用：缺氧可抑制血管平滑肌细胞膜 K^+ 通道开放，使 K^+ 外流减少，膜电位降低，引发细胞膜去极化，从而激活电压依赖性钙通道开放，Ca^{2+} 内流增加引起肺动脉收缩。由此可见，缺氧性肺动脉收缩反应是多因素综合作用的结果。

4. 毛细血管增生　长期缺氧时，细胞生成缺氧诱导因子-1（hypoxia inducible factor，HIF-1）增多，诱导血管内皮生长因子（vascular endothelial growth factor，VEGF）等基因高表达，促使缺氧组织内毛细血管增生，密度增加。尤其是脑、心脏和骨骼肌的毛细血管增生更显著。毛细血管的密度增加可缩短氧从血管内向组织细胞弥散的距离，增加对细胞的供氧量。

知识链接

缺氧诱导因子-1生物学特性

缺氧诱导因子-1（HIF-1）在许多缺氧性疾病的病理过程中发挥着重要的作用。它是细胞在基因转录水平协调缺氧变化的最主要的调节因子，广泛表达于哺乳动物各种组织细胞中，是一种介导哺乳动物细胞内低氧反应的核转录复合体。它可以调控许多靶基因的转录，其表达调控与肿瘤发生发展和某些疾病的病理生理过程密切相关。

（二）失代偿反应

1. 肺动脉高压　肺泡缺氧所致肺血管收缩反应可增加肺循环阻力，导致肺动脉高压。肺动脉高压可加重右心负荷，导致右心室肥大，甚至心力衰竭。

2. 心肌的舒缩功能降低　由于心肌缺氧，能量产生不足和酸中毒，以及心肌细胞离子的改变，可导致心肌的舒缩功能降低，甚至使心肌发生变性、坏死。

3. 心律失常　严重缺氧可引起窦性心动过缓、期前收缩，甚至发生心室纤颤致死。严重的 PaO_2 降低可经颈动脉体反射性地兴奋迷走神经导致窦性心动过缓。此外，缺氧时心肌细胞内 K^+ 减少、Na^+ 增加使静息膜电位降低、心肌兴奋性增高、传导性降低，易发生异位心律和传导阻滞。

4. 回心血量减少　严重缺氧时，呼吸中枢的抑制使胸廓运动减弱，可导致静脉回流减少。缺氧使体内产生大量乳酸、腺苷等扩血管物质，使外周血管床扩大，大量血液淤积在外周，回心血量减少，组织的供血供氧量减少。

三、血液系统的变化

（一）代偿性反应

缺氧可使红细胞数量增多，氧合血红蛋白解离曲线右移，从而增加氧的运输和释放。

1. 红细胞和血红蛋白增多　急性缺氧时，由于交感神经兴奋，脾、肝等储血器官收缩，储存的血液进入体循环，使血液中红细胞迅速增多，增加氧的摄取和输送能力。慢性缺氧所致红细胞增多主要是骨髓造血增强所致。当低氧血流经肾脏近球小体时，能刺激近球细胞，生成并释放促红细胞生成素（erythropoietin，EPO），促红细胞生成素能促使干细胞分化为原红细胞，并促进其分化、增殖和成熟，加速 Hb 的合成和使骨髓内的网织红细胞和红细胞释放入血液。

2. 红细胞向组织释放氧的能力增强　缺氧时，红细胞内 2，3 - 二磷酸甘油酸（2，3 - DPG）增加，导致氧离曲线右移，即血红蛋白与氧的亲和力降低，易于将结合的氧释出供组织利用。但是，如果 PaO_2 低于 60mmHg（8kPa），则氧离曲线的右移将使血液通过肺泡时结合的氧量减少，使之失去代偿意义。

2，3 - DPG 是红细胞内糖酵解过程的中间产物。缺氧时红细胞中生成的 2，3 - DPG 增多是因为：①低张性缺氧者氧合血红蛋白减少，脱氧血红蛋白增多，前者中央孔穴小，不能结合 2，3 - DPG；后者中央孔穴较大，可结合 2，3 - DPG。故当脱氧血红蛋白增多，红细胞内游离的 2，3 - DPG 减少，使 2，3 - DPG 对二磷酸甘油酶变位酶及磷酸果糖激酶的抑制作用减弱，从而使糖酵解增强及 2，3 - DPG 的生成增多。②低张性缺氧时出现的代偿性肺过度通气所致呼吸性碱中毒，以及由于脱氧血红蛋白稍偏碱性，致使 pH 值增高，pH 值增高能激活磷酸果糖激酶使糖酵解增强，2，3 - DPG 合成增加，另一方面，pH 值增高还能抑制 2，3 - DPG 磷酸酶的活性，使 2，3 - DPG 的分解减少。

2，3 - DPG 增多使氧离曲线右移，是因为：①2，3 - DPG 与脱氧血红蛋白结合，可稳定后者的空间构型，使之不易与氧结合。②2，3 - DPG 是一种不能透出红细胞的有机酸,增多时能降低红细胞内 pH 值,而 pH 值下降可使血红蛋白与氧的亲和力降低,氧离曲线右移。

(二) 失代偿反应

血液中红细胞增加,可使血液黏滞度增加,循环阻力增大,心脏的后负荷增高,这是缺氧时发生心衰的原因之一。在吸入气 PO_2 明显降低的情况下,红细胞内过多的2,3 - DPG 将妨碍血红蛋白与氧结合,使动脉血氧含量过低,组织严重缺氧。

四、中枢神经系统的变化

脑重仅为体重的 2% 左右,而脑血流量约占心输出量的 15%,脑耗氧量约为总耗氧量的 23%。而脑内氧的储备很少,所以脑对缺氧十分敏感,缺氧直接损害中枢神经系统功能。急性缺氧可引起头痛,情绪激动,思维力、记忆力、判断力降低或丧失,以及运动不协调等。慢性缺氧者则有易疲劳,注意力不集中,嗜睡及精神抑郁等症状。严重缺氧可导致烦躁不安,惊厥,昏迷,甚至死亡。正常人脑静脉血氧分压约为34mmHg(4.53kPa),当降至 28mmHg(3.73kPa)以下可出现精神错乱等;降至19mmHg(2.53kPa)以下时可出现意识丧失;降至 12mmHg(1.6kPa)时将危及生命。缺氧引起脑组织的形态学变化主要是脑细胞肿胀及变性、坏死。

缺氧引起中枢神经系统功能障碍与脑水肿和脑细胞受损有关。其发生机制主要有:①脑细胞缺氧,ATP 的生成不足,神经细胞膜电位降低,神经递质合成减少,神经冲动传导受阻。②神经细胞膜钠泵功能障碍,脑细胞水肿。③缺氧与酸中毒使脑微血管通透性增高、液体渗出,加重脑水肿。④细胞内游离 Ca^{2+} 增多、溶酶体酶的释放等,均可导致神经系统的功能障碍及神经细胞的变性、坏死。

五、组织细胞的变化

(一) 代偿性反应

在供氧不足的情况下,组织细胞可通过增强利用氧的能力和增强无氧酵解过程以获取维持生命活动所必须的能量。

1. 组织细胞利用氧的能力增强　慢性缺氧时,细胞内线粒体的数目和膜的表面积均增加,呼吸链中的酶如琥珀酸脱氢酶、细胞色素氧化酶可增加,使细胞的内呼吸功能增强。

2. 糖酵解增强　严重缺氧时,ATP 生成减少,ATP/ADP 比值下降,以致磷酸果糖激酶活性增强,该酶是控制糖酵解过程最主要的限速酶,其活性增强可促使糖酵解过程加强,在一定的程度上可补偿能量的不足。

3. 载氧蛋白表达增加　细胞中存在多种载氧蛋白,如广泛存在于肌细胞中的肌红蛋白,脑组织中的脑红蛋白以及存在于多种组织、细胞中的胞红蛋白。它们与氧的亲和力显著高于血红蛋白。例如:当氧分压为 10mmHg 时,血红蛋白的氧饱和度约为10%,而肌红蛋白的氧饱和度可达 70%。当慢性缺氧时,载氧蛋白含量增多,组织细胞对氧的摄取和储存能力增强。

4. 低代谢状态　缺氧可抑制细胞的各种合成代谢和离子泵功能,使之耗能减弱,呈低代谢状态，从而有利于机体在缺氧环境中生存。

以上各种代偿反应发生的快慢不同，如肺通气及心脏活动的增强可在缺氧时立即发生。但这些代偿功能活动本身消耗能量和氧，而红细胞的增生和组织利用氧能力的增强需较长的时间，但为较经济的代偿方式。急性缺氧时以呼吸系统和循环系统的代偿反应为主；慢性缺氧者，如世居高原的居民，主要靠增加组织利用氧和血液运送氧的能力以适应慢性缺氧。其肺通气量、心率及输出量并不多于居住海平面者。

（二）失代偿反应

严重缺氧，如低张性缺氧者 PaO_2 低于 4kPa（30mmHg）时，组织细胞可发生严重的缺氧性损伤，器官可发生功能障碍甚至功能衰竭。

1. 细胞膜的损伤　一般而言，细胞膜是细胞缺氧最早发生损伤的部位。缺氧时，细胞膜对离子的通透性增高，导致离子顺浓度差透过细胞膜，可出现以下情况。

（1）钠离子内流　Na^+ 内流使细胞内 Na^+ 浓度增加，可激活钠泵增加 Na^+ 排除，从而消耗 ATP。ATP 消耗量增多可促使线粒体氧化磷酸化过程增强。严重缺氧时，ATP生成减少，使钠泵功能障碍，细胞内 Na^+ 增多，促进细胞内水钠潴留。

（2）钾离子外流　K^+ 外流使细胞内缺 K^+。而 K^+ 为蛋白质包括酶等合成代谢所必需。细胞内缺钾将导致合成代谢障碍，酶的生成减少，将进一步影响 ATP 的生成和离子泵的功能。

（3）钙离子的内流　因细胞膜通透性增高，细胞外的 Ca^{2+} 顺浓度差进入细胞内；ATP 减少将影响 Ca^{2+} 的外流和摄取，使胞浆 Ca^{2+} 浓度增高。Ca^{2+} 增多可抑制线粒体的呼吸功能；可激活磷脂酶，使膜磷脂分解，引起溶酶体的损伤及其水解酶释出；还可激活一种蛋白酶，使黄嘌呤脱氢酶（D 型）转变为黄嘌呤氧化酶（O 型）。由此增加自由基的形成，加重细胞的损伤。

2. 线粒体的损伤　细胞内的氧有 80%～90% 在线粒体内用于氧化磷酸化生成 ATP，仅 10～20% 在线粒体外用于生物合成、降解及生物转化（解毒）作用等。轻度缺氧或缺氧早期线粒体呼吸功能是增强的。严重缺氧首先影响线粒体外的氧利用，使神经介质的生成和生物转化过程等障碍，当线粒体部位氧分压降到临界点 1mmHg 时，可抑制线粒体内脱氢酶的功能，使 ATP 生成减少。严重缺氧时，线粒体还可见结构损伤，表现为线粒体肿胀、嵴崩解、外膜破裂和基质外溢等。

3. 溶酶体的损伤　缺氧时因酸中毒和钙超载可激活磷脂酶，使溶酶体膜磷脂被分解，则溶酶体膜的稳定性降低，通透性增高，严重时溶酶体肿胀、破裂，大量溶酶体酶逸出，进而导致细胞本身及其周围组织的溶解、坏死。

除以上所述神经系统、呼吸与循环系统功能障碍外，肝、肾、消化道、内分泌等各系统的功能均可因严重缺氧而受损害。

第四节　影响机体对缺氧耐受性的因素

年龄、机体的功能状态、环境温度等许多因素都可影响机体对缺氧的耐受性，这些因素可以归纳为以下几方面。

1. 机体的代谢耗氧率　机体的基础代谢增高时，如发热、中枢神经兴奋、精神过度紧张、寒冷、体力活动或甲状腺功能亢进的患者，由于耗氧多，故对缺氧的耐受性较低。相反，体温降低、神经系统的抑制等，能降低功能耗氧量使对缺氧的耐受性升高。故临床上采用低温麻醉、人工冬眠等措施来提高患者对缺氧的耐受性。

2. 机体的代偿能力　机体通过呼吸、循环和血液系统的代偿性反应能增加组织的供氧。通过组织细胞的代偿性反应能提高利用氧的能力。这些代偿性反应存在着显著的个体差异，因而各人对缺氧的耐受性也很不相同。另外，代偿能力是可以通过锻炼提高的。

3. 年龄　新生儿对缺氧的耐受性高，而老年人对缺氧的耐受性低。

4. 缺氧发生的速度、程度和持续时间　机体对急性、重度缺氧的耐受性较低，对慢性、轻度缺氧的耐受性较高。缺氧持续时间越长，机体的耐受性越差。

第五节　缺氧的护理原则

一、去除引起机体缺氧的原因

积极治疗和消除引起缺氧的各种疾病，去除引起机体缺氧的原因是纠正缺氧的关键。可根据患者皮肤黏膜的颜色、血氧指标变化以及呼吸、循环、中枢神经系统的变化等临床表现，明确缺氧的原因，判断缺氧的类型。同时，根据缺氧的特点，合理进行氧疗，处理缺氧的并发症。做好生活护理，增强机体抵抗力及对缺氧的耐受力。

二、氧疗

对于缺氧患者的治疗，除了消除引起缺氧的原因以外，吸氧是最基本的方法。但氧疗的效果因缺氧的类型而异。氧疗对低张性缺氧的效果最好。由于患者 PaO_2 及 SaO_2 明显低于正常。吸氧可提高肺泡气氧分压，使 PaO_2 及 SaO_2 增高，血氧含量增多，因而对组织的供氧增加。高原性肺水肿患者吸入纯氧具有特殊的疗效，吸氧后数小时至数日，肺水肿症状可显著缓解，肺部体征随之消失。因肺通气功能障碍所致的缺氧常伴有二氧化碳的潴留，可采用低浓度（30%）和低流量（1～2L/min）持续给氧的原则，使动脉血氧分压上升至 60mmHg 即可，以保持轻度缺氧对呼吸中枢的兴奋刺激。

血液性缺氧、循环性缺氧和组织性缺氧者 PaO_2 及 SaO_2 正常，吸氧虽然可明显提高 PaO_2，但血红蛋白与氧结合的数量增加却很有限，而吸氧可增加血浆内溶解的氧。一氧化碳中毒可吸入纯氧及进行高压氧治疗，使血液的氧分压升高，有利于氧取代一氧化碳血红蛋白中的一氧化碳分子，加速一氧化碳血红蛋白的解离，促进一氧化碳排除和恢复血红蛋白运输氧的生理功能，氧疗效果显著。对高铁血红蛋白血症的血液性缺氧，对心力衰竭、休克等循环性缺氧，吸氧可以起一定治疗作用。

三、氧中毒

氧中毒（oxygen intoxication）是指因吸入气中氧分压过高或长时间吸入高浓度氧，

引起组织细胞损伤及器官功能障碍的病理过程。氧中毒时细胞受损的机制一般认为与活性氧的毒性作用有关。氧中毒的发生取决于氧分压而不是氧浓度。当吸入气的氧分压过高时，肺泡气及动脉血的氧分压随着增高，使血液与组织细胞之间的氧分压差增大，氧的弥散加速，组织细胞因获得过多氧而中毒。人类氧中毒有两型：肺型与脑型。

1. 肺型氧中毒 发生于吸入一个大气压左右的氧 8 小时以后，出现胸骨后疼痛、咳嗽、呼吸困难、肺活量减少、PaO_2 下降。肺部呈炎性病变，有炎性细胞浸润、充血、水肿、出血和肺不张。氧疗的患者如发生氧中毒，吸氧反而使 PaO_2 下降，加重缺氧，造成难以调和的治疗矛盾，故氧疗时应控制吸氧的浓度和时间，严防氧中毒的发生。

2. 脑型氧中毒 吸入 2~3 个大气压以上的氧，可在短时内引起脑型氧中毒（6 个大气压的氧吸入数分钟；4 个大气压的氧吸入数十分钟），患者主要出现视觉、听觉障碍、恶心、抽搐、晕厥等神经症状，严重者可昏迷、死亡。高压氧疗时，患者出现神经症状，应区分"脑型氧中毒"与由缺氧引起的"缺氧性脑病"。前者患者先抽搐以后才昏迷，抽搐时患者是清醒的；后者则先昏迷后抽搐。对氧中毒者应控制吸氧，但对缺氧脑病者则应加强氧疗。

目标检测

一、名词解释

缺氧、发绀、低张性缺氧、血液性缺氧、循环性缺氧、组织性缺氧。

二、问答题

1. 简述缺氧的类型及各型缺氧血氧变化的特点。
2. 缺氧时循环系统的变化有哪些？
3. 急性缺氧与慢性缺氧时，机体的代偿反应有何不同？
4. 缺氧与发绀有何关系。
5. 简述失血性休克患者缺氧的类型和血氧变化特点。

（甘 萍）

第八章 | 弥散性血管内凝血

要点导航

掌握：弥散性血管内凝血的概念、原因、诱因和主要临床表现。

熟悉：弥散性血管内凝血的分期、分型。

了解：弥散性血管内凝血的发病机制、预防与护理原则。

弥散性血管内凝血（disseminated intravascular coagulation，DIC）是指在某些致病因子的作用下，大量促凝物质入血，凝血因子和血小板被激活，使凝血酶增多，微循环中形成广泛的微血栓，继而因凝血因子和血小板大量消耗，引起继发性纤维蛋白溶解功能增强，机体出现以止、凝血功能障碍为特征的病理生理过程。主要临床表现为出血、休克、器官功能障碍和溶血性贫血等危重的临床综合征，病势凶险，死亡率高。

知识拓展

正常机体的凝血、抗凝血及纤溶系统之间处于动态平衡，所以机体既不出血，也不形成血栓。若此平衡破坏，出现凝血与抗凝功能紊乱，可引起 DIC。凝血系统主要由凝血因子组成，多数凝血因子在肝脏合成，其中组织因子来自组织。抗凝系统包括细胞和体液抗凝系统，前者指单核－吞噬细胞系统对凝血因子、组织因子、凝血酶原复合物等的吞噬。纤溶系统包括纤溶酶原、纤溶酶、纤溶酶原激活物与纤溶抑制物，它可使纤维蛋白凝块溶解，保证血流通畅。

第一节　DIC 的原因与发病机制

一、DIC 的原因

引起 DIC 的原因很多，常见原因见表 8 - 1。其中感染性疾病是 DIC 最常见的原因。

表 8 - 1　DIC 的常见原因

类型	比例	常见疾病
感染性疾病	31% ~43%	败血症、内毒素血症、细菌、病毒感染等
肿瘤性疾病	24% ~34%	消化、泌尿、生殖等系统的恶性肿瘤和白血病
妇产科疾病	4% ~12%	流产、胎盘早剥、宫内死胎、羊水栓塞、剖宫产手术等
创伤及手术	1% ~5%	严重软组织创伤、挤压综合征、大面积烧伤及大手术等

二、DIC 的发病机制

正常机体存在凝血、抗凝血及纤维蛋白溶解系统，三者保持动态平衡。各种病因通过不同途径激活机体的内源性或外源性凝血系统而引起血液凝固性障碍，导致 DIC 的发生（图 8 – 1）。

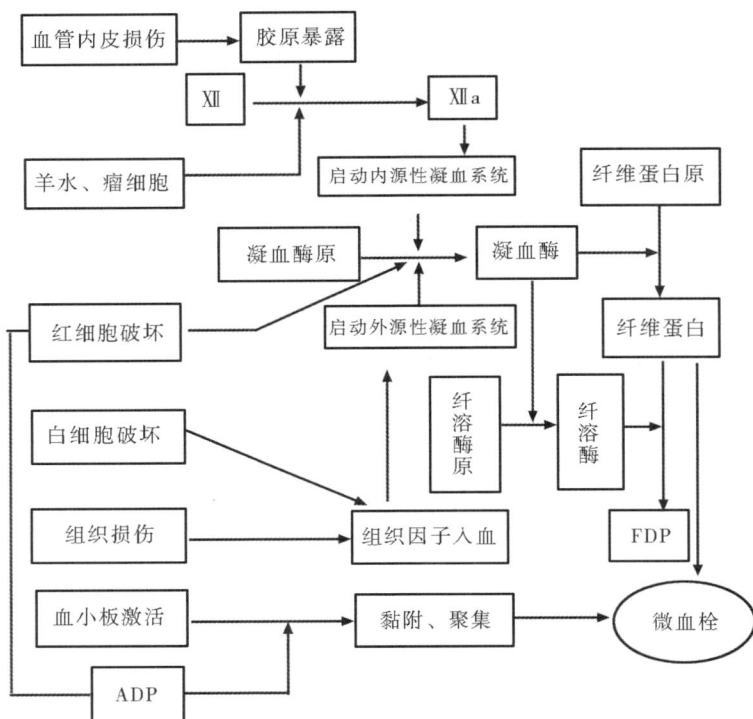

图 8 – 1　DIC 的发生机制

1. 血管内皮细胞损伤　细菌、病毒、内毒素、抗原抗体复合物、持续性缺血、缺氧、酸中毒、颗粒或胶体物质进入体内时，都可以损伤血管内皮细胞。损伤暴露的内皮下胶原可以直接激活因子Ⅻ，并能增强血小板的黏附、聚集和释放等活化反应，启动内源性凝血系统。损伤的血管内皮细胞释放组织因子，启动外源性凝血系统。

2. 组织损伤　在组织严重损伤的情况下，会释放大量组织因子（tissue factor，TF）入血，激活外源性凝血系统，启动凝血过程，导致 DIC 的发生。组织严重损伤的情况如：外科大手术、严重创伤和烧伤、产科意外（如胎盘早期剥离、宫内死胎等）、癌组织坏死、病变器官组织的大量坏死、白血病放疗或化疗等。以宫内死胎为例，当胎儿的坏死组织在子宫内滞留超过 5 周，DIC 的发生率可达 50% 左右，这是因为坏死的胎儿组织释放组织因子，后者大量进入母体循环，启动外源性凝血系统。

3. 血细胞大量破坏

（1）红细胞的大量破坏　见于各种原因引起的急性溶血，常见于异型输血、恶性疟疾等。红细胞大量破坏释放 ADP 和红细胞素，ADP 可促进血小板黏附、聚集，导致血凝；红细胞素具有组织因子样作用，激活凝血系统。另外，红细胞膜磷脂可浓缩并局限Ⅸ，Ⅹ及凝血酶原等凝血因子，生成大量凝血酶，促进 DIC 发生。

（2）白细胞破坏或激活　急性早幼粒白血病患者放、化疗时破坏的白细胞释放组织因子，激活外源性凝血系统。内毒素、白细胞介素、肿瘤坏死因子等可促进血液中的单核细胞和中性粒细胞释放组织因子，启动凝血。

（3）血小板的激活　血管内皮细胞损伤后暴露的内皮下胶原、内毒素、免疫复合物、颗粒物质、凝血酶等可激活血小板。血小板被激活后发生黏附、聚集和释放反应，所释放出的 ADP、5－HT 等活性物质可进一步激活血小板，促进凝血。血小板损伤后能释放多种血小板因子。

4. 其他促凝物质进入血液　急性坏死性胰腺炎时大量胰蛋白酶入血，激活凝血酶原，促进凝血酶生成，导致大量微血栓形成。蛇毒、蜂毒属于外源性促凝物质，它们能直接激活凝血因子Ⅹ。某些肿瘤细胞能分泌特有的促凝血蛋白，直接激活凝血因子Ⅹ，从而激活凝血系统。一定量的羊水、抗原－抗体复合物、微生物等入血，可导致血管内皮的损伤，激活因子Ⅻ，启动凝血系统。

考点

> 广泛微血栓的形成是在微血管里面，而不是在动脉或者静脉血管里面形成。

第二节　DIC 的诱发因素

一、单核－巨噬细胞系统功能受损

单核－巨噬细胞系统具有吞噬和清除功能，可以吞噬清除血液中一定量的促凝物质使凝血与抗凝血之间保持动态平衡，任何导致单核－巨噬细胞系统功能降低或者受损的因素都可以触发 DIC 的发生。单核－巨噬细胞可以吞噬和清除内毒素、纤维蛋白原、纤维蛋白、溶解酶、免疫复合物、细胞因子、ADP、凝血酶、纤维蛋白降解产物（FDP）、补体及红、白细胞碎片等物质。当单核－巨噬细胞系统功能严重障碍（如长期大量应用糖皮质激素、严重肝脏疾病）或由于过量吞噬（如细菌、内毒素、脂质、坏死组织）导致细胞功能受封闭时，单核－巨噬细胞清除血液中促凝物质的能力降低，大量促凝物质堆积，极易诱发 DIC 发生。

二、肝功能障碍

凝血因子大多在肝脏合成，肝脏也是产生各种抗凝血因子的主要场所，还可以灭活活化的凝血因子。肝功能严重障碍时，肝脏产生凝血因子和抗凝血因子的能力降低，使机体的凝血与抗凝血平衡紊乱，肝脏灭活活化凝血因子的能力也降低，因此严重肝病时，一旦有促凝物质进入循环或血管损伤，极易造成血栓形成或出血倾向，诱发 DIC。肝细胞坏死也可释放大量组织因子，诱发 DIC。肝功能障碍的某些病因（病毒、某些药物）可激活凝血因子。这些因素在 DIC 的发生、发展中均有一定作用。

三、血液的高凝状态

血液的高凝状态是指在某些生理或病理条件下，血液凝固性增高，有利于血栓形成的一种状态。妊娠、酸中毒、红细胞增多、肾病综合征、恶性肿瘤、白血病及长期使用纤溶抑制剂等情况下，血液凝固性增高，易诱发 DIC。妊娠期可有生理性高凝状态，从妊娠第 3 周开始孕妇血液中血小板及凝血因子 X、XII 等逐渐增加，血液渐趋高凝状态，到妊娠末期最明显，所以产科意外易发生 DIC。DIC 的发生机制是：①羊水栓塞、胎盘早剥时，羊水具有较强促凝作用，可以激活 X 因子引起血凝。②人工流产后感染、产后感染，这主要由于子宫内具有凝血活性的组织因子进入血液导致 DIC。③宫内死胎，死胎也能释放组织因子入血启动外源性凝血系统。另外，血液中凝血因子有随年龄增加而逐渐增多的趋势，高年者可出现生理性高凝状态。

四、微循环障碍

正常血液流速较快，能将血浆中出现的少量活化的凝血因子及微小的纤维蛋白凝块稀释并运走；若微循环血流缓慢，血小板和红细胞易聚集，加速微血栓形成。休克时导致的严重微循环障碍，血流缓慢，出现涡流或血液淤滞，红细胞和血小板聚集；另外，微循环障碍导致的缺血、缺氧可引起酸中毒和血管内皮损伤，这些因素都可促进 DIC 发生。

五、纤溶系统功能受抑制

临床上不恰当地应用纤溶系统功能的抑制剂，在过度抑制机体纤溶功能的情况下，一旦发生感染、创伤等事件，容易引起 DIC。

此外，DIC 的发生发展还与促凝物质进入血液的数量、速度和途径有关。促凝物质进入血液少而慢时，如机体代偿功能（吞噬功能）健全，不发生或仅表现为症状不明显的慢性型 DIC；促凝物质入血过多过快，超过机体代偿能力时，则可引起急性 DIC。另外，促凝物质入血的途径与微血栓形成的部位有重要的关系，静脉系统入血，DIC 分布以肺为主；动脉入血以肾为主。

第三节　DIC 的分期与分型

一、DIC 的分期

根据 DIC 的发生发展过程和病理生理特点，一般可分为高凝期、消耗性低凝期和继发性纤溶亢进期三期（表 8 - 2）。

表 8 - 2 DIC 分期与特点

	高凝期	消耗性低凝期	继发性纤溶亢进期
发生机制	促凝物质入血凝血酶被激活	消耗凝血因子和血小板，大量消耗；继发性纤溶亢进	激活纤溶酶原，生成大量的纤维蛋白降解产物（FDP）
血液状况	血液高凝状态	血液低凝状态	血液低凝状态
临床特点	微血栓形成；无明显临床症状	程度不等的出血症状	明显出血症状、休克和器官功能障碍
实验室检查	凝血和复钙时间缩短；血小板黏附性增强	血浆纤维蛋白原减少；出血、凝血复钙时间延长；血小板计数↓	凝血酶原时间延长 > 25s；3P 试验阳性；优球蛋白溶解时间缩短；血小板计数↓

对于急性 DIC 不易出现高凝期，在慢性则常出现。另外，在 DIC 发展过程中消耗性低凝期与继发性纤溶亢进期可有部分重叠或交叉。随着 DIC 病理变化的进展，机体的血液系统、循环系统及其他器官功能均有变化。

二、DIC 的分型

（一）按病情进展速度分型

1. 急性 DIC 以严重感染、休克、羊水栓塞、异型输血、急性移植物反应等为常见，可在数小时或 1 ~ 2 天发生，主要临床表现为出血和休克，分期不明显，病情恶化快。实验室检查结果明显异常。

2. 亚急性 DIC 常见于恶性肿瘤转移、宫内死胎等，可在数天内逐渐发生，临床表现介于急性 DIC 和慢性 DIC 之间。

3. 慢性 DIC 常见于恶性肿瘤、慢性溶血性贫血和胶原病等，发病缓慢，病程较长，临床表现不明显，常以某些实验室检查异常或某脏器功能不全为主要表现，有的只在尸检时被发现。

（二）按机体代偿情况分型

1. 失代偿型 以急性 DIC 常见。由于凝血因子和血小板消耗过度，机体一时难以充分代偿，患者带有明显的出血和休克，实验室检查则具有血小板、纤维蛋白原显著减少的特征。

2. 代偿型 以轻度 DIC 多见。此时凝血因子和血小板的消耗与代偿处于动态平衡状态，临床表现为不明显或仅有轻度出血，实验室检查也常无明显异常，使得临床诊断较困难，并可向失代偿型 DIC 转变。

3. 过度代偿型 主要见于慢性 DIC 和 DIC 恢复期。患者因过度代偿，促使凝血因子和血小板的生成超过消耗，临床表现不明显，实验室检查可见纤维蛋白原短暂性升高。若病因性质和强度发生改变，则可转变为失代偿型 DIC。

第四节　DIC 的临床表现

一、出血

出血是 DIC 患者最初的症状，也是常见的突出症状，据统计有 70% ~ 80% DIC 患者以不同程度的出血为初发症状。特点为自发性、多发性出血，一般止血药物治疗无效。可表现为注射部位和伤口渗血，皮肤瘀点、瘀斑，内脏出血，黏膜出血，浆膜腔积血等。出血发生在皮肤时，常可见到出血斑或局部坏死，它与周围皮肤分界清楚，边缘不规则。胃肠道黏膜和泌尿生殖道的出血则表现为呕血、便血、血尿。引起出血的机制主要是以下几点。

1. 凝血物被消耗而减少　DIC 时由于广泛微血栓形成，大量凝血因子和血小板被消耗，造成低凝状态，特别是纤维蛋白原、凝血酶原、血小板、凝血因子 X 等明显减少。凝血物质的大量减少，使凝血过程受阻，因此曾有人将 DIC 称为消耗性凝血病。

2. 纤溶系统激活　DIC 时在凝血系统激活后，常有继发性纤溶系统的激活。这主要是由于在凝血过程中，凝血因子 XII 被激活的同时，激肽系统也被激活，产生激肽释放酶，后者使纤溶酶原变为纤溶酶，从而激活纤溶系统。一些富含纤溶酶原激活物的器官（如子宫、前列腺、肺等）因血管内凝血而发生变性坏死时，激活物会大量释放入血而激活纤溶系统。血管内皮细胞受损、缺氧、应激等也皆可激活纤溶系统，导致纤溶酶增多。纤溶酶除能使纤维蛋白（原）降解外，还能水解凝血因子 V、VIII 和凝血酶原等，故这些凝血因子进一步减少，从而引起凝血障碍和出血。

3. FDP 的形成　由于继发性纤溶亢进，纤维蛋白（原）在纤溶酶作用下降解形成各种多肽片段，统称为纤维蛋白降解产物（FDP）。FDP 具有强大的抗凝作用可引起出血。它是 DIC 患者后期发生严重出血的重要因素之一。

知识链接

血浆鱼精蛋白副凝试验（plasma protamineparacoagulation test，3P 试验）可检查 FDP 的存在，其主要原理为：纤维蛋白原在凝血酶作用下形成许多纤维蛋白单体，纤维蛋白在纤溶酶作用下分解为 X'、Y'、D、E' 碎片，这些碎片（主要是 X'片段）可与纤维蛋白单体形成可溶性纤维蛋白单体复合物（SFMC）。患者血浆中如有 SFMC 存在，则在体外加入鱼精蛋白后，鱼精蛋白使原来与 FDP（主要是 X'片段）结合的纤维蛋白单体分开，纤维蛋白单体在凝血因子 XIII a 和 Ca^{2+} 的作用下，形成不溶的纤维蛋白多聚体，不需凝血酶的作用血浆即能发生凝固，此现象称为副凝。DIC 患者血浆中由于有 SFMC 的存在，3P 试验常呈阳性。

4. 血管损伤　多种因素可导致微血管壁损伤，也是 DIC 出血的机制之一。

二、休克

DIC，特别是急性 DIC，常伴有休克。重度及晚期休克又可能促进 DIC 的形成，二者互为因果，形成恶性循环。DIC 出现休克的机制是：①广泛微血栓形成，使回心血量减少；②心肌毛细血管内微血栓形成，影响了心肌收缩力，使心功能降低，心输出量减少；③广泛出血引起的血容量减少，使有效循环血量严重减少；④凝血系统、激肽系统和补体系统激活产生的激肽、组胺、补体等，能增强微血管通透性并有强烈的扩血管作用。由于上述的因素使有效循环血量减少、血管扩张、回心血量降低和心输出量降低等，最终导致动脉血压明显降低和严重的微循环功能障碍，从而引起休克。

三、器官功能障碍

DIC 患者由于微血管内广泛微血栓形成，阻塞相微循环血管内的血流，可以造成不同器官不同部位的组织细胞缺血、缺氧，发生代谢、功能障碍或缺血性坏死，严重者可导致脏器功能不全甚至衰竭；DIC 患者器官功能障碍的范围与程度是多样的，轻者仅影响个别器官的部分功能，但重者常会同时或相继出现两种或两种以上脏器功能障碍，形成多器官功能衰竭（MODS），MODS 是 DIC 引起患者死亡的重要原因。

肾脏是最易受损的器官，由于微血栓形成可引起双侧肾皮质和肾小管坏死，出现少尿或无尿、血尿、蛋白尿和氮质血症等，导致急性肾功能衰竭；肺内的微血栓形成可出现呼吸困难、肺出血，导致呼吸衰竭；胃肠道出现 DIC，可表现为恶心、呕吐、腹泻、消化道出血；心脏发生 DIC，可引起心肌细胞缺血缺氧而导致坏死，出现心肌收缩性减弱、心输出量下降，导致心功能衰竭；肾上腺皮质受累可引起急性肾上腺皮质坏死和出血，造成急性肾上腺皮质功能衰竭，称为华 – 佛综合征（Waterhouse – Friderhsen syndrome）；累及垂体，使垂体缺血坏死，可出现"席汉氏综合征"（Sheehan's syndrome），表现为消瘦、乏力、脱发、畏寒、闭经、乳房萎缩等。

考点

肺内广泛微血栓形成，可引起肺毛细血管弥漫性损伤，出现急性呼吸窘迫综合征（ARDS），其临床特征为进行性呼吸困难、进行性低氧血症。

四、微血管病性溶血性贫血

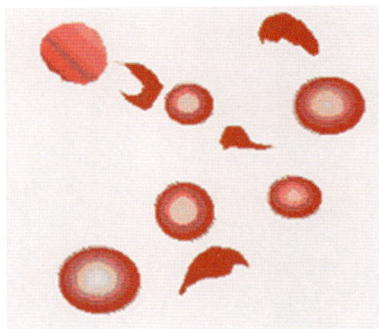

图 8 – 2 微血管病性溶血性贫血

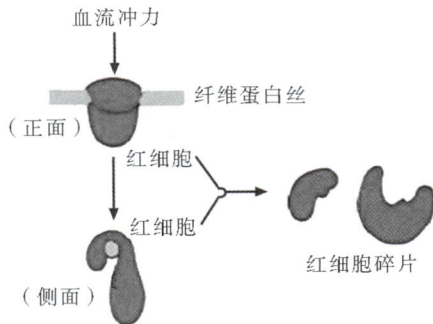

血流冲力

纤维蛋白丝

（正面）

红细胞

红细胞

（侧面）

红细胞碎片

图 8 – 3 红细胞碎形成机制

DIC 患者可伴有一种特殊类型的贫血，即微血管病性溶血性贫血。其特征是：外周血涂片中可见一些带刺的收缩红细胞，可见新月体、盔甲形等形态各异的红细胞碎片，称为裂体细胞（schistocyte）（图 8-2）。裂体细胞的形成是因为 DIC 时，微血管内广泛形成微血栓，在微血管内纤维蛋白相互交联构成细网，当循环中的红细胞流过由纤维蛋白丝构成的细网孔时，可以黏着、滞留或挂在纤维蛋白丝上，在血流的不断冲击，使红细胞破裂，形成红细胞碎片（图 8-3）。外周血中破碎红细胞数大于 2%，对 DIC 有辅助诊断意义，但这种红细胞碎片并非仅见于 DIC。

第五节　DIC 的护理原则

1. 一般护理　对于神志清醒的患者解释病情，争取其积极配合治疗。安静卧床，避免情绪紧张。保持呼吸道通畅，持续吸氧，以改善组织缺氧状况及避免脑出血。

2. 病情观察　定时监测患者的生命体征，注意意识状态的变化，记录 24 小时尿量，关注患者出血的情况，有无器官栓塞的症状和体征等。

3. 用药护理　遵医嘱给予预防低血压的药物，维持静脉输液畅通，以防止血压降低后进一步减少末梢循环血量。遵医嘱准确给予肝素抗凝治疗，定期测凝血时间以指导用药，补充新鲜凝血因子，重建凝血和抗凝血和纤溶间的动态平衡，并注意观察输血反应。

4. 心理护理　加强心理护理，减轻患者紧张、焦虑状态。

目标检测

一、名词解释

DIC、FDP、微血管病性溶血性贫血。

二、问答题

1. 简述 DIC 时出血的特点及发生机制。
2. 诱发 DIC 发生、发展的因素有哪些？
3. 简述 DIC 的发生机制。
4. 简述 DIC 的主要临床表现。
5. 简述 DIC 的临床分期及其特点。

（李红燕）

第九章 休 克

要点导航

掌握：休克的概念，休克各期微循环变化特点及其机制。

熟悉：休克的原因及分类，休克的临床表现、预防与护理原则。

了解：休克时机体代谢和重要器官病理变化。

休克（shock）是指机体在严重失血失液、感染、创伤等强烈致病因素的作用下，有效循环血量急剧减少，组织血液灌流量严重不足，引起组织细胞缺血、缺氧、各重要生命器官的功能、代谢障碍及结构损伤的病理过程。

知识链接

"休克"作为外来词，是"shock"的音译，原意为震荡或打击。自法国医生 Henri Francois Le Dran 于 1731 年首次将法语 secousseuc 用于描述因创伤引起的危重临床状态，英国医生 Clare 于 1743 年将该词翻译成英语 shock，人类对休克的认识和研究已有 200 多年的历史。在这期间人们对休克的认知从现象到本质，由浅入深，逐步经历了症状描述阶段，急性循环衰竭的认识阶段，微循环灌流障碍学说的创立阶段及细胞分子水平研究阶段。

第一节 休克的病因和分类

一、病因

多种强烈的致病因子作用于机体均可引起休克，常见的病因有以下几种。

（一）失血及失液

大量快速失血超过总血量 20% 左右可导致休克，即失血性休克（hemorrhagic shock），常见于肝脾破裂、食管静脉曲张破裂出血、宫外孕、产后大出血、严重创伤失血及 DIC 等。另外，肠梗阻、剧烈呕吐或腹泻、大量出汗及糖尿病时多尿等情况下，由于大量的体液丢失导致机体有效循环血量锐减也可引起失液性休克。

（二）烧伤

严重的大面积烧伤早期常伴有大量血浆渗出、体液丢失，引起烧伤性休克（burn shock），其发生主要与低血容量及剧烈疼痛有关，晚期则可因继发感染而发展为感染性休克。

（三）创伤

严重创伤常因剧烈疼痛、失血失液和组织坏死而引起创伤性休克（traumatic

shock），多见于战争伤、骨折、挤压伤等。

（四）严重感染

细菌、病毒、真菌、霉菌、立克次体等病原微生物的严重感染可导致感染性休克（infective shock），其中 70%～80% 由革兰阴性菌感染引起，细菌内毒素是主要致病因素，故又称为内毒素性休克（endotoxic shock）。同时，感染性休克常伴有败血症，故又称为败血症休克（septic shock）。

（五）心功能障碍

大面积急性心肌梗死、急性心包填塞、急性心肌炎、严重的心律失常和心脏破裂等，均可导致心排血量明显减少，有效循环血量严重不足和组织灌流量下降而引起心源性休克（cardiogenic shock）。

（六）过敏

过敏体质者可因注射某些药物（如青霉素）、血清制剂或疫苗，甚至因进食某些食物（如海鲜）或接触某些事物（如花粉）等而引起过敏性休克（anaphylactic shock），这种休克本质上属于 I 型变态反应。

（七）强烈的神经刺激

剧烈疼痛、高位脊髓麻醉或脊髓损伤可引起血管运动中枢抑制，导致阻力血管扩张，血管床容量增大，有效循环血量相对不足而引起神经源性休克（neurogenic shock）。

二、分类

（一）按病因分类

按病因不同，休克可分为失血性休克、烧伤性休克、创伤性休克、感染性休克、心源性休克、过敏性休克、神经源性休克等。这种分类方法有助于及时认识并消除病因，是目前临床上应用最广泛的分类方法。

（二）按始动环节分类

虽然引起休克的原因很多，但是有效循环血量相对不足，组织灌流量下降是引起大多数休克发生的共同发病基础。而机体有效循环血量的维持有赖于足够的血容量、正常的心泵功能及正常的血管舒缩功能，其中任何一个环节发生异常，都将导致休克发生。据此可将休克分为以下三类。

1. 低血容量性休克（hypovolumic shock） 大量失血、大面积烧伤、大量出汗、严重腹泻或呕吐等引起大量体液丧失，导致血容量急剧减少，静脉血回流不足，心排血量减少和血压下降。该类休克主要包括失血性休克、烧伤性休克及创伤性休克。可出现典型的临床表现"三低一高"：即中心静脉压、心排出量及动脉血压低，而外周阻力增高。

2. 血管源性休克（vasogenic shock） 感染、过敏或强烈的神经刺激引起广泛的小血管扩张和血管床容量扩大，有效循环血量不足而导致休克发生，该类休克主要包括过敏性休克、感染性休克及神经源性休克。

3. 心源性休克 急性心肌炎、严重的心律失常、大范围心肌梗死、急性心包填塞等引起心脏泵血功能障碍，心排血量急剧减少，有效循环血量严重不足导致休克的发生。

知识链接

按血流动力学特点分类

1. 低排高阻型休克　又称为低动力型休克，其血流动力学特点是心脏排血量低，而总外周血管阻力高。由于皮肤血管收缩，血流量减少，使皮肤温度降低，故又称为"冷休克"。该类休克包括失血性休克、心源性休克、创伤性休克和大多数感染性休克，在临床上最为常见。

2. 高排低阻型休克　又称为高动力型休克，其血流动力学特点是心脏排血量高，而总外周血管阻力低。由于皮肤血管扩张，血流量增多，使皮肤温度升高，故又称为"暖休克"。该类休克包括过敏性休克、部分感染性休克及某些神经源性休克。

3. 低排低阻型休克　其血流动力学特点是心脏排血量低，总外周血管阻力也低，血压下降明显，多见于各型休克晚期阶段。

第二节　休克发生的始动环节

足够的血容量、正常的心泵功能及正常的血管舒缩功能是机体维持有效循环血量的基础，其中任何一个环节发生异常，都将导致休克发生。因此，将血容量下降、心泵功能障碍及血管床容量增大称为休克发生的三个始动环节，各种病因都可通过三个环节中的一个或多个影响有效循环血量，使微循环功能障碍，组织灌流量减少而导致休克。

一、血容量急剧下降

机体血容量减少是低血容量性休克的始动环节。由于循环血量不足，静脉血回流减少，心排血量下降，血压降低，导致重要器官和外周组织微循环的血液灌流量减少。短时间内快速大量失血超过全身总血量 20% 作用即可导致休克。

二、心泵功能障碍

心泵功能障碍，心排血量急剧减少是心源性休克的始动环节，也是加剧其他各型休克的重要因素。各种严重的心功能障碍均可导致心排血量急剧减少，有效循环血量下降，外周组织和重要脏器的微循环血液灌流量严重不足而引发休克。另外，心肌缺血性疾病，如冠状动脉粥样硬化性心脏病，患者心肌收缩力下降，心排血量进一步减少而加剧休克的发展。

三、血管床容量扩大

外周小血管扩张，血管床容量扩大是血管源性休克的始动环节。正常情况下，由于神经－体液的调节，机体毛细血管仅 20% 处于开放状态，使得全身血量与血管床容量相适应，不会出现有效循环血量不足的情况。同时，微血管的开放与关闭交替进行，不会导致组织细胞缺血缺氧。而在某些过敏性休克或感染性休克时，由于内源性或外源性血管活性物质使得小血管扩张，血管床容量扩大，大量血液淤积在扩张的小血管内，使得有效循环血量明显不足而导致微循环障碍。神经源性休克时，由于严重的脊髓损伤、剧烈疼痛或麻醉等抑制了交感神经缩血管功能，使血管紧张性下降，血管床容量扩大，有效循环血量相对不足而引起休克。

第三节　休克的发展过程及其发生机制

知识链接

　　微循环（microcirculation）是指微动脉和微静脉之间的血液循环，是血液与组织细胞进行物质交换的场所。典型的微循环一般由微动脉、后微动脉、毛细血管前括约肌、真毛细血管、通血毛细血管、动–静脉吻合支和微静脉等共同组成（图9–1）。

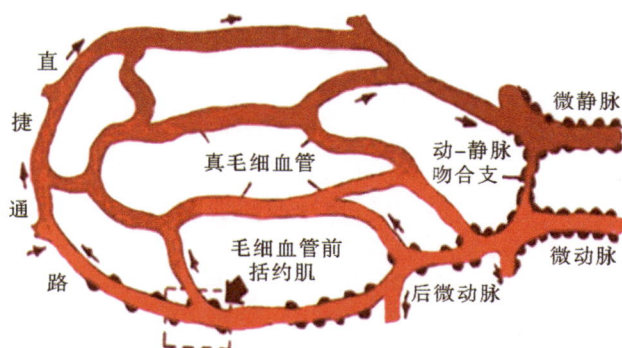

图9–1　正常微循环的结构图

　　休克的发生机制尚未完全阐明。目前，"微循环灌流障碍学说"是受到大多数学者认可。以典型的失血性休克为例，根据休克时血流动力学的特点和微循环变化规律，可分为以下三期。

一、微循环缺血性缺氧期（休克Ⅰ期）

微循环缺血性缺氧期（ischemic anoxia phase），又称休克早期或休克代偿期。
（一）微循环的变化特点
微循环主要变化（图9–2）如下。
（1）微动脉、后微动脉、毛细血管前括约肌等微血管收缩。
（2）真毛细血管网关闭。
（3）动–静脉吻合支开放。
特点：微循环缺血缺氧，血液灌流量减少，呈"少灌少流，灌少于流"状态。

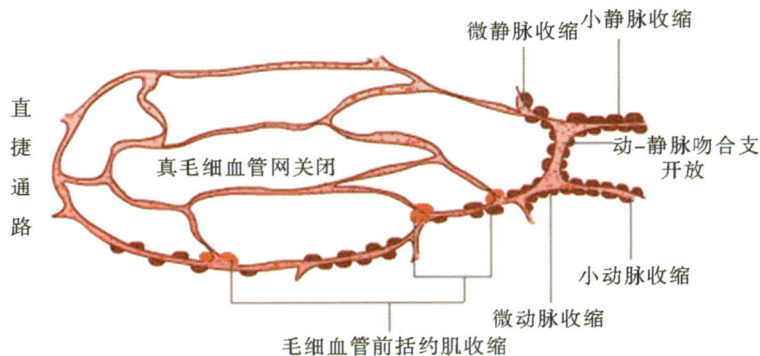

图 9 - 2　微循环缺血性缺氧期微循环变化示意图

（二）微循环变化的发生机制

主要由于交感 - 肾上腺髓质系统兴奋和缩血管物质增多。当疼痛、内毒素和血容量下降等各种致休克病因作用于机体时，立即引起交感 - 肾上腺髓质系统兴奋，儿茶酚胺（catecholamine，CA）大量释放入血。由于皮肤、腹腔脏器、骨骼肌和肾脏的小血管由丰富的交感缩血管神经纤维支配，且 α - 肾上腺素受体占优势，导致其小动脉、微动脉、后微动脉、毛细血管前括约肌、微静脉和小静脉强烈收缩，外周阻力升高，并且微动脉、后微动脉和毛细血管前括约肌比微静脉对儿茶酚胺更敏感，故毛细血管前阻力比后阻力增加更显著，大量真毛细血管网关闭，组织微循环灌流量减少，微循环缺血。脑血管交感缩血管神经纤维分布最少，α - 肾上腺素受体密度低，当交感神经兴奋，儿茶酚胺增多时，脑血管并不会出现明显的收缩，对心脏冠状动脉的影响也不大。另外，儿茶酚胺可作用于 β - 肾上腺素受体，使微循环动 - 静脉吻合支开放，血液绕过真毛细血管网，通过开放的动 - 静脉吻合支和直捷通路回流入微静脉，使组织灌流量减少，加重组织缺血缺氧。同时，由于血容量减少，交感 - 肾上腺髓质系统兴奋，儿茶酚胺增多，可激活肾素 - 血管紧张素 - 醛固酮系统，产生大量血管紧张素，其中血管紧张素 II（angiotensin II，Ang II）的缩血管作用最强。血容量减少，儿茶酚胺增多还可引起血管升压素（vasopression，亦称抗利尿激素 antiduretic horomone，ADH）、血栓素 A_2（TXA_2）、白三烯类（LTs）物质和内皮素等缩血管体液因子释放增多，使小血管进一步收缩。

（三）微循环变化的代偿意义

休克早期由于交感 - 肾上腺髓质系统强烈兴奋及缩血管物质的大量释放，虽然引起皮肤、腹腔内脏及肾脏等许多器官缺血缺氧，但也具有重要的代偿意义。

1. 维持正常的动脉血压

（1）增加回心血量　静脉血管属于容量血管，可容纳总血量的 60% ~ 70%。休克早期，由于交感 - 肾上腺髓质系统兴奋和儿茶酚胺等缩血管物质释放增多引起的缩血管反应，形成了休克时增加回心血量的两道防线：①第一道防线"自身输血"：由于肌性微静脉、小静脉及肝、脾等储血器官收缩，使得血管床容量减小，回心血量迅速而短暂地增多；②第二道防线"自身输液"：由于微动脉、后微动脉和毛细血管前括约肌对儿茶酚胺的敏感性比微静脉高，导致这些前阻力血管比微静脉的收缩更明显，使得毛细血管前阻力大于后阻力，毛细血管内流体静压降低，促使组织液回流入血管。

（2）增加心排出量　休克早期，心脏尚有足够的血液供应，在回心血量增加的基础上，交感神经兴奋和儿茶酚胺的增多，使心率加快，心收缩力加强，心排出量增加，有利于维持血压。

（3）增高外周阻力　在回心血量和心排出量增加的基础上，组织器官微、小动脉痉挛收缩，可增大外周阻力，血压回升。

2. 微循环血液重新分布　休克时，交感－肾上腺髓质系统兴奋和儿茶酚胺增多对不同器官血管的作用不一致。α－肾上腺素受体密度高的皮肤、腹腔内脏、骨骼肌及肾脏血管，对儿茶酚胺较敏感，血管收缩强烈，组织灌流量明显减少。而冠状动脉和脑动脉α－肾上腺素受体分布较少，血管无明显收缩，使得心、脑血流量能维持基本正常，微循环灌流量稳定在一定水平。这种不同器官微循环血管对儿茶酚胺反应的差异性，使得血液重新分布，保证了心、脑重要生命器官的血液供应。

（四）临床表现

该期患者表现为面色苍白、四肢湿冷、尿量减少、出冷汗、脉搏加快、脉压减小、烦躁不安。由于该期交感－肾上腺髓质系统兴奋，血液重新分布，心、脑血液灌流量仍维持正常，故患者神志清楚，但有的可出现烦躁不安等兴奋性症状。血压变化不明显，可骤降（如大失血和心源性休克），也可略降，甚至正常或轻度升高（代偿），但脉压明显减小，所以不能以血压下降与否作为判断早期休克的指标。微循环缺血性缺氧期是休克的代偿期，若能及时采取有效的抢救措施，尽早去除休克病因，及时补充血容量，恢复有效循环血量，解除微血管的痉挛，改善组织微循环灌流，可阻止休克向失代偿的微循环淤血性缺氧期发展。

二、微循环淤血性缺氧期（休克Ⅱ期）

微循环淤血缺氧期（stagnant anoxia phase），又称休克期或休克失代偿期。

（一）微循环的变化

微循环的主要变化（图9－3）如下。

（1）微动脉、后微动脉、毛细血管前括约肌等前阻力血管舒张。

（2）真毛细血管网大量开放。

（3）血流缓慢，红细胞和血小板聚集，白细胞滚动、贴壁、嵌塞，血液黏度增加，微循环淤血，缺氧更为严重。

特点：微循环淤血缺氧，呈"多灌少流、灌多于流"状态，回心血量减少，有效循环血量急剧下降。

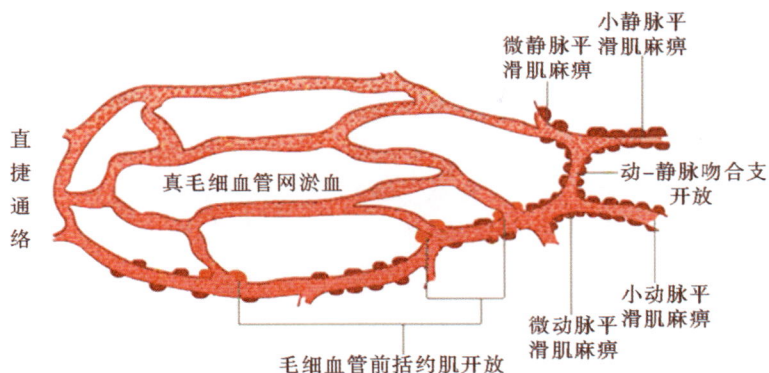

图 9 - 3 微循环淤血性缺氧期微循环变化示意图

（二）微循环变化的发生机制

1. 酸中毒 该期微循环持续缺血、缺氧，组织氧分压下降，二氧化碳排出障碍，无氧酵解产物乳酸堆积，导致酸中毒，使得血管平滑肌对儿茶酚胺的反应性降低，收缩性下降。

2. 局部扩血管物质增多 组织长期缺血、缺氧及酸中毒可刺激肥大细胞脱颗粒，释放组胺增多；ATP 分解代谢产物腺苷增多；细胞分解破坏释出大量 K^+；激肽系统激活，缓激肽生成增多等，都可引起血管扩张。

3. 血液流变学的改变 持续缺血、缺氧和酸中毒，导致组胺、激肽等物质生成增多，引起毛细血管壁通透性增高，血浆外渗，血液浓缩，红细胞、血小板聚集，血液更加黏稠；白细胞滚动并牢固黏附于血管内皮细胞，使血流受阻，血流缓慢淤滞，毛细血管后阻力增大。同时，黏附且激活的白细胞通过释放氧自由基和溶酶体酶，引起血管内皮细胞和其他组织细胞的损伤，进一步加重微循环障碍。

4. 内毒素等的作用 革兰阴性菌感染引起内毒素血症，内毒素可通过激活巨噬细胞，促进一氧化氮的生成，导致血管平滑肌舒张和持续性低血压。

（三）微循环变化的失代偿对机体影响

休克期对机体的影响主要表现在有效循环血量急剧减少，血压进行性下降。

1. 有效循环血量急剧减少

（1）"自身输血"停止 进入微循环淤血缺氧期，微动脉、后微动脉、毛细血管前括约肌等前阻力血管扩张，真毛细血管网大量开放。血液流变学的改变使流出道阻力增加，大量的血液淤积在毛细血管内，不仅"自身输血"停止且血管容量明显增加，有效循环血量减少。

（2）"自身输液"停止 进入微循环淤血性缺氧期，毛细血管后阻力大于前阻力，血管内流体静压升高，不仅"自身输液"停止且组织液生成增多。此外，酸性代谢产物及溶酶体水解产物使组织间隙胶原蛋白的亲水性增加，组织间水分封闭在组织间隙，进一步使有效循环血量减少。因而快速补充循环血量是治疗该期休克的关键措施之一。

2. 血压进行性下降 由于血管床大量开放，血管容量增加，回心血量急剧减少，导致血压进行性下降，表现为收缩压、舒张压均下降，尤其以收缩压降低明显，脉压缩小。最终心脑血管的血流量严重减少，形成恶性循环。

（四）临床表现

该期患者微循环淤血，回心血量不足，心排血量锐减，血压明显下降，脉压差进行性减小，静脉萎陷；大脑血液灌流量明显减少，引起中枢神经系统功能紊乱，患者表情淡漠，意识模糊，甚至昏迷；心冠状动脉供血不足，心搏无力，心音低钝，脉搏细速；肾血流量严重不足，患者出现少尿甚至无尿；微循环淤血，还原型血红蛋白增多，皮肤黏膜发绀或出现花斑，温度降低。

该期患者由微循环缺血向微循环淤血进展，休克由代偿期转向失代偿期，此时如能采取正确的治疗方案，解除微循环淤血，休克仍然可逆。否则，休克进一步恶化，进入难治期。

三、微循环衰竭期（休克Ⅲ期）

微循环衰竭期（microcirculatory failure stage），又称休克晚期、休克难治期、DIC期或不可逆期。

（一）微循环的变化

此期微循环的主要变化（图9-4）如下。

（1）微血管麻痹、扩张。

（2）真毛细血管内血液淤滞。

（3）微血管内广泛微血栓形成。

特点：微循环呈"不灌不流"状态，出现DIC和重要器官功能障碍和衰竭。

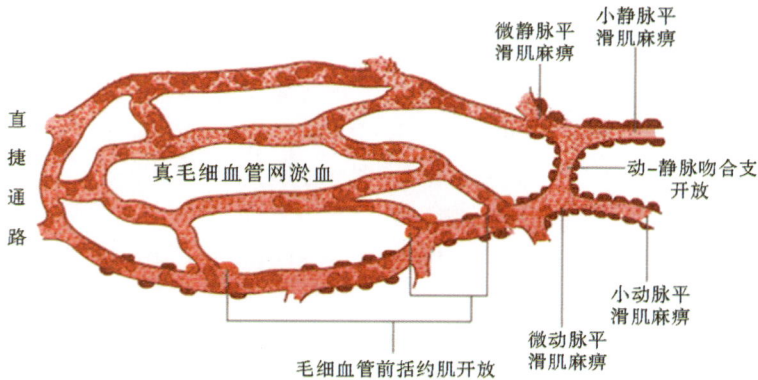

图9-4　微循环衰竭期微循环变化特点示意图

（二）微循环变化的发生机制

该期由于微循环衰竭，引起微血管麻痹性扩张，DIC形成及重要器官功能衰竭。

1. 微血管麻痹性扩张　严重缺氧和酸中毒，使微血管对血管活性物质的反应性显著下降，微血管麻痹性扩张，血压进行性下降，加之微血管壁通透性升高，血浆外渗，血液浓缩，黏稠度增大，血流缓慢。

2. DIC形成　微循环衰竭期易发生DIC的机制包括以下三个方面：①血液浓缩、

血细胞聚集、血液黏稠度增高，血流缓慢，使血液处于高凝状态，易形成微血栓。②持续严重缺血、缺氧、酸中毒和内毒素等损伤血管内皮细胞，释放大量组织因子，启动外源性凝血系统，内皮细胞损伤还可暴露胶原纤维，启动内源性凝血系统。③创伤、烧伤等引起的休克，组织大量破坏，组织因子大量释放入血，也可启动外源性凝血系统，促进凝血过程。④血液灌流量减少，使单核吞噬细胞系统功能下降；感染性休克时，内毒素还可封闭单核吞噬细胞系统使清除激活的凝血因子、纤维蛋白的能力下降，从而促使 DIC 发生。

（三）微循环变化的严重后果

休克一旦发生 DIC，微循环障碍将进一步加重，形成恶性循环。大量的微血栓形成使回心血量进一步减少；DIC 的出血使循环血量进一步减少；凝血与纤溶过程的产物，如纤维蛋白降解产物（FDP）将增加血管壁通透性；微血栓使心等重要器官发生梗死，出现心及其他重要器官功能衰竭。以上多因素共同作用，使得微循环障碍进一步恶化，甚至导致患者多器官功能障碍而死亡。因此，休克晚期治疗极其困难。

（四）临床表现

该期患者病情危重，临床表现复杂，主要体现在以下三个方面：①患者出现进行性顽固性低血压，即使使用升压药血压难以恢复，脉搏细速，中心静脉压下降，浅表静脉塌陷，循环衰竭；②微循环淤滞，常并发 DIC，引起出血、贫血，皮肤瘀点、瘀斑等典型临床表现，但是并非所有休克患者都会发生 DIC；③微循环灌流严重不足，细胞损伤加重，甚至坏死，导致心、脑、肺、肝、肾等重要生命器官功能代谢障碍加重，甚至功能衰竭。

第四节　休克时机体的代谢和功能变化

一、机体的代谢变化及细胞损伤

（一）代谢障碍

1. 物质代谢变化　休克时物质代谢变化主要表现为耗氧减少，糖酵解加强，糖原、脂肪和蛋白分解代谢增强，合成代谢减弱。表现为一过性的高血糖和尿糖，血中游离脂肪酸和酮体增多，出现负氮平衡。

2. 能量不足　休克时，ATP 生成明显减少，细胞膜上的钠 – 钾泵运转失灵，使得细胞内 Na^+ 泵出减少，而细胞外 K^+ 增多，导致细胞水肿和高钾血症。

3. 代谢性酸中毒　休克时细胞严重缺氧，无氧酵解增强，乳酸生成增多，微循环障碍和肾功能损伤，酸性代谢产物不能及时清除，最终导致代谢性酸中毒。

（二）细胞损伤

休克时，缺氧、ATP 减少、高血钾、酸中毒、溶酶体酶、氧自由基、炎症介质和细胞因子等损伤性因素作用于组织细胞，导致细胞损伤甚至死亡。休克时最早发生损伤的部位是细胞膜，主要表现为膜离子泵功能障碍，引起 Na^+、Ca^{2+} 和水内流，导致细胞水肿，细胞器肿胀，跨膜电位明显下降。休克时线粒体肿胀，ATP 合成减少，细胞能量生成严重不足，进一步影响细胞功能（图 9－5）。另外，溶酶体肿胀、空泡形成并释放大量溶酶体酶，引起细胞自溶，加重微循环障碍，导致组织细胞损伤和多器官功能衰竭。

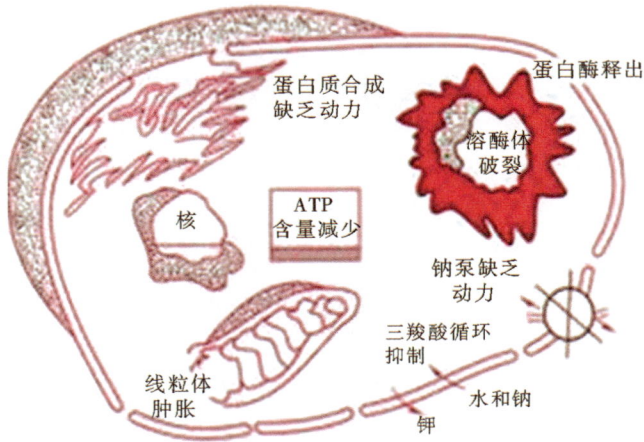

图 2－8－11　休克时细胞损伤示意图

二、休克时重要器官功能障碍

1. 肾功能障碍　肾脏是休克时最易受损的器官之一，各种类型的休克常伴有急性肾功能不全，患者主要表现为少尿或无尿、氮质血症、高钾血症及代谢性酸中毒，休克晚期甚至发生急性肾功能衰竭，称为休克肾（shock kidney），导致患者死亡。休克早期，由于交感－肾上腺髓质系统强烈兴奋，全身血流重新分布，肾血管收缩，肾血流灌注不足，肾小球滤过率降低，尿量减少，引起功能性肾衰竭（functional renal failure）。若能及时恢复有效循环血量，休克逆转，肾血流量得以恢复，肾功能即可恢复正常。但若休克持续时间较长，肾小管严重缺血缺氧，代谢毒素持续作用，引起急性肾小管坏死，最终导致器质性肾功能衰竭（parenchymal renal failure）。此时，即使肾血流量恢复，也很难在短时间内恢复肾脏的正常功能。肾功能严重障碍，加重内环境紊乱，导致高钾血症、氮质血症和酸中毒等，使休克进一步恶化，甚至因急性肾功能衰竭而死亡。

2. 肺功能障碍　休克早期，创伤、感染和出血等病因兴奋呼吸中枢，使呼吸加深加快，出现过度通气，引起低碳酸血症和呼吸性碱中毒。随着休克的进展，肺功能发生障碍，轻者表现为急性肺损伤，重者可出现呼吸膜损伤，表现为肺淤血、水肿、出血、局限性肺不张、微循环血栓形成和栓塞，以及肺泡内透明膜形成等重要病理变化，称为休克肺或急性呼吸窘迫综合征（ARDS）。上述病理变化，可影响肺的通气功能，妨碍气体弥散，改变肺泡通气/血流比例，造成呼吸困难和进行性低氧血症，从而导致急性呼吸衰竭甚至死亡，是休克死亡的重要原因之一，约有 1/3 的休克患者死于急性呼吸窘迫综合征。

3. 心功能障碍　除心源性休克伴有原发性心功能障碍外，在其他类型休克的早期，由于机体的代偿和血流重分布，能够维持冠状动脉血流量，心功能一般无明显障碍。但随着休克的进展，多种有害因素相继或同时作用于心肌，导致心肌损伤，收缩力下降，出现不同程度的心功能障碍，甚至发生急性心力衰竭。其主要机制有：①休克时血压降低和心率过快所引起的心室舒张期缩短，可使冠状动脉灌流量减少，导致心肌供血不足；②因交感-肾上腺髓质系统兴奋，心率加快、心肌收缩力加强，导致心肌耗氧量增加，更加重了心肌缺氧；③休克时常伴有代谢性酸中毒和高钾血症，使得心肌收缩力减弱及严重的心律失常，心排出血量下降；④休克时胰腺缺血损伤，释放心肌抑制因子（myocardial depressant factor，MDF），使心肌收缩力减弱；⑤休克并发DIC时，心脏微循环血管中形成微血栓，导致心肌局灶性缺血和坏死，加重心功能障碍；⑥细菌内毒素、氧自由基等直接或间接损伤心肌细胞，抑制心功能。

4. 脑功能障碍 脑组织对缺血缺氧非常敏感。在休克早期，由于血液重新分布和脑循环的自身调节，能基本保证脑的血液供应，患者没有明显脑功能障碍表现，仅有应激引起的烦躁不安。随着休克的进展，动脉血压进行性降低及DIC的出现，脑组织血液灌流量明显减少，缺血缺氧加重，能量供应不足，酸性代谢产物堆积，使得脑组织功能障碍，患者表现为神志淡漠，甚至昏迷。重症患者可出现脑水肿和颅内高压，甚至形成脑疝，导致患者死亡。

5. 胃肠道功能障碍 休克早期由于有效循环血量不足，机体代偿性血流重新分布，胃肠道血管收缩，血流量明显减少，最早发生缺血和酸中毒，使得胃肠道黏膜发生水肿、糜烂或出血，形成应激性溃疡。肠黏膜上皮细胞损伤，肠道黏膜屏障功能减弱，使肠道细菌毒素甚至肠道细菌被吸收入血，引起菌血症、毒血症、败血症或脓毒败血症发病率的增高，导致机体中毒和感染，促进休克的发展。同时，胃肠道微循环淤血，血浆渗出增多，加之胃肠黏膜应激性溃疡及DIC的形成，导致胃肠道出血，使血容量进一步减少。另外，胃肠道缺血缺氧，刺激肥大细胞释放组胺等血管活性物质，进一步加重微循环障碍。

6. 肝功能障碍 休克时肝功能障碍发生率较高，表现为肝功能不全和黄疸，多由创伤性休克和感染性休克引起。休克时，血压下降、有效循环血量不足及全身血流重新分布，导致肝动脉和肝门静脉血液灌流量减少，肝细胞缺血缺氧甚至坏死，同时肝内微循环障碍和DIC形成，更加重肝细胞缺血缺氧。肠道细菌及毒素等可经门静脉系统入肝，肝内毒性代谢产物蓄积，导致肝细胞直接损伤并激活肝库普弗细胞。由于肝脏代偿能力强，肝功能障碍早期不易被发现，随着肝功能损伤的加重，肝细胞对乳酸的利用障碍，促使体内乳酸蓄积，导致或加重了酸中毒；肝细胞对糖的利用障碍，使肝不能为各重要脏器提供充足的葡萄糖；蛋白质合成障碍，引起低蛋白血症；凝血因子合成减少，导致凝血功能障碍，促使出血及DIC发生；肝的解毒功能减弱，增加休克时感染与中毒的危险；肝损伤导致黄疸发生，降低某些胆盐中和内毒素的作用，血液中内毒素水平升高，毒性增强，增加毒血症的发病风险。

7. 多器官功能障碍综合征（multiple organ dysfunction syndrome，MODS） 是指机体在严重感染、创伤、烧伤及休克或休克复苏后，短时间内同时或相继出现两个或两个以上的器官功能损害的临床综合征。MODS是休克难治和致死的重要原因，发病机制复杂，与多种病理因素的综合作用有关，如器官微循环灌注障碍、全身炎症反应失控、促炎－抗炎介质平衡紊乱、机体高代谢状态和缺血－再灌注损伤等有关。

第五节　休克的护理原则

一、防治原则

休克的防治应针对病因及始动环节，在去除病因的前提下采取综合治疗措施，以恢复生命器官的微循环灌注，减轻组织细胞损伤，保护各器官系统的功能。

（一）病因学防治

积极处理引起休克的原发病，阻断休克发生的始动环节，如止血、止泻、镇痛、输血、补液、抗感染、抗过敏、强心、修复创伤等。

（二）发病学防治

1. 补充血容量　各种休克均存在有效循环血量绝对或相对不足，微循环灌流量减少。因此，除心源性休克外，补充血容量是提高心排血量，增加有效循环血量和增加组织微循环灌流量的根本措施。临床上补液原则是"需多少，补多少"，及时尽早补液，正确计算补液总量，若超量补液会导致肺水肿的发生。应动态观察患者的颈静脉充盈程度、尿量、血压和脉搏等指标，有条件者还应监测中心静脉压和肺动脉楔压。在补充血容量的同时，还应参考血细胞比容的变化，决定输血和输液的比例，正确选择全血、胶体或晶体溶液，使血细胞比容控制在35%～40%的范围内。

2. 纠正酸中毒　休克过程中常因缺血缺氧导致机体乳酸堆积而发生代谢性酸中毒。酸中毒可加重微循环障碍，抑制心肌能量代谢和收缩力，促进DIC的形成，破坏生物膜，引起高血钾，并降低血管活性药物的疗效，因此，必须及时补碱纠酸。

3. 合理使用血管活性药物　使用血管活性药物的目的是提高微循环灌流量，应在补足血容量的基础上，根据休克的不同类型、不同发展阶段及不同临床表现合理选用。如休克早期，应在充分扩容的基础上使用扩血管药物，以缓解小血管和微血管的痉挛，从而增加微循环的灌流量。休克晚期宜选用缩血管药物，尤其是选择性收缩肌性小静脉或微静脉的药物，以防止容量血管过度扩张。缩血管药对过敏性休克、神经源性休克、高动力型感染性休克和低阻力型心源性休克效果良好，应尽早使用，以升高血压，保证心脑重要器官的血液灌流。

4. 抑制过度炎症反应　多种炎症介质参与了休克的发病，拮抗炎症介质的作用或通过血液透析去除过多的毒素和炎症介质，都能减轻休克的症状，提高患者生存率。

5. 防治细胞损伤　休克时的细胞损伤既有原发，也有继发于微循环障碍之后。去除引发休克的病因后，改善微循环是防止细胞损伤的根本措施。临床上可以用细胞膜稳定剂、自由基清除剂、钙拮抗剂等减轻细胞损伤，还可以补充葡萄糖、胰岛素和能量合剂，以改善细胞营养和代谢，防止细胞损害。

6. 防止多器官功能衰竭　首先应积极预防DIC及缺血－再灌注损伤，同时，密切监控各器官功能的变化，如出现器官功能衰竭，除采取一般的治疗措施外，还应针对不同的器官功能衰竭采取不同的治疗措施。如发生呼吸衰竭时，应保持呼吸道通畅，正压给氧，改善呼吸功能；发生急性肾功能衰竭时，应及早利尿和透析；发生急性心力衰竭时，应减慢或停止补液，并强心、利尿，适当降低心脏前、后负荷。

7. 营养与代谢支持　对于重度感染、严重创伤的患者，应保证充足蛋白质和氨基酸的摄入，保持正氮平衡，这是代谢支持的基本原则。条件允许时，尽量鼓励经口摄食，以恢复和促进胃肠蠕动，维持肠黏膜的屏障功能。

二、护理原则

（1）有效止血，及时建立静脉输液通道，补充血容量，必要时使用抗休克药物。

（2）体位采取平卧位，减轻呼吸困难，增加回心血量。

（3）注意保暖，保持呼吸道通畅，常规吸氧，氧流量控制在 6～8L/min。

（4）密切观察病情变化，准确记录24小时液体出入量，作为调整补液计划的重要依据。

目标检测

一、名词解释

休克、自身输血、自身输液、休克肺。

二、问答题

1. 休克分为哪三期？各期的微循环灌流特点及临床表现有哪些？

2. 为什么说休克早期具有代偿期作用？

3. 休克Ⅱ期血压有何变化？为什么？

4. 休克与 DIC 有什么关系？为什么？

5. 休克时细胞会发生哪些变化？

（石娅莉）

第十章 发 热

要点导航

掌握：发热、内生致热原的概念及发热的发病机制。
熟悉：发热时机体的功能、代谢变化。
了解：发热的意义和治疗原则。

第一节 发热的概念

在体温调节中枢的调控下，人和哺乳类动物的体温相对稳定。正常成人的体温维持在37℃左右，波动幅度一般不超过1℃。生理状态下，一般腋下温度36.5℃、口腔温度37.0℃、直肠温度37.5℃。当体温上升超过正常值0.5℃时，称体温升高。体温升高不完全等同于发热。

临床上见到的体温升高，可分为发热（调节性体温升高）和过热（非调节性体温升高）。发热（fever）是指当由于致热原作用使体温调节调定点上移而引起的调节性体温升高。发热不是体温调节障碍，其体温调节功能正常，只是由于调定点上移，将体温调节到较高水平。过热（hyperthermia）是一种病理性的非调节性体温升高，此时，调定点仍在正常水平。由于体温调节中枢功能失调或效应器官功能障碍，使体温不能维持在与调定点相适应的水平，体温高于调定点水平。过热见于：①产热过多：如癫痫大发作时的剧烈抽搐，甲状腺功能亢进等引起的发热。②散热障碍：如先天性汗腺缺陷症、皮肤广泛鱼鳞病及环境高温所致的中暑等。③体温调节中枢功能障碍：如下丘脑损伤、出血或炎症，可造成体温调节中枢丧失调节能力。

除上述体温升高外，某些生理情况也会出现体温升高，如剧烈运动、月经前期、心理性应激等。人赛跑时体温可升高3℃，这主要是由于肌肉产热过多所致，此反应属于生理性反应，故称之为生理性体温升高（图10-1）。

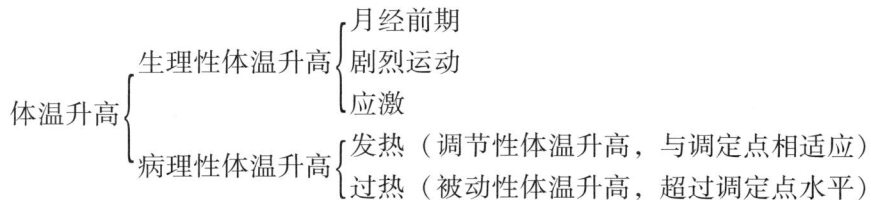

体温升高 {
　生理性体温升高 {
　　月经前期
　　剧烈运动
　　应激
　}
　病理性体温升高 {
　　发热（调节性体温升高，与调定点相适应）
　　过热（被动性体温升高，超过调定点水平）
　}
}

图10-1 体温升高的分类

发热不是独立的疾病,但在整个病程中的体温变化往往可反应病情的进程。所以,了解发热的特点,对于判断病情、评价疗效和顾及预后均有重要参考意义。

第二节 发热的原因和发病机制

引起发热的原因很多,发生机制也较复杂,许多细节尚未明确,但其基本的环节已清楚。即发热激活物作用于机体的产致热原细胞,使其产生和释放内生致热原(endogenous pyrogen,EP),EP 作用于下丘脑体温调节中枢,在中枢发热介质的介导下,使体温调定点上移,引起机体产热增加和散热减少,从而引起体温升高。

一、发热的原因

发热激活物(包括外致热原和某些体内产物)能刺激机体产 EP 细胞,使其产生和释放 EP,后者直接作用于体温调节中枢引起发热。

(一)外致热原
外致热原是指来自体外的致热物质。

1. 细菌

(1)革兰阳性菌 此类细菌感染是常见的发热原因。主要有葡萄球菌、链球菌、肺炎球菌、白喉杆菌和枯草杆菌等。这类细菌全菌体、菌体碎片及释放的外毒素均是重要的致热物质,如葡萄球菌释放的可溶性外毒素。

(2)革兰阴性菌 典型菌群有大肠埃希菌、伤寒杆菌、淋球菌、脑膜炎球菌等。其菌壁含有脂多糖,又称内毒素,是最常见的有极强致热性的外致热原,在自然界中分布极广,且有较强的耐热性,临床上输血或输液过程中出现的发热反应,大多是由于污染内毒素所致。

(3)分支杆菌 典型菌群为结合杆菌。其全菌体及细胞壁中所含的肽聚糖、多糖和蛋白质都具有致热作用。结核病是伴有发热的典型临床疾病,结核杆菌活动性感染者多数有明显发热和盗汗,且往往在其他临床症状之前出现。

2. 病毒 病毒感染是人体常见的传染病。常见的有流感病毒、冠状病毒、麻疹病毒、柯萨奇病毒和 SARS 病毒等。流感和 SARS 等病毒感染的最主要的症状就是发热。致热物质主要为病毒包膜的脂蛋白和所含有的血凝素。

3. 其他 支原体、立克次体、螺旋体、真菌、寄生虫等都具有致热性,可作为发热激活物引起机体发热。真菌的致热因素是全菌体及菌体内所含的荚膜多糖和蛋白质。

(二)体内产物

1. 抗原-抗体复合物 抗原-抗体复合物对产 EP 细胞有激活作用。许多自身免疫性疾病如系统性红斑狼疮、类风湿关节炎等,有顽固的发热,循环中持续存在的抗原-抗体复合物可能是其主要的发热激活物。

2. 类固醇 体内某些类固醇产物有致热作用,睾酮的中间代谢产物——本胆烷醇酮是其典型代表。某些周期性发热的患者,血浆中的本胆烷醇酮的浓度有所增高,与发热的发生有关。

3. 体内组织的大量破坏 严重的心脏病急性发作、大手术后、X 线或核辐射等均可引起发热，严重者可持续数天。

（三）内生致热原

内生致热原（EP）是指在发热激活物作用下，由机体产 EP 细胞合成、释放的能引起体温升高的物质，它们直接作用于体温调节中枢引起发热。

1. EP 的产生和释放　EP 的产生和释放是一个复杂的细胞信息传递和基因表达调控的过程。这一过程包括产 EP 细胞的激活、EP 的产生和释放。

所有能够产生和释放 EP 的细胞统称产 EP 细胞，包括单核细胞、巨噬细胞、内皮细胞、淋巴细胞、肝星状细胞、神经胶质细胞和肿瘤细胞等。发热激活物与这些细胞结合后，经过一个复杂的细胞信息传递和基因表达的调控过程，产生和释放出内生致热原，并释放入血。

2. EP 的种类与性质

（1）白细胞介素 - 1（interleukin - 1，IL - 1）主要由单核细胞、巨噬细胞、内皮细胞、成纤维细胞、星形胶质细胞及肿瘤细胞等产生的一种多肽类物质，致热性很强，不耐热，可分为 IL - 1α 和 IL - 1β 两种亚型，通过作用于相应的受体而产生致热效应。其受体广泛分布于脑内，在靠近体温调节中枢的下丘脑外侧密度最高。

（2）肿瘤坏死因子（tumor necrosis factor，TNF）也是一种重要的 EP，是由巨噬细胞、淋巴细胞等产生和释放的一种小分子蛋白质，可分为 TNF - α 和 TNF - β 两种亚型。TNF 不耐热，但有很强的致热性。另外，TNF 在体内和体外都能刺激 IL - 1 的产生。

（3）干扰素（IFN）是由多种细胞分泌的具有广谱抗病毒、抗肿瘤和免疫调节作用的可溶性蛋白。根据来源和理化性质可分为 α、β 和 γ 三型。由于 IFN 在机体受病毒感染后明显增多，被认为是病毒感染性发热的一种重要的 EP。

（4）白细胞介素 - 6（interleukin - 6，IL - 6）由单核细胞、淋巴细胞、内皮细胞和成纤维细胞等分泌的细胞因子，是一种糖蛋白，可引起多种动物发热，但致热作用较 TNF 和 IL - 1 弱。

二、发热时的体温调节机制

（一）体温调节中枢

体温调节的高级中枢位于视前区下丘脑前部（POAH），该区含有温度敏感神经元，主导体温正向调节，为正调节中枢，损伤该区可导致体温调节障碍；而杏仁核、腹中隔和弓状核等则对发热时的体温产生负向调节，限制体温过度升高，为负调节中枢。当致热信号传入中枢后，启动体温正、负调节机制，一方面通过正调节介质使体温上升，另一方面通过负调节介质限制体温升高。正、负调节相互作用的结果决定调定点上移的水平以及发热的幅度和时程。因此，发热体温调节中枢是正、负调节中枢共同作用构成的复杂功能系统。

（二）致热信号传入中枢的途径

EP 是大分子蛋白质，一般不易透过血脑屏障。目前认为 EP 进入脑内引起体温调节中枢"调定点"上移的可能途径有：①EP 通过血脑屏障转运入脑；②EP 通过终板血管器的有孔毛细血管入脑。

（三）发热中枢调节介质

研究证实，进入脑内的 EP 本身并不是直接引起"调定点"上移的最终物质。EP

可能首先作用于体温调节中枢，引起发热中枢体温调节介质的释放，继而引起"调定点"改变。发热中枢体温调节介质可分为两类：正调节介质和负调节介质。

1. 正调节介质 是一类介导体温"调定点"上移的物质，包括前列腺素 E（PGE）、环磷酸腺苷（cAMP）、Na^+/Ca^{2+} 比值、促肾上腺皮质激素释放素（CRH）、一氧化氮等。在发热的过程中，上述正调节介质水平升高。

2. 负调节介质 是一类对抗体温升高或降低体温的物质，主要包括精氨酸加压素（AVP）、黑素细胞刺激素及膜联蛋白 A_1 和白细胞介素 – 10（IL – 10）等。

知识拓展

　　负调节介质具有明显的解热作用。正是由于这些介质的存在，使各种感染性疾病引起的发热很少超过41℃。因此，发热时体温上升幅度被限制在特定范围内的现象称为热限。这是机体的自我保护功能和自稳调节机制，对防止体温过度升高而导致对组织器官的损伤具有保护意义。

（四）发热时体温调节的方式

　　发热时，来自体内外的发热激活物作用于产 EP 细胞，产生和释放 EP，EP 经血液到达脑内体温调节中枢 POAH 和 OVLT 附近，引起中枢发热介质的释放，作用于相应的神经元后引起"调定点"上移。此时"调定点"高于中心温度，体温调节中枢出现产热和散热的调整，一方面通过运动神经引起骨骼肌紧张度增强，寒战，使产热增多；另一方面经交感神经系统引起皮肤血管收缩，汗腺分泌减少，使散热减少。由于产热大于散热，最终使体温上升到与"调定点"相适应水平（图 10 – 2）。与此同时，负调节介质释放，对"调定点"的上移和体温的上升产生限制作用，正负调节相互作用，共同控制调定点和体温升高的水平。

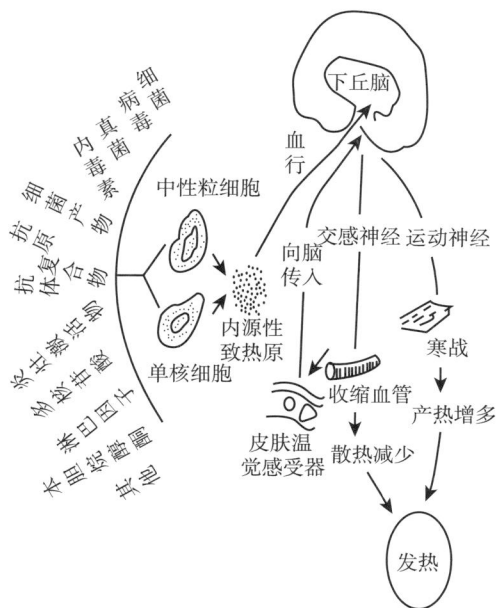

图 10 – 2　发热发病机制示意图

第三节 发热的分期和热型

一、分期

发热时机体的体温变化可分为三期，每期有不同的临床表现和热代谢特点。

（一）体温上升期

处于发热的初始阶段，由于正调节占优势，调定点上移，原来的正常体温变成了"冷刺激"，体温调节中枢对"冷信息"起反应，发出指令，通过交感神经引起皮肤血管收缩、血流减少，导致皮肤温度降低，皮肤竖毛肌收缩，出现"鸡皮疙瘩"，以致散热减少；同时指令到达产热器官，引起骨骼肌紧张和不随意节律性收缩，出现畏寒、寒战，加上脂肪组织氧化增强和机体代谢率升高，均可使产热增加。因此，患者的中心体温开始迅速或逐渐上升，称为体温上升期。

热代谢特点：产热增多，散热减少，产热大于散热，体温上升。

（二）高温持续期

由于体温上升已与新的调定点水平相适应，体温不再升高而在这个新位点上呈高水平波动状态，所以称高温持续期。此时，机体的产热和散热维持高水平的动态平衡，患者畏寒、寒战、"鸡皮疙瘩"等症状消失，散热反应开始，皮肤血管扩张，皮肤温度增高，患者自觉酷热，皮肤发红，口唇、皮肤干燥。

热代谢特点：产热和散热在一个较高水平上保持相对平衡。

（三）体温下降期

经历了高温持续期后，由于激活物、EP 及发热介质的消除，体温调节中枢的调定点返回到正常水平。由于体温高于调定点，这时体温与"调定点"相比就是一个"热刺激"，通过调节作用使交感神经的紧张性活动降低，皮肤血管进一步扩张，散热增强，产热减少，体温开始下降，逐渐恢复到正常水平。由于高体温及皮肤温度感受器传来的热信息对发汗中枢的刺激，汗腺分泌增加，患者大量出汗。出汗是机体加强散热，降低体温的有效方式。此时，因大汗可致细胞外液容量不足，严重者可引起脱水。

热代谢特点：散热增多，产热减少，散热大于产热，体温下降。

二、热型

发热患者在不同时间测得的体温数值分别记录在体温单上，将各体温数值点连接起来形成体温曲线，该曲线的不同形态（形状）称为热型（fever type）。不同的病因所致发热的热型常不同。临床上常见的热型有以下几种。

1. 稽留热 是指体温明显升高并维持在 39℃ ~ 40℃ 以上的高水平，达数天或数周，24 小时内体温波动范围不超过 1℃，常见于大叶性肺炎、伤寒高热期等。

2. 弛张热 体温常在 39℃ 以上，波动幅度大，24 小时内波动范围超过 2℃，但最低点在正常水平以上，常见于败血症、风湿热、重症肺结核、化脓性炎症等。

3. 间歇热 体温骤然升达高峰，持续数小时，又迅速降至正常水平，无热期（间歇期）可持续一天至数天，如此高热期与无热期反复交替出现。常见于疟疾、急性肾盂肾炎等。

4. 回归热　体温急剧上升至 39℃ 或以上，持续数天后又骤然下降至正常水平。高热期与无热期各持续数天后规律性交替一次。可见于回归热、霍奇金病等。

5. 波状热　体温逐渐上升达 39℃ 或以上，数天后又逐渐下降至正常水平，持续数天后又逐渐升高，如此反复多次。常见于布氏杆菌病。

6. 不规则热　发热的体温曲线无一定规律，可见于结核病、风湿热、支气管肺炎、渗出性胸膜炎等。

第四节　发热时机体的代谢与功能变化

发热时可出现多种代谢和功能变化，有些是由于体温的增高引起的，还有些是发热激活物、EP 或中枢性发热介质的直接作用。

一、机体的代谢变化

发热时机体的物质代谢增强。通常，体温每升高 1℃，基础代谢率约升高 13%。其机制与 EP 直接刺激外周组织分解蛋白质、脂肪、糖及体温升高导致代谢率增高等密切相关。因此，发热患者的物质消耗明显增多，如果持久发热，可导致消瘦性体重下降。

（一）糖代谢

发热时因产热的需要，糖的分解代谢明显增强，以致血糖增高，糖原贮备减少，无氧酵解加强，组织内大量乳酸生成，可引起代谢性酸中毒。

（二）脂肪代谢

发热患者由于糖原贮备不足，食物摄入减少，能量消耗又显著增多，脂肪分解代谢会明显增强。另外，交感 - 肾上腺髓质系统兴奋性增高，脂解激素分泌增加，也促进脂肪加速分解。机体脂肪贮备大量动员，一方面，可使长期发热患者日渐消瘦，另一方面，脂肪的分解代谢加强和氧化不足，使有些患者出现酮尿和酮血症。

（三）蛋白质代谢

在高体温和 EP 的作用下（EP→PGE↑→骨骼肌蛋白分解），机体组织蛋白质分解代谢加强，长期发热患者体内蛋白质分解比正常人高 3~4 倍，尿氮比正常人增加 2~3 倍。同时，摄入和吸收蛋白质的减少，可使长期发热患者血浆蛋白降低，出现氮质血症和负氮平衡状态，导致患者的抵抗力下降和组织修复能力减弱。

（四）维生素代谢

长期发热患者，由于糖、脂肪和蛋白质分解代谢增强，维生素消耗明显增大，同时维生素摄入和吸收减少，使患者容易发生维生素缺乏，特别是维生素 C 和 B 族缺乏更多见。

（五）水、电解质代谢和酸碱平衡

发热的体温上升期，由于肾血流量减少，尿量明显减少，Na^+ 和 Cl^- 排出减少，体内钠水潴留，血浆 Cl^- 增多；在高热持续期，皮肤和呼吸道水分蒸发过多，可导致水大量丢失，严重者可导致脱水；在体温下降期，大量出汗和尿量增多，Na^+ 和 Cl^- 排出增加，可加重脱水。发热时分解代谢增强，使 K^+ 从细胞内释出，可导致细胞外液钾浓度升高，继发高钾血症。代谢紊乱又使乳酸、酮体等酸性产物增多，可出现代谢性酸中毒。

二、机体的功能变化

（一）中枢神经系统功能变化

发热使中枢神经系统兴奋性增高，特别是高热（40℃～41℃）对中枢神经系统的影响较大。患者多有头痛、头晕、嗜睡，严重者可出现谵语和幻觉等。在小儿，因中枢神经系统发育尚未成熟，高热时易出现全身或局部肌肉抽搐，称为热惊厥。有些高热患者神经系统可处于抑制状态出现淡漠、嗜睡甚至昏迷等。

（二）心血管系统功能变化

以心率加快为突出表现，体温每升高 1℃，心率约增加 18 次/分（1°F，12 次/分），儿童增加更明显。但某些疾病可例外，如伤寒，体温 40℃，心率仅为 80～90 次/分。发热时的心率增快可能与交感 - 肾上腺髓质系统兴奋和血温升高刺激窦房结提高其兴奋性有关。心率过快同时也可加重心脏的负荷，对心脏有潜在病灶或心肌劳损者容易诱发心力衰竭。在体温上升期，由于外周血管收缩和心率增快，血压可略有升高；在高热持续期和体温下降期，由于血管舒张可使血压轻度下降；少数患者在体温下降期，尤其是使用解热药使体温骤降时，可因大量出汗而导致虚脱，甚至循环衰竭，应及时预防。

（三）呼吸系统功能变化

在体温升高和酸性代谢产物生成过多的共同刺激下，呼吸中枢兴奋性增强，出现呼吸加快加深，有助于散热；同时，CO_2 排出过多，易导致呼吸性碱中毒；持续的体温过高，大脑皮层和呼吸中枢因受抑制而表现呼吸变浅、变慢或不规则。

（四）消化系统功能变化

发热时交感神经兴奋使消化液分泌减少、胃肠蠕动减慢，引起消化功能障碍。唾液分泌减少可引起口干；胃液分泌减少以及胃肠蠕动减弱，使食物在胃内滞留发酵，分解产物刺激胃黏膜，使患者出现食欲下降、厌食、恶心、呕吐；胰液、胆汁分泌不足，以及胃肠道蠕动减慢，使蛋白质和脂肪消化不良，食糜在肠内滞留发酵、产气，故发热患者常有便秘和腹胀。

（五）泌尿系统功能变化

在体温上升期，尿量呈功能性减少，尿相对密度升高。这可能与体内血管加压素分泌增加有关；高热持续期，肾小管上皮细胞可发生代谢障碍，出现细胞水肿，尿中可出现蛋白质和管型；体温下降期，尿量可持续增加，尿相对密度下降。

（六）免疫系统功能变化

发热使免疫系统整体功能增强，其原因在于：①一定程度的体温升高可增强吞噬细胞的吞噬活力；②发热本身也可抑制细菌生长，如肺炎球菌、淋球菌和梅毒螺旋体等；③大量 EP 本是一些具有免疫调节功能的细胞因子，除导致发热外，还分别具有抑制或杀灭肿瘤细胞，促进淋巴细胞增殖、分化，诱导细胞毒性 T 细胞生成，增强自然杀伤细胞（NK）活力，提高吞噬细胞杀菌活性等作用。

第五节　发热的生物学意义和预防与护理原则

案例

[病例摘要]

患儿，男，4岁，因发热、咽痛3天，惊厥半小时入院。

3天前，患儿畏寒，诉"冷"，出现"鸡皮疙瘩"和寒战，皮肤苍白，当晚发热，烦躁，不能入睡，哭诉头痛、咽痛。次日，患儿思睡，偶有恶心、呕吐。入院前半小时突然惊厥而紧急送入院。

查体发现：体温40.8℃，心率115次/分，血压100/60mmHg，呼吸24次/分。疲乏、嗜睡、面红，口唇干燥，咽部明显充血，双侧扁桃体肿大（Ⅱ°）。双肺呼吸音粗糙。

实验室检查：白细胞22×10^9/L，中性粒细胞占80%。

入院后立即采取物理降温、输液、纠酸和抗生素等治疗。1小时后大量出汗，体温降至38.5℃。住院4天后痊愈出院。

[问题]

1. 试分析患儿体温升高的机制。
2. 患儿体温表现出哪几个期变化特点？各期有何临床特点？

一、发热的生物学意义

发热对机体的影响有利也有弊。一定程度的发热有利于提高机体的抗感染能力，清除致病因素。研究表明，有些致病微生物对热比较敏感，一定高温可将其灭活。如淋球菌和梅毒螺旋体，就可被人工发热所杀灭；一定高温也可抑制肺炎球菌。许多微生物生长繁殖需要铁，致热原（EP）可使循环内铁的水平降低，因而使微生物的生长繁殖受到抑制。

发热对机体的不利或伤害表现在组织细胞的高代谢加重器官负担，如心脏负荷增加，诱发心力衰竭；高热直接导致细胞变性，引起多器官组织细胞损伤，如心、肝、肾等实质细胞变性；高热可引起小儿惊厥而导致脑损伤；妊娠妇女高热引起胎儿发育不良等。

知识链接

发热对肿瘤细胞的影响

发热时产EP细胞所产生的大量EP除了引起发热以外，大多具有一定程度的抑制或杀灭肿瘤细胞的作用。另外，肿瘤细胞长期处于相对缺氧状态，对热比正常细胞敏感，当体温升高到41℃左右时，正常细胞尚可耐受，肿瘤细胞则难以耐受，其生长受到抑制并可被部分灭活。因此，目前发热疗法已被用于肿瘤的综合治疗，尤其是那些对放疗或化疗产生抵抗的肿瘤，发热疗法仍能发挥一定的作用。

二、发热的预防与护理原则

(一) 积极治疗原发病

首先应针对原发病进行积极治疗，根除致热原的作用。引起发热的疾病一旦根除自然会退热。如对于感染性因素导致的发热，当抗感染奏效时，随着感染灶的消退，体温逐渐恢复正常。

(二) 一般性发热的处理

对于体温不过高、持续时间不长、原因不明又不伴有严重疾病者，可不急于解热。这除了前文所述的发热能增强机体的某些防御功能以外，发热还是疾病的"信号"，典型的热型（体温 < 40℃）有助于原发病的诊断和治疗，体温曲线的变化可以反映病情和转归。特别是某些有潜在病灶的病例，除了发热以外，其他临床征象不明显（如结核病早期），若过早予以解热，便会掩盖病情，延误原发病的诊断和治疗。因此，对于一般发热的病例，主要应针对物质代谢的加强和大汗脱水等情况，适当补充足够的营养物质、维生素和水，不急于使用退热药。

(三) 应及时解热的病例

对于发热会加重病情或促进疾病的发生发展、或威胁生命的病例，应不失时机地及时解热。

1. 体温过高（ > 40℃ ）　高热病例，尤其是达到41℃以上者，中枢神经细胞和心脏可能受到较大的影响。小儿高热患者，易诱发热惊厥，可能导致脑损伤而影响小儿智力，更应尽早解热。高热可引起昏迷、谵妄等中枢神经系统症状。因此，对于高热患者，无论是否伴有原发病，都应及时解热。

2. 心脏病患者　发热使心率增快，心输出量增多，心脏负荷加重，易诱发心脏患者出现心力衰竭。对有心脏病或有潜在心肌损害的发热患者应及早解热。

3. 妊娠期妇女　妊娠早期妇女如发热有致畸胎可能；妊娠中、晚期，循环血量增加，心脏负担增加，发热会进一步增加心脏负担，有诱发心力衰竭的可能。

4. 恶性肿瘤患者　持续发热会加重机体的消耗。

(四) 对发热患者的护理

（1）密切观察体温、呼吸、血压、脉搏、神志的变化，做好详细记录。

（2）卧床休息，稳定情绪，减少活动，保证充足睡眠，进食易消化、富含维生素的营养食物。

（3）及时补充水分，预防脱水。对退热期或用解热药致大量出汗者，要防止虚脱，甚至休克发生。

（4）对心肌损害或心肌梗死患者，应密切监护心血管功能。

三、常用的解热措施

1. 物理降温　在高热或病情危机时，可采用物理方法降温。如用冰帽或冰带冷敷头部、四肢大血管处，用酒精擦浴以促进散热。当体温过高时，特别是既往有高热惊厥史的发热患儿，头部局部的物理降温有助于保护大脑。也可将患者置于温度较低的环境中，加强空气流通，以增加对流散热。

2. 应用药物解热　根据发热的机制，可针对下列发热环节采取解热措施：①抑制 EP 的合成和释放，抑制免疫反应和炎症反应，如糖皮质激素类。②阻断或拮抗发热介质的作用，如水杨酸盐类。③清热解毒中草药也有一定解热作用，可适当选用。

目标检测

一、名词解释

发热、发热激活物、内生致热原。

二、问答题

1. 何为发热？体温升高是否就是发热？为什么？

2. 从发热病因的角度，试述发热与感染的关系。

3. 简述发热的发生机制。

4. 发热时机体有哪些物质代谢变化？

（赵春歌）

第十一章 | 炎 症

第一节　炎症的概念和原因

一、炎症的概念

炎症（inflammation）是指具有血管系统的活体组织对损伤因子所发生的以防御反应为主的病理过程。在此过程中，一方面致炎因子直接或间接地引起局部组织细胞的损伤，另一方面通过炎症充血、液体、白细胞的渗出及炎性增生等局部和/或全身反应，以稀释、局限和消除致炎因子，吸收和处理坏死组织，促进实质和间质细胞的修复和愈合。因此，可以说炎症是损伤和抗损伤的统一过程，其本质是防御反应。一般情况下，炎症是有益的，是人体自动的防御反应，但是有的时候，炎症也是有害的，如果机体防御机制缺陷，可损伤组织、器官的功能。

炎症在临床上十分常见，可发生在机体的不同部位和组织，如皮肤的疖和痈、支气管炎、肺炎、胆囊炎、阑尾炎、风湿病、肾炎、结核病以及其他各种传染病、感染性疾病等，其基本病理过程都属于炎症。

二、炎症的原因

引起炎症的原因称为致炎因子。凡是能引起组织损伤的因子都可成为致炎因子。致炎因子的种类繁多，一般可归纳为以下几类。

1. 生物性因子　包括细菌、病毒、立克次体、支原体、衣原体、螺旋体、真菌和寄生虫等病原体。它们在人体内可以繁殖、扩散，或释放毒素、代谢产物，损伤组织、细胞引起炎症。某些生物病原体还可通过其抗原性诱发变态反应性炎症。在临床上通常把由生物性致炎因子引起的炎症，称为感染（infection），它是最常见和最重要的一类炎症。某些病原体可经一定的传播途径在易感人群中造成流行，所引起相应的炎症性疾病，称为传染病。生物性因子的致病作用，主要取决于病原体的数量和毒力。

2. 物理性因子　包括高温、低温、放射线、电击、机械损伤（如切割、挤压）等。物理性因子的致炎作用与其作用的种类、强度和时间等有关。

3. 化学性因子　这类因子主要包括外源性化学物质（如强酸、强碱等）和内源性化学物质（如组织崩解产物、异常增多的代谢产物等）两个方面。

4. 坏死组织　缺血或缺氧、中毒等原因可引起组织细胞坏死，坏死组织是潜在的致炎因子，可引起炎症反应。如肾梗死灶周围出现的充血出血带就是一个例证。

5. 变态反应或异常免疫反应　这类致炎因子可引起的组织损伤或各种变态反应性炎症性疾病。例如，机体受到链球菌感染后所形成的免疫复合物可引起风湿病或肾小球肾炎；自身免疫反应可引起诸如系统性红斑狼疮、结节性多动脉炎等；花粉可引起支气管哮喘、过敏性鼻炎等。

> **知识链接**
>
> 有致炎因子作用于机体是否会发生炎症？
>
> 致炎因子作用于机体能否引起炎症以及炎症反应的程度，与致炎因子的性质、强度和作用时间有关，并取决于机体的反应性和免疫功能状态。

第二节　炎症的基本病理变化

炎症的基本病理变化包括变质、渗出和增生。不同的炎症或炎症的不同阶段，其基本病理变化的程度和组成方式则不相同。通常，急性炎症或炎症早期以变质和渗出改变为主，在慢性炎症或炎症的后期则多以增生改变为主。另外，不同类型的炎症在一定条件下还可以互相转化。一般而言，变质是组织损伤性变化，而渗出和增生则是对损伤作出的防御性反应和修复过程。

一、变质

炎症局部组织细胞发生变性、坏死的改变，称为变质（alteration）。变质可以发生在实质细胞和间质。其原因主要是由致炎因子的直接作用或由炎症过程中出现的局部血液循环障碍和炎症反应产物的间接作用造成的损伤所致。

（一）形态变化

变质在实质细胞常表现为细胞水肿、脂肪变性以及凝固性坏死或液化性坏死等；在间质常表现为黏液样变性、纤维素样变性和坏死等。

（二）代谢变化

1. 局部酸中毒　产生的原因和机制主要是：①炎症早期血流加快，糖、脂肪、蛋白质分解代谢增强，局部组织耗氧量增加；②炎症灶内血液循环障碍和酶系统受损，有氧氧化过程无法正常进行，氧化不全的代谢产物（如乳酸、酮体等）堆积，炎症区内氢离子浓度增高。

2. 组织渗透压增高　产生的原因和机制主要是：①由于炎症局部分解代谢增强，

组织坏死崩解，蛋白质等大分子物质分解为小分子物质增多，分子浓度增高，导致局部胶体渗透压增高；②局部酸中毒使盐类解离过程增强，致使炎症灶内晶体渗透压增高。

（三）炎症介质及其在炎症过程中的作用

在炎症过程中除了某些致炎因子可直接损伤血管内皮外，炎症反应主要是通过一系列化学因子作用而实现的。这些参与和介导炎症反应的化学因子称为炎症介质（inflammatory mediator），又称化学介质。炎症介质种类很多，可来自血浆（血浆蛋白质、补体系统、凝血系统和纤溶系统等）和细胞（白细胞、肥大细胞、血管内皮细胞、上皮细胞、平滑肌细胞等），常见有组胺、5-羟色胺、前列腺素、白细胞三烯、溶酶体酶、一氧化氮、氧自由基、缓激肽、补体成分（C3a、C5a）、细胞因子（IL、TNF、INF等）、纤维蛋白降解产物等。被激活的炎症介质，半衰期十分短暂，很快被酶降解灭活或被拮抗分子抑制或清除。炎症介质的主要作用是使血管扩张、血管壁通透性增高和趋化白细胞，引起炎症局部充血、液体渗出和白细胞渗出。有的炎症介质能引起发热或疼痛，有的还会造成组织损伤（表11-1）。

表11-1　主要炎症介质及其作用

主要作用	炎症介质种类
血管扩张	组胺和5-羟色胺、缓激肽、PGE_2、PGE_1、PGD_2、PGI_2、NO
管壁通透性增高	组胺和5-羟色胺、缓激肽、C3a、C5a、LTC_4、LTD_4、LTE_4、PAF、活性氧代谢产物、P物质
趋化作用	C5a、LTB_4、细菌产物、中性粒细胞阳离子蛋白、细胞因子（IL-8、TNF、IL-1等）
发热	细胞因子（IL-1、IL-6、TNF等）、PG
疼痛	PGE_2、缓激肽
组织损伤	氧自由基、溶酶体成分、NO

二、渗出

渗出（exudation）是指炎症局部组织血管内的液体成分（包括纤维素等蛋白质）和白细胞通过血管壁进入组织、体腔、体表和黏膜表面的过程。渗出的液体和细胞成分，称为渗出液或渗出物。急性炎症反应的特征是血管变化和渗出性改变，是炎症最具有特征性的变化，在局部发挥着重要的防御作用。渗出是炎症的主要特征，其全过程包括血流动力学改变、血管通透性升高和白细胞渗出与吞噬作用三部分。

（一）血流动力学改变——炎性充血

当组织受到致炎因子刺激时，首先通过神经反射或在炎症介质的作用下，迅速出现短暂性动脉痉挛，持续数秒钟至数分钟；接着细动脉和毛细血管转为扩张，血流加快，血流量增多，形成动脉性充血，即炎性充血，可持续数分钟至数小时不等。随着炎症的继续发展，血流由快变慢，导致静脉性充血（淤血），甚至在扩张的小血管内挤满红细胞而发生血流停滞（图11-1），同时伴有白细胞的游出。

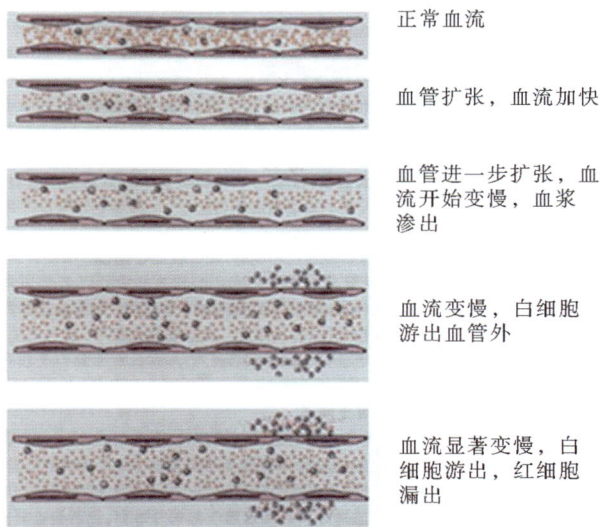

正常血流

血管扩张，血流加快

血管进一步扩张，血流开始变慢，血浆渗出

血流变慢，白细胞游出血管外

血流显著变慢，白细胞游出，红细胞漏出

图 11 - 1　血流动力学变化模式图

（二）血管通透性升高——炎性水肿

1. 血管通透性升高的机制　微循环血管壁通透性的维持主要依赖于血管内皮细胞的完整性。在炎症过程中血管通透性升高与以下因素有关：①内皮细胞收缩和/或穿胞作用增强：由于组胺、缓激肽、白细胞三烯等炎症介质与内皮细胞受体结合，引起内皮细胞收缩，并可伴随着穿胞作用增强，使血管通透性显著增加。②内皮细胞损伤：严重烧伤或细菌感染可直接损伤内皮细胞，使之坏死脱落，血管通透性显著增加。此外，白细胞黏附于内皮细胞被激活，释放蛋白水解酶和毒性物质，介导内皮细胞损伤。③新生毛细血管其内皮细胞连接不健全，因此具有高通透性（图 11 - 2）。

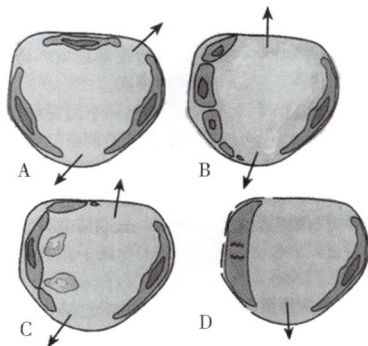

图 11 - 2　血管通透性升高机制模式图

2. 液体渗出　炎症时渗出的液体称为渗出液。渗出液聚集在间质内，称为炎性水肿，聚集于浆膜腔则称为浆膜腔炎性积液。引起炎性水肿的原因有：①血管扩张和血流加速，引起毛细血管流体静压升高；②组织内胶体渗透压升高；③血管壁通透性升高。要注意炎症的渗出液与单纯血管内压力升高引起非炎症的漏出液进行区别（表 11 -

2）。正确地将它们区别开来具有重要的临床意义。

表 11-2　渗出液与漏出液的区别

主要区别点	渗出液	漏出液
原因	炎症	非炎症
外观	混浊	澄清或淡黄
蛋白含量	30g/L 以上	30g/L 以下
比重	>1.018	<1.018
细胞数	>0.50×10⁹/L	<0.10×10⁹/L
Rivalta 试验	阳性	阴性
凝固	常自行凝固	不自凝

3. 渗出液的意义　渗出液的产生具有重要的防御作用。主要体现为：①可稀释炎症灶内的毒素和有害物质，减轻毒素对组织的损伤；②渗出液中含有抗体、补体及溶菌物质，有利于杀灭生物病原体；③渗出的纤维蛋白原可转变为纤维蛋白（纤维素），纤维蛋白交织成网，可限制生物病原体的扩散，并有利于吞噬细胞发挥吞噬作用；④纤维素能形成支架，促进组织的修复；⑤渗出液中的生物病原可随淋巴液抵达局部淋巴结，可刺激机体产生细胞免疫和体液免疫。

但有时渗出液也会给机体带来一定的危害，如渗出液过多，可压迫周围组织，加剧局部血液循环障碍；体腔积液过多，可影响器官的功能，如心包腔、胸膜腔大量积液可压迫、限制心脏的搏动和影响呼吸活动的正常进行；渗出液中如含纤维蛋白过多而不能完全吸收时，可发生机化，使组织、器官发生粘连，如胸膜炎后的胸膜粘连、闭塞性心包炎等。

（三）白细胞渗出与吞噬作用——炎细胞浸润

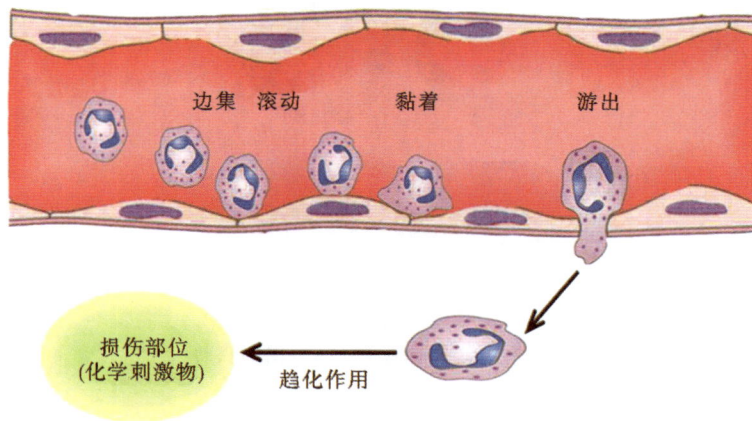

图 11-3　白细胞渗出过程模式图

1. 白细胞渗出　炎症时，血液中的各种白细胞通过血管壁到达血管外的过程，称白细胞渗出。进入炎症区的白细胞称为炎细胞。炎细胞在炎症区聚集的现象，称为炎细胞浸润（inflammatory cellular infiltration）。它是炎症最重要的特征，也是构成炎症防御反应的主要环节。白细胞的渗出是一个复杂、主动的、连续的动态过程（图 11 - 3），包括以下步骤。

（1）白细胞边集和滚动　炎症时，由于血流变慢或停滞，白细胞由血管中心到达血管的边缘部，称为白细胞边集；随后白细胞与内皮细胞表面的黏附分子不断结合、不断分离，白细胞在内皮细胞表面翻滚，称为白细胞滚动。

（2）白细胞黏附　白细胞滚动完成后，白细胞借助于选择素、免疫球蛋白超家族分子和整合蛋白类分子黏附于内皮细胞。

（3）游出　白细胞穿过血管壁进入周围组织过程，称白细胞游出。常发生在毛细血管后小静脉。游出主要由炎症灶产生的化学趋化因子介导。黏附的白细胞在内皮细胞连接处伸出伪足，以阿米巴样运动的形式从内皮细胞缝隙中游出。各型白细胞都能游出，但其游走能力和游出的快慢有很大差别。中性粒细胞和单核细胞游走能力最强，淋巴细胞最弱。中性粒细胞一般在急性炎症的早期（6 ~ 24 小时）游出，嗜酸性粒细胞和单核细胞则在 24 ~ 48 小时后游出，淋巴细胞游出则更晚。此外，不同的致炎因子所引起的白细胞渗出的种类也不一样。如葡萄球菌和链球菌感染时以中性粒细胞浸润为主；病毒感染时以淋巴细胞浸润为主；某些过敏性炎症时以嗜酸性粒细胞浸润为主。另外，在某些炎症过程中，由于血管损伤严重，血管壁通透性增加显著，红细胞也可以通过血管壁移出血管外，称为红细胞漏出。红细胞因无游走能力，其漏出是被动的。若在渗出物中见到大量红细胞，则提示炎症反应剧烈或血管壁受损严重。

（4）趋化作用　趋化作用（chemotaxis）是指白细胞游出血管后，沿浓度梯度向着化学刺激物作定向移动。能吸引白细胞定向移动的化学刺激物，称为趋化因子。趋化因子具有特异性，不同的炎细胞对趋化因子的反应不同，粒细胞和单核细胞反应明显，而淋巴细胞反应则较弱。

知识链接

细胞黏附分子

　　细胞黏附分子（cell adhesion molecules，CAM）是多种介导细胞间或细胞与细胞外基质间相互黏附的分子的总称，包括选择素（selectin）家族、免疫球蛋白（immunoglobulin）超家族和整合素（integrin）家族等。黏附分子以受体 - 配体结合的方式使细胞与细胞、细胞与细胞外间质或细胞 - 间质 - 细胞黏附，对于细胞的识别、活化、信号转导、细胞的移动、细胞的增殖与分化等均起着重要的作用，是创伤愈合、炎症、凝血和肿瘤等重要病理过程的分子基础。

2. 炎细胞的作用　炎症局部组织中的炎细胞一方面可发挥吞噬作用（phagocytosis）和免疫作用，体现其极其重要的防御价值；但另一方面，炎细胞也可对局部组织产生损伤、破坏等不利影响。

（1）吞噬作用　吞噬作用是指白细胞游出并到达炎症灶，吞噬病原微生物和组织崩解碎片的过程。吞噬细胞主要有中性粒细胞和巨噬细胞。

吞噬过程可分为如下三个阶段（图11-4）。①识别和附着：吞噬细胞借其表面 Fc 和 C_{3b} 受体，能识别被调理素（抗体或补体等）包被的异物（如细菌），通过抗体或补体与其相应受体结合，细菌就附着在吞噬细胞的表面。②吞入：吞噬细胞附着于调理素化的颗粒状物体后便伸出伪足，随着伪足的延升和相互融合，形成由吞噬细胞细胞膜包围吞噬物的泡状小体，称为吞噬体（phagosome）。吞噬体与初级溶酶体融合，形成吞噬溶酶体（phagolysosome）。③杀灭与降解：进入吞噬溶酶体的细菌可被依赖或非依赖氧的途径杀灭和降解，如过氧化氢（H_2O_2）、次氯酸（HClO）等。此外，白细胞还可通过激活的磷脂酶、溶菌酶造成微生物外膜和细胞壁（不依赖氧杀伤机制），杀伤病原体。微生物被杀死后，在吞噬溶酶体内被酸性水解酶降解。

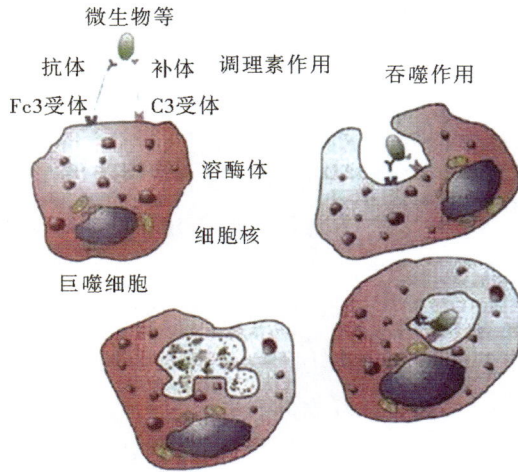

图11-4　白细胞吞噬过程示意图

（2）免疫作用　发挥免疫作用的细胞主要是巨噬细胞、淋巴细胞和浆细胞。巨噬细胞首先对抗原进行处理，然后把抗原信息传给 T 细胞和 B 细胞。免疫活性的淋巴细胞分别产生淋巴因子和抗体，对病原微生物产生杀伤作用。

（3）组织损伤作用　炎细胞在吞噬病原体的过程中所产生的物质（如前所述）除对病原体产生杀菌作用外，白细胞释放溶酶体酶、活性氧自由基、前列腺素和白细胞三烯等物质可引起内皮细胞和局部组织细胞的损伤，造成一定范围内组织被溶解和破坏，加重初始致炎因子的损伤作用，从而给机体带来不利的影响。

3. 炎细胞的种类、功能及临床意义　炎细胞包括由血管渗出而来的中性粒细胞、单核细胞、淋巴细胞和嗜酸性粒细胞等和来自组织内增生的巨噬细胞、浆细胞以及由巨噬细胞转化而来的上皮样细胞、多核巨细胞等。常见炎细胞的种类、功能及临床意义（表11-3）。

表 11－3　常见炎细胞的种类、功能及临床意义

炎细胞名称	来源	主要功能	临床意义
中性粒细胞	血液	运动活跃，吞噬力强，可吞噬细菌、组织碎片、抗原抗体复合物，崩解后释放蛋白溶解酶，能溶解细胞碎片、纤维素等	常见于急性炎症特别是化脓性炎症时，称急性炎细胞，寿命短，只有 3～4 天，变性坏死后成为脓细胞
单核细胞及巨噬细胞	血液及单核吞噬细胞系统	运动及吞噬力很强，能吞噬中性粒细胞不易吞噬的非化脓菌、较大组织碎片、异物，可演变为上皮样细胞、多核巨细胞等；能将抗原信息传递给免疫活性细胞，发挥免疫效应；能释放内生致热原	常见于急性炎症后期、慢性炎症、非化脓性炎症（结核、伤寒等），以及病毒、寄生虫感染时
嗜酸性粒细胞	血液	吞噬能力弱，能吞噬抗原抗体复合物。其颗粒中含有对寄生虫有毒性的蛋白，也可造成上皮细胞崩解	具有抗过敏作用，见于寄生虫感染、变态反应性疾病及急性炎症后期
淋巴细胞及浆细胞	血液及淋巴组织	T 细胞参与细胞免疫过程，致敏后产生淋巴因子，杀伤靶细胞；B 细胞在抗原刺激下转变为浆细胞，产生抗体参与体液免疫过程	常见于慢性炎症时，称为慢性炎细胞；亦见于病毒、立克次体和某些细菌感染时；与机体免疫反应关系密切
嗜碱性粒细胞和肥大细胞	血液组织	无明显游走和吞噬能力。胞质中含嗜碱性颗粒，脱颗粒可释放组胺、5－羟色胺和肝素	主要见于变态反应性炎症

三、增生

在致炎因子、组织崩解产物等刺激下，炎症区组织的实质细胞和间质细胞增殖，称为增生（proliferation）。实质细胞和间质细胞的增生与相应的生长因子的作用有关。实质细胞增生，如慢性肝炎时肝细胞的增生；间质细胞增生包括巨噬细胞、血管内皮细胞和成纤维细胞的增生。炎性增生具有限制炎症扩散和修复的作用。

一般说来，急性炎症或炎症的早期，往往渗出性和变质性病变较显著，而慢性炎症或炎症的后期，则增生性病变较突出。

综上所述，任何炎症的局部都有变质、渗出和增生三种基本病变，损伤与抗损伤反应的对立统一贯穿于整个炎症过程中，共同构成了一个复杂的、以防御为主的病理过程。其中，变质多属于损伤性改变，而渗出和增生多属于抗损伤反应，但这种区分不能绝对化，因为损伤与抗损伤的界定有时是很难的，而且两者间还可以互相转化。因此，在临床工作中必须对炎症性疾病有清醒的认识，尽量做到严密观察，仔细分析，积极消除致炎因子，充分调动机体防御能力，采取正确的防治措施来促进炎症性疾病的早日康复。

第三节　炎症局部的临床表现和全身反应

案例

[病例摘要]

王某，男，25 岁。在一场篮球比赛时不慎右踝关节扭伤，受伤的踝关节部位明显红肿，颜色最初鲜红色，局部皮温增高，随后变为暗红色，患者自觉疼痛难忍，行走受限。

[问题]

该患右踝关节为什么会出现红、肿、热、疼痛和行走受限？试用病理学知识加以解释。

一、炎症局部的临床表现

炎症局部可出现红、肿、热、痛和功能障碍等临床表现，尤以体表的急性炎症最为明显。

1. 红 是由于局部充血所致。在动脉性充血时，局部血液中氧合血红蛋白增多，呈现鲜红色；在随后的静脉性充血时，局部血流变慢甚至停滞，血液中氧合血红蛋白减少，脱氧血红蛋白增多，局部组织则呈现暗红色。

2. 肿 急性炎症时，由于局部充血和炎性渗出物增多，局部因炎性水肿而肿胀；慢性炎症时，局部肿胀则是由于局部组织增生所致。

3. 热 由于局部动脉性充血、血流量增多、血流加快、组织代谢增强、产热增多所致。

4. 痛 炎症时局部疼痛与多种因素有关。其常见因素有：①渗出引起组织肿胀，张力升高，压迫或牵拉神经末梢引起疼痛；②炎症介质如前列腺素、5 - 羟色胺、缓激肽等致痛物质的作用；③炎症局部分解代谢增强，钾离子、氢离子积聚，刺激神经末梢，可增加局部对疼痛的敏感性。

5. 功能障碍 炎症时实质细胞变性、坏死、代谢障碍，炎性渗出物的压迫、局部肿胀或机械性阻塞等因素，均可引起组织器官的功能障碍。如急性心包炎伴心包腔积液时，心脏可因受压而使其活动受限，严重时可导致心力衰竭。

二、全身反应及表现

炎症时，患病机体会出现许多全身反应，常见的有以下几种表现。

1. 发热 病原生物体及其代谢产物等致炎因子可产生许多能够引起发热的物质称为发热激活物。发热激活物包括外源性致热原（如细菌的内毒素以及病毒、立克次体和疟原虫等）和体内发热激活物两类。炎症时，因致炎因子的刺激，发热激活物可引起内源性致热原（EP）如前列腺素 E、IL - 1 等形成和释放，进一步可引起体温调节中枢的调定点上移，致使产热活动增强，散热活动减弱而出现发热。

2. 白细胞改变 炎症时，由于骨髓受病原生物体、毒素、炎区代谢产物及白细胞崩解产物的刺激，常可使白细胞生成增多，表现为外周血液中的白细胞数目增多。例如，急性化脓性炎症时，血中以中性粒细胞增多为主；慢性炎症或病毒感染时，血中以淋巴细胞增多为主；过敏性炎症和寄生虫感染时，血中以嗜酸性粒细胞增多为主。但在某些炎症时，如在伤寒杆菌、流感病毒感染时，血中的白细胞数目常减少。因此，临床上对血液中白细胞进行计数和分类检查，可有助于疾病的诊断和鉴别诊断。

此外，在严重感染时外周血中除见白细胞数量增多外，还常出现幼稚的中性粒细胞，在分类中若杆状核幼稚中性粒细胞超过5%，称为"核左移"现象，并且胞质内可出现中毒性颗粒。临床上把白细胞计数达（40～100）×10^9/L时的现象称为"类白血病反应"。

3. 单核巨噬细胞系统增生　炎症病灶内的病原体、组织崩解产物等，可经淋巴、血液循环到达全身单核巨噬细胞系统，使该系统内的细胞增生。临床表现为局部淋巴结、脾、肝肿大。这种变化的出现，有利于吞噬细胞的吞噬作用和增强机体的免疫功能，是炎症时机体防御反应的又一体现。

4. 实质器官的病变　炎症严重时，心、脑、肝、肾等器官的实质细胞可发生不同程度的变性、坏死和功能障碍。例如，病毒性肝炎时，可因肝细胞受损而出现不同程度的肝功能障碍；乙型脑炎时，可因脑实质细胞受损而出现中枢神经系统受损的一系列表现。

第四节　炎症的类型

炎症可按其发生的病因、部位、病程及病变的性质进行分类，本节着重介绍临床和病理分类。

一、炎症的临床分类

临床上常依据炎症性疾病的病程长短及起病急缓，将炎症分类如下。

（一）超急性炎症

超急性炎症（superacute inflammation）的特点是暴发性经过，炎症反应剧烈，短期可引起严重的组织器官损伤，甚至导致死亡。病程为数小时至数天，多见于变态反应性炎症如器官移植后的超急性排斥反应。

（二）急性炎症

急性炎症（acute inflammation）的特点是起病急骤，症状明显。病程多在数天至一个月以内，临床上多见。其局部病变以变质和渗出改变突出，病灶中以中性粒细胞浸润为主。

（三）慢性炎症

慢性症炎症（chronic inflammation）的特点是起病缓慢，临床症状不如急性炎症明显。病程经过多在半年以上，临床上较为常见。其局部病变以增生为主，病灶中以淋巴细胞、浆细胞和单核－巨噬细胞浸润为主，常伴成纤维细胞、血管内皮细胞及局部组织细胞的增生，有时可见多核巨细胞。

（四）亚急性炎症

亚急性炎症（subacute inflammation）主要指其临床表现和病程介于急、慢炎症之间的某些炎症。如由草绿色链球菌引起的亚急性细菌性心内膜炎。

二、炎症的病理类型

（一）变质性炎

变质性炎（alternative inflammation）是指以组织、细胞的变性、坏死为主要改变，而渗出、增生反应较轻微的一类炎症。常见原因有重症感染、中毒及免疫变态反应等，病变主要发生在肝、肾、心、脑等实质性器官。例如，急性普通型病毒性肝炎时，可见肝细胞变性；急性重型病毒性肝炎时，可见肝细胞广泛坏死；白喉外毒素引起的中毒性心肌炎时，可见心肌细胞变性、坏死；流行性乙型脑炎时，可见神经细胞变性、坏死及脑软化灶形成。该类炎症的一个显著特点是常引起严重的器官功能障碍。

（二）渗出性炎

渗出性炎（exudative inflammation）是指以浆液、纤维蛋白原和中性粒细胞渗出为主的一类炎症。病灶内有大量渗出物形成和伴有不同程度的变质和轻微的增生为其特征。临床上极为常见，且种类较多，因致炎因子和机体反应性不同渗出物的成分也不相同，故根据渗出物的主要成分及病变特点，又可将渗出性炎分为以下几种常见类型。

1. 浆液性炎（serous inflammation）　浆液性炎是以浆液渗出为其特征。浆液成分主要为血浆。其中含较多白蛋白，少量纤维素、白细胞及脱落的上皮细胞。常发生于皮肤、黏膜、浆膜（如胸膜、腹膜和心包膜等）、滑膜和疏松结缔组织等处。在不同部位的浆液性炎有其各自的特点：例如，疏松结缔组织的浆液性炎（如毒蛇咬伤）时，渗出的浆液聚集于组织间隙可引起明显的炎性水肿；皮肤的浆液性炎（如皮肤Ⅱ度烫伤）时，渗出的浆液积聚于皮下或表皮内可形成水疱；黏膜的浆液性炎（如感冒初期）时，黏膜可产生大量浆液性分泌物；浆膜的浆液性炎（如结核性渗出性胸膜炎）时，可引起胸膜腔积液；滑膜的浆液性炎（如风湿性关节炎）时，可引起关节腔积液。

浆液性炎通常病变轻微，多在消除病因后吸收消退，预后较好。但少数浆液性炎亦可对机体产生严重的影响，甚至危及生命，如浆液性胸膜炎或浆液性心包炎时，浆膜腔内大量积液可限制肺、心功能。

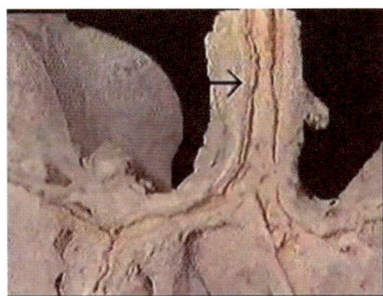

图 11-5　假膜性炎（气管白喉）

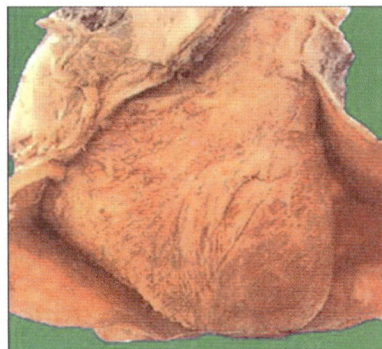

图 11-6　纤维素性心包炎

2. 纤维素性炎（fibrinous inflammation）　　纤维素性炎是以纤维蛋白原渗出为主，继而形成纤维素为特征的渗出性炎症。由于毛细血管和小静脉的损伤较重，通透性明显增高，大量纤维蛋白原渗出到血管外，在坏死组织释出的组织因子的作用下，转化为纤维素。在 HE 染色的切片中见纤维素呈红染并交织成网状、条索状或颗粒状，其中混有中性粒细胞和坏死组织碎片。白喉杆菌、痢疾杆菌、肺炎球菌等感染以及尿酸、尿素和升汞中毒为其常见的原因。通常发生于黏膜、浆膜和肺。发生于黏膜者（如白喉、细菌性痢疾），渗出的纤维素、白细胞和坏死的黏膜组织及病原菌等，在黏膜表面可形成一层灰白色的假膜，故这种炎症称为假膜性炎（图 11 - 5）。发生于咽部的假膜，因其与深部组织结合牢固而不易脱落，在强行剥离时可发生出血和溃疡。发生于气管的假膜，因与其下组织结合疏松而易于脱落，脱落后可阻塞支气管而引起窒息。发生于浆膜者，如纤维素性心包炎（图 11 - 6），由于心脏不停的跳动，心包的脏、壁两层互相摩擦，致使渗出在两层心包膜腔面上的纤维素形成绒毛状，称为"绒毛心"。发生于肺者，如大叶性肺炎的红色和灰色肝样变期，肺泡腔内大量纤维素渗出可使肺组织变实。

渗出的纤维素可通过渗出物内中性粒细胞释出的蛋白溶解酶将其溶解液化，随痰咳出或经淋巴管吸收。若渗出的纤维素过多、渗出的中性粒细胞过少或组织内抗胰蛋白酶过多时，可因纤维素吸收不良，继而发生机化，可造成浆膜的脏、壁层间发生纤维粘连，甚至使浆膜腔闭塞，在肺组织可引起肺肉质变。

3. 化脓性炎（purulent inflammation）　　是以大量中性粒细胞渗出伴有不同程度组织坏死和脓液形成为特征的一类炎症，也是临床上最常见的一类炎症。常由葡萄球菌、链球菌、脑膜炎球菌、淋球菌、大肠埃希菌等化脓菌感染所致。炎症局部组织内的大量中性粒细胞破坏崩解后释放的溶酶体酶将坏死组织溶解液化的过程称为化脓，所形成的液状物称为脓液。脓液呈灰黄色或黄绿色，浑浊凝胶状，质浓稠（如由葡萄球菌感染引起）或稀薄（如由链球菌感染引起）。脓液主要由渗出的大量中性粒细胞和脓细胞、溶解的坏死组织、少量浆液及化脓菌组成。脓液中变性、坏死的中性粒细胞称为脓细胞。脓液中的纤维素因已被中性粒细胞释出的蛋白水解酶所溶解，所以脓液一般不凝固。

化脓性炎又依其发生原因、部位及病变特点的不同，又可分为以下几种常见类型。

（1）表面化脓和积脓　　表面化脓是指发生于黏膜或浆膜表面的化脓性炎。其特点是脓液主要向黏膜或浆膜表面渗出。例如，化脓性尿道炎和化脓性支气管炎时，渗出的脓液可通过尿道、气管排出体外。当表面化脓发生在浆膜或胆囊、输卵管黏膜时，脓液则在浆膜腔积存，称为积脓，如胸膜腔积脓、阑尾积脓、胆囊积脓和输卵管积脓等。

（2）脓肿（abscess）　　为器官或组织的局限性化脓性炎，其特点是组织发生液化性坏死伴脓腔形成，脓腔中充满大量脓液（图 11 - 7）。致病菌主要为金黄色葡萄球菌，该菌可产生毒素引起局部组织坏死，随后有大量中性粒细胞浸润，其中的中性粒细胞可释放蛋白溶解酶将组织液化并形成脓液。金黄色葡萄球菌还能产生血浆凝固酶，使渗出的纤维蛋白原转化为纤维素，以及在脓肿形成后，脓肿周围的肉芽组织增生，围绕着脓腔形成肿脓壁，这些变化具有限制细菌蔓延和使病灶局限化的作用。小的脓肿可经吸收消散；较大的脓肿则难于吸收，临床上常需切开排脓或穿刺抽脓。脓肿时产生的脓腔最后由肉芽组织填充、包裹和修复。

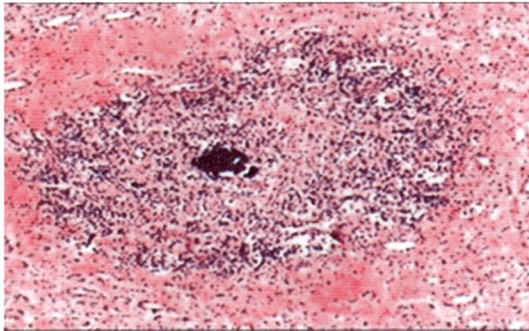

图 11 - 7　肝脓肿

镜下见脓肿内肾组织坏死、液化，大量脓细胞聚集；脓肿内可查见细菌。

在某些情况下，于脓肿形成后，病灶可向外破溃，形成溃疡、窦道、瘘管等并发症：①皮肤、黏膜较浅的脓肿，可向表面破溃，形成脓性溃疡；②深部组织的脓肿，形成窦道、瘘管。例如，肛管直肠周围脓肿可向皮肤穿破，形成肛旁窦道；若同时又穿破直肠壁，使肠腔与体表皮肤相通，则形成肛瘘。瘘管也可由组织损伤所引起。由于窦道或瘘管因长期排脓而难于愈合，多需手术治疗。

皮肤的化脓性炎极为常见，且颇具特色。①疖（furuncle）是单个毛囊、皮脂腺及其周围组织发生的脓肿，好发于颈、头、面部及背等部位；②痈（carbuncle）是多个疖相互融合而成的皮肤化脓性病变，好发于颈项、肩背等部位。在皮下脂肪、筋膜组织中形成许多互相沟通的脓腔时，必须及时切开排脓。

（3）蜂窝织炎（phlegmonous inflammation）　是指发生于皮下、黏膜下、肌肉和阑尾等疏松组织内的弥漫性化脓性炎。其主要致病菌为溶血性链球菌，该菌能分泌透明质酸酶，溶解结缔组织基质中的透明质酸，使基质崩解；还能分泌链激酶溶解纤维素，故细菌易于在组织内沿组织间隙和淋巴管向周围蔓延扩散。炎灶内组织高度水肿和大量中性粒细胞弥漫性浸润，与周围正常组织分界不清（图 11 - 8）。但局部组织一般不发生明显的坏死和溶解，因此单纯性蜂窝织炎痊愈后可不留痕迹。严重者，病变进展迅速，范围广泛，局部淋巴结肿大，全身中毒症状明显。

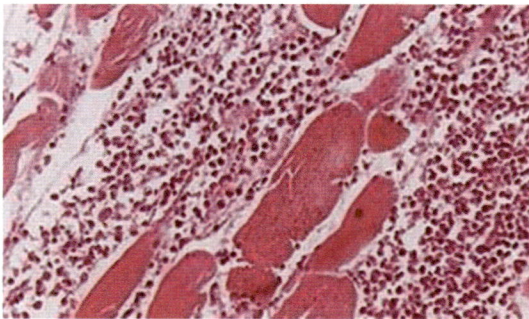

图 11 - 8　横纹肌蜂窝织炎

大量中性粒细胞弥漫浸润于组织间隙，并有组织坏死液化和浓液形成，病灶边界不清。

4. 出血性炎（hemorrhagic inflammation）　以大量红细胞渗出为主。其主要原因是血管严重损伤。严格来说，出血性炎不是一种独立的炎症类型，常与其他类型的炎症混合出现，如浆液出血性炎、纤维素出血性炎和化脓性出血性炎等，常见于钩端螺旋体病、流行性出血热和鼠疫等传染病。

知识链接

卡他性炎

卡他性炎（catarrhal inflammation）是指黏膜轻度渗出性炎症，卡他（catarrh）是希腊语"向下流"的意思。根据渗出物成分不同将其分为浆液性卡他性炎、黏液性卡他性炎和脓性卡他性炎。例如，感冒引起鼻炎可先后表现为浆液性卡他性炎、黏液性卡他性炎和脓性卡他性炎。

（三）增生性炎

炎症中，以组织和细胞增生为主的炎症称为增生性炎症（proliferative inflammation）。这类炎症多为慢性炎，但也可见于少数急性炎症（如急性肾小球肾炎、伤寒）。其基本病变以细胞增生改变为主，而变质和渗出改变相对较轻。它包括非特异性增生性炎和特异性增生性炎（肉芽肿性炎）两种。

1. 非特异性增生性炎　多见于慢性炎症时，其主要特点是：①增生的细胞以毛细血管内皮细胞和成纤维细胞为主。常伴有血管、上皮、腺体及实质细胞增生，局部形成肉芽组织，并逐渐演变为瘢痕组织；②炎灶中常伴有淋巴细胞、浆细胞、单核细胞的浸润；③由炎症细胞引起的组织破坏性病变多见。在黏膜，可形成由被覆上皮、腺上皮和纤维组织增生为主的、向黏膜表面突出的、根部带蒂的淡红色肉样肿块，称为炎性息肉（inflammatory polyp）。在肺部或其他脏器（如眼眶）可形成肉眼及 X 线观察与肿瘤表现相似的、境界清楚的肿瘤样结节，称为炎性假瘤（inflammatory pseudotumor）。在某些腺体（如扁桃体）或组织可形成增生性肥大。

2. 特异性增生性炎　是一种特异性增生性炎，炎症局部以巨噬细胞增生为主、形成境界清楚的结节状病灶为其特征，称为肉芽肿性炎（granulomatous inflammation）或炎性肉芽肿。肉芽肿的形成主要是由巨噬细胞及其演化的细胞呈局限性浸润和增生所致，其病灶较小，直径一般在 0.5~2mm 之间。依据其致炎因子的不同，炎性肉芽肿性可分为感染性肉芽肿和异物性肉芽肿两类。

（1）感染性肉芽肿（infective granuloma）　由生物病原体如结核杆菌、伤寒杆菌、麻风杆菌、梅毒螺旋体、真菌和寄生虫等引起，能形成具有特殊结构的肉芽肿。临床上可根据镜下肉芽肿的形态特点作出病理诊断。如：结核病——结核性肉芽肿（结核结节，图 11-9）；伤寒——伤寒肉芽肿（伤寒小结）；风湿病——风湿小体等。对另一些肉芽肿形态不典型的病变，可通过抗酸染色、细菌培养、血清学检查和聚合酶链式反应（PCR）检测等辅助检查协助确诊。

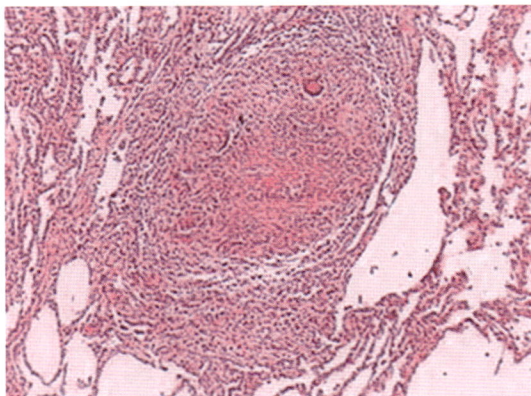

图 11 - 9　结核性肉芽肿（结核结节）

病灶中央为干酪样坏死，周围有大量上皮样细胞和

多个朗汉斯巨细胞，外层有淋巴细胞浸润

（2）异物性肉芽肿（foreign body granuloma）　由外科缝线、粉尘、石棉、滑石粉、寄生虫卵等异物引起的肉芽肿性病变。镜下除在肉芽肿内见到异物外，还见其周围有多少不等的巨噬细胞、异物性多核巨细胞、成纤维细胞和淋巴细胞等。

第五节　炎症的结局

炎症过程中，致炎因子引起的损伤与机体抗损伤反应的相互作用，决定着炎症的发生、发展和结局。如损伤占优势，则炎症加重，并向全身扩散；如抗损伤反应占优势，则炎症逐渐趋向痊愈。炎症时可能的结局如下。

一、痊愈

1. 完全痊愈　多数情况下，若机体抵抗力较强或经过适当的治疗，病原生物体被消灭，炎区坏死组织及渗出物被溶解吸收，通过周围健康细胞的再生、修复，最后完全恢复其正常的结构和功能，称为完全痊愈。例如大叶性肺炎时，渗出物被溶解、吸收消散后，肺组织的原有结构和功能可完全恢复。

2. 不完全痊愈　少数情况下，若机体抵抗力较弱，炎区坏死范围较大，周围组织、细胞再生能力有限，或渗出的纤维素较多，难于完全溶解吸收，则由增生的肉芽组织增生修复，而不能完全恢复其原有的结构和功能，称为不完全痊愈。如风湿性心内膜炎最后导致的风湿性心瓣膜病。

二、迁延不愈或转为慢性

如果机体抵抗力低下或治疗不彻底，致炎因子持续或反复作用于机体，则引起炎症迁延不愈，急性炎症可转化为慢性炎症，病情亦时好时坏。如慢性病毒性肝炎、慢性肾盂肾炎等。

三、蔓延扩散

极少数情况下，在机体抵抗力低下或/和病原生物体数量大、毒力强的情况下，病原生物可大量繁殖，并沿周围组织间隙蔓延或经淋巴道、血道扩散到全身组织器官，引起严重后果。

1. 局部蔓延　炎灶内的病原微生物可沿着组织间隙或器官的自然腔道向周围组织或器官蔓延扩散。例如，肾结核于蔓延扩散后在肾内可形成更多的结核性干酪性坏死灶，并向下延蔓延而引起输尿管、膀胱、尿道等部位的结核病灶。

2. 淋巴道扩散　病原微生物侵入淋巴管，随淋巴液引流到局部淋巴结，引起淋巴结炎。如手部化脓性炎症，可引起同侧腋下淋巴结炎。

3. 血道扩散　炎灶内的病原微生物侵入血液循环或其毒素被吸收入血，可引起菌血症、毒血症、败血症或脓毒血症。

（1）菌血症　病灶内的细菌侵入血液，血液检查时在血液中查到细菌，但无全身中毒症状出现，称为菌血症（bacteremia）。例如，伤寒、流行性脑脊髓膜炎以及大叶性肺炎早期均可发生菌血症。

（2）毒血症　细菌的毒素及其代谢产物吸收入血，引起全身中毒症状，称为毒血症（toxemia）。临床上出现高热、寒战等中毒症状，甚至发生中毒性休克。同时心、肝、肾等实质细胞可发生的变性、坏死，并可出现相应的功能障碍的表现。单纯性毒血症时血培养找不到细菌。

（3）败血症　炎灶内的细菌侵入血液中并大量生长繁殖，产生毒素，引起全身中毒症状，称为败血症（septicemia）。临床上常有高热、寒战、皮肤黏膜出血斑点、脾肿大及全身淋巴结肿大等表现，严重者可并发中毒性休克。此时进行血培养，可查到细菌。

（4）脓毒血症　由化脓菌引起的败血症。细菌可作为细菌栓子随血流到达全身，在肺、肾、肝、脑等处并引起多发性细菌栓塞性脓肿或迁徙性脓肿时，称为脓毒血症（pyemia）。

知识链接

炎症介质与全身炎症反应综合征

全身炎症反应综合征（systemic inflammatory response syndrome，SIRS）是指机体失控的自我持续（或过度）和自我破坏的炎症反应。表现为播散性炎症细胞活化和炎症介质泛滥到血浆并在远离部位引起的全身性炎症。主要继发于严重的感染、出血、创伤、组织坏死和缺血等情况时。SIRS 时体内有全身高代谢状态，静息时全身耗氧量增加并伴有心输出量增加等高动力循环变化和多种炎症介质的失控性释放等主要病理生理变化。其过程可分为局限性炎症反应阶段、有限全身炎症反应阶段和全身炎症反应失控阶段。大量炎性细胞因子进入循环，刺激炎症介质瀑布样释放，内源性炎症介质拮抗剂不足以制约其作用，导致循环血液中炎症介质浓度升高，引起毛细血管内皮的完整性受到破坏，引起全身多个重要器官遭到损伤并出现多器官功能障碍综合征。

第六节　炎症的预防与护理原则

炎症是临床上最常见的病理过程，其发生、发展及转归主要决定于：①致炎因子的数量、毒力以及发挥作用的时间；②机体的免疫状态、营养状态、内分泌状态、年龄等因素；③局部的血液循环、炎性渗出物的多少以及异物被清除的程度等因素。因此，正确认识这些因素对炎症的影响，在实际工作中既要积极清除致炎因子，又要采取有效措施减轻组织细胞的损伤，阻止和控制炎症反应对机体产生的不利影响，促进炎症性疾病的康复等都具有重要的指导意义。

由于过强的致炎因子和过强的机体防御反应都会给机体带来严重的后果甚至危及生命。因此，对炎症患者的护理的基本原则是消除致炎因子和控制过强的炎症反应。临床上，当护理工作者遇到炎症性疾病患者出现红、肿、热、痛和功能障碍或/和伴有发热和外周血白细胞升高等临床表现时，应该明白其相应的病理变化以及发病机制，分门别类、有针对性地按照护理程序正确开展护理工作。对发热的防御作用的深入认识将有助于因炎症所致发热患者的正确护理；对红、肿、热、痛和功能障碍病理学基础的深入认识将有助于炎症患者局部病灶的处置；对渗出液和漏出液的深入认识将有助于疾病的诊断和鉴别诊断；对炎症性渗出成分深入观察和认识将有助于对疾病性质、发生、发展及转归的判断；对炎症的结局规律的深入认识将有助于炎症局部病变的护理和早期发现炎症的蔓延和扩散；对炎症性疾病患者的炎症性动态变化的深入认识将有助于护理效率的提升。

目标检测

一、解释名词

炎症、变质、渗出、增生、炎细胞浸润、炎症介质、假膜性炎、绒毛心、脓肿、窦道、瘘管、炎性息肉、炎性假瘤、炎性肉芽肿。

二、简答题

1. 炎症局部的基本病变有哪些？

2. 说出渗出性炎的常见类型和特点。

3. 简述炎症时渗出的意义。

4. 临床上如何根据白细胞的数目和种类判断病变的原因？

5. 简述渗出液和漏出液的区别。

6. 简述炎症的结局及护理原则。

（郭家林）

第十二章 │ 肿 瘤

要点导航

掌握：肿瘤的概念、组织结构、异型性，肿瘤的生长、扩散和转移。

熟悉：良、恶性肿瘤的区别，肿瘤对机体的影响，肿瘤的命名原则，癌与肉瘤的区别，癌前病变、非典型增生、原位癌及上皮内瘤变的概念；肿瘤的形态结构特点，常见肿瘤的类型、好发部位、形态特点。

了解：肿瘤的分级和分期，肿瘤的病因和发病学。

肿瘤（tumor, neoplasm）是一种常见病、多发病，其中恶性肿瘤是危害人类健康最严重的疾病之一。肿瘤的种类繁多，根据肿瘤的生物学行为特性及其对机体的危害程度，可分为良性肿瘤和恶性肿瘤两大类，有些恶性肿瘤（如子宫颈癌），若能做到早发现、早诊断、早治疗，仍有治愈的可能。肿瘤的病因学、发病学及其防治，是全世界医务工作者迫切研究的重要课题。

知识链接

"世界癌症日"由国际抗癌联盟（UICC）于 2000 年发起，定于每年的 2 月 4 日，旨在倡导新的方法促进各组织间的合作，加快癌症研究、预防及治疗等领域的进展，为人类造福。癌症已经成为了人类死亡的第一杀手，据世界卫生组织统计，每年全球 1200 万人被确诊为癌症，760 万人死于癌症。如果不采取行动，预计 2030 年全世界将有 2600 万新增病例，死亡人数达到 1700 万人，而其中大多数将发生在中低收入国家。据 2009 年中国卫生统计年鉴资料：我国的肿瘤发病率和死亡率均呈逐年上升的趋势，2008 年全国居民恶性肿瘤死亡率居死因第一位，其中城市居民为 153.6/10 万，农村居民为 189.81/10 万。2004～2005 年我国前十位恶性肿瘤的死亡率为 134.8/10 万，依次是肺癌、肝癌、胃癌、食管癌、结直肠癌、白血病、脑瘤、女性乳腺癌、胰腺癌、骨癌。

第一节　肿瘤的概念

肿瘤是机体在各种致瘤因素作用下，局部组织的某一个细胞生长调控发生严重紊乱，导致异常增殖而形成的新生物。肿瘤性增殖常表现为局部肿块，但某些肿瘤性疾病，如白血病，并不一定形成局部肿块；另一方面，临床上表现为"肿块"者也并非都是真正的肿瘤。

肿瘤细胞由正常细胞转化而来，当其转化为肿瘤细胞后，即表现新的生物学特征：①丧失了分化成熟的能力（细胞分化不成熟或分化障碍）；②相对无限制地生长（失控性增生或异常增生）；③恶性肿瘤细胞具有侵袭性和转移的特性。肿瘤性增生与非肿瘤性增生有着本质的区别（表 12 - 1）。非肿瘤性增生见于正常细胞更新、损伤后修复、适应性增生与炎症性增生等。

表 12 - 1　肿瘤性增生与非肿瘤性增生的区别

	肿瘤性增生	非肿瘤性增生
诱发因素	致瘤因素	生理性更新、炎症、组织修复
细胞亲缘	单克隆性	多克隆性
异型性	不同程度上丧失了分化成熟的能力	分化成熟（保持原有细胞形态、代谢和功能）
增生性	不受机体调控，失去接触抑制，生长旺盛，原因消除后仍持续性生长	受机体调控，有接触抑制，生长有一定的限度，原因消除后增生停止
机体影响	与机体不协调，对机体有害无益	与机体相协调，符合机体需要，对机体有利

机体任何部位、任何细胞均可发生肿瘤，肿瘤种类繁多。肿瘤的形成过程极其复杂，目前认为，肿瘤形成是细胞生长与增殖的调节和控制发生紊乱的结果。细胞生长和增殖受许多调节分子的控制，致瘤因素引起这些调节分子基因发生改变，使其产物表达异常，造成调控紊乱。这些基因或其产物的异常是肿瘤发生的分子基础。从本质上说，肿瘤是一种基因病。当今分子生物学和病理诊断学的迅速发展，使得 21 世纪已经进入了全新的分子诊断及癌症个体化治疗时代。

第二节　肿瘤的形态

一、肿瘤的大体形态

肿瘤的大体形态变化多端。大体观察时，应注意肿瘤的数目、大小、形状、颜色和质地等等。这些信息对我们判断肿瘤类型、作出良恶性的区分有帮助。

1. 数目　肿瘤一般是单发，数目通常为一个（单发性肿瘤），但也有某些患者同时或先后发生多个原发性肿瘤（多发性肿瘤），如多发性的子宫平滑肌瘤、神经纤维瘤等。临床检查和治疗时应避免仅注意明显的肿瘤，而忽略了多发性肿瘤。

2. 大小　肿瘤的体积差别很大。极小的肿瘤用肉眼很难查见，需在显微镜下才能观察到，例如甲状腺的微小癌；很大者如卵巢囊腺瘤，重量可达数千克甚至数十千克。肿瘤的大小与很多因素有关，如肿瘤的性质（良性还是恶性）、生长时间和发生部位等等。发生在体表或大的体腔（如腹腔）内的肿瘤，可以长得很大；发生在密闭的狭小腔道（如颅腔、椎管）内的肿瘤，生长受限，体积通常比较小。生长缓慢的肿瘤，生长时间可以很长，体积可以很大。生长迅速的恶性肿瘤，常常较快发生转移或者导致患者死亡，体积不一定很大。

3. 形状　肿瘤的形状可因组织类型、发生部位、生长方式和良恶性有一定关系。临床上使用一些通用且形象的术语来描述肿瘤的形状，如乳头状、绒毛状、息肉状、结节状、分叶状、溃疡状和囊状等（图 12 - 1）。

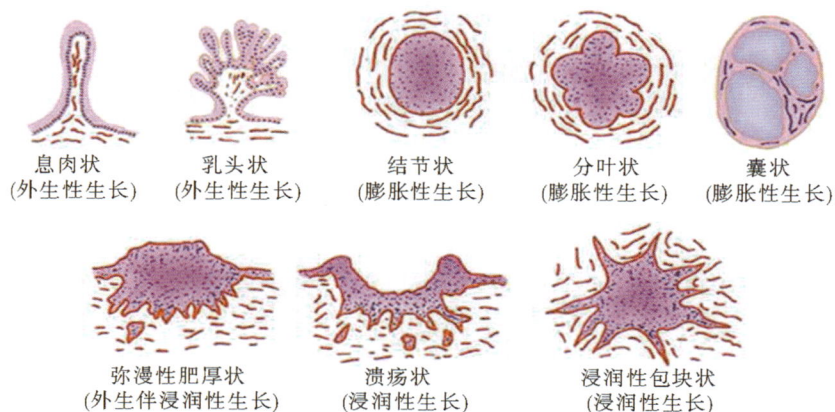

息肉状	乳头状	结节状	分叶状	囊状
（外生性生长）	（外生性生长）	（膨胀性生长）	（膨胀性生长）	（膨胀性生长）

弥漫性肥厚状	溃疡状	浸润性包块状
（外生伴浸润性生长）	（浸润性生长）	（浸润性生长）

图 12 - 1　肿瘤的外形和生长方式

4. 颜色　一般由肿瘤的起源组织及其产物的颜色决定。比如，纤维组织的肿瘤，切面多呈灰白色；脂肪瘤呈黄色；血管瘤呈红色。有的可以发生继发性改变，如变性、坏死、出血等等，这些改变可使肿瘤原来的颜色发生变化。

5. 质地　肿瘤的质地与组织来源、性质有关。例如，脂肪瘤一般比较软；乳腺癌的质地较硬。肿瘤中除了肿瘤细胞，还有一些非肿瘤性的间质成分，它们在肿瘤组织中占的比例，可以影响肿瘤的质地。纤维间质较少的肿瘤，如大肠的腺瘤，一般较软；有些肿瘤纤维间质丰富，质地较硬。

6. 肿瘤的包膜　通常良性肿瘤有完整的包膜，与周围组织界限清楚；而恶性肿瘤一般无包膜，与周围组织界限不清。

二、肿瘤的组织形态

肿瘤的组织结构是肿瘤病理诊断的基本依据，其可分为实质和间质两部分（图 12 -2）。

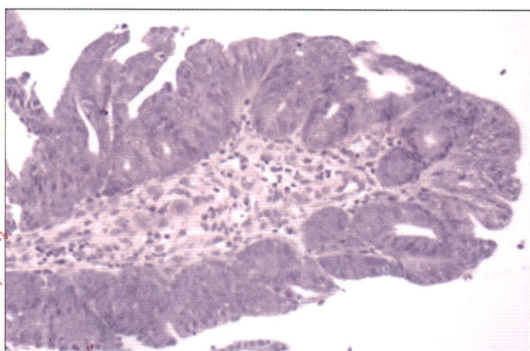

图 12 - 2　肿瘤的实质和间质

1. 实质　即肿瘤细胞的总称，是肿瘤的主要成分和特异成分。不同组织来源的肿瘤，其实质是各不相同的。根据肿瘤细胞的形态、排列结构或其产物来识别肿瘤的组织来源，判断肿瘤的生物学特性；根据肿瘤细胞的分化成熟程度和异型性来判断肿瘤的良、恶性。大多数肿瘤只有一种实质成分，如腺瘤的实质是分化较好的腺上皮。少数肿瘤可含有两种或两种以上实质成分，如乳腺纤维腺瘤、癌肉瘤、畸胎瘤等。

2. 间质 肿瘤的间质成分不具特异性，主要由结缔组织和脉管组成，对肿瘤实质起支持和营养的作用，目前认为间质血管的多少与肿瘤生长的速度有关。肿瘤间质中可有淋巴细胞和单核细胞浸润，是机体对肿瘤的免疫反应，具有积极意义。此外，肿瘤间质中还可见成纤维细胞和肌成纤维细胞，可能通过增生、收缩和形成胶原纤维包绕肿瘤细胞而限制瘤细胞活动，遏制瘤细胞沿血管、淋巴管的播散。少数肿瘤无间质，如原位癌、白血病。

第三节　肿瘤的分化与异型性

一、肿瘤的分化

分化（differentiation）是指组织细胞由幼稚发育到成熟的过程。肿瘤组织在形态、结构、功能和生物学行为上与其起源的正常组织的相似程度，称为肿瘤的分化程度。如果一个肿瘤的形态和功能比较接近某种正常组织，说明其分化程度高或分化好；如果相似形较小，则说明其分化程度低或分化差。如果一个肿瘤缺乏与正常组织的相似之处，称为未分化（undifferentiation）肿瘤。未分化肿瘤几乎都是高度恶性肿瘤。

二、肿瘤的异型性

肿瘤组织无论在细胞形态和组织结构上，都与其起源的正常组织有不同程度的差异，这种差异称为异型性（atypia）。异型性是诊断肿瘤的良、恶性以及判断恶性肿瘤的恶性程度的主要形态学依据。异型性小，说明肿瘤的分化程度高，恶性程度低；反之，异型性大，说明肿瘤的分化程度低，恶性程度高。异型性是肿瘤组织和细胞出现成熟障碍和分化障碍的表现。肿瘤的异型性主要表现在组织结构和细胞形态两方面。

（一）肿瘤组织结构异型性

肿瘤组织结构的异型性表现为肿瘤组织在空间排列方式上与其起源正常组织的差异，表现为结构紊乱，包括细胞层次、极向与间质等方面。良性肿瘤的组织结构与其来源组织相似，异型性不明显，一般仅表现细胞数量增多、层次增加、排列紊乱等。恶性肿瘤的组织结构异型性显著，失去正常排列结构、层次和极向。如纤维瘤的瘤细胞与纤维细胞很相似，只有排列方式不同，呈编织状；纤维肉瘤的瘤细胞明显增多，排列紊乱，呈编织状或旋涡状，胶原纤维极少（图 12 - 3）。

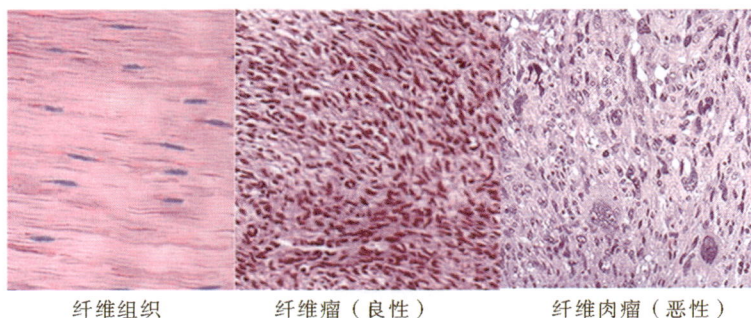

纤维组织　　　　　纤维瘤（良性）　　　　纤维肉瘤（恶性）

图 12 - 3　正常纤维组织、纤维瘤、纤维肉瘤

（二）肿瘤细胞的异型性

良性肿瘤细胞异型性小，与其起源的正常细胞没有显著差别。恶性肿瘤细胞分化程度低，异型性大，与其起源的正常细胞存在显著差异，具体如下。

（1）恶性肿瘤细胞的多形性　肿瘤细胞通常比相应正常细胞大；肿瘤细胞的大小和形态很不一致（多形性），可以出现瘤巨细胞（图 12 - 4），即体积很大的肿瘤细胞。但是，有些分化甚差的肿瘤，其瘤细胞很原始，体积不大，大小和形态也可以比较一致。

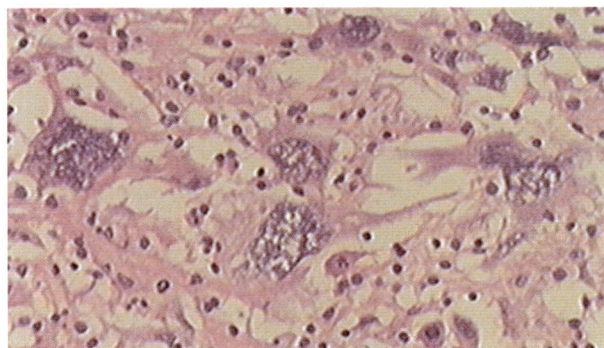

图 12 - 4　肿瘤细胞的多形性

（2）恶性肿瘤细胞细胞核的多形性　肿瘤细胞核的体积增大。胞核与细胞质的比例（核浆比）增高。例如，上皮细胞的核浆比正常时多为 1:(4~6)，恶性肿瘤细胞则可为 1:1；核的大小、形状和染色差别较大（核的多形性）。可出现巨核、双核、多核或奇异形的核。核内 DNA 常增多，核深染，染色质呈粗颗粒状，分布不均匀，常堆积在核膜下；核仁明显，体积大，数目也可增多；核分裂象常增多，出现病理性核分裂象常为恶性肿瘤的重要特征（图 12 - 5），在区别良恶性肿瘤上有重要意义。

（3）恶性肿瘤细胞细胞浆的改变　恶性肿瘤细胞细胞浆内核糖体增多，故染色时呈嗜碱性。某些肿瘤因瘤细胞产生异常分泌物或代谢产物（激素、黏液、糖原、角蛋白或色素等）而致胞浆呈不同程度的染色特点，有助于对肿瘤的组织起源做出正确的诊断。

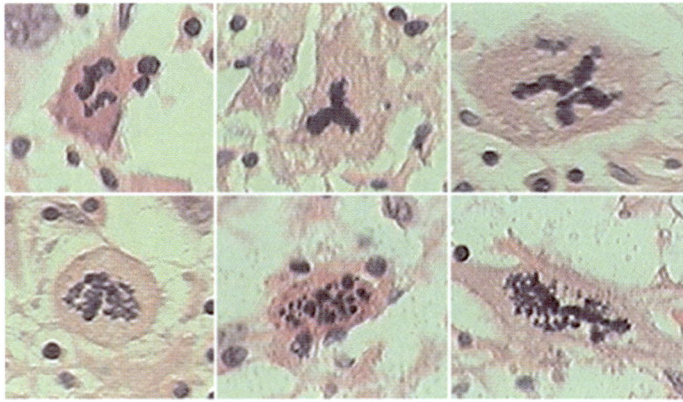

图 12 – 5　肿瘤细胞的病理性核分裂

三、肿瘤的分级

恶性肿瘤的分级是病理学依据其分化程度、异型性及核分裂象的数目来确定恶性程度的级别。常采用简单易掌握的三级分级法，即Ⅰ级为高分化，属于低度恶性；Ⅱ级为中等分化，属于中度恶性；Ⅲ级为低分化，属于高度恶性。这种分级法虽有优点，对临床治疗和判断预后有一定参考价值，虽然简单易行，但缺乏定量的标准，易受主观因素的影响，如何准确分级有待于进一步研究。

考点

肿瘤的异型性反映肿瘤组织的分化程度。异型性越大→分化程度越低→恶性程度越高→预后越差；反之亦然。高分化细胞接近正常，恶性程度低，预后好；低分化细胞核分裂较多，恶性程度高，预后差；中分化的恶习性程度介于两者之间。

第四节　肿瘤的生长和扩散

一、肿瘤的生长

（一）肿瘤的生长方式

主要有三种：膨胀性生长、外生性生长和浸润性生长，生长方式主要与肿瘤的良恶性和生长部位有关。

1. 膨胀性生长（expansive growth）　是大多数良性肿瘤的主要生长方式。这些肿瘤生长较慢，肿块常呈结节状，随着体积增大，肿瘤推挤但不侵犯周围组织，与周围组织分界清楚，可以在肿瘤周围形成完整的纤维性被膜（图 12 – 6）。触诊时常常可以推动，手术容易摘除，不易复发。这种生长方式的肿瘤对局部器官、组织的影响，主要是挤压。

2. 浸润性生长（invasive growth）　是大多数恶性肿瘤的生长方式。肿瘤细胞如树根长入并破坏周围组织（包括组织间隙、淋巴管或血管），这种现象叫做浸润。浸润性肿瘤没有被膜，与邻近的正常组织无明显界限。触诊时，肿瘤固定，活动度小。手术切除这种肿瘤时，需要比较广泛地切除周围组织，因为其中也可能有少量肿瘤细胞浸润。若切除不彻底，术后容易复发。

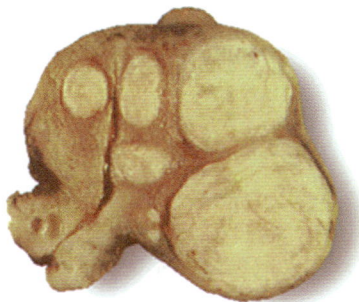

图 12 - 6　良性肿瘤的膨胀性生长

3. 外生性生长（exophytic growth）　发生在体表、体腔或管道器官（如消化道、泌尿生殖道）腔面的肿瘤，常向表面突起，呈乳头状、息肉状、蕈状或菜花状。良性肿瘤和恶性肿瘤都可发生，但恶性肿瘤在外生性生长的同时，其基底部往往也有浸润，还由于恶性肿瘤生长迅速的特点，肿瘤中央部血液供应相对不足，肿瘤细胞发生坏死、脱落而形成底部高低不平、边缘隆起的恶性溃疡。外生性生长的特别是在管道器官的肿瘤对器官和组织的影响除恶性的浸润破坏外，还有梗阻现象。

（二）肿瘤的生长速度

肿瘤的生长速度差异比较大，与其良性、恶性程度有关。通常良性肿瘤生长速度比较慢，病程可持续几年甚至几十年，如其生长速度突然加快，应考虑有恶变的可能。恶性肿瘤生长速度较快，当血管形成及营养供应相对不足时，易发生坏死、出血等继发改变。肿瘤生长速度与肿瘤细胞倍增时间、生长分数、肿瘤细胞的生成和死亡比例等有关。肿瘤倍增时间是指细胞分裂繁殖为两个子代细胞所需时间。生长分数指肿瘤细胞群体中处于增殖状态的细胞比例。如一个肿瘤处于增殖期细胞较多，就对化学药物治疗敏感性强。

二、肿瘤的扩散

恶性肿瘤不仅可以在原发部位浸润性生长、累及邻近器官或组织，而且还可以通过多种途径扩散到身体其他部位。这是恶性肿瘤最重要的生物学特点，也是导致患者死亡的主要原因。

（一）局部浸润和直接蔓延

肿瘤细胞常常沿着组织间隙、淋巴管、血管或神经继续地浸润生长，破坏邻近器官或组织，这种现象称为直接蔓延（direct spreading）。例如，晚期子宫颈癌可向前、向后蔓延到直肠和膀胱。

知识链接

肿瘤局部浸润的机制

肿瘤局部浸润和蔓延的机制比较复杂，可以大致归纳为四个步骤：①癌细胞表面黏附分子减少：正常上皮细胞表面有各种细胞黏附分子，它们之间的相互作用，有助于使细胞黏附在一起，阻止细胞移动。肿瘤细胞表面黏附分子减少，使细胞彼此分离。②癌细胞与基底膜的黏着增加：正常上皮细胞与基底膜的附着是通过上皮细胞基底面的一些分子介导的，如层粘连蛋白受体。癌细胞有更多的 LN 受体，并分布于癌细胞的整个表面，使癌细胞与基底膜的黏着增加。③细胞外基质的降解：癌细胞产生蛋白酶（如Ⅳ型胶原酶），溶解细胞外基质成分（如Ⅳ型胶原），使基底膜产生局部缺损，让癌细胞通过。④癌细胞迁移：癌细胞借阿米巴样运动通过基底膜缺损处移出。癌细胞穿过基底膜后，进一步溶解间质结缔组织，在间质中移动。到达血管壁时，又以相似的方式穿过血管的基底膜进入血管。

（二）转移

恶性肿瘤细胞从原发部位侵入淋巴管、血管或体腔，迁徙到其他部位，继续生长，形成同样类型的肿瘤，这个过程成为转移（metastasis）；原来的肿瘤称为原发肿瘤（primary tumor）。转移是恶性肿瘤最重要的生物学特性。恶性肿瘤通过以下几种途径转移。

1. 淋巴道转移（lymphatic metastasis） 肿瘤细胞侵入淋巴管（图 12 - 7），随淋巴流到达局部淋巴结（区域淋巴结）。肿瘤细胞先聚集于边缘窦，以后累及整个淋巴结，使淋巴结肿大，质地变硬，切面常呈灰白色。由于瘤组织突破被膜，有转移的淋巴结可以相互融合成团。局部淋巴结发生转移后，可继续转移至淋巴循环下一站的其他淋巴结，最后可经胸导管进入血流，继发血道转移。

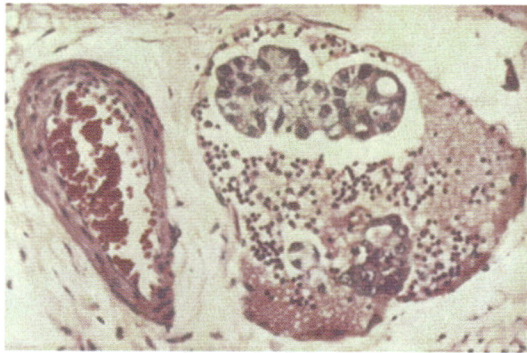

图 12 - 7 淋巴结转移

2. 血道转移（hematogenous metastasis） 瘤细胞侵入血管后，可随血流到达远处的器官，继续生长，形成转移瘤。由于静脉壁较薄，同时管内压力较低，故瘤细胞多经静脉入血；少数亦可淋巴管间接入血。血道转移时，肿瘤细胞的运行途径与血栓栓塞过程相似：①侵入体循环静脉的肿瘤细胞经右心到肺，在肺内形成转移瘤，例如骨肉瘤的肺转移。②侵入门静脉系统的肿瘤细胞，首先发生肝转移，例如胃肠道癌的肝转移。③原发性肺肿瘤或肺内转移瘤的瘤细胞可直接侵入肺静脉或通过肺毛细血管而进入肺静脉，经左心随主动脉血流到达全身各器官，常转移到脑、骨、肾及肾上腺等处。因此，这些器官的转移瘤常发生在肺内已有转移之后。④侵入胸、腰、骨盆静脉的肿瘤细胞，也可以通过吻合支进入脊椎静脉丛（Batson 脊椎静脉系统），例如前列腺癌可通过这一途径转移到脊椎，进而转移到脑，这时可不伴有肺的转移。

恶性肿瘤可以通过血道转移累及许多器官，但最常受累的脏器是肺和肝。临床上判断有无血道转移，以确定患者的临床分期和治疗方案时，应做肺及肝的影像学检查。形态学上，转移性肿瘤的特点是边界清楚，常为多个，散在分布，多接近于器官的表面（图 12-8）。位于器官表面的转移性肿瘤，由于瘤结节中央出血、坏死而下陷，可形成所谓"癌脐"。

3. 种植性转移（seeding，transcoelomic metastasis） 发生于胸腹腔等体腔内器官的恶性肿瘤，侵及器官表面时，瘤细胞可以脱落，像播种一样种植在体腔其他器官的表面，形成多个转移性肿瘤。这种播散方式称为种植性转移。

种植性转移常见于腹腔器官恶性肿瘤。例如，胃肠道黏液癌侵及浆膜后，可种植到大网膜、腹膜、盆腔器官如卵巢等处。在卵巢表现为双侧卵巢长大，镜下见富于黏液的印戒细胞癌弥漫浸润。这种特殊类型的卵巢转移性肿瘤称为库肯勃（Krukenberg）瘤，多由胃肠道黏液癌（特别是胃的印戒细胞癌）转移而来。Krukenberg 瘤不一定都是种植性转移，也可通过淋巴道和血道转移形成。

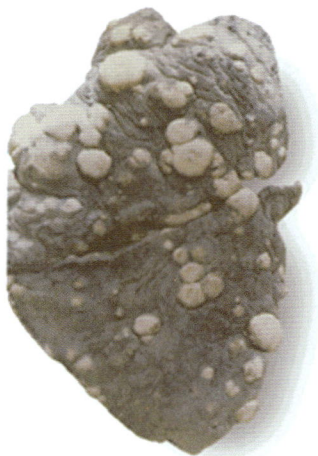

图 12-8　血道转移

三、肿瘤的复发

肿瘤的复发（relapse）是指恶性肿瘤经过正规治疗，获得一段消退或缓解期，后又重新出现同样肿瘤。如胃癌手术后吻合口复发、白血病化疗后缓解复发等。引起复发的因素是多方面的，主要与手术切除不净、切口种植和隐性转移灶的存在等有关。

四、肿瘤的分期

临床上为了制定恰当的治疗方案和正确判断预后，常需对肿瘤进行分期（staging）。肿瘤的分期仅用于恶性肿瘤，是指恶性肿瘤的浸润范围与播散程度。肿瘤分期的主要原则是根据原发瘤的大小、浸润的深度和范围、邻近器官的受累情况、局部或远处淋巴结转移情况、有无血源性或其他远处转移等对恶性肿瘤分期。国际上广泛采用 TNM 分期法。临床上用 TNM 三个指标组合划出特定分期。T 是指原发肿瘤，随着肿瘤增大依次用 T1～T4 表示；N 是指局部淋巴结转移情况，淋巴结无转移用 N0 来表示，随着受累程度和范围的增加，依次用 N1～N3 表示；M 是指血道转移，无转移者用 M0 表示，有血道转移者用 M1 表示。

恶性肿瘤的分期与分级是两个有关联的不同，二者均是临床确定治疗方案和判断预后的重要依据。

第五节　肿瘤的命名与分类

一、命名原则

人体肿瘤的种类繁多，命名复杂。一般根据其组织/细胞类型和生物学行为来命名。

（一）肿瘤命名的一般原则

1. 良性肿瘤命名　一般原则是在组织/细胞类型的名称后面加一个"瘤"。例如：腺上皮的良性肿瘤，称为腺瘤；平滑肌的良性肿瘤，称为平滑肌瘤。

2. 恶性肿瘤命名　恶性肿瘤根据起源不同，一般分为癌和肉瘤。

（1）癌（carcinoma）　起源于上皮组织的恶性肿瘤。命名时，在上皮的名称后面加一个"癌"字。例如，鳞状上皮的恶性肿瘤称为鳞状细胞癌；腺上皮的恶性肿瘤称为腺癌。有些癌具有一种以上的上皮分化，如肺的"腺鳞癌"同时具有腺癌和鳞状细胞癌成分。未分化癌（undifferentiated carcinoma）是指形态或免疫表型可以确定为癌，但缺乏特定上皮分化特征的癌。

（2）肉瘤（sarcoma）　起源于间叶组织的恶性肿瘤。间叶组织包括纤维组织、脂肪、肌肉、脉管、骨、软骨组织等。命名方式是在间叶组织名称之后加"肉瘤"二字。例如：纤维肉瘤、脂肪肉瘤、骨肉瘤。

癌与肉瘤的区别（表12-2）。有时还结合肿瘤的形态特点命名，如呈乳头状生长并有囊形成的腺瘤，称为乳头状囊腺瘤；形成乳头状及囊状结构的腺癌，则称为乳头状囊腺癌。

表 12-2　癌与肉瘤的区别

	癌	肉瘤
组织来源	上皮组织	间叶组织
发病率	较高，约为肉瘤的9倍，多见于40岁以上的成年人	较低，多见于青少年
大体特征	灰白、质硬、干燥	湿润、细腻、柔软，切面鱼肉状
组织学特点	肿瘤细胞多排列成巢状，实质与间质分界清楚，纤维组织有增生	肿瘤细胞呈弥漫分布，实质与间质分界不清，间质内血管丰富，纤维组织少
网状纤维	多见于癌巢周围	瘤细胞间有
免疫组化	上皮组织标记如角蛋（CK）、上皮细胞膜抗原（EMA）等呈阳性	间叶组织标记如波形蛋白（vimentin）、结蛋白（desmin）呈阳性
转移方式	多经淋巴道转移	多经血道转移

一个肿瘤若既有癌的成分，又有肉瘤的成分，则称为癌肉瘤（carcinosarcoma）。

（二）肿瘤的特殊命名

除了上述一般命名原则以外，有少数肿瘤的命名已经约定俗成，不完全依照上述原则。

1. 以"母细胞瘤"命名　起源于幼稚组织及神经组织的肿瘤称为"母细胞瘤"，多数为恶性，如神经母细胞瘤、髓母细胞瘤、肾母细胞瘤等；少数为良性，如骨母细胞瘤、脂肪母细胞等。

2. 以"瘤"或"病"命名的恶性肿瘤　如黑色素瘤、精原细胞瘤、无性细胞瘤、多发性骨髓瘤、白血病、蕈样霉菌病等。虽称为"病"或"瘤"，实际上都是恶性肿瘤。

3. 冠以"恶性"二字的肿瘤　有些恶性肿瘤成分复杂或习惯沿袭，称为"恶性××瘤"，如恶性黑色素瘤、恶性畸胎瘤、恶性脑膜瘤、恶性神经鞘瘤等。

4. 以最初描述或研究该肿瘤的人的名字命名的恶性肿瘤　如尤文（Ewing's）肉瘤、霍奇金（Hodgkin）淋巴瘤。

5. 以肿瘤细胞的形态命名　如肺燕麦细胞癌、印戒细胞癌、透明细胞肉瘤。

6. 后缀"瘤病"命名的肿瘤　表示肿瘤的多发性，如神经纤维瘤病、脂肪瘤病、血管瘤病等。

7. 畸胎瘤　具有多项分化潜能的生殖细胞发生肿瘤，往往含有三个胚层的多种多样成分，如牙齿、毛发、油脂、幼稚的血管、神经等，排列结构混乱，分为良胜畸胎瘤和恶性畸胎瘤两类。

二、肿瘤的分类

目前肿瘤的分类仍以形态学为基础，通常根据组织来源将肿瘤分为五大类，每类又根据其分化程度和生物学行为，分为良性肿瘤与恶性肿瘤两大类。现将各种组织来源的常见肿瘤列于表12-3。

表12-3　肿瘤分类举例

组织来源	良性肿瘤	恶性肿瘤	好发部位
一、上皮组织			
基底细胞		基底细胞癌	头面部皮肤
鳞状上皮	乳头状瘤	鳞状细胞癌	乳头状瘤见于皮肤、鼻、喉等；鳞状细胞癌见于皮肤、宫颈、食管、肺、鼻窦和阴茎等
腺上皮	腺瘤	腺癌	腺瘤多见于乳腺、甲状腺、胃、肠；腺癌见于胃、肠、乳腺、甲状腺等
	囊腺瘤	囊腺癌	卵巢
	多形性腺瘤	恶性多形性腺瘤	涎腺
移行上皮	乳头状瘤	移行细胞癌	膀胱、肾盂
二、间叶组织			
纤维组织	纤维瘤	纤维肉瘤	四肢
纤维组织细胞	纤维组织细胞瘤	恶生纤维组织细胞瘤	四肢
脂肪组织	脂肪瘤	脂肪肉瘤	前者多见于背、肩、颈等皮下组织；后者多见于下肢和腹膜后深部软组织

组织来源	良性肿瘤	恶性肿瘤	好发部位
二、间叶组织			
平滑肌组织	平滑肌瘤	平滑肌肉瘤	子宫、胃肠
横纹肌组织	横纹肌瘤	横纹肌肉瘤	肉瘤多见于头颈、生殖泌尿道及四肢
血管组织	血管瘤	血管肉瘤	皮肤和皮下组织
淋巴管组织	淋巴管瘤	淋巴管肉瘤	舌、唇等
骨组织	骨瘤	骨肉瘤	骨瘤多见于颅骨、长骨；骨肉瘤多见于长骨上下端，以膝关节上下尤为多见。
软骨组织	软骨瘤	软骨肉瘤	软骨瘤多见于手足短骨；软骨肉瘤多见于盆骨、肋骨、股骨、肱骨及肩胛骨等
滑膜组织	滑膜瘤	滑膜肉瘤	膝、踝、腕、肩和肘等关节附近
间皮	间皮瘤	恶性间皮瘤	胸、腹膜
三、淋巴造血组织			
造血组织		白血病	淋巴造血组织
淋巴组织		淋巴瘤	颈部、纵隔、肠系膜和腹膜后淋巴结
四、神经组织			
神经鞘膜组织	神经纤维瘤	神经纤维肉瘤	全身皮肤、四肢、腹膜后神经
神经鞘膜组织	神经鞘瘤	恶性神经鞘瘤	头、颈、四肢等处神经
胶质细胞	胶质细胞瘤	恶性胶质细胞瘤	大脑
原始神经细胞		髓母细胞瘤	小脑
脑膜组织	脑膜瘤	恶性脑膜瘤	脑膜
交感神经节	节细胞神经瘤	神经母细胞瘤	前者多见于纵隔和腹膜后；后者多见于肾上腺髓质
五、其他肿瘤			
黑色素细胞		黑色素瘤	皮肤
胎盘组织	葡萄胎	绒毛膜上皮癌、恶性葡萄胎	子宫
性索	支持细胞、间质细胞瘤	恶性支持细胞、间质细胞瘤	卵巢、睾丸
生殖细胞		无性细胞瘤	卵巢
		精原细胞瘤	睾丸
		胚胎性癌	卵巢、睾丸
三个胚层组织	畸胎瘤	恶性畸胎瘤	卵巢、睾丸、纵隔和骶尾部首

第六节　肿瘤对机体的影响

　　肿瘤因其性质的不同，对机体的影响也不同。早期或很小的肿瘤常无明显的临床表现，有时在患者死亡后进行尸体解剖时才被发现。

良性肿瘤一般对机体的影响相对较小，主要表现为局部压迫和阻塞症状。这些症状的有无或者严重程度，主要与肿瘤发生部位和继发改变有关。例如，头皮乳头状瘤除可发生局部症状外，一般对机体无明显影响；但若发生在肠腔表面的平滑肌瘤，也可引起严重的肠梗阻或肠套叠；颅内的良胜肿瘤如脑膜瘤，可压迫脑组织、阻塞脑室系统而引起颅内压升高等相应的神经系统症状。良性肿瘤有时可发生继发性改变，亦可对机体带来程度不同的影响。如子宫黏膜下肌瘤常伴有子宫内膜浅表糜烂或溃疡，可引起出血和感染。内分泌腺的良性肿瘤可分泌过多激素而引起症状，如垂体嗜酸性细胞腺瘤分泌过多生长激素，可引起巨人症或肢端肥大症。

恶性肿瘤生长迅速，浸润并破坏器官的结构和功能，还可发生转移，因而对机体的影响严重。恶性肿瘤除可引起局部压迫和阻塞症状外，还易并发溃疡、出血，甚至穿孔等。肿瘤累及局部神经，可引起顽固性疼痛。有时肿瘤产物或合并感染可引起发热。恶性肿瘤对机体最大的危害是导致死亡。恶性肿瘤患者的死亡率高，生存率低。晚期恶性肿瘤患者，往往发生恶病质。恶病质（cachexia）是指大多数恶性肿瘤患者在晚期出现进行性的消瘦、贫血、乏力、食欲低下及全身衰竭等综合性的临床表现。

此外，肿瘤的产物（如异位激素）、异常免疫反应（如交叉免疫反应）或其他不明原因，可引起内分泌、神经、消化、造血、骨关节、肾脏及皮肤等系统发生病变，出现相应的临床表现。这些表现不是由原发肿瘤或转移灶直接引起，而是通过上述原因间接引起，故称为副肿瘤综合征或肿瘤相关综合征。如一些非内分泌肿瘤，能产生和分泌激素或激素类物质，如肾上腺皮质激素、生长激素、甲状旁腺激素等，引起内分泌紊乱而出现相应临床症状，称异位内分泌综合征。以恶性肿瘤居多，如肺癌、肝癌、肾癌等。认识副肿瘤综合征的意义在于它可能是一些隐匿肿瘤的早期表现，对于肿瘤的早期诊断有一定的帮助，其次已确诊的肿瘤患者出现此类症状，应避免将其误认为是由肿瘤转移引起的。

知识链接

恶性肿瘤的主要死因

恶性肿瘤患者的主要死亡原因有：①感染：约45%，以肺炎、败血症和腹膜炎最为常见。②器官损害及衰竭：约25%，由于肿瘤广泛浸润和转移，导致肺、肾、肝和脑等重要器官损害而发生功能衰竭。③梗死：约10%患者死于血栓形成所致的梗死，以肺和心的梗死最为常见。④出血：约10%，多发生于胃肠道和脑，也可见于肺和腹腔。⑤其他：约10%的患者死于肿瘤导致的恶病质、电解质代谢紊乱和酸碱平衡失调等。

第七节　良性肿瘤与恶性肿瘤的区别

良性肿瘤和恶性肿瘤的生物学特点有明显区别，对机体的影响也不同。主要通过病理检查，结合患者临床表现进行鉴别（表12-4）。

还有一些肿瘤并不能截然划分为良性或恶性，有些肿瘤的组织形态和生物学行为介于良恶性肿瘤之间，称为交界性肿瘤。如卵巢交界性浆液性乳头状囊腺瘤。还有一些本身不是真的肿瘤，但临床表现或组织形态类似肿瘤的病变，如瘤样病变等，容易被误诊为肿瘤。因此，充分地对肿瘤及各类瘤样病变进行了解是非常重要的。

表 12 - 4　良性肿瘤与恶性肿瘤的区别

	良性肿瘤	恶性肿瘤
分化程度	分化好，异型性小	分化差，异型性大
核分裂象	无或少，不见病理性核分裂象	多，可见病理性核分裂象
生长速度	缓慢	较快
生长方式	膨胀性或外生性生长	浸润性或外生性生长
继发改变	少见	常见，如出血、坏死、溃疡形成等
转移	不转移	可转移
复发	不复发或少复发	易复发
对机体的影响	较小，主要为局部压迫或阻塞	较大，除局部压迫或阻塞外，常破坏原发部位和转移部位的组织；坏死、出血、感染；恶病质

第八节　癌前疾病、异常增生、原位癌、瘤内病变

肿瘤的发生、发展是个长期而复杂的过程，早期识别癌前病变、上皮内瘤变是防止肿瘤发生、发展及早期诊断和治疗肿瘤的重要环节，具有十分有重要的临床意义。

一、癌前疾病

癌前疾病（precancerous disease）也称癌前病变（precancerous lesions），是指某些疾病虽不是恶性肿瘤，但具有发展为恶性肿瘤的潜能，患者发生恶性肿瘤的风险增加。但应注意癌前疾病并不是一定会发展为恶性肿瘤。早期发现、及时治疗癌前疾病，对降低肿瘤的发病率有着重要的意义。常见的癌前疾病如下。

1. 慢性子宫颈炎伴子宫颈糜烂　是妇女常见病。子宫颈阴道部被覆鳞状上皮被来自子宫颈管内膜的单层柱状上皮取代，肉眼呈粉红色或鲜红色，状似黏膜缺损，称为"子宫颈糜烂"。随后，局部又可被再生的鳞状上皮替代，称为糜烂愈复。上述过程反复进行，少数病例可发展为鳞状细胞癌，特别是伴有人乳头状瘤病毒感染者更易发生。

2. 乳腺纤维囊性病　常见于 40 岁左右的妇女，主要表现为乳腺小叶导管和腺泡上皮细胞增生、导管囊性扩张。伴有导管内乳头状增生者较易发生癌变。

3. 黏膜白斑　常发生在口腔、外阴等处黏膜。鳞状上皮过度增生、过度角化，可出现异型性。长期不愈有可能转变为鳞状细胞癌。

4. 慢性萎缩性胃炎及胃溃疡　慢性萎缩性胃炎可致胃黏膜腺体肠上皮化生，慢性胃溃疡时溃疡边缘黏膜因受刺激而不断增生，经久不愈时，二者均可癌变。

5. 大肠绒毛状腺瘤、结肠及直肠的腺瘤性息肉、家族性多发性结肠息肉病　可以单发或多发，均可癌变。多发者常有家族史，为常染色体显性遗传病，癌变率更高。

6. 乳头状瘤 外耳道、膀胱、阴茎及喉的乳头状瘤，易发生癌变。

7. 肝硬化 由慢性乙型、丙型病毒性肝炎所致的肝硬化，有一部分进展为肝细胞性肝癌。

8. 慢性溃疡性结肠炎 在反复溃疡伴黏膜上皮增生的基础上可发生癌变。可单发或多发。绒毛状腺瘤发生癌变的机会更大。遗传性的家族性腺瘤性息肉病，几乎均会发生癌变。

9. 皮肤慢性溃疡 经久不愈的皮肤溃疡，由于长期慢性刺激，表皮鳞状上皮增生，可发生癌变。特别是小腿的慢性溃疡。

10. 其他 结肠慢性血吸虫病、隐睾、日光角化病及交界痣等。

二、异型增生

异型增生（dysplasia）是指上皮细胞出现异常增生，增生的细胞呈现一定程度的异型性，但在诊断上还不能确立为癌，过去称非典型增生。其多发生于皮肤和黏膜表面被覆的鳞状上皮。镜下观察：细胞排列较乱，极向消失；细胞大小不等，形态多样，核大深染，核浆比例增大，核分裂象较多，但不见病理性核分裂象。根据异型性大小和累及范围，将异型增生分为轻、中、重三级。①轻度异型增生：异型性较小，累及上皮层的下 1/3；②中度异型增生：异型性中等，累及上皮层的下 2/3；③重度异型增生：异型性较大，累及上皮 2/3 以上，但未达到全层。轻、中度异型增生可恢复正常；重度异型增生较难逆转。

三、原位癌

原位癌（carcinoma in situ）是指异型增生的细胞在形态和生物学特性上与癌细胞相同，常累及上皮全层，但尚未突破基底膜向下浸润，有时也称上皮内癌。如食管、子宫颈、皮肤和乳腺小叶原位癌。原位癌可长期保持不变，也可自行消退，或发展为浸润癌。因上皮或表皮内无血管和淋巴管，故原位癌不发生转移，如能早期发现，积极治疗，完全可以治愈。原位癌是早期癌，早期发现和积极治疗原位癌，可防止其发展为浸润癌，从而提高治愈率。

四、上皮内瘤变

上皮内瘤变（intraepithelial neoplasia，IN）是指上皮从非典型增生到原位癌的一系列形态变化。通常情况，上皮内瘤变（IN）根据病变程度分为三级，其与异常增生有一定的对应关系，将轻度和中度异型增生分别称为上皮内瘤变Ⅰ级和上皮内瘤变Ⅱ级，重度异型增生和原位癌称为上皮内瘤变Ⅲ级。呼吸道、胃肠、胰腺及胆管、泌尿道、女性生殖道、乳腺、前列腺、皮肤等都可发生 IN，如：子宫颈上皮内瘤变（CIN）（图 12-9）、乳腺上皮内瘤变（MIN）、前列腺上皮内瘤变（PIN）、皮肤上皮内瘤变（SIN）、胃黏膜上皮内瘤变（GIN）。但发生于胃肠道的 IN 通常分为两级，即低级别上皮内瘤变（LIN）和高级别上皮内瘤变（HIN），LIN 相当于轻度和中度异常增生，HIN 相当于重度异常增生和原位癌。

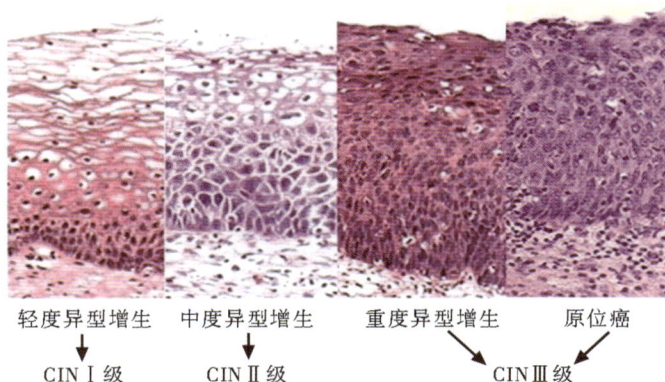

轻度异型增生　中度异型增生　　重度异型增生　　原位癌

CIN Ⅰ 级　　　CIN Ⅱ 级　　　　　CIN Ⅲ 级

图 12 - 9　子宫上皮内瘤变（CIN）

第九节　肿瘤的病因和发病机制

人类要攻克癌症，关键是明确肿瘤的病因和发病机制。随着分子生物学研究的不断进展，近年来对一些肿瘤的病因和发病机制有一定的认识，但至今尚未完全阐明，还有待进一步深入探索。

一、肿瘤的病因

肿瘤的病因非常复杂，包括外界环境致癌因素（外因）和机体内在因素（内因）两个方面，但往往有多种因素的综合作用。

（一）外界环境致癌因素

1. 化学致癌因素　现已知化学致癌物达 2000 多种，其中有些可能和人类肿瘤形成有关。多数为间接化学致癌物，直接化学致癌物较少，主要是烷化剂和酰化剂。有些烷化剂用于临床，如环磷酰胺既是抗癌药物又是很强的免疫抑制剂，用于抗肿瘤治疗和抗免疫治疗。由于它们可能诱发恶性肿瘤（如粒细胞性白血病），应谨慎使用。随着现代化工业的发展和乡镇企业的崛起，将会产生一些新的化学致癌物。保护环境，已引起医学界广泛关注。

（1）多环芳烃类化合物　广泛存在于污染的大气、石油、煤焦油中。致癌性强的有 3，4 - 苯并芘、1，2，5，6 - 双苯并蒽等。近几十年来肺癌的发生率日益增加，与吸烟和大气污染有密切关系。此外，烟熏和烧烤的鱼、肉等食品中也含有多环芳烃，这可能和某些地区胃癌的发病率较高有一定关系。

（2）芳香胺类化合物　如乙萘胺、联苯胺等，与印染厂工人和橡胶工人的膀胱癌发生率较高有关。氨基偶氮染料，如过去食品工业中使用的奶油黄（二甲基氨基偶氮苯）和猩红，可引起实验性大白鼠肝细胞癌。

（3）亚硝胺类物质　致癌作用强，致癌谱广。亚硝胺类物质在自然界中不多，但合成亚硝胺的前身物亚硝酸盐和二级胺普遍存在于动物食品的保存剂、着色剂和腐败的蔬菜中，在胃内酸性环境中合成亚硝胺。亚硝胺与消化系统恶性肿瘤、鼻咽癌、肺癌有密切关系。

（4）真菌毒素黄曲霉菌　广泛存在于霉变食品中。霉变的花生、玉米、豆类和谷类物质中含量很高，主要诱发肝癌。

（5）其他化学致癌物　微量元素中的砷可引起皮肤癌、肝癌，铬可引起肺癌，镉与前列腺癌等。

2. 物理致癌因素　主要是通过损伤细胞的染色体，使细胞癌基因激活和肿瘤抑制基因失活，从而导致肿瘤发生。

（1）电离辐射及紫外线照射　已被证实与恶性肿瘤的发生有关。长期接触 X 射线及镭、钴、铀、氡等放射性同位素，其白血病和皮肤癌的发病率明显升高，过量的紫外线照射易引起皮肤癌。日本长崎、广岛在第二次世界大战时因原子弹爆炸受到辐射的幸存居民，慢性粒细胞白血病、甲状腺癌、乳腺癌等肿瘤发生率明显增高。

（2）慢性刺激与损伤　慢性机械性和炎症非特异性刺激，可致细胞增生，在此基础上可发生癌变，如慢性皮肤溃疡、慢性胃溃疡、慢性胆囊炎、慢性子宫颈炎等可由异型增生发展为癌。临床上骨肉瘤、睾丸肿瘤和脑瘤等患者常有局部外伤史。

（3）异物　有证据表明，长期接触大量石棉或石棉制品可导致胸膜间皮瘤的发生。此外，动物实验证明，植入体内的塑料、金属、玻璃纤维等可诱发各种肉瘤。

3. 生物性致癌因素

（1）病毒　虽然迄今不能明确肯定病毒直接诱发人类肿瘤，但越来越多的证据显示人类某些恶性肿瘤可能与病毒有关。已知能引起人类或动物肿瘤的病毒有上百种，其中 2/3 为 RNA 病毒，1/3 为 DNA 病毒。如 EB 病毒，可能与伯基特（Burkitt）淋巴瘤和鼻咽癌有关，人类乳头状瘤病毒（human papilloma virus，HPV）可能与子宫颈癌有关，乙型肝炎病毒可能与肝癌有关；人类 T 细胞白血病和淋巴瘤的发生也与病毒有关。

（2）幽门螺杆菌　幽门螺杆菌引起的慢性胃炎与胃低度恶性 B 细胞性淋巴瘤的发生有关，但机制未明。绝大多数胃淋巴瘤伴有幽门螺杆菌的感染，对胃淋巴瘤患者采用抗生素治疗可以使部分淋巴瘤消退。

（3）寄生虫　已知日本血吸虫病与结肠癌的发生有关，华支睾吸虫病与胆管细胞性肝癌的发生有关，埃及血吸虫病与膀胱癌的发生有关。

（二）肿瘤发生的内在因素

1. 遗传因素　大量流行病学和临床资料显示，5% ~ 10% 人体肿瘤的发生与遗传因素有关。但绝大多数是易感性和倾向性而言，如乳腺癌、胃肠癌等，可能与多因素遗传有关。与直接遗传有关的只有少数不常见的肿瘤。

（1）呈常染色体显性遗传的肿瘤　遗传因素在肿瘤发生中起决定作用，其特点是有明显家族史，以常染色体显性遗传的规律遗传，常早年发病，呈多发性。如视网膜母细胞瘤、家族性结肠多发性腺瘤病等。

（2）呈常染色体隐性遗传的肿瘤　遗传因素不决定肿瘤的发生，只决定肿瘤的易感性，如着色性干皮病患者经紫外线照射后易患皮肤癌、毛细血管扩张性共济失调症患者易患白血病和淋巴瘤。

（3）遗传因素与环境致癌因素起协同作用的肿瘤 遗传因素与环境因素在肿瘤发生起协同作用，环境因素可能更重要，大多数肿瘤属此类。

2. 免疫因素 肿瘤细胞出现了某些在同类正常细胞中看不到的新的抗原标志。典型的包括肿瘤特异性抗原和肿瘤相关抗原。肿瘤特异性抗原是肿瘤细胞独有的抗原，不存在于正常细胞。同一种致癌物诱发的同样组织类型的肿瘤，在不同个体中具有不同的特异性抗原。肿瘤相关抗原既存在于肿瘤细胞也存在于某些正常细胞。有些抗原在胚胎组织中表达量大，在分化成熟组织中不表达或表达量很小，但在癌变组织中表达增加，这种抗原称为肿瘤胚胎抗原。例如，甲胎蛋白可见于胚胎肝细胞和肝细胞癌中。

免疫功能低下者，如先天性免疫缺陷病患者和接受免疫抑制治疗的患者，恶性肿瘤的发病率明显增加，提示正常机体存在免疫监视机制，起到抗肿瘤的作用。肿瘤细胞逃脱免疫监视甚至破坏机体的免疫系统，可能与某些肿瘤的发生有关。

3. 种族和地理因素 在不同种族和地区，肿瘤发病率有明显差别，如鼻咽癌常发于我国广东人；欧美国家乳腺癌的年死亡率较高，约为日本的 5 倍；而日本胃癌的年死亡率比美国的高 7 倍。

4. 年龄、性别和激素因素 年龄对肿瘤的发生也有一定影响。如神经母细胞瘤、肾母细胞瘤、髓母细胞瘤等好发于儿童；骨肉瘤、横纹肌肉瘤好发于青年人；而大部分癌则多发生于老年人。肿瘤的发生有一定的性别差异，可能与体内激素水平以及接触致癌物质的机会不同有关，如肺癌、食管癌、胃癌、肝癌、结肠癌、鼻咽癌等则以男性多见，乳腺癌、胆囊癌、甲状腺癌、膀胱癌等以女性多见。某些激素也影响肿瘤的发生、发展，如乳腺癌、子宫内膜癌与机体中雌激素水平增高有关；垂体与甲状腺之间的激素不平衡，多是人类甲状腺癌的一种病因。

5. 心理、社会因素 目前十分重视并强调心理、社会因素在致癌中的作用，有资料表明，心理因素（如精神创伤、情绪抑制、精神紧张等）与肿瘤的发生、发展及预后有一定的关系。心理、社会因素可以通过神经 – 内分泌 – 免疫系统的功能紊乱而影响组织的代谢和生长过程，削弱机体的抗肿瘤免疫防御功能，从而为肿瘤的发生、发展提供有利条件。

二、肿瘤的发病机制

肿瘤的发病极其复杂，其机制尚未彻底阐明。在这方面曾提出了各种各样的学说和假说，近年来随着分子生物学的迅速发展，特别是对癌基因（oncogene）和肿瘤抑制基因（tumor suppressor gene）的研究，初步揭示了某些肿瘤的病因及发病机制。并认为，恶性肿瘤的发生是一个长时期的多因素作用分阶段的过程，简述如下。

（一）癌基因活化

在研究反转录病毒与肿瘤关系过程中发现，反转录病毒基因组中含有某些 RNA 序列，是病毒致瘤或导致细胞恶性转化所必需的，称为病毒癌基因（viral oncogene，v – on）。在后续研究过程中在正常细胞基因组中发现与病毒癌基因十分相似的 DNA 序列，称为原癌基因（proto – oncogene），对细胞的生长增殖起促进作用。常见原癌基因有 sis、ErB – B2、ras、abl、myc 等，在正常情况下并不导致肿瘤的发生，但在多种因素的作用下被激活发生异常时，能使细胞发生恶性转化，此时这些基因称细胞癌基因（cellular oncogene, c-onc）。原癌基因转变为细胞癌基因的过程，称原癌基因激活。原癌基因的激活途径包括基因突变（有点突变、染色体重排、启动子插入和基因扩增）和基因表达调控异常。

（二）肿瘤抑制基因功能丧失

肿瘤抑制基因是指存在于细胞基因组内的一类能够抑制肿瘤发生的核苷酸序列，又称抗癌基因（antioncogene）。肿瘤抑制基因的产物能抑制细胞的增长。若肿瘤抑制基因发生结构改变或功能障碍时，正常细胞可转变为肿瘤细胞。常见抑癌基因有 APC、RB、p53、WT-1、p16 等。

（三）凋亡调节基因和 DNA 修复基因的改变

肿瘤生长取决于细胞增殖与细胞死亡比例，凋亡调节基因与肿瘤发生也密切相关。正常细胞内有 DNA 轻微损害时，可通过 DNA 修复基因予以修复，但当 DNA 修复基因功能障碍时，DNA 损伤保留下来在肿瘤发生中起作用。

（四）端粒酶和肿瘤

染色体末端存在称为端粒的 DNA 重复序列，其长度随细胞的每一次复制逐渐缩短。细胞复制一定次数（大约50次）后，短缩的端粒可导致染色体相互融合、细胞死亡。而大多数恶性肿瘤细胞含有端粒酶活性，使其端粒不会缩短，导致肿瘤细胞的永生化。

（五）表观遗传调控与肿瘤

肿瘤中常发生的一些关键基因启动区甲基化、组蛋白修饰异常等表观遗传调控的改变与肿瘤发展密切相关。

（六）肿瘤的发生是一个多步骤的过程

肿瘤分子生物学、流行病学及遗传学等方面的研究表明，肿瘤的发生是一个非常复杂的多步骤的过程，是多种癌基因和抑癌基因等参与的事件。肿瘤的发生由致癌物（致癌物是可以引起恶性肿瘤发生的物质）起启动作用，引起癌症发生过程中的始发变化，促癌物（本身无致癌性，但可增强致癌物的致癌作用的物质）起促进作用。细胞的完全恶性转化，一般需要多个基因的改变，如数个癌基因的激活和/或肿瘤抑制基因的失活，以及调节基因等变化。目前，结肠癌的发生过程研究得比较清楚，即其发生过程为：从肠上皮增生到癌的演进过程中，发生多步骤的癌基因突变和肿瘤抑制基因失活；这些分子事件与形态学改变有很好的关联（图12-10）。一个细胞要积累这些基因改变，一般需要较长的时间。所以，癌症在年龄较大的人群中发生率较高。

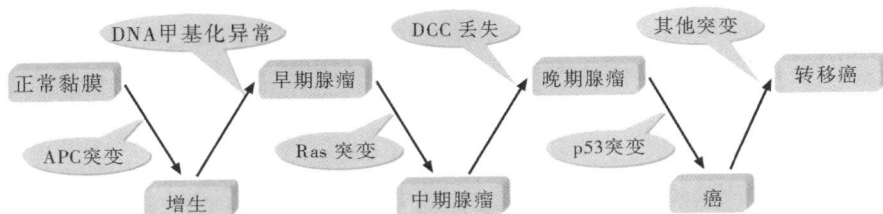

图 12-10 结肠癌的多步骤发生模式

综上所述，目前认为肿瘤发生的基本模式如下：致癌因素引起基因损伤，激活原癌基因和/或灭活肿瘤抑制基因，可能还累及凋亡调节基因和/或 DNA 修复基因，使细胞呈多隆性增生，在促进因子作用下，基因进一步损伤，发展为单克隆性增生，通过演进和异化，形成具有不同生物学特性的亚克隆，获得无限制生长的能力，并可浸润和转移发生（图 12 - 11）。

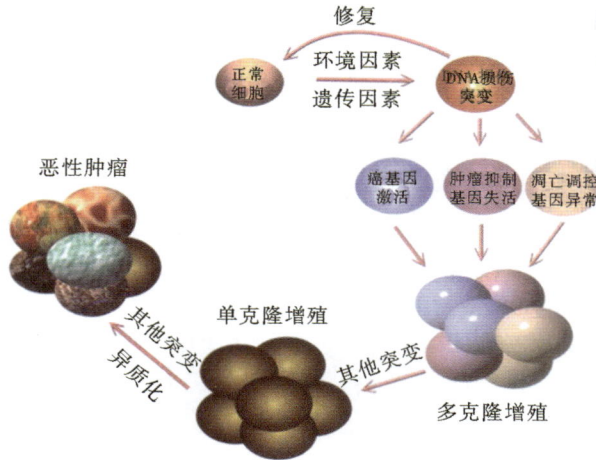

图 12 - 11　恶性肿瘤形成的基本模式

第十节　常见肿瘤举例

一、上皮组织肿瘤

上皮组织包括被覆上皮与腺上皮。上皮组织肿瘤最为常见。人体的恶性肿瘤大部分是上皮组织恶性肿瘤，对人类的危害甚大。

（一）上皮组织良性肿瘤

1. 乳头状瘤（papilloma） 起源于鳞状上皮、尿路上皮的被覆上皮，称为鳞状细胞乳头状瘤、尿路上皮乳头状瘤等。常见于皮肤、喉、外耳道、阴茎、膀胱等。肉眼观察：呈外生性向体表或腔面生长，形成指状或乳头状突起，也可呈菜花状或绒毛状（图12 - 12A）。肿瘤的根部常有一个蒂与正常组织相连。镜下观察：每一乳头表面覆盖增生的上皮，乳头的轴心由血管和结缔组织间质构成（图 12 - 12B）。

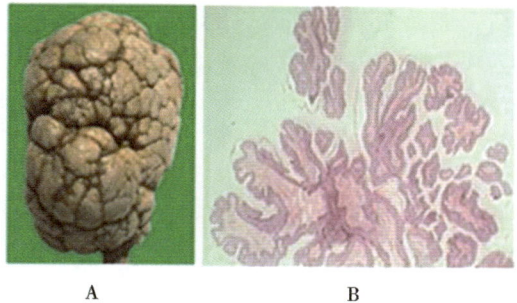

图 12 - 12　皮肤乳头状瘤

2. 腺瘤（adenoma） 起源于腺上皮的良性肿瘤，多见于肠道、乳腺、甲状腺、卵巢等处。黏膜的腺瘤多呈息肉状，腺器官内的腺瘤则多呈结节状，且常有被膜，与周围正常组织分界清楚。腺瘤的腺体与相应正常组织腺体结构相似，而且常具有一定的分泌功能。根据腺瘤的组成成分或形态特点，又可将之分为管状腺瘤、绒毛状腺瘤、囊腺瘤、纤维腺瘤、多形性腺瘤等类型。

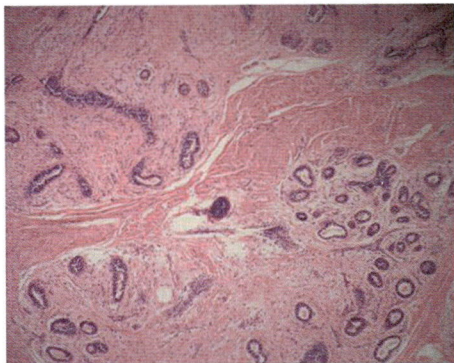

图 12 - 13　乳腺纤维腺瘤

（1）管状腺瘤与绒毛状腺瘤　多见于结肠、直肠黏膜。呈息肉状，故常称为腺瘤性息肉，可有蒂与黏膜相连，可为广基、平坦的。镜下观察：分化好的小管或绒毛状结构，若腺瘤两种成分都称为管状绒毛状腺瘤。绒毛状腺瘤恶变率较高，尤其体积较大者。家族性腺瘤性息肉病，癌变率极高。

（2）囊腺瘤　常见于卵巢、胰腺和甲状腺，瘤细胞分泌大量黏液或浆液并淤积，使腺腔扩大呈囊腔。浆液性囊腺瘤伴乳头增生时，易癌变。

（3）纤维腺瘤　乳腺导管上皮细胞增生外，伴有纤维组织大量增生，常见于乳腺（图 12 - 13）。

（4）多形性腺瘤　瘤组织由腺管、鳞状上皮、黏液样或软骨样组织构成，常见于涎腺。

（二）上皮组织恶性肿瘤

起源于上皮组织的恶性肿瘤统称为癌，多见于中老年人，为临床上最常见的恶性肿瘤。癌的常见类型有以下几种。

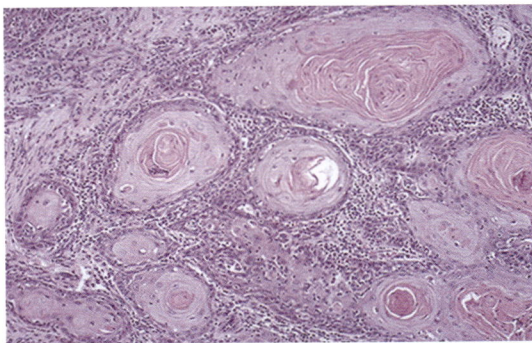

图 12 - 14　高分化鳞状细胞癌

1. 鳞状细胞癌（squamous cell carcinoma）　简称鳞癌，起源于鳞状上皮或鳞状上皮化生组织，如皮肤、口腔、唇、食管、喉、子宫颈、阴道、阴茎或支气管、膀胱鳞状上皮化生部位等。肉眼观察：呈菜花状或溃疡状。镜下观察：分化好的鳞状细胞癌，癌巢中央可出现层状角化物，称为角化珠或癌珠（图 12 - 14）；细胞间可见细胞间桥。分化较差的鳞状细胞癌无角化珠形成，细胞间桥少或无。

2. 腺癌（adenocarcinoma） 起源腺上皮的恶性肿瘤。多见于胃肠、胆囊、子宫体等处。癌细胞形成大小不等、形状不一、排列不规则的腺结构，细胞常不规则地排列成多层，核大小不一，核分裂象多见（图 12 – 15）。当腺癌伴有大量乳头状结构时称为乳头状腺癌；腺腔高度扩张呈囊状的腺癌称为囊腺癌；伴乳头状生长的囊腺癌称为乳头状囊腺癌。

分泌大量黏液的腺癌称为黏液癌，又称为胶样癌。常见于胃和大肠。肉眼观察：癌组织呈灰白色，湿润，半透明如胶冻样。镜下观察：黏液堆积在腺腔内，并可由于腺体的崩解而形成黏液池。有时黏液聚积在癌细胞内，将核挤向一侧，癌细胞呈印戒状，称为印戒细胞。当印戒细胞构成癌的主要成分时称为印戒细胞癌（图 12 – 16）。

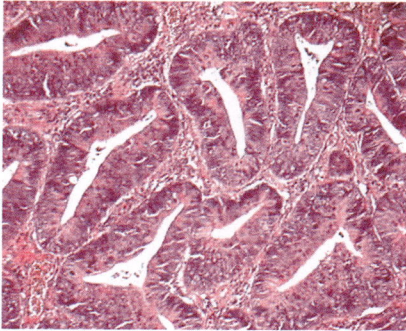

图 12 – 15　高分化管状腺癌

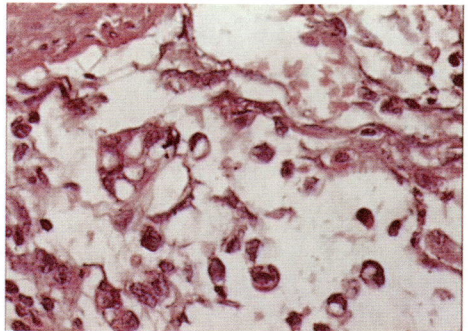

图 12 – 16　印戒细胞癌

3. 基底细胞癌（basal cell carcinoma） 多见于老年人颜面部。癌巢主要由浓染的基底细胞样的癌细胞构成。生长缓慢，表面常形成溃疡，浸润破坏深层组织，但很少发生转移，对放射治疗很敏感，临床上呈低度恶性的经过。

4. 尿路上皮癌（urothelial carcinoma） 亦称移行细胞癌（transitional cell carcinoma）。发生于膀胱、输尿管或肾盂的移行上皮，可为乳头状或非乳头状。常呈多发性乳头状，乳头纤细而质脆。可形成溃疡或广泛浸润膀胱壁。镜下观察：癌细胞呈多层排列，分化好者似移行上皮，分化差者异型性明显。临床表现为无痛性血尿，易广泛侵袭和早期转移。

二、间叶组织肿瘤

（一）间叶组织良性肿瘤

1. 纤维瘤（fibroma） 起源于纤维组织的良性肿瘤。常见于四肢及躯干的皮下。肉眼观察：呈结节状，有包膜，质地硬，切面灰白，见纵横交错编织状排列的条纹。镜下观察：瘤细胞由分化好的成纤维细胞、纤维细胞和瘤细胞之间的胶原纤维构成。胶原纤维呈束状，互相编织。

2. 脂肪瘤（lipoma） 起源于脂肪组织的良性肿瘤。好发于背、肩、颈及四肢近端皮下组织。肉眼观察：呈分叶状，有被膜，质地柔软，切面呈黄色，似脂肪组织。直径数厘米至数十厘米，常为单发性，亦可为多发性（图 12 – 17A）。镜下观察：似正常脂肪组织，呈不规则分叶状，有纤维间隔（图 12 – 17B）。一般无明显症状，手术易切除。

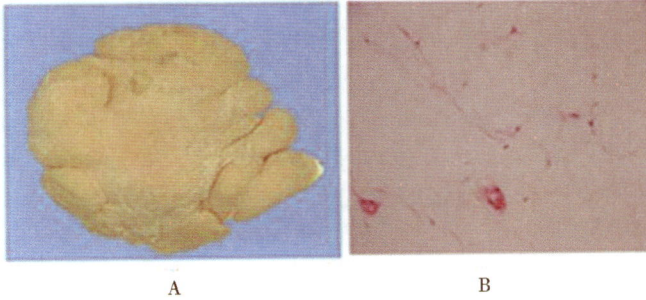

图 12－17　脂肪瘤

3. 血管瘤（hemangioma）　　常见于儿童，多为先天性。好发于皮肤、皮下、肌肉和肝、脾等处。肉眼观察：无包膜，边界不清，呈浸润性生长，鲜红色或紫红色。皮肤或黏膜血管瘤呈斑块状，内脏血管瘤多呈结节状。镜下观察：可分为毛细血管瘤、海绵状血管瘤及混合型血管瘤三种类。儿童血管瘤可随身体的发育而长大，成年后停止发展，甚至可以自然消退。

4. 淋巴管瘤（lymphangioma）　　由增生的淋巴管构成，内含淋巴液。淋巴管可呈囊性扩大并互相融合，内含大量淋巴液，称为囊状水瘤，多见于小儿。

5. 平滑肌瘤（leiomyoma）　　起源于平滑肌组织的良性肿瘤。多见于子宫，其次见于胃肠等。肉眼观察：呈结节状，边界清，切面灰白色，有编织状条纹。可多发或单发。镜下观察：肿瘤组织由排列成束状的梭形平滑肌细胞构成，瘤细胞形态比较一致，排列成束状、编织状，核呈长杆状，两端钝圆，核分裂象少见。

6. 骨瘤（osteoma）　　好发于颅面骨，常为单发，形成无痛性局部隆起，生长缓慢，境界清楚。镜下观察：肿瘤主要由成熟的板层骨和部分骨构成，但骨小梁排列紊乱，缺乏正常的 Haver 系统，间质为纤维组织，有时可见脂肪及造血细胞。发生于颅骨内板、眼眶、鼻窦、颌骨的骨瘤，可引起相应部位的压迫症状。

7. 软骨瘤（chondmma）　　主要成分为透明软骨，自软骨膜发生向外生长者，称外生性软骨瘤或骨膜软骨瘤；发生于骨髓腔内者称为内生性软骨瘤，使骨膨胀，外有薄层骨壳。切面呈银白或淡蓝色。镜下观察：由分化成熟的软骨细胞和软骨基质构成，呈不规则分叶状结构。发生在手、足短骨者多为良性；发生在胸骨、肋骨、盆骨、椎骨及四肢长骨者易发生恶变。

（二）间叶组织恶性肿瘤

起源于间叶组织恶性肿瘤统称肉瘤，比癌少见。多发生于年龄较轻的患者。可有以下几种类型。

1. 脂肪肉瘤（liposarcoma）　　起源于原始间叶组织的恶性肿瘤，极少由皮下脂肪层发生或由脂肪瘤恶变而来。好发于成人大腿、软组织深部及腹膜后的深部软组织，肉眼观察：多呈结节状或分叶状，可似脂肪瘤，亦可呈黏液样或鱼肉样。镜下观察：瘤细胞形态多种多样，以出现脂肪母细胞为特点，胞质内可见多少不等、大小不一的脂质空泡。

2. 纤维肉瘤（fibrosarcoma）　　起源于纤维组织的恶性肿瘤。好发为四肢及躯干皮下组织。肉眼观察：呈结节状或不规则形，切面灰红、湿润、质地细腻，呈鱼肉状外观。镜下观察：肿瘤由成纤维细胞和胶原纤维组成，瘤细胞丰富，有明显的异型性，细胞呈梭形或圆形，形态、大小不一，病理性核分裂易见，胶原纤维及网状纤维少见。其恶性度较高，易转移和复发。

3. 横纹肌肉瘤（rhabdomyosarcoma） 较常见，恶性程度较高，生长迅速，易早期经血道转移，预后极差。多见于 10 岁以儿童和婴幼儿。好发于头、颈、泌尿生殖道及腹膜后，偶可见于四肢。根据细胞的分化程度、排列结构和大体特点可分为胚胎性横纹肌肉瘤、腺泡状横纹肌肉瘤、多形性横纹肌肉瘤三型。

4. 平滑肌肉瘤（leiomyosarcoma） 多见于子宫及胃肠道，也可见于腹膜后、肠系膜、大网膜及皮肤等处。软组织平滑肌肉瘤患者多为中老年人。肿瘤细胞异型性、肿瘤细胞凝固性坏死和核分裂象的多少对平滑肌肉瘤的诊断及其恶性程度的判断很重要。

5. 血管肉瘤（hemangiosarcoma） 来源于血管内皮细胞，恶性程度较高。可见于各器官和软组织。好发于中老年人，男性多见。肉眼观察：瘤体大小不等，边界不清，呈紫红色结节状，常伴坏死、出血或溃疡；切面灰褐色或棕红色，质软，呈细海绵状。镜下观察：肿瘤主要由不同程度异型性的肿瘤性内皮细胞构成，血管腔形成明显。被覆血管内皮多有异型性。分化差者瘤细胞呈实性巢状或弥漫分布，血管腔形成不明显。血管肉瘤的复发率和转移率都较高，预后很差。

6. 骨肉瘤（osteosarcoma） 为最常见的骨恶性肿瘤。常见于青少年。好发于四肢长骨干骺端，尤其是股骨下端和胫骨上端。肉眼观察：呈梭形肿块，切面灰白色或灰红色，鱼肉状（图 12 − 18A）。常出血、坏死、侵犯、破坏骨皮质，并可侵犯周围组织。镜下观察：瘤细胞呈圆形、梭形或多角形，异型性明显，瘤细胞可形成肿瘤性骨样组织或骨组织，是诊断骨肉瘤的最重要的组织学依据（图 12 − 18B）。肿瘤破坏骨皮质，掀起其表面的骨膜，在肿瘤上下两端的骨皮质和掀起的骨膜之间形成三角形隆起，在 X 线上称 Codman 三角（图 12 − 18C）。由于骨膜被掀起，在骨膜和骨皮质之间，可形成与骨表面垂直的放射状反应性新生骨小梁，在 X 线上表现为日光放射状阴影（图 12 − 18C）。这些影像学表现对骨肉瘤的诊断具有重要意义。骨肉瘤生长快，侵袭破坏能力强，常经血道转移到肺，预后差。

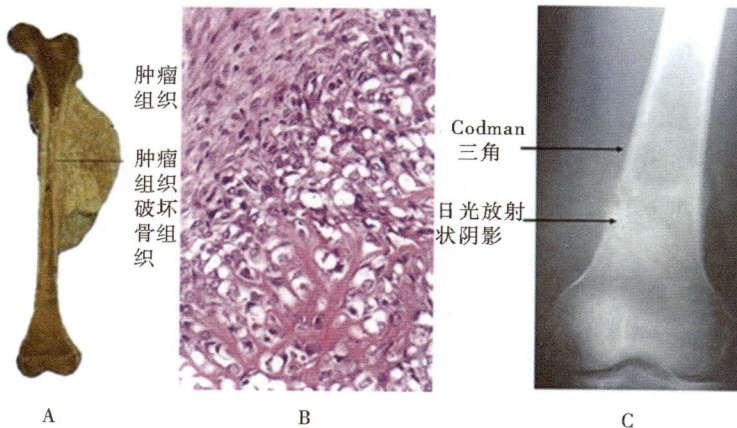

图 12 − 18　骨肉瘤

三、淋巴造血组织肿瘤

淋巴造血系统由髓性组织和淋巴组织构成。髓性组织主要包括骨髓和血液，淋巴组织主要包括胸腺、脾、淋巴结级结外淋巴组织。现简要介绍白血病和恶性淋巴瘤的病理特点和临床表现。

（一）白血病

白血病（leukemia）是骨髓造血干细胞克隆性增生形成的恶性肿瘤性病变，其特征为骨髓内异常白细胞弥漫性增生取代正常骨髓组织，并进入周围血和浸润肝、脾、淋巴结等全身各组织和器官，造成贫血、出血和感染。在我国儿童和青少年的恶性肿瘤中，白血病居第一位。根据白血病细胞的成熟程度和自然病程，白血病可分为急性和慢性白血病。根据增生异常的肿瘤细胞来源可分为淋巴细胞性和粒细胞性白血病。临床常表现为发热、出血、贫血及肝、脾、淋巴结肿大，骨髓涂片示原始及幼稚白细胞增多。

（二）恶性淋巴瘤

恶性淋巴瘤（malignant lymphoma）又称淋巴瘤，是起源于淋巴结和结外淋巴组织的恶性肿瘤。临床上根据病理学特征分为霍奇金淋巴瘤和非霍奇金淋巴瘤。

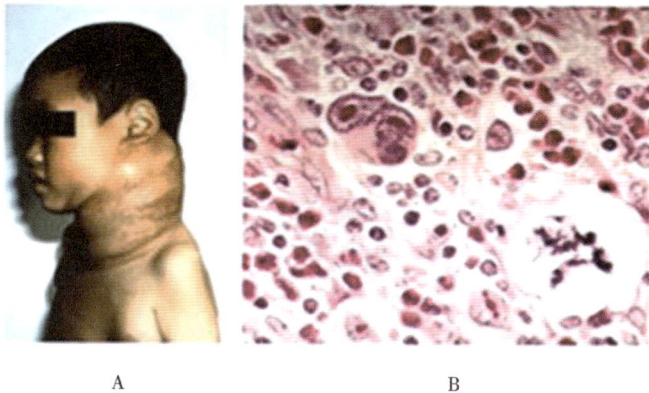

A　　　　　　　　　　　　B

图 12 - 19　霍奇金淋巴瘤

1. 霍奇金淋巴瘤（Hodgkin lymphoma，HL）　　青少年、男性多见，好发于浅表淋巴结，以颈部和锁骨上最多见（图 12 - 19A）。常有以下特点：①临床上常由一个或一组淋巴结开始，逐渐由近及远地向周围淋巴结扩散；随病程进展，相邻的肿大淋巴结彼此粘连、融合，不活动。肉眼观察：呈结节状，切面灰白色、鱼肉状。②镜下观察（图 12 - 19B）：瘤细胞多种多样，有一种独特的瘤巨细胞，称为 R - S 细胞，该细胞体积大，胞质丰富，略嗜酸性或嗜碱性，核圆形或椭圆形，双核或多核；染色质沿核膜聚集呈块状，核膜厚，核内有一个大、直径与红细胞相当的、嗜酸性核仁，核仁周围有空晕。双核 R - S 细胞的两个核呈面对面排列，彼此对称，似镜中影，称为"镜影细胞"。③病变组织中常有数量不等的、反应性的各种炎细胞存在，且有不同程度的纤维化。

霍奇金淋巴瘤组织学分为四个亚型：结节硬化型、混合细胞型、富于淋巴细胞型和淋巴细胞消减型。

2. 非霍奇金淋巴瘤（non – Hodgkin lymphoma，NHL） 是最常见的恶性淋巴肿瘤，占所有淋巴瘤的80%～90%，其中2/3原发于淋巴结，1/3原发于淋巴结外器官或组织。在我国发生在成人淋巴结的NHL主要是弥漫性大B细胞淋巴瘤，在儿童和青少年则是急性淋巴母细胞白血病/淋巴瘤、Burkitt淋巴瘤及间变性大细胞淋巴瘤。根据肿瘤的起源和属性，非霍奇金淋巴瘤分为三大类：前体淋巴细胞肿瘤、成熟B细胞肿瘤、成熟T细胞和NK细胞肿瘤。

四、其他肿瘤

（一）黑痣和黑色素瘤

1. 黑痣（pigmented nevus） 起源于表皮基底层的黑色素细胞，系良性增生性病变，可分先天性与后天性。根据痣细胞的所在部位，可分为皮内痣、交界痣和混合痣，后两者较易恶变为黑色素瘤。

（1）皮内痣 痣细胞位于真皮层内。常见于成人，好发于面颈部、躯干及四肢。肉眼观察：呈半球状或乳头状隆起，表面光滑，可有少数毛发。

（2）交界痣 痣细胞位于表皮与真皮交界处，基底膜完整。常见于儿童，好发于掌跖及外阴部。肉眼观察：表面光滑，境界清楚，无毛发。

（3）混合痣 可同时存在皮内痣和交界痣，其特征与皮内痣相似。

2. 黑色素瘤（melanoma） 起源于黑色素细胞的高度恶性肿瘤。多见于头颈部、面部及足底、外阴、肛门周围。可以为原发，也可以由交界痣和混合痣转变而来。黑痣迅速增大，颜色加深，出血、溃疡常为恶变征象。肉眼观察：呈灰黑色，边界不齐，形状不规则，表面粗糙，可发生溃疡、出血。镜下观察：瘤细胞呈梭形或多边形，胞质内可见黑色素颗粒，核大，瘤细胞成巢状或条索状。黑色素瘤可以一开始即为恶性，也可以由交界痣和混合痣发展而来。

（二）畸胎瘤

畸胎瘤（teratoma）起源于生殖细胞的肿瘤，具有向体细胞分化的潜能，一般含有2～3个胚层成分。常见于卵巢与睾丸，也可见于纵隔、骶尾部等。分为良性畸胎瘤和恶性畸胎瘤两种。

1. 良性畸胎瘤 又称为成熟性畸胎瘤。多见于卵巢，呈囊状，囊内有毛发、油脂，有时可见牙齿、骨骼等。镜下可见分化成熟的3个胚层组织，如上皮组织、皮肤附属器官、肌肉组织、脑组织等。

2. 恶性畸胎瘤 常见于睾丸，肿瘤为实性。主要由分化不成熟的胚胎样组织构成，易发生远处转移，预后差。

第十一节　肿瘤的护理原则

一、肿瘤的预防

随着人类对肿瘤认识，逐渐意识到预防是抗击癌症最有效的武器。应采取各种方式教育全社会人群树立三级是预防观念的，随着科技进步和更多科学证据的发现，有专家认为人类可以预防癌症的比例可提高到70%。但是对于普通人而言，要想正确理解这个数字，首先应该认识到，这里所谓的"可以预防"，并不是"绝对不患癌症"那么简单。癌症的预防，一般包括三级预防。

1. 一级预防　为病因预防，目的是消除和避免致癌因素，降低癌症发病率。包括：①加强放射防护；②治疗慢性炎症；③保护和净化生活、工作环境，消除环境中的致癌因素；④讲究卫生，注意营养，纠正不良饮食习惯，预防肝炎，提倡不吸烟、食用新鲜蔬菜和维生素会含量丰富的食物；⑤慎用药物，特别是激素类药物；⑥跟踪检查高危家族成员；⑦锻炼身体，增强体魄，避免过度的精神紧张或精神压力。

2. 二级预防　是肿瘤早期发现、早期诊断和早期治疗。其目的是降低癌症死亡率。广泛开展防癌普查，积极治疗癌前病变，发现不明原因的肿块、进行性消瘦、咯血、血尿、便血、阴道不规则出血等症状应及时就诊。

3. 三级预防　为肿瘤诊断及治疗后的康复，目的在于提高患者生存质量、减轻痛苦，延长寿命等。

目前国内外普遍认为，对病因尚不十分明确的大部分癌症而言，二级预防最为关键。所以，对于个人而言，定期的专门体检是极其必要的。

二、肿瘤的护理原则

对于肿瘤患者的护理应根据患者具体情况，结合治疗方法，从心理上、生理上进行全方位的护理，并预防各种并发症，以促进患者的康复。

1. 病情观察　注意观察肿瘤患者局部临床表现，如肿块大小、生长速度、颜色、与周围组织的关系等；有无乏力、进行性消瘦、咯血、血尿、便血、阴道不规则出血、黄疸等症状，及时发现并妥善处理。

2. 对症护理　疼痛是恶性肿瘤的常见病症，并给患者造成巨大的痛苦，宜采取各种方法来缓解疼痛。如安置舒适的体位、安排娱乐活动，使用止痛药，必要时可使用麻醉性止痛药，如可待因、吗啡、哌替啶等。

3. 生活护理　采取各种措施，促进患者的饮食，增加富含营养物质摄入，以提高机体的抵抗力。

4. 心理护理　恶性肿瘤患者在心理上易出现焦虑、恐惧、绝望等不良情绪。在护理时应积极与患者进行沟通，解释治疗方法，减轻焦虑、恐惧，鼓励患者树立与肿瘤作斗争的坚强信心。

5. 健康教育　教育患者克服不良的生活与饮食习惯，不吸烟，注意保持室内和患者卫生的清洁卫生。恶性肿瘤患者抵抗力较低，容易发生感染，避免受凉，预防感冒。对于放疗、化疗后白细胞较低的患者，应采取适当的隔离措施，注意保护皮肤、毛囊、黏膜的损伤，并及时处理创面。

目标检测

一、名词解释

肿瘤、癌、肉瘤、异型性、肿瘤实质、转移、种植性转移、恶病质、癌前病变、上皮内瘤变、原位癌。

二、问答题

1. 以结肠腺瘤和结肠腺癌为例，说明良、恶性肿瘤的区别。

2. 说明癌和肉瘤的区别。

3. 简述肿瘤的异型性与分化程度对肿瘤的良恶性的关系。

4. 试述炎性增生与肿瘤性增生的区别。

5. 简述肿瘤的转移途径。

6. 什么是癌前疾病？常见的癌前疾病有哪些？

（鲁静）

第十三章 心血管系统疾病

要点导航

　　掌握：动脉粥样硬化、缓进型高血压病、风湿病的病理变化及病理临床联系；心功能不全的概念。
　　熟悉：冠状动脉硬化性心脏病、心绞痛、心肌梗死的概念及病变特点；高血压的概念及病因；心功能不全的诱因、代偿机制。
　　了解：恶性高血压病的病变特点、动脉粥样硬化症、高血压病、风湿病的发病机制；心瓣膜病、感染性心内膜炎、心肌炎、心肌病的概念；心力衰竭的发病机制及代谢和功能变化。

　　心血管系统由心脏和血管组成，是维持正常血液循环、满足机体代谢需要的结构基础。心血管系统形态结构发生变化，常导致其功能异常，引起全身或局部血液循环障碍。心血管系统疾病是对人类健康构成极大威胁的一类疾病。在我国，心血管疾病的发病率和死亡率均居第一位。本章主要介绍常见的心血管系统疾病。

第一节　动脉粥样硬化

　　动脉粥样硬化（atherosclerosis，AS）是严重危害人类健康的常见病，是一种与脂质代谢障碍有关的全身性疾病，主要累及大、中动脉，其病变特点是脂质沉积于动脉内膜下，内膜灶状纤维化，形成粥样斑块，导致动脉壁增厚、变硬，管腔狭窄，引起相应器官的缺血性改变，多见于心、脑、肾等器官。

　　动脉粥样硬化与动脉硬化不同，动脉硬化泛指动脉壁增厚、失去弹性的一类疾病，包括三种类型：①动脉粥样硬化是最常见和最具危险性的疾病，特别是发生在冠状动脉。②细动脉硬化（arteriolosclerosis）常见于高血压病和糖尿病，表现为细小动脉的玻璃样变。③动脉中膜钙化（medial calcification）少见，表现为中膜的钙盐沉积。

　　近年来我国动脉粥样硬化发病率逐年上升，多见于中、老年人，40～49 岁发展最快，北方略高于南方，男性多于女性。

一、病因和发病机制

（一）病因

引起动脉粥样硬化的确切病因仍不清楚。目前认为主要危险因素有以下几方面。

1. 高脂血症　主要是指血浆中总胆固醇（TC）和/或甘油三酯（TG）的含量异常升高，是动脉粥样硬化最主要的危险因素。血脂是以脂蛋白的形式在血液中运行。脂蛋白按密度分为乳糜微粒（CM）、极低密度脂蛋白（VLDL）、低密度脂蛋白（LDL）、高密度脂蛋白（HDL）。各种脂蛋白对动脉粥样硬化的影响并不一样，由于血液中 LDL 含胆固醇最高，且分子较小，容易透入动脉内膜并引起巨噬细胞吞噬沉积和刺激血管壁平滑肌细胞增生而形成斑块，因此与动脉硬化的发生关系密切。VLDL 降解后形成 LDL，故 VLDL 也与本病的发生关系密切。而高密度脂蛋白（HDL）可通过胆固醇逆向转运机制清除动脉壁的胆固醇，将其转运至肝，经代谢排出体外。此外，HDL 有抗氧化作用，防止 LDL 氧化，并可通过竞争性抑制阻抑 LDL 与内皮细胞的受体结合而减少其摄取。因此，HDL 有抗动脉粥样硬化作用。

造成高脂血症的原因很多。包括：①外源性摄入过多：见于过多进食含动物性脂肪的人群。②体内合成增加：见于喜食甜食及体力活动过少的人群。③某些能够引起继发性高脂血症的疾病：如糖尿病，由于糖代谢紊乱，脂质分解，引起高甘油三酯血症，从而导致高脂血症。同时糖尿病患者血液中 HDL 降低，使 LDL 糖基化，促进血液单核细胞迁入内膜并转变为泡沫细胞。甲状腺功能减退症、肾病综合征、雌激素减少等均可引起高胆固醇血症。

2. 高血压　高血压患者与同年龄、同性别的无高血压者相比，动脉粥样硬化发病较早、病变较重。研究证明，高血压时血流对血管壁的机械性压力和冲击作用，引起血管内皮的损伤和功能障碍，使内膜对脂质的通透性增加，从而造成血管张力增高、脂蛋白渗入内膜、单核细胞黏附并迁入内膜、血小板黏附及中膜平滑肌细胞（SMC）迁入内膜等一系列变化，促进动脉粥样硬化发生。另一方面，高血压时有脂质和胰岛素代谢异常。有报道认为，高血压患者脂质异常较血压正常者多见；高血压患者有高胰岛素血症及胰岛素抵抗性（患者对胰岛素不敏感，给予胰岛素患者的血糖降低不明显；给患者口服葡萄糖刺激后，胰岛素释放反应显著增高）。这些均可促进动脉粥样硬化发生。研究表明，抗高血压治疗则能减少或减轻动脉粥样硬化的发生和发展。另外，使用钙通道阻滞剂和血管紧张素转化酶抑制剂降低血压的同时，也同等程度地降低了心血管疾病的发生。

3. 吸烟　吸烟能使血中一氧化碳浓度增高，造成血管内皮细胞的缺氧性损伤，LDL 易于进入内膜；吸烟可使内皮细胞释放生长因子，诱导 SMC 增生；吸烟还可使血管中 LDL 易于氧化；吸烟可使血小板聚集功能增强及血液中儿茶酚胺浓度升高，使不饱和脂肪酸及 HDL 水平降低。这些均有助于动脉粥样硬化的发生。

4. 继发性高脂血症的疾病　①糖尿病：糖尿病患者血中甘油三酯（TG）和 VLDL 水平明显升高，HDL 水平较低，而且高血糖可致 LDL 氧化，促进动脉粥样硬化的发生。②高胰岛素血症：大量研究表明，高胰岛素血症与动脉粥样硬化的发生密切相关。高胰岛素水平可促进动脉壁平滑肌细胞（SMC）增生，而且胰岛素水平与血中 HDL 含量呈负相关。③甲状腺功能减退症和肾病综合征：这两种疾病均可引起高胆固醇血症，使血浆中 LDL 水平明显升高。

5. 遗传因素　冠心病的家族聚集现象提示遗传因素是本病的危险因素。目前已知约有 200 种基因对脂质的摄取、代谢和排泄产生影响。直接参与脂质代谢的载脂蛋白、酶、受体的基因均已被证实和定位。当这些基因及其产物发生变化，饮食结构不合理时，就易导致高脂血症。家族性高胆固醇血症（familial hypercholesterolemia，FH）患者由于细胞的 LDL 受体基因突变以致其功能缺陷，导致血浆 LDL 水平极度升高。除 FH 外，如家族性高乳糜微粒血症（血浆乳糜微粒增高）、家族性脂蛋白脂酶缺乏（血浆乳糜微粒增高）、家族性高甘油三酯血症（血浆 VLDL、乳糜微粒增高、HDL 降低）及家族性联合高脂血症等遗传性高脂蛋白性疾病可导致动脉粥样硬化的发生。

6. 年龄和性别 动脉粥样硬化的检出率和病变程度随患者年龄的增长而增加。女性在绝经前动脉粥样硬化的发病率低于同龄组男性，但在绝经期后这种性别差异消失。可能是由于雌激素具有改善血管内皮的功能、降低血浆胆固醇水平的作用。

知识链接

动脉粥样硬化与年龄的关系

动脉粥样硬化随着年龄增长而增多。尸解发现，冠状动脉粥样硬化的发生率，9～19 岁为 22%；20～29 岁为 42.9%；40～49 岁为 63.7%；60～69 岁为 87.09%；＞70 岁为 100%。说明 40 岁以上发生冠状动脉粥样硬化较多，老年人就更多些。不过，病理解剖和临床资料显示，中国人冠状动脉粥样硬化病变的发生比西方国家晚 15～20 年。我国年轻患者相对少些，但也并不是人一到老年就必然要患冠心病。预防必须自幼年开始，坚持不懈。

（二）发病机制

动脉粥样硬化的发病机制至今尚未完全明了，主要学说有如下几种。

1. 脂源性学说 高脂血症可引起内皮细胞损伤和灶状脱落，导致血管壁通透性升高，血浆脂蛋白得以进入内膜，引起结缔组织增生，使动脉壁增厚和变硬，其后结缔组织坏死、巨噬细胞的清除反应和血管壁 SMC 增生，并形成斑块。

2. 致突变学说 SMC 是一种多潜能的细胞，是动脉粥样硬化病变中最重要的组成成分。SMC 的迁移和增殖是动脉粥样硬化的成因之一，故平滑肌成分越多，血管对粥样硬化性损伤的反应也越活跃。SMC 受到各种因素的作用而发生突变。例如，胆固醇的氧化衍生物和香烟燃烧时产生的苯并芘起到诱导剂的作用。

3. 损伤应答学说 认为动脉粥样硬化斑块形成至少有两个途径：①各种原因（机械性、LDL、高胆固醇、免疫性、毒素、病毒等）引起内皮损伤，使之分泌生长因子，并吸引单核细胞黏附于内皮。单核细胞迁移入内皮下间隙，摄取脂质，形成脂纹，并释放血小板源性生长因子样生长因子。脂纹可直接演变为纤维斑块，或由于内皮细胞脱落而引起血小板黏附。这样，血小板、巨噬细胞及内皮细胞均可产生生长因子，刺激中膜 SMC 增生。增生病灶内的 SMC 也可分泌 PDGF 样生长因子。②内皮细胞受损，但尚完整，内皮细胞更新增加，并产生生长因子，从而刺激中膜 SMC 迁移进入内膜，SMC 及受损内皮细胞均可产生 PDGF 样生长因子，这种相互作用导致纤维斑块形成，并继续发展。

4. 单核巨噬细胞作用学说 在动脉粥样硬化的早期，高胆固醇血症增加单核细胞对动脉内皮的黏附力，通过趋化作用，黏附的单核细胞在内皮细胞间迁移。进入内膜后，单核细胞转化为有清道夫样作用的巨噬细胞，通过清道夫受体吞噬脂质，形成泡沫细胞并形成脂质条纹。在进展期，巨噬细胞产生多种生物活性物质参与粥样斑块形成。其分泌的 IL－1、TNF 能增加白细胞的黏附性；分泌的细胞因子如单核细胞趋化蛋白－1 对单核细胞具有很强趋化活性，能进一步吸引单核细胞进入动脉粥样硬化斑块；

产生的毒性氧元素引起斑块内 LDL 氧化；分泌的生长因子刺激平滑肌细胞增生。

二、基本病理变化

动脉粥样硬化的基本病变是动脉内膜粥样斑块的形成。主要累及大动脉（主动脉）和中动脉（冠状动脉、大脑中动脉等），根据粥样斑块形成的过程大致可分如下几个阶段。

（一）脂纹

脂纹（fatty streak）是动脉粥样硬化的早期病变，随着内膜下脂质沉积，单核吞噬细胞和中膜增生的 SMC 迁入内膜并吞噬已氧化修饰的脂蛋白，形成泡沫细胞。肉眼观察：病变处动脉内膜表面出现黄色帽针头大小的斑点或宽为 1~2mm 长短不一的条纹，不隆起或微隆起于内膜（图 13-1A）。镜下观察：病灶处的内膜下有大量泡沫细胞、基质及少量炎细胞浸润。泡沫细胞体积大，呈圆形或椭圆形，表面可有突起，胞质内有大量大小不一的脂质空泡（图 13-1B）。

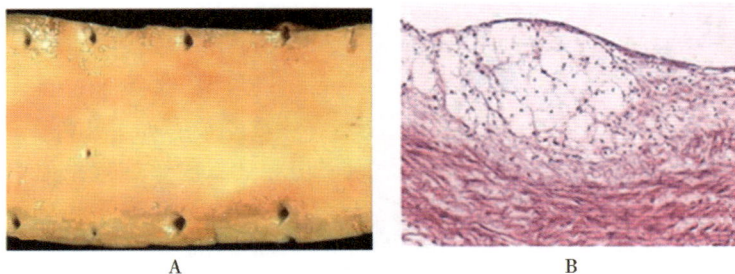

图 13-1　动脉粥样硬化（脂纹）

脂纹常见于青年人，最早见于儿童期。出现于儿童期是一种可逆性病变，病因去除后可以消退。青春期后，发生于冠状动脉的脂纹发展为粥样斑块的可能性较大。

（二）纤维斑块

当早期的脂纹未能消除，可进一步发展成纤维斑块（fibrous plaque）。肉眼观察：内膜散在不规则隆起的斑块，初为灰黄色斑块，突出于内膜表面，后随着表面胶原纤维增多及玻璃样变性而转为瓷白色（图 13-2）。镜下观察：表层是一层纤维帽，由大量胶原纤维、平滑肌细胞、蛋白聚糖及弹性纤维构成，胶原纤维可发生玻璃样变性，其下方为不等量的泡沫细胞、平滑肌细胞、细胞外基质及炎细胞等。

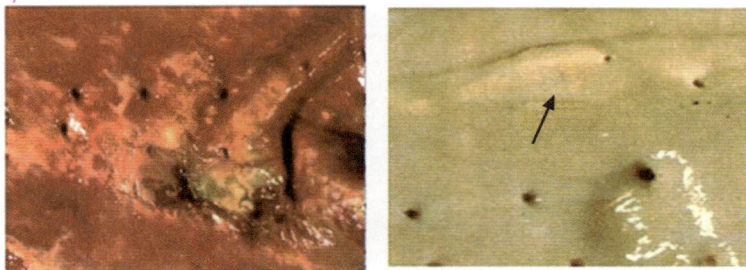

图 13-2　动脉粥样硬化（纤维斑块）

（三）粥样斑块

粥样斑块（atheromatous plaque）亦称粥瘤（atheroma），是由纤维斑块深层细胞的坏死发展而来，是动脉粥样硬化的典型病变。肉眼观察：内膜面可见灰黄色斑块，既向内膜表面隆起又向深部压迫中膜，使中膜变薄（图 13 - 3A）。切面可见白色的纤维帽，深部为大量黄色粥糜样物。镜下观察：在纤维帽之下含有大量不定形的坏死物、胆固醇结晶（HE 呈针状空隙）和钙盐沉积（图 13 - 3B），斑块底部和边缘为肉芽组织、少量泡沫细胞和浸润的淋巴细胞，动脉壁中膜因斑块压迫，平滑肌萎缩，弹力纤维破坏变薄。外膜见新生毛细血管、不同程度的结缔组织增生及炎细胞浸润。一些学者认为，这种外膜炎症（慢性主动脉周围炎）可能是对粥瘤中的类蜡质（一种含高度不饱和脂肪酸的黄色腊样物质）成分的一种自身免疫反应。

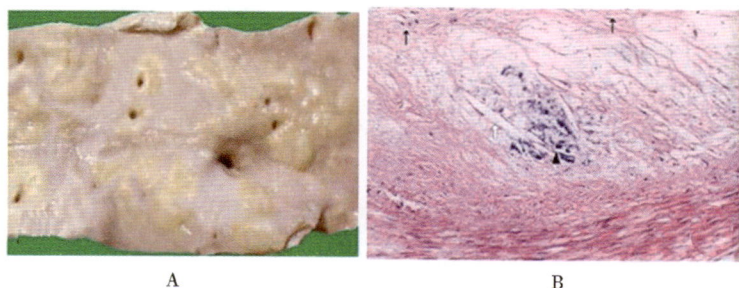

A　　　　　　　　　　　　　　B

图 13 - 3　动脉粥样硬化（粥样斑块）

（四）继发性病变

1. 血栓形成　内皮细胞损伤和斑块破裂形成溃疡后，由于内皮下胶原纤维暴露，启动凝血系统，可促进血栓形成，引起动脉管腔阻塞，进而引起器官缺血及梗死，如脑梗死、心肌梗死等。血栓可机化，也可脱落导致栓塞。

2. 斑块内出血　斑块内新生的毛细血管破裂出血，或纤维帽破裂，血液流入斑块内，形成血肿，使斑块扩大隆起，导致管腔狭窄甚至完全闭塞，相应组织或器官急性供血障碍，其后血肿可机化。

3. 斑块破裂　斑块表面的纤维帽破裂，粥样物经破裂口逸入血流成为栓子，可引起栓塞。

4. 钙化　多见于老年患者，在纤维帽和粥样坏死灶内可见钙盐沉积，导致管壁变硬、变脆，易破裂。

5. 动脉瘤形成　严重的粥样斑块可引起中膜平滑肌不同程度萎缩，管壁弹性下降，在血管内压力的作用下，动脉壁局限性扩张、膨出，形成动脉瘤，动脉瘤破裂可引起大出血。另外，血液可从粥瘤样溃疡处流入动脉中膜，或中膜内血管破裂，可撕裂中膜，形成夹层动脉瘤。

三、主要动脉的粥样硬化

（一）主动脉粥样硬化

最常见。主动脉粥样硬化病变好发于主动脉的后壁及其分支开口处，以腹主动脉病变最为严重，其次为胸主动脉、主动脉弓和升主动脉。由于主动脉管腔大，虽有严重粥样硬化，并不引起明显的症状。但病变严重者，因中膜萎缩及弹力板断裂使管腔变得薄弱，受血压作用易形成动脉瘤，在此基础上可并发血栓形成。这种动脉瘤主要见于腹主动脉（图 13 - 4）。偶见动脉瘤破裂可造成致命大出血。有时可发生夹层动脉瘤。有的病例主动脉根部内膜病变严重，累及主动脉瓣，使瓣膜增厚、变硬，甚至钙化，形成主动脉瓣膜病。

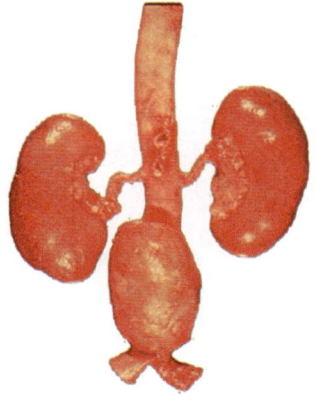

图 13 - 4　腹主动脉瘤

（二）冠状动脉粥样硬化

冠状动脉粥样硬化是动脉粥样硬化中对人类构成威胁最大的疾病，也是导致冠状动脉性心脏病最常见的原因。一般比主动脉粥样硬化晚发 10 年，在 35～55 岁之间发展较快。据国内外统计，60 岁之前，男性显著高于女性，60 岁之后，男女检出率相近。冠状动脉粥样硬化好发于左冠状动脉前降支，其次为右主干、左主干或左旋支、后降支。病变特点：粥样硬化斑块的分布多在近侧段，且在分支口处较重；早期，斑块分散，呈节段性分布，随着疾病的进展，相邻的斑块可互相融合。在横切面上斑块多呈新月形，管腔呈不同程度的狭窄，呈偏心性。有时可并发血栓形成，使管腔完全阻塞。根据斑块引起管腔狭窄的程度可将其分为四级：Ⅰ级，管腔狭窄在 25% 以下；Ⅱ级，狭窄在 26%～50%；Ⅲ级，狭窄 51%～75%；Ⅳ级，管腔狭窄在 76% 以上。

（三）颈动脉及脑动脉粥样硬化

病变以 Willis 环和大脑中动脉最显著（图 13 - 5），颈内动脉起始部和基底动脉也较常见。病变部位纤维斑块和粥样斑块常导致不同程度的管腔狭窄、斑块内出血、溃疡及附壁血栓形成。脑动脉粥样硬化发生较迟，一般在 40 岁以后才出现斑块。由于脑动脉管腔狭窄，脑组织因长期供血不足而发生萎缩。大脑皮质变薄，脑回变窄，脑沟变宽、加深，重量减轻。严重者常有智力减退，甚至痴呆。严重的脑动脉粥样硬化使管腔高度狭窄，常继发血栓形成而导致管腔阻塞，脑组织缺血而发生梗死（脑软化）。脑动脉粥样硬化病变还可形成小动脉瘤，当血压突然升高时可破裂出血。

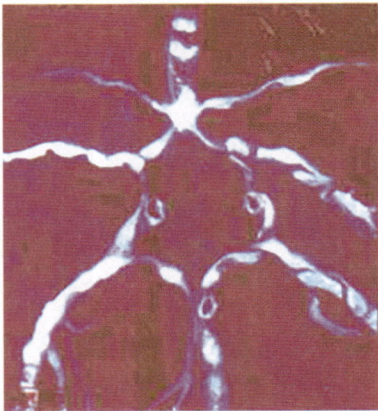

图 13 - 5　Willis 环和大脑中动脉粥样硬化

（四）肾动脉粥样硬化

病变最常见于肾动脉开口处或主干近侧端，亦可累及叶间动脉和弓形动脉。严重者可导致肾动脉高度狭窄，甚或因并发血栓形成而完全阻塞。前者引起肾血管性高血压，后者引起受累动脉供血区域的梗死，梗死灶机化后形成较大块的凹陷瘢痕。多个瘢痕使肾缩小，称为动脉粥样硬化性固缩肾。

（五）四肢动脉粥样硬化

下肢动脉粥样硬化较为常见，且较严重。常发生在髂动脉、股动脉及前后胫动脉。四肢动脉吻合支较丰富，较小的动脉管腔逐渐狭窄以至闭塞时，一般不发生严重后果。当较大动脉管腔明显狭窄时，可因下肢供血不足在行走时出现间歇性跛行症状；长期慢性缺血可致肢体萎缩；当动脉管腔严重狭窄，继发血栓形成而侧支循环又不能代偿时，可发生供血局部的缺血性坏死（梗死），甚至发展为足干性坏疽。

四、护理原则

1. 合理的膳食 应避免经常食用过多的动物性脂肪和含饱和脂肪酸的植物油。要清淡、易消化、低脂低盐饮食；少食多餐，严禁暴饮暴食，控制体重。

2. 适当的体力劳动和体育活动 参加一定的体力劳动和体育活动，对预防肥胖、锻炼循环系统的功能和调整血脂代谢均有裨益，是预防本病的一项积极措施。

3. 合理安排工作和生活 生活要有规律，保持乐观、愉快的情绪，避免过度劳累和情绪激动，注意劳逸结合，保证充分睡眠。

4. 戒烟忌酒 提倡不吸烟，不饮烈性酒或大量饮酒（少量饮低浓度酒则有提高血HDL 的作用）。

5. 积极治疗相关疾病 如高血压、高脂血症、痛风、糖尿病、肝病、肾病综合征和有关的内分泌病等。

第二节　冠状动脉粥样硬化性心脏病

冠状动脉粥样硬化性心脏病（coronary heart disease，CHD），简称冠心病，是因冠状动脉狭窄所致心肌缺血所引起的心脏病，也称之为缺血性心脏病（ischemic heart disease，IHD）。引起冠心病最常见的原因是冠状动脉粥样硬化，但目前认为，当冠状动脉狭窄 >50%（即Ⅲ级或以上），有临床症状，或心电图、放射性核素心肌显影或病理学检查显示有心肌缺血者，才属于冠心病。引起心肌缺血的直接原因是冠状动脉供血不足，主要病变是冠状动脉粥样斑块引起管腔狭窄（ >50%）；或伴有复合病变、冠状动脉痉挛使管腔狭窄加剧，供血中断。其他如心动过速、饱餐后等也可引起已有病变的冠状动脉供血下降。另外，情绪激动、过度劳累、心肌肥大等增加心肌的负荷，耗氧剧增，而原有病变的冠状动脉供血不能相应增加，导致心肌缺血。

冠心病依其临床表现不同可分为以下几种表现。

一、心绞痛

心绞痛（angina pectoris）是由于心肌急剧的、暂时性缺血、缺氧所造成的一种常见的临床综合征。心绞痛可因心肌耗氧量暂时增加，或冠状动脉痉挛而导致心肌供氧不足而引起。临床表现为阵发性心前区疼痛或压迫感，可放射至心前区或左上肢，持续数分钟；用硝酸酯制剂或稍休息后症状可缓解。

发生机制：由于心肌缺血、缺氧而造成的代谢不全的酸性产物或多肽类物质的堆积，刺激心脏局部的神经末梢，信号经 1 ~ 5 胸交感神经节和相应脊髓段传至大脑，产生痛觉。所以，心绞痛是心肌缺血所引起的反射性症状。

心绞痛根据引起的原因和疼痛的程度，分为以下三种类型。

1. 稳定性心绞痛（stable angina pectoris） 亦称为轻型心绞痛。此类心绞痛每次发作的性质、强度、部位、次数、诱因等较恒定，一般不发作，可稳定数月，仅在体力活动过度，心肌耗氧量增加时发作。此类心绞痛是由于暂时性急性或慢性相对性心肌缺血所引起。冠状动脉粥样硬化性狭窄多 >75%。

2. 不稳定性心绞痛（instable angina pectoris） 是一种进行性加重的心绞痛。通常由冠状动脉粥样硬化斑块破裂和血栓形成而引起。临床上颇不稳定，可在负荷时或休息时发作，或其强度和/或频度增加。此类患者大多至少有 1 支冠状动脉大支近侧端高度狭窄。镜下：常见到因弥散性心肌细胞坏死引起的弥漫性间质性心肌纤维化。

3. 变异性心绞痛（variant angina pectoris） 亦称为 Prinzmetal 心绞痛，多无明显诱因而在休息或梦醒时发作，仅少数在工作负荷中发病。发作时心电图见 ST 段反而升高。血管造影发现，此型心绞痛发作时，靠近斑块处的动脉常发生痉挛。这种血管痉挛大多发生在有明显狭窄的冠状动脉，但有时也可见于冠状动脉无明显病变的患者。

二、心肌梗死

心肌梗死（myocardid infarction，MI）是由于冠状动脉供血持续中断，心肌严重的缺血、缺氧所致的较大范围的心肌坏死。临床上有剧烈而较持久的胸骨后疼痛，用硝酸酯制剂或休息后症状不能完全缓解，可并发心律失常、休克或心力衰竭。心肌梗死多发生于中老年人，部分患者发病前有附加诱因。

（一）心肌梗死的原因

主要是冠状动脉粥样硬化管腔狭窄，在此基础上引起心肌坏死。

（二）心肌梗死的类型

按心肌梗死的范围和深度分为以下两型。

1. 心内膜下心肌梗死（薄层梗死） 少见，累及心室壁的心腔侧 1/3 的心肌，并累计肉柱及乳头肌，常呈多发性、小灶状坏死，坏死灶大小为 0.5 ~ 1.5cm。病灶分布常不局限于某一支冠状动脉的供血区域，而是不规则地分布于左心室四周。严重者，多个梗死灶可融合累及整个左心室内膜下心肌而形成环状梗死。研究证明，多支（一般为 3 支或以上）冠状动脉分支严重而弥漫的粥样硬化性狭窄是此型心肌梗死的结构基础。休克、劳累常是诱因。心电图一般无病理性 Q 波。

2. 透壁性心肌梗死 也称为区域性心肌梗死，临床多见。病灶常累及心室壁全层，病灶较大，最大直径可达 2.5cm 以上，梗死的部位与闭塞的冠状动脉支供血区一致，且相应的一支冠状动脉病变严重，常伴有复合病变（如血栓形成）或动脉痉挛使管腔进一步狭窄。最常见的部位是左冠状动脉前降支供血区，即左心室前壁、心尖部及室间隔前 2/3，约占心肌梗死的 50%；其次是右冠状动脉供血区，占心肌梗死的 25%～30%；再次为左旋支供血区，占心肌梗死的 15%～20%。

（三）心肌梗死的病理变化

心肌梗死多属贫血性梗死。其形态学变化是一个动态演变过程。一般梗死在 6 小时后，肉眼才能辨认，梗死灶呈苍白色，8～9 小时后呈土黄色（图 13－6）。光镜下，心肌纤维早期凝固性坏死、核碎裂、消失，胞质均质红染或呈不规则粗颗粒状，间质水肿，不同程度的中性粒细胞浸润。4 天后，梗死灶外围出现充血出血带。7 天～2 周，边缘区开始出现肉芽组织，呈红色。3 周后肉芽组织开始机化，逐渐形成瘢痕组织。

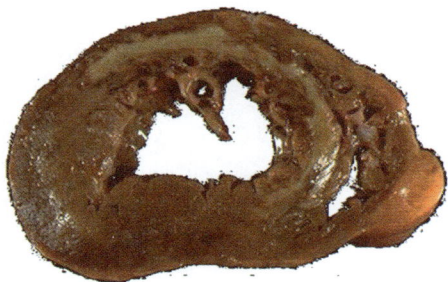

图 13－6　心肌梗死

（四）心肌梗死的生化改变

心肌缺血坏死后，其代谢停止，肌细胞膜通透性升高，细胞内糖原消失，肌红蛋白及各种酶，如肌酸磷酸激酶（CPK）、乳酸脱氢酶（LDH）、谷氨酸－草酰乙酸转氨酶（SGOT）及谷氨酸－丙酮酸转氨酶（SGPT）均可透过细胞膜进入血液，早期血中这些酶的浓度即可增高，及时血清生化检查，特别是 CPK 的检查对心肌梗死的早期诊断具有重要参考价值。

（五）心肌梗死的并发症

1. 心律失常　最常见的早期并发症，占 MI 的 75%～95%，因传导系统受累和电生理紊乱所致。常见有室性早搏、传导阻滞、心室颤动等。

2. 心力衰竭　是患者最常见的死亡原因，占心肌梗死的 60%。梗死的心肌收缩力显著减弱以至丧失，可引起左心、右心或全心充血性心力衰竭。

3. 心脏破裂　是透壁性心肌梗死的严重合并症，较少见，占致死病例的 3%～13%，于 MI 后 2 周内任何时间都可发生，以 4～7 天为最常见。好发部位是左心室下 1/3 处、室间隔和左心室乳头肌。原因是透壁性梗死灶破裂，梗死灶内坏死的心肌细胞、中性粒细胞及单核细胞释放的蛋白水解酶溶解所致。血液自破裂处流入心包腔，引起急性心包填塞而死亡。

4. 室壁瘤　梗死心肌或瘢痕组织在左心室内压力作用下形成的局限性向外膨隆。心肌梗死的早期或愈合期均可发生，更常发生在愈合期。占 MI 的 10%～38%，多见于左心室前壁近心尖处，可继发附壁血栓、乳头肌功能不全、心律失常及左心衰竭。

5. 附壁血栓形成　由于梗死处心内膜粗糙，或因室壁瘤处及心室纤维性颤动时涡流形成，局部形成附壁血栓。血栓可发生机化，或脱落引起大循环动脉栓塞。多见于左心室。

6. 心源性休克　心肌梗死面积>40%时，心肌收缩力极度减弱，心排出量显著下降，即可发生心源性休克，导致患者死亡。

7. 急性心包炎　透壁性心肌梗死波及心外膜可引起急性浆液纤维蛋白性心包炎，约占 MI 的 15%。

三、心肌纤维化

心肌纤维化（myocardial fibrosis）是由于中、重度的冠状动脉粥样硬化性狭窄引起的心肌纤维持续性和/或反复加重的缺血、缺氧所产生的结果，是逐渐发展为心力衰竭的慢性缺血性心脏病（chronic ischemic heart disease）。肉眼观察：心脏体积增大，重量增加，所有心腔扩张，以左心室明显，心室壁厚度一般可正常，伴有大量纤维瘢痕，心内膜增厚，失去光泽。镜下观察：广泛性、多灶性心肌纤维化，伴邻近心肌纤维萎缩。临床上可表现为心律失常或心力衰竭。

四、冠状动脉性猝死

冠状动脉性猝死（sudden coronary death）是心源性猝死中最常见的一种。多见于40~50 岁成年人，男性比女性多 3.9 倍。猝死是指自然发生的、出乎意料的突然死亡。冠状动脉性猝死可发生于某种诱因后，如饮酒、劳累、吸烟及运动后，患者突然昏倒，四肢抽搐，小便失禁；或突然发生呼吸困难，口吐白沫，迅速昏迷。可立即死亡或在一至数小时后死亡，有的则在夜间睡眠中死亡，无人察觉，失去抢救机会。引起猝死的原因：多数病例在 1 支或 2 支以上冠状动脉有狭窄性动脉粥样硬化，其中有的病例并发血栓形成。然而，部分病例冠状动脉仅有轻度，甚至无动脉粥样硬化病变，这部分病例猝死的发生可能是由于冠状动脉痉挛所致。此外，冠状动脉畸形（如左冠状动脉起源于右冠状动脉窦或一支冠状动脉主干起源于肺动脉干等）、梅毒性主动脉炎所致的冠状动脉口狭窄或闭塞，以及感染性心内膜炎时，主动脉瓣或二尖瓣上的血栓脱落，进入冠状动脉口所致的冠状动脉栓塞等均可引起猝死。

五、护理原则

（1）患者应避免情绪激动和精神紧张。

（2）患者应戒烟忌酒，保持大便通畅。

（3）安慰患者，解除紧张不安情绪，以减少心肌氧耗量。

（4）必要时给予氧气吸入。

（5）疼痛发作时立即停止活动，卧床休息，协助患者采取舒适的体位，解开衣领。

（6）疼痛的观察　评估疼痛的部位、性质、程度、持续时间，严密观察血压、心率、心律变化和有无面色改变、大汗、恶心、呕吐等。嘱患者疼痛发作或加重时告诉护士或家属，发作时应尽可能描记心电图，以明确心肌供血情况，警惕心肌梗死。

（7）按医嘱服药，随身常备硝酸甘油等急救药物，并定期门诊随访。

第三节　高血压病

高血压（hypertension）是以体循环动脉血压持续升高为特征，是一种可导致心、脑、肾和血管改变的最常见的临床综合征。可分为原发性高血压（primary hypertension）和继发性高血压（secondary hypertension）。高血压病是指原发性高血压，是以全身细小动脉硬化为病变特征的全身性疾病，占高血压总数的 90%～95%，为人类最常见的心血管疾病之一。因其原因未明，故又称特发性高血压，多见于中老年人，男性与女性的患病率无明显差别。继发性高血压是指继发于某些疾病时出现的血压升高，又称症状性高血压，较少见，占 5%～10%，如慢性肾小球肾炎、肾动脉狭窄、肾上腺嗜铬细胞瘤等，血压升高只是某种疾病的一个症状。正常人的血压有一定幅度的生理性波动，随着年龄的增长，收缩压和舒张压均会有不同程度的升高，但舒张压的升高不显著。因此，在判断高血压时，舒张压的升高更具有临床意义。

目前我国采用的分类和标准见表 13－1。

表 13－1　高血压的分类和标准

类别	收缩压（mmHg）	舒张压（mmHg）
正常血压	<120	<80
正常高限	120～139	80～89
Ⅰ级高血压（轻度）	140～159	90～99
Ⅱ级高血压（中度）	160～179	100～109
Ⅲ级高血压（重度）	≥180	≥110
单纯收缩期高血压	≥140	<90

注：1kPa＝7.5mmHg

根据我国流行病学调查，近十年来我国人群中心血管疾病，特别是高血压、冠心病、脑卒中的发病危险因素在升高。本节主要叙述原发性高血压，即高血压病。

一、病因和发病机制

高血压病的病因和发病机制很复杂，近年的研究虽有较大进展，但尚未完全阐明。目前认为可能与以下因素有关。

（一）遗传因素

高血压具有明显的家族聚集性，约 75% 的原发性高血压患者具有遗传素质。双亲有高血压病史者的高血压患病率比无高血压家族史者高 2～3 倍；单亲有高血压病史者的患病率比无高血压家族史者高 1.5 倍，所以遗传因素是高血压的重要易患因素。研究表明，原发性高血压存在多基因遗传缺陷，如原发性高血压患者血管紧张素（AGT）编码基因有多种缺陷，正常血压的人偶见缺陷，而高血压患者在 AGT 基因上的 3 个特定部位均有相同的变异，且其子代可获得此缺陷基因的拷贝。另外，在原发性高血压患者及有高血压家族史但血压正常者的血清中发现一种能抑制 $Na^+ - K^+ - ATP$ 酶活性的激素样物质，可致钠 - 钾泵功能降低，导致细胞内 Na^+、Ca^{2+} 浓度增加，动脉壁 SMC 收缩加强，肾上腺素能受体密度增加，血管反应性加强，有助于动脉血压升高。

（二）饮食因素

据统计日均摄盐量高的人群，高血压的患病率与日均摄盐低的人群比明显升高。可以说，摄盐量与血压呈正相关。但并非所有人都对钠敏感。钾能促进排钠，吃大量蔬菜可增加钾摄入量，有可能保护动脉不受钠的不良作用影响。钙可减轻钠的升压作用，我国膳食普遍低钙，可能加重钠/钾对血压的作用。增加膳食钙摄入量的干预研究表明，钙的增加使有些患者血压降低。

（三）社会心理因素

长期高度精神紧张、焦虑、不良心理状态等，可使大脑皮质功能失调，失去对皮层下血管舒缩中枢的调控能力，当血管舒缩中枢产生持久的以收缩为主的兴奋时，可引起全身细、小动脉痉挛而增加外周血管阻力，使血压升高。

（四）神经内分泌因素

一般认为，细动脉的交感神经纤维兴奋性增强是本病发病的重要神经因素。交感神经节后纤维有两类：①缩血管纤维，递质为神经肽 Y 及去甲肾上腺素；②扩血管纤维，递质为降钙素基因相关肽及 P 物质。这两种纤维功能失衡，即前者功能强于后者时，才引起血压升高。近年来，中枢神经递质和神经肽，以及各种调节肽与高血压的关系已成为十分活跃的研究领域。

（五）其他因素

肥胖、吸烟、饮酒、糖尿病、肾内分泌失调、年龄增长和缺乏体力活动等，也是血压升高的重要因素。

知识链接

高血压的"三高、三低、三不"现象

高血压普遍存在"三高、三低、三不"现象。"三高"，即高患病率、高危险性、高增长趋势。"三低"，即知晓率低、治疗率低、控制率低。"三不"，即普遍存在不长期规律服药、不坚持测量血压、不重视非药物治疗。因此有必要针对高危人群开展指导性健康教育，提高高血压科普知识普及率。

二、类型、病理变化及对机体的影响

原发性高血压可分为良性高血压和恶性高血压两类。

（一）良性高血压

良性高血压（benign hypertension）又称缓进性高血压（chronic hypertension），约占原发性高血压的95%，病程长，进程缓慢，可达十余年或数十年。按病变的发展可分为三期。

1. 功能紊乱期 此期为高血压的早期阶段。全身细小动脉间歇性痉挛收缩，但无器质性病变。临床表现血压升高，但常有波动，可伴有头晕、头痛，经过适当休息和治疗，血压可恢复正常。

2. 动脉病变期

（1）细动脉硬化 是高血压病最主要的病变特征，表现为细动脉玻璃样变。以肾的入球动脉、视网膜动脉和脾中心动脉的玻璃样变性最具有诊断意义，其发生是由于细动脉长期痉挛，使内皮细胞及基底膜受损，内膜通透性增强，血浆蛋白渗入到内皮下；同时，平滑肌细胞分泌细胞外基质增多。由渗入的血浆蛋白和增多的基质相互融合、凝固而成的均质红染、无结构的玻璃样物质（图 13-7），致管壁增厚、管腔狭窄甚至闭塞。

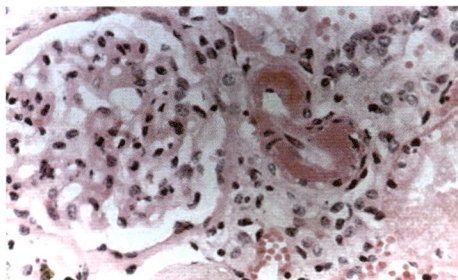

图 13-7 高血压肾细动脉硬化

（2）小动脉硬化 主要累及肾小叶间动脉、弓状动脉及脑的小动脉等。光镜下，小动脉内膜胶原纤维及弹性纤维增生，内弹力膜分裂。中膜平滑肌细胞增生、肥大，并伴有不同程度的胶原纤维和弹力纤维增生。血管壁增厚，管腔狭窄。

（3）大动脉硬化 弹力肌型或弹力型大动脉常并发粥样硬化。

此期临床表现为血压进一步升高，持续于较高水平上，失去波动性，常需药物才能降低血压。

3. 内脏病变期

（1）心脏 主要表现为左心室肥大（图 13-8），是对持续性血压升高，心肌工作负荷增加的一种适应性反应。肉眼观察：心脏重量增加，常达 400g 以上，左心室壁增厚，可达 1.5～2.0cm，乳头肌和肉柱增粗，但心腔不扩张，称之为向心性肥大（concentric hypertrophy）。镜下观察：心肌细胞变粗、变长，心肌细胞核肥大，呈圆形或椭圆形，核深染。随着病变发展，由于左心室负荷持续增加，超过其代偿能力，肥大的心肌因供血不足收缩力降低，逐渐出现心腔扩张，称之为离心性肥大（eccentric hypertrophy）。严重时，患者可发生心力衰竭。

由于高血压而引起的心脏病变，称为高血压性心脏病（hypertensive heart disease）。临床上，患者的血压进一步升高，舒张压可达 120mmHg（16kPa）以上，收缩压可达 180mmHg（24kPa）以上，叩诊心界向左下扩大，心电图显示心肌肥大及劳损，出现心悸及心力衰竭的症状和体征。

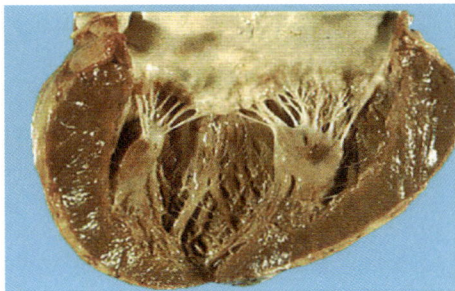

图 13-8 高血压左心室肥大

（2）肾脏 肾细小动脉硬化引起原发性颗粒性固缩肾。肉眼观察：双侧肾脏对称性缩小，质地变硬，表面呈均匀弥漫的细颗粒状，凸凹不平。切面肾皮质变薄，皮髓质界限模糊，肾盂和肾周围组织增多。镜下观察：肾小球入球小动脉玻璃样变性和肌型小动脉硬化，管壁增厚，管腔狭窄甚至闭塞，肾小球因缺血发生萎缩、纤维化和玻璃样变性，肾小管消失，间质纤维结缔组织增生和淋巴细胞浸润，健存的肾小球代偿性肥大及肾小管代偿性扩张，形成肾表面的细小颗粒状隆起。

临床上，可多年不出现肾功能障碍。晚期由于病变的肾单位越来越多，肾血流量逐渐减少，肾小球滤过率逐渐降低。患者可发生水肿、出现蛋白尿及管型。严重者可出现尿毒症。

（3）脑　高血压时，由于脑的细、小动脉痉挛和硬化，脑可发生一系列病变。主要有以下三种：①脑水肿：主要是脑的细、小动脉痉挛和硬化，脑组织缺血、缺氧，毛细血管通透性增加所致。临床上，患者出现头晕、头痛、呕吐、眼花、视力障碍等表现，又称之为高血压脑病，有时血压急剧升高，患者可出现剧烈头痛、意识障碍、抽搐等症状，称为高血压危象。②脑软化：脑的细、小动脉硬化和痉挛，使供血区的脑组织因缺血而发生坏死，坏死组织液化并形成筛网状的多发性小软化灶。后期，软化灶内的坏死组织被吸收，由胶原组织修复，形成胶质瘢痕。③脑出血：是高血压病

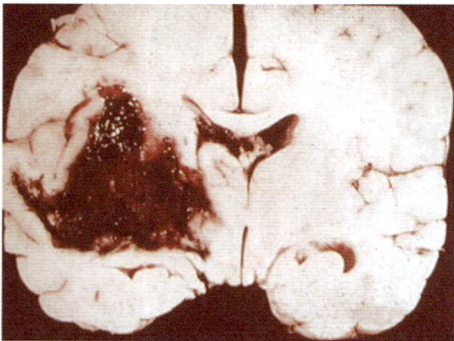

图 13 - 9　高血压脑出血

最严重的并发症。出血的原因主要是由于脑血管的细、小动脉硬化使血管壁变脆，当血压突然升高时引起破裂出血。脑出血常发生于基底节、内囊，其次为大脑白质、桥脑和小脑（图 13 - 9）。常见的出血血管是豆纹动脉，是因为该区的供血血管豆纹动脉从大脑中动脉呈直角分出，当受到大脑中动脉高压力的血流直接冲击时，已变脆的豆纹动脉发生破裂。脑出血常因出血部位、出血量大小的不同而临床症状不同。患者常骤然发生昏迷、呼吸加深和脉搏加快。严重者可发生陈 - 施（Cheyne - Stokes）呼吸、瞳孔反射及角膜反射消失、肢体弛缓、肌腱反射消失、大小便失禁等症状。出血灶扩展至内囊时，引起对侧肢体偏瘫及感觉消失。出血灶破入侧脑室时，患者发生昏迷，常导致死亡。左侧脑出血常引起失语，脑桥出血可引起同侧面神经麻痹及对侧上下肢瘫痪。如果出血量小可被吸收，坏死区由胶质细胞增生修复，出血量大的由胶质瘢痕包裹形成囊腔。

（4）视网膜病变　视网膜中央动脉发生细动脉硬化（图 13 - 10）。眼底检查可见血管迂曲，反光增强，动静脉交叉处出现压痕。严重者视乳头水肿，视网膜渗出和出血，视力减退。

（二）恶性高血压

恶性高血压（malignant hypertension）又称为急进型高血压（accelerated hypertension），少见，多见于青少年，起病急、发展快。多为原发性，也可继发于良性高血压。临床上表现为血压显著升高，常超过230/130mmHg（30.7/17.3kPa），病变进展迅速，可

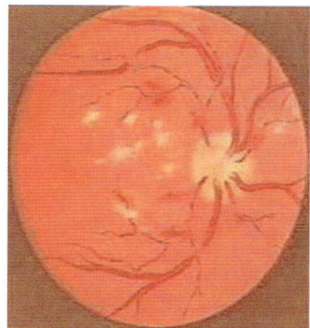

图 13 - 10　高血压眼底血管病变

发生高血压脑病，或较早就出现肾功能衰竭。多数患者在一年内因尿毒症、脑出血或心力衰竭而死亡。

　　病理变化特征性的病变是增生性小动脉硬化和坏死性细动脉炎，主要累及肾。表现为小动脉内膜显著增厚，伴平滑肌细胞大量增生，并呈同心圆状排列，形成层状葱皮样病变。平滑肌细胞产生大量胶原及蛋白多糖，使管腔高度狭窄；细动脉发生纤维素样坏死，坏死累及内膜和中膜，并有血浆成分内渗，使管壁极度增厚；在坏死的血管壁及周围有单核细胞及中性粒细胞浸润，细动脉坏死常并发血栓形成，可引起出血及微梗死。

　　肾的入球小动脉最常受累，病变可波及肾小球，使肾小球毛细血管丛发生节段性坏死。肉眼观察：肾表面平滑，可见多数出血点，切面可见多数斑点状微梗死灶。

三、护理原则

　　（1）高血压初期可不限制一般的体力活动，避免重体力活动，保证足够的睡眠。血压较高、症状较多或有并发症的患者应卧床休息，避免体力和脑力的过度兴奋。

　　（2）高血压脑血管意外患者应半卧位，避免活动、安定情绪、遵医嘱给予镇静药，血压增高时遵医嘱静脉滴注硝普钠治疗。

　　（3）用药护理　药物一般从小剂量开始，可联合用药，以增强疗效，减少不良反应。

　　（4）减轻体重　控制能量的摄入，使体重指数（BMI）保持在 20～24。

　　（5）限盐与合理膳食　每日食盐不超过 6g，少食各种咸菜及其他腌制食品，脂肪占总热量的 30% 以下，多食绿色蔬菜、鲜奶及豆制品类食物，增加钾、钙的摄入。

　　（6）限制饮酒　饮酒与高血压患病率呈线性相关，同时饮酒可降低高血压药物的药效，因而高血压患者应戒酒。

　　（7）适度运动　根据个体情况及气候等因素选择合适的运动种类和运动量。

　　（8）保持心情愉快　生活中应注意减轻心理压力，保持心理平衡。

知识拓展

人们该如何运动？

　　正常的做法是：每周保持 2～3 次活动，每次持续 1 小时左右。运动以有氧运动为佳，如快走、慢跑、游泳、骑自行车等（无氧运动主要指力量训练，如举重、角斗等）。那么运动强度多大算合适呢？判定运动的强度的公式如下：最大心率 =（220 − 年龄）×85%；最低心率 =（220 − 年龄）×70%。如果运动后测得心率介于最大与最低心率之间，那么此次运动强度适当。例如：一位 60 岁的老年人，运动后的心率应在（220 − 60）×70% 到（220 − 60）×85% 之间，即 112～136 次/分。运动后心跳低于 112 次/分则表示运动强度太低，达不到运动效果，心跳超过 136 次/分则表示运动强度太高，可能会导致各种意外。此外，在运动后，有点喘，有微微流汗，仍可讲话而不累，就表示此次运动强度适当；若活动后气喘吁吁，大汗淋漓，明显感到疲乏，甚至有头晕目眩等不适症状时，说明运动量过大了。

第四节　风湿病

　　风湿病（rheumatism）是一种与 A 组乙型溶血性链球菌感染有关的变态反应性疾

病。主要侵犯全身结缔组织及血管，形成特征性风湿肉芽肿（即 Aschoff 小体）为其病理特征。最常累及心脏、关节、皮肤、皮下组织及血管等，以心脏病变最严重。风湿病的急性期称为风湿热，临床除有心脏和关节症状外，常伴有发热、环形红斑、皮下结节等；血液检查示抗链球菌溶血素"O"抗体滴度升高、红细胞沉降率加快等。

风湿病多始发于 5～14 岁的儿童，以 6～9 岁的儿童最多见，常反复发作。本病秋冬季多发，好发寒冷、潮湿地区，急性期过后可造成心脏损害，形成风湿性心瓣膜病。

一、病因和发病机制

（一）病因

风湿病的病因尚未完全明确，目前普遍认为与 A 组乙型溶血性链球菌有关，其主要依据为：①发病前 2～3 周，风湿病患者常有咽喉炎、扁桃体炎等咽喉部 A 族乙型溶血性链球菌感染史；②发病时，95% 的患者血清抗链球菌抗体滴度明显升高；③用抗生素及时治疗链球菌感染可明显地减少风湿病的发生和复发。本病并非 A 组乙型溶血性链球菌感染直接引起，因为在患者的血清或病灶中均未检出链球菌。

另外，调查发现风湿热患者亲属患病的风险要比无风湿热的家庭高。

（二）发病机制

风湿病的发病机制仍不十分清楚，目前多倾向于抗原抗体交叉免疫反应学说，即链球菌细胞壁的 C 抗原引起的抗体可与结缔组织（如心瓣膜、关节等部位的结缔组织）发生交叉免疫反应；链球菌细胞壁的 M 抗原引起的抗体与心肌、血管平滑肌发生交叉免疫反应，造成肌肉组织损伤。此外，尚有学者认为链球菌感染可能激发患者自身免疫反应，风湿病患者可检出针对心肌内膜、平滑肌、心内膜等起反应的自身抗体。

二、病理变化

（一）基本病变

根据病变发展过程大致分为三期。

1. 变质渗出期　是风湿病的早期改变。病变部位结缔组织发生黏液样变性和纤维素样坏死，并有少量浆液和炎细胞（淋巴细胞、少量中性粒细胞和单核细胞）浸润。此期持续约 1 个月左右。

2. 增生期　亦称为肉芽肿期，此期病变特点是形成风湿性肉芽肿，又称阿少夫小体（Aschoff body），对本病具有诊断意义。风湿小体多见于心肌间质小血管周围，略呈梭形，其中央为纤维素样坏死灶，周围为聚积成团的风湿细胞（Aschoff cell），伴有淋巴细胞、浆细胞等炎细胞浸润。风湿细胞主要由增生的巨噬细胞吞噬纤维素样坏死物质演变而来，其体积大，呈圆形或多边形，胞质丰富、嗜碱性，核大、呈圆形或椭圆形，核膜清楚，

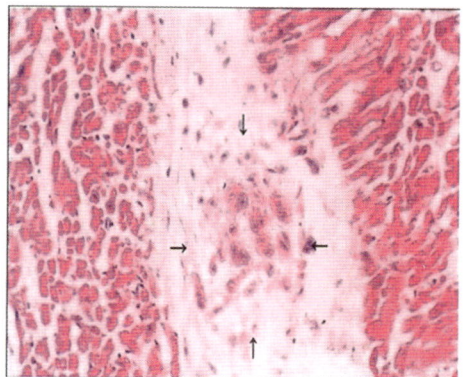

图 13-11　风湿小体

染色质集中于核中央,横切面呈枭眼状,纵切面呈毛虫样(图 13 – 11)。此期可持续 2 ~ 3 个月。

3. 纤维化期(愈合期)   风湿小体中央的纤维素样坏死物被溶解、吸收,风湿细胞转变为成纤维细胞,风湿小体纤维化,形成梭形小瘢痕。此期可持续 2 ~ 3 个月。

本病病变的自然经过为 4 ~ 6 个月,但常反复发作,因此,新旧病变常同时并存,三种不同时期的病变可同时存在。

(二)器官病变

1. 风湿性心脏病   风湿性心脏病(rheumatic heart disease,RHD)可累及心脏各层,如病变累及心脏全层组织,称为风湿性全心炎或风湿性心脏炎。在儿童风湿病患者中,60% ~ 80% 有心脏炎的临床表现。

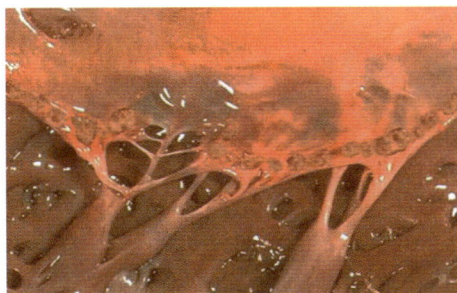

图 13 – 12   急性风湿性心瓣膜病

(1)风湿性心内膜炎(rheumatic endo-carditis)   病变主要侵犯心瓣膜,以二尖瓣最常见,其次为二尖瓣和主动脉瓣同时受累。肉眼观察:在急性期,受累瓣膜肿胀、增厚,瓣膜闭锁缘上可见单行排列疣状赘生物,其大小如粟粒状(1 ~ 2mm)、灰白色半透明状,与瓣膜紧密粘连,不易脱落(图 13 – 12)。镜下观察:赘生物是主要由血小板和纤维素构成的白色血栓,基底部可见黏液样变性、纤维素样坏死、浆液渗出及少量炎细胞浸润等。其周围可出现少量的风湿细胞。病变后期,赘生物被机化形成瘢痕。瘢痕收缩导致瓣膜变硬、卷曲、短缩变形、瓣叶之间互相粘连、腱索增粗、短缩,最后形成瓣膜关闭不全或狭窄等慢性风湿性心瓣膜病。由于病变所致瓣膜口狭窄或关闭不全,受血流反流冲击较重,引起内膜灶状增厚,称为 McCallum 斑。

(2)风湿性心肌炎(rheumatic myocarditis)   以心肌间质内小血管附近出现风湿小体为特征。小体呈灶性分布,以左心房、室间隔、左心室后壁及左心耳等处多见。后期小体纤维化,形成梭形瘢痕。儿童常表现为弥漫性间质性心肌炎,心肌间质明显水肿,有较多淋巴细胞、嗜酸性粒细胞、中性粒细胞浸润,心肌细胞水肿及脂肪变性。

风湿性心肌炎常可影响心肌收缩力,而出现临床症状。严重者可致心力衰竭,如病变累及传导系统,可发生传导阻滞。

(3)风湿性心外膜炎(rheumatic pericarditis)   又称风湿性心包炎,病变主要累及心包脏层,呈浆液性或浆液纤维素性炎。心包腔内常有大量浆液渗出,造成心包积液。临床叩诊心界扩大,X 线心脏呈烧瓶状,听诊心音遥远。当有大量纤维素渗出时,渗出的纤维素常附着于心外膜表面,因心脏搏动而呈绒毛状,称为绒毛心。炎症消退后,渗出的浆液可完全溶解、吸收,一般不留后遗症。仅少数由于机化,使心外膜脏层和壁层互相粘连,形成缩窄性心包炎。

2. 心脏外的风湿病变

(1)风湿性关节炎   75% 的患者可出现风湿性关节炎。一般累及膝、踝、肩、腕、肘等大关节，反复发作，此起彼伏，故常称为游走性关节炎。局部红、肿、热、痛、功能障碍。关节腔内有浆液及纤维蛋白渗出，病变的滑膜充血肿胀，关节周围结缔组织可有少量风湿小体，多数渗出液易被完全吸收而痊愈，无后遗症。

（2）环形红斑　为渗出性病变。常见于儿童，出现于躯干和四肢皮肤，为淡红色环状红晕，中央皮肤色泽正常，1~2天消退，镜下为真皮浅层充血、水肿，血管周围炎细胞浸润等非特异性病变。

（3）皮下结节　为增生性病变。多位于四肢大关节伸侧面皮下，直径0.5~2.0cm，呈圆形或椭圆形，质硬，活动，无压痛。镜下可见：结节中心为大片纤维素样坏死，周围为增生的风湿细胞和纤维母细胞，呈栅栏状排列，并伴有淋巴细胞为主的炎细胞浸润，数周后结节纤维化形成瘢痕。急性风湿病时，皮肤出现环形红斑和皮下结节，具有诊断意义。

（4）风湿性动脉炎　大小动脉均可受累，以小动脉受累较为常见，急性期为血管壁纤维素样坏死、淋巴细胞、单核细胞浸润，可有风湿小体形成，病变后期，血管壁可纤维化而增厚，管腔狭窄，闭塞或并发血栓形成。

（5）风湿性脑病　多见于5~12岁儿童，女孩较多。其主要病变为风湿性脑动脉炎和皮质下脑炎。病变主要累及大脑皮质、基底节、丘脑及小脑皮层，发生神经细胞变性、胶质细胞增生及胶质结节形成。当锥体外系受累时，患儿出现面肌和肢体的不自主运动，称为小舞蹈症。

三、护理原则

1. 休息与体位　急性期应卧床休息，帮助患者采取舒适的体位，尽可能保持关节位置。

2. 局部理疗　如热敷、水疗、磁疗、超短波、红外线等治疗。

3. 遵医嘱用药　告诉患者按医嘱服用的重要性和有关药物的不良反应。

第五节　心瓣膜病

心瓣膜病（valvular vitium of the heart）是指心瓣膜受到各种致病因素损伤后或先天性发育异常造成的器质性病变，表现为瓣膜口狭窄和/或关闭不全，最后常导致心功能不全，引起全身血液循环障碍，是最常见的慢性心脏病之一。瓣膜病的发生主要与风湿性心内膜炎和感染性心内膜炎有关，其次是主动脉粥样硬化和主动脉梅毒累及主动脉瓣等，少数是由于瓣膜钙化或先天性发育异常所致。病变可累及一个瓣膜，也可累及两个以上瓣膜或先后受累，称为联合瓣膜病。

瓣膜口狭窄（valvular stenosis）是指瓣膜口在开放时不能充分张开，导致血流通过障碍。主要由于瓣膜炎症修复过程中相邻瓣膜之间（近瓣联合处）互相粘连、瓣膜纤维性增厚、弹性减弱或丧失、瓣膜环硬化和缩窄等引起。

瓣膜关闭不全（valvular insufficiency）是指心瓣膜关闭时不能完全闭合，使一部分血流反流。瓣膜关闭不全是由于瓣膜增厚、变硬、卷曲、缩短，或由于瓣膜破裂和穿孔，亦可因腱索增粗、缩短和与瓣膜粘连而引起。

心瓣膜病早期，由于心肌代偿肥大，收缩力增强，可克服瓣膜病带来的血流异常。一般不出现明显血液循环障碍的症状，此期称为代偿期。后来，瓣膜病逐渐加重，最后出现心功能不全，发生全身血液循环障碍，称为失代偿期，此时心脏发生肌原性扩张，心腔扩大，肉柱扁平，心尖变钝，心肌收缩力降低。

心瓣膜病主要累及二尖瓣，约占70%，二尖瓣合并主动脉瓣病变者为20%～30%，单纯主动脉瓣病变者为2%～5%，三尖瓣和肺动脉瓣病变者少见。

一、二尖瓣狭窄

二尖瓣狭窄（mitral stenosis）是指二尖瓣瓣膜增厚，瓣膜口缩小，瓣膜口不能充分开放，导致血流通过障碍。大多数由风湿性心内膜炎反复发作引起，少数可由感染性心内膜炎引起。多见于20～40岁的青壮年，女性好发（约占70%）。正常成人二尖瓣口开大时，其面积大约$5cm^2$，可通过两个手指。当瓣膜口狭窄时，轻者，瓣膜轻度增厚，形如隔膜；重者，瓣膜极度增厚、硬化、腱索缩短，瓣口形如鱼口。瓣口面积可缩小到$1～2cm^2$，甚至$0.5cm^2$，或仅能通过医用探针。

（一）血流动力学及心脏变化

（1）左心的变化　早期，左心房发生代偿性扩张和肥大。由于二尖瓣口狭窄，舒张期时血液从左心房注入左心室受到障碍，以致舒张末期仍有部分血液滞留于左心房内，加上来自肺静脉的血液，致左心房内血容量比正常增多。此时，心肌纤维拉长以加强收缩力，心腔扩大以容纳更多血液。这种心腔扩大称为代偿性扩张。随着左心房心肌负荷增加，导致其代偿性肥大。后期，左心房代偿失调，心房收缩力减弱而呈高度扩张（肌原性扩张）。此时，左心房血液在舒张期时不能充分排入左心室。由于左心房内血液淤积，肺静脉回流受阻，引起肺淤血、肺水肿或漏出性出血。由于肺静脉血压升高，通过神经反射引起肺内小动脉收缩，使肺动脉血压升高。

（2）右心的变化　由于长期肺动脉压升高，导致右心室代偿性肥大，心肌纤维增粗。以后，右心室发生心肌劳损，出现肌原性扩张，继而右心房淤血。当右心室高度扩张时，右心室瓣膜环随之扩大，可出现三尖瓣相对性关闭不全。收缩期，一部分血液自右心室回流至右心房，加重右心房的血液淤积，引起体循环淤血。

（3）二尖瓣口狭窄时，左心室内流入血量减少，心室腔一般无明显变化。当狭窄非常严重时，左心室可出现轻度缩小。

（二）临床病理联系

二尖瓣口狭窄，听诊时在心尖区可闻及隆隆样舒张期杂音。X线检查，显示左心房增大，晚期左心室缩小，呈"梨形心"。左心房高度扩张时，可引起心房纤维性颤动。左心房血液出现涡流，易于继发附壁血栓，多见于左心房后壁及左心耳内。血栓脱落后可引起栓塞。由于肺淤血、水肿及漏出性出血，肺内气体交换受到影响，患者常咳出带血的泡沫痰，出现呼吸困难、紫绀。患者常出现面颊潮红（二尖瓣面容）。右心衰竭时，体循环淤血，出现颈静脉怒张，各器官淤血水肿，肝淤血肿大，下肢浮肿，浆膜腔积液。

二、二尖瓣关闭不全

二尖瓣关闭不全（mitral insuffciency）是指二尖瓣瓣膜增厚、变硬、缩短、卷曲引起，可与二尖瓣狭窄同时存在。二尖瓣关闭不全大多数是风湿性心内膜炎的后果，其次是亚急性细菌性心内膜炎、急性感染性心内膜炎感染所引起。

（一）血流动力学及心脏变化

二尖瓣关闭不全时，在心收缩期，左心室部分血液通过关闭不全的二尖瓣口反流到左心房内，这时左心房不仅容纳肺静脉回心的血液，还要容纳左心室反流的血液，左心房因负荷过重而发生代偿性肥大；在心舒张期，大量的血液涌入左心室，加大了左心室的负担，导致左心室负荷过重而发生代偿性肥大。当代偿失调时则依次出现肺淤血、肺动脉高压，右心室和右心房肥大，右心衰竭，体循环淤血。

（二）临床病理联系

二尖瓣关闭不全，听诊时在心尖区可闻及收缩期吹风样杂音。X线显示左心室肥大，心脏呈球形。其他血液循环变化与二尖瓣狭窄相同。

三、主动脉瓣狭窄

主动脉瓣狭窄（aortic stenosis）主要是风湿性主动脉瓣膜炎的后果，常与风湿性二尖瓣病变合并发生。少数由于先天性发育异常或动脉粥样硬化引起主动脉瓣钙化所致。主动脉瓣粘连、增厚、变硬、钙化、瓣膜僵硬，瓣膜口狭窄。

（一）血流动力学及心脏变化

由于主动脉瓣狭窄，左心室收缩期血液排出受阻，引起左心室内血量增多，而发生代偿性肥大，左心室壁增厚，但心腔不扩张（向心性肥大）；后期，左心室失代偿而出现肌源性扩张。依次出现左心衰竭、肺淤血、肺动脉高压及右心衰竭和体循环淤血。

（二）临床病理联系

主动脉瓣狭窄，听诊可闻及吹风样收缩期杂音；X线检查，心脏呈靴形，并向左、向下扩大，向后转位，这是由于其主要病变为左心室肥大的缘故。严重狭窄者，心输出量极度减少，血压降低，内脏特别是冠状动脉供血不足，可发生晕厥甚至猝死。

四、主动脉瓣关闭不全

主动脉瓣关闭不全（aortic insufficiency）主要由主动脉瓣疾病引起，可以是风湿性主动脉瓣炎，也可以是感染性心内膜炎及主动脉粥样硬化和梅毒性主动脉炎等累及主动脉瓣膜引起。主动脉瓣增厚、变硬、缩短，瓣膜缺损或穿孔。

（一）血流动力学及心脏变化

由于主动脉瓣关闭不全，左心室舒张期，主动脉内血液反流进入左心室，加上来自左心房的血液，使左心室内血容量增加，负荷加重而发生代偿性肥大。以后，发生肌源性扩张，依次出现左心衰竭、肺淤血、肺动脉高压、右心肥大、右心衰竭和体循环淤血。

（二）临床病理联系

主动脉关闭不全，听诊时，在主动脉瓣区可闻及舒张期叹气样杂音。由于舒张期主动脉部分血液反流，舒张压下降，故脉压差增大。患者可出现水冲脉、血管枪击音及毛细血管搏动现象。由于舒张压降低，冠状动脉供血不足，有时可出现心绞痛。

五、护理原则

（1）减轻心脏负担　按心功能程度适当安排活动和休息，避免剧烈活动和过度劳累，保持情绪稳定。

（2）饮食以高热量、高蛋白、高维生素、易消化食物为主。

（3）密切观察风湿活动及并发症（栓塞、肺部感染、心律失常）。

（4）进行心理护理，增强康复信心。

第六节　感染性心内膜炎

感染性心内膜炎（infective endocarditis）是指由病原微生物经血行途径直接侵袭心内膜，特别是心瓣膜而引起的炎症性疾病，常伴有赘生物的形成，在心瓣膜表面形成的赘生物中含有病原微生物。病原微生物包括各种细菌、病毒、真菌、立克次体等，以细菌最为多见，故过去称为细菌性心内膜炎。心脏手术和介入性治疗的开展、抗生素的广泛应用、免疫抑制剂的应用及静脉内药物的滥用等是感染性心内膜炎的主要诱因。根据病情和病程，可分为急性和亚急性心内膜炎。

一、急性感染性心内膜炎

急性感染性心内膜炎（acute infective endocarditis）又称为急性细菌性心内膜炎。此类心内膜炎起病急剧，多由毒力较强的化脓菌引起，其中大多为金黄色葡萄球菌，其次为化脓链球菌。通常病原菌先在机体某局部引起化脓性炎症（如化脓性骨髓炎、痈、产褥热等），当机体抵抗力降低时（如肿瘤、心脏手术、免疫抑制等）病原菌则侵入血流，引起败血症并侵犯心内膜。此型心内膜炎多发生在本来正常的心内膜上，多单独侵犯主动脉瓣，或侵犯二尖瓣。

1. 病理变化　早期，瓣膜闭锁缘上可见污秽黄色脓性渗出物覆盖，瓣膜可被破坏，坏死组织脱落后形成溃疡，其底部多有血栓形成。血栓、坏死组织和大量细菌菌落混合在一起，形成赘生物。此种赘生物一般较大，质地松软，灰黄色或浅绿色，黏附不牢固，易脱落而形成带有细菌的栓子，可引起大循环一些器官的梗死和多发性栓塞性小脓肿（脓毒血症）。严重者，可发生瓣膜破裂或穿孔和/或腱索断裂，可导致急性心瓣膜关闭不全而猝然致死。镜下可见：瓣膜溃疡底部组织坏死，有大量中性粒细胞浸润及肉芽组织形成。血栓主要由血小板、纤维素构成，混有坏死组织和大量细菌。

2. 结局　本病起病急，病程短，病情严重，死亡率高，患者可在数日至数周内死亡。近年来，由于抗生素的广泛应用，死亡率已大大下降。

二、亚急性感染性心内膜炎

亚急性感染性心内膜炎（subacute infective endocarditis）病程经过 6 周以上，可迁延数月，甚至1~2年。通常由毒力较弱的细菌引起。最常见的是草绿色链球菌（约占75%），此菌为口腔、咽部的正常菌丛。在拔牙、扁桃体摘除术时可有一时性菌血症，细菌亦可从感染灶（牙周炎、扁桃体炎）侵入血流。还有肠球菌、真菌、立克次体、革兰阴性杆菌等也可引起此病的发生。亚急性感染性心内膜炎常发生于已有病变的瓣膜（如风湿性心内膜炎）或并发于先天性心脏病（如室间隔缺损、法洛四联症等）。行修补术后的瓣膜亦易被感染。

1. 病理变化

（1）心脏　此型心内膜炎最常侵犯二尖瓣和主动脉瓣，亦可累及腱索及邻近的心内膜。肉眼观察：可见在原有病变的瓣膜上形成赘生物。瓣膜表面可见大小不一、单个或多个息肉状或菜花样赘生物。赘生物为污秽灰黄色，干燥而质脆，易脱落而引起栓塞。病变瓣膜僵硬，呈不同程度增厚、变形，常发生钙化或溃疡。瓣膜溃疡较急性感染性心内膜炎者为浅，但亦可遭到严重破坏而发生穿孔。镜下观察：赘生物由血小板、纤维素、细菌菌落、炎症细胞和少量坏死组织构成，细菌菌落常被包裹在血栓内部。瓣膜溃疡底部可见不同程度的肉芽组织增生和淋巴细胞、单核细胞及少量中性粒细胞浸润。瓣膜损害可致瓣膜口狭窄或关闭不全。临床上可听到相应的杂音。瓣膜变形严重可出现心力衰竭。

（2）血管　心瓣膜上的赘生物破裂形成的栓子，可引起动脉性栓塞和血管炎。栓塞最多见于脑，其次为肾、脾和心脏，并可引起相应部位的无菌性梗死。

（3）变态反应　因微栓塞的发生引起局灶性或弥漫性肾小球肾炎。皮肤出现红色、微隆起、有压痛的小结节，称 Osler 小结。

（4）败血症　由于脱落的赘生物内有细菌，细菌和毒素进入血液，并在血液内生长、繁殖、产生毒素，故可引起长期发热、肝、脾、淋巴结肿大，白细胞增多，贫血等表现。

2. 结局　本病的治愈率较高，但瘢痕形成极易造成严重的瓣膜变形和腱索增粗缩短，导致瓣口狭窄和/或关闭不全（慢性心瓣膜病）。少数病例可由于瓣膜穿孔或腱索断离而导致致命性急性瓣膜功能不全。

三、护理原则

（1）患者要充分休息，忌劳累。

（2）保持良好的精神状态，放下思想包袱，树立战胜疾病的信心。

（3）有心瓣膜病或心血管畸形及人造瓣膜的患者应增强体质，注意卫生，及时清除感染病灶。在做牙科、上呼吸道、胃肠道、胆囊、泌尿生殖道的手术或操作时都应预防性应用抗生素。

第七节　心肌炎和心肌病

一、心肌炎

心肌炎（myocarditis）是各种原因引起的心肌局限性或弥漫性炎症病变。根据病因可分为感染性和非感染性。前者由病毒、细菌、螺旋体、立克次体、真菌及寄生虫等引起，后者由过敏、变态反应、理化因素或药物引起。心肌炎大多数由病毒感染引起。

病毒性心肌炎（viral myocarditis）是由嗜心肌性病毒感染引起的心肌非特异性间质性炎症病变。常累及心包，引起心包心肌炎。可为流行发病，在病毒流行感染期，约有5%患者发生心肌炎。又称为特发性心肌炎或淋巴细胞性心肌炎，多见于婴幼儿和青壮年。

（一）病因和发病机制

引起心肌炎的病毒种类很多，其中最常见的是柯萨奇病毒、艾柯病毒、风疹病毒、流行性感冒病毒、腮腺炎病毒等。由于在妊娠最初3个月内感染柯萨奇病毒和风疹病毒时可引起胎儿的先天性心脏畸形，因此，这两种病毒占有特别重要的地位。人类的心肌炎以柯萨奇病毒B组感染最为常见。一般而言，嗜心肌性病毒可直接导致心肌细胞的损伤，也可通过T细胞介导的免疫反应间接地破坏心肌细胞。由于此类病毒衣壳的糖蛋白分子结构与心肌细胞膜的糖蛋白相似，故在感染后，机体所产生的抗体（激活补体的抗体及中和病毒的抗体）既针对病毒，亦针对心肌细胞。因此，当细胞毒性T细胞被致敏后，即可破坏被病毒感染的心肌细胞。某些诱因如细菌感染、营养不良、过度劳累等使机体易感染病毒而发病。

（二）病理变化

肉眼观察：心脏略增大或无明显变化。镜下观察：早期可见心肌细胞变性、坏死及间质内中性粒细胞浸润及水肿。晚期，可见到淋巴细胞、巨噬细胞、浆细胞浸润及肉芽组织形成，并将心肌分割成条索状，可见较广泛的心肌变性、坏死，有的心肌断裂，并伴有明显的心肌间质纤维化，代偿性心肌肥大及心腔扩张等。

（三）病理临床联系

临床表现轻重不一，病情严重者，如炎症累及传导系统，临床表现为不同程度的心律失常；累及外膜，可致心包炎。成年人病情一般较轻，或仅有心悸、乏力、食欲减退等，多数预后良好；病情严重者或婴幼儿可并发各种严重心律失常、心力衰竭，甚至猝死。

二、心肌病

心肌病（cardiomyopathy）是指除冠状动脉粥样硬化性心脏病、高血压性心脏病、心脏瓣膜病、先天性心脏病和肺源性心脏病等以外的以心肌结构和功能异常为主要表现的一组疾病。至今原因不明，非继发于全身或其他器官系统疾病的心肌原发性损害，又称为原发性心肌病（primary cardiomyopathy）。在发病机制上与其他已知病因引起的心脏病无关。一些儿童和青少年的心肌病患者有基因异常。根据病变特点，心肌病可分为扩张性心肌病、肥厚性心肌病和限制性心肌病三种类型。

（一）扩张性心肌病

扩张性心肌病（dilated cardiomyopathy，DCM），亦称充血性心肌病（congestive cardiomyopathy，CCM），以进行性心腔扩张、心脏肥大和心肌收缩力降低为特征，是心肌病中最常见类型，约占心肌病的90%，是原因不明的各种心肌疾病的最后结局。发病年龄为 20 ~ 50 岁，男性多于女性。患者常常有运动后气急、胸闷、心律不齐，多数患者常因心力衰竭进行性加重而死亡或因心律失常而发生猝死。

[病理变化]

肉眼观察：典型变化是四个心腔扩张，两侧心室肥大，心尖部变薄呈钝圆形（离心性肥大），状如牛心，心脏重量增加。心内膜增厚常伴有附壁血栓，血栓机化后可导致斑块状心内膜纤维化。由于左、右心室扩张，瓣环扩大，可导致二尖瓣及三尖瓣关闭不全。

镜下观察：心肌细胞不均匀性肥大和不同程度的伸长及肌浆变性，肥大的心肌细胞核大、浓染。肥大和萎缩心肌细胞交错排列。心肌间质纤维化是此型心肌病最常见的变化，可见到血管周围和心肌细胞周围纤细的胶原纤维束，或致密的代替性纤维化灶。间质性纤维化通常以左心室心内膜、心肌为重。

（二）肥厚性心肌病

肥厚性心肌病（hypertrophic cardoiomyopathy，HCM）是以左心室和/或右心室肥厚、心室腔变小、左心室充盈异常和左心室流出道受阻为特征的心肌病。临床表现为不同程度的心室排空受阻和充盈受限。心排出量下降，导致心悸、心绞痛；肺动脉高压导致呼吸困难；附壁血栓脱落引起栓塞。肥厚性心肌病常有家族史，约 50% 有基因异常，多为家族性常染色体显性遗传。目前认为是肌小节收缩蛋白基因突变导致了此病的发生。

[病理变化]

肉眼观察：心脏增大，两侧心室壁显著肥厚，心脏重量增加，为正常平均心重的 1 ~ 2 倍。绝大多数病例的室间隔厚度大于左心室游离壁，肥厚可为局限性，可累及心基底部（主动脉瓣下）、室间隔中部或心尖区。收缩期二尖瓣向前移动与室间隔接触的结果，可导致二尖瓣增厚和主动脉瓣下心内膜纤维化。在心力衰竭发生之前，左心室一般不扩张。

镜下观察：心肌细胞显著肥大，核大而浓染，心肌细胞排列紊乱，常有间质纤维化灶形成。

（三）限制性心肌病

限制性心肌病（restrictive cardiomyopathy，RCM）是以单侧或双侧心室充盈受限和舒张期容量减少为特点。收缩功能和室壁厚度正常或接近正常，间质纤维组织增生。典型病变为心室内膜和内膜下心肌进行性纤维化，导致心室壁顺应性降低，心腔狭窄，因此亦称为心内膜心肌纤维化（endomyocardial fibrosis）。临床上主要表现为心力衰竭和栓塞，少数可发生猝死。

[病理变化]

肉眼观察：心腔狭窄，内膜增厚达 2 ~ 3mm，灰白色，表面可有血栓形成。右心室内膜纤维化，尤以心尖部为明显。心尖部内膜纤维性增厚向上蔓延，可将乳头肌、肉柱埋陷在内，腱索变粗、缩短，可导致三尖瓣关闭不全。左心室内膜纤维化主要在流入道或心尖部，表面亦可有血栓形成。当二尖瓣后瓣叶与左心室后壁粘连时，引起二尖瓣关闭不全。

镜下观察：可见增厚的内膜主要为致密的玻璃样变的胶原纤维，可有钙化。表面可见陈旧的附壁血栓。心内膜下心肌常见萎缩、变性改变。

三、护理原则

（1）加强身体锻炼，提高机体抗病能力，避免劳累以预防病毒、细菌感染。

（2）发病后注意卧床休息，给予清淡、易消化、营养丰富的饮食，少食多餐，忌过饱或刺激性饮食。

（3）心理护理，消除焦虑、恐惧等不良情绪，避免情绪激动。

第八节　心功能不全

心功能不全（cardiac insufficiency）是指各种原因引起心脏结构和功能的改变，使心室泵血量和/或充盈功能低下，以至于不能满足组织代谢需要的病理生理过程，在临床上表现为呼吸困难、水肿及静脉压升高等静脉淤血和心排出量减少的综合征。心功能不全包括心脏泵血功能受损后由完全代偿直至失代偿的全过程。在心功能不全的失代偿阶段，伴有临床症状的心功能不全为心力衰竭（heart failure）。当心力衰竭呈慢性经过时，往往伴有血容量和组织间液的增多，并出现水肿，称为充血性心力衰竭（congestive heart failure）。心力衰竭与心功能不全在本质上是相同的，只是在程度上有所区别，在临床实践中两者往往通用。

一、原因、诱因与分类

（一）原因

引起心力衰竭的病因很多，从病理生理的角度可把心力衰竭的病因分为以下三类。

1. 心肌收缩性降低　心肌收缩性是指不依赖于心脏前负荷与后负荷变化的心肌本身的收缩特性，主要受神经－体液因素的调节。此外，一些药物也可通过改变心肌收缩性来调节心肌收缩的强度和速度。心肌的结构或代谢性损伤可引起心肌的收缩性降低，这是引起心力衰竭特别是收缩性心力衰竭最主要的原因。见于：①心肌病变：心肌炎、心肌病和心肌梗死等。②心肌代谢障碍性疾病：心肌缺血、缺氧、维生素 B_1 缺乏等。

2. 心脏负荷过重　心脏负荷可分为前负荷和后负荷两种。前负荷（preload）又称为容量负荷，是指心脏在收缩之前所承受的负荷，相当于心室舒张末期容量或压力；后负荷（afterload）又称为压力负荷，是指心室射血时所克服的阻力。心室长期工作负荷过重，心肌发生适应性改变，以承受增高的工作负荷，维持相对正常的心输出量，但这种长期的适应性代偿最终会导致心肌舒缩功能降低。①压力负荷过度（后负荷）：见于高血压，主动脉瓣狭窄、肺动脉狭窄及肺动脉高压等。②容量负荷过度（前负荷）：见于室间隔缺损、瓣膜关闭不全等。

3. 心室舒张及充盈受限　是指在静脉回心血量无明显减少的情况下，因心脏本身的病变引起的心脏舒张和充盈障碍。急性心肌缺血可引起能量依赖性舒张功能异常。

左心室肥厚、纤维化和限制性心肌病使心肌的顺应性减退，心室舒张充盈障碍。二尖瓣狭窄导致左心室充盈减少；三尖瓣狭窄导致右心室充盈减少。急性心包炎因心包腔内大量炎性渗出限制心室充盈；慢性缩窄性心包炎时由于大量的瘢痕粘连和钙化使心包伸缩性降低，心室充盈减少，均造成心排血量降低。

（二）诱因

1. 感染　各种感染是心力衰竭最常见的诱因，特别是呼吸道感染。

2. 心律失常　心律失常尤其是快速型心律失常，可诱发和加重心力衰竭。

3. 水、电解质代谢和酸碱平衡紊乱　见于酸中毒、静脉输入液体过多或过快、高钾血症和低钾血症等。

4. 妊娠和分娩　妊娠和分娩可诱发心力衰竭，尤其是对于心力储备降低的妇女。

5. 其他　劳累、激动、天气变化、洋地黄中毒、甲状腺功能亢进或贫血等。

（三）分类

1. 根据心脏的受损部位分类

（1）左心衰竭　见于高血压病、冠心病、风湿性心脏病、主动脉瓣狭窄及二尖瓣关闭不全等。临床上以心排血量减少和肺循环淤血、肺水肿为特征。

（2）右心衰竭　见于肺动脉高压、三尖瓣和肺动脉瓣病变等。临床上以体循环淤血、静脉压升高、下肢甚至全身性水肿为特征。

（3）全心衰竭　见于风湿性心肌炎、严重贫血和长期左心衰竭导致右心室后负荷加重时等。

2. 按心肌收缩与舒张功能障碍分类

（1）收缩性心力衰竭　因心肌收缩功能障碍或心室后负荷过重而致泵血量减少而引起的心力衰竭，常见于冠心病和心肌病等。

（2）舒张性心力衰竭　因心肌舒张功能异常或/和室壁僵硬度增加而导致心室充盈量减少，需提高心室充盈压才能达到正常心排血量，常见于二尖瓣或三尖瓣狭窄、肥厚型心肌病、高血压伴左心室肥厚及缩窄性心包炎等。

3. 根据心力衰竭时心输出量的高低分类

（1）低输出量性心力衰竭　此类心力衰竭的心输出量低于正常值，常见于冠心病、高血压病、心肌病及心瓣膜病等。

（2）高输出量性心力衰竭　主要见于严重贫血、妊娠、甲状腺功能亢进症、动 - 静脉瘘及维生素 B 缺乏症（脚气病）等。此类心力衰竭的心输出量明显高于正常值，处于高动力循环状态。

此外，根据心力衰竭发生速度，可分为急性心力衰竭和慢性心力衰竭。临床上也常按心力衰竭的严重程度进行分类。

二、机体的代偿功能

心肌受损或心脏负荷加重时，体内出现各种代偿功能，使心血管系统的功能维持于相对正常状态。

（一）神经 - 体液调节机制激活

1. 交感神经系统激活　心功能不全时，心输出量减少可以激活交感神经，使血浆中儿茶酚胺浓度明显升高，使心率增快，心输出量增加；而且通过对外周血管的调节在血流动力学稳态中起着极为重要的支持作用。例如：腹腔内脏等阻力血管收缩有助于维持动脉血压，保证重要器官的血流灌注。

2. 肾素－血管紧张素－醛固酮系统激活　心输出量减少可激活肾素－血管紧张素－醛固酮系统，使心肌收缩力增强，周围血管收缩，维持血压，调节血液的再分配，保证心、脑等重要脏器的血液供应，同时促进醛固酮分泌，使水钠潴留，增加总体液量及心脏前负荷，对心力衰竭起到代偿作用。

（二）心脏本身的代偿反应

心脏本身的代偿反应包括心率加快、心脏紧张源性扩张、心肌收缩性增强和心肌肥大。

1. 心率加快　是一种快速代偿反应，贯穿于心功能不全发生和发展的全过程。心力衰竭使心输出量或血压下降，反射性引起交感神经兴奋，使心率加快，但是心率加快的代偿作用也有一定的局限性，当心率过快时（如超过 150～160 次/分），心肌耗氧增加，心脏舒张期缩短，致使心脏充盈不足，冠脉血流量减少，心输出量反而降低，从而可加重心力衰竭。

2. 心脏紧张源性扩张　是指伴有心肌收缩性增强的心腔扩张。这是心脏对容量负荷加重时的一种重要的代偿方式。如果肌节过度拉长，使心腔明显扩大，心肌收缩性减弱，称为肌源性扩张，肌源性扩张则失去了代偿意义。

3. 心肌收缩性增强　心肌收缩性是指不依赖于心脏前负荷与后负荷变化的心肌本身的收缩特性，其主要受神经－体液因素的调节。心功能受损时，由于交感－肾上腺髓质系统兴奋，儿茶酚胺增加，激活 β－肾上腺素受体，导致心肌细胞 Ca^+ 浓度升高而发挥正性变力作用。

4. 心肌肥大　是指心肌细胞体积增大，重量增加，分为向心性心肌肥大和离心性心肌肥大两种类型。①向心性心肌肥大：心脏在长期过度的压力负荷作用下，在收缩期室壁张力持续增加，心肌肌节呈并联性增生，心肌细胞增粗，其特征是心室壁显著增厚而心腔容积正常或减小，常见于高血压性心脏病及主动脉瓣狭窄。②离心性心肌肥大：心脏在长期过度的容量负荷作用下，在舒张期室壁张力持续增加，心肌肌节呈串联性增生，心肌细胞增长，心腔容积增大，离心性心肌肥大的特征是心腔容积显著增大与室壁轻度增厚并存，常见于二尖瓣或主动脉瓣关闭不全。

（三）心脏外的代偿反应

1. 血容量增加　慢性心功能不全时，血容量增加是其主要代偿方式之一，它是由肾小球滤过率降低和肾小管重吸收增加引发的水钠潴留所致。

2. 血流重新分布　心输出量不足时，交感－肾上腺髓质系统兴奋，使外周血管选择性收缩，引起全身血流重新分布，主要表现为皮肤、肾与内脏器官的血流量减少，其中肾脏血流减少最显著，而心、脑血流量不变或相对增加，这有利于保障心、脑等重要器官的供血。

3. 红细胞增多　心功能不全时，体循环淤血和血流速度减慢可引起循环性缺氧，缺氧刺激肾小球旁器合成、分泌促红细胞生成素，促进骨髓造血功能，使红细胞和血红蛋白含量增加，以提高血液携氧的能力，改善机体缺氧。

4. 组织利用氧的能力增加 心功能不全时，细胞中线粒体的数量增多，使组织利用氧的能力增强。

三、发病机制

心力衰竭发病的基本机制是心肌舒缩功能障碍。

（一）心肌收缩性减弱

心肌收缩性减弱的基本机制包括心肌结构破坏、心肌能量代谢障碍和心肌兴奋 – 收缩耦联障碍。

1. 心肌结构破坏 心肌结构正常与否直接决定心肌收缩性的强弱。严重的心肌缺血、缺氧、心肌炎、感染、中毒及心肌病等，可造成心肌细胞变性、坏死、纤维化，使心肌收缩蛋白大量被破坏，引起心肌的收缩性减弱而发生心力衰竭。

2. 心肌能量代谢障碍 心肌的收缩是主动耗能过程，Ca^{2+}的转运和肌丝滑行等都需要能量。因此，心肌能量代谢的任何环节发生障碍时，均可导致心肌收缩性减弱。

（1）能量生成障碍 心肌能量生成不足或有氧过程发生障碍，可导致心肌收缩力减弱。如冠状动脉粥样硬化、休克、重度贫血及维生素 B_1 缺乏等，均可因供血或供氧减少，导致心肌能量生成不足。

（2）能量利用障碍 常见于心脏长期负荷过重而引起的心肌过度肥大。

3. 心肌兴奋 – 收缩耦联障碍 心肌兴奋是电活动，而收缩为机械活动，将两者耦联在一起的是 Ca^{2+}，因此，任何影响 Ca^{2+} 转运、分布、结合的因素均可引发心肌兴奋 – 收缩耦联障碍。

（1）肌浆网 Ca^{2+} 处理障碍 在心力衰竭和肥大的心肌中，肌浆网 Ca^{2+} – ATP 酶的活性降低，致使在心肌复极化时，肌浆网摄取和储存的 Ca^{2+} 量均减少，故心肌兴奋时，肌浆网向细胞质中释放的 Ca^{2+} 减少。

（2）Ca^{2+} 内流障碍 细胞外 Ca^{2+} 内流不但可以直接提高细胞内 Ca^{2+} 浓度，还可诱发肌浆网释放 Ca^{2+}。Ca^{2+} 内流障碍主要见于严重心肌肥大和酸中毒等。

（3）肌钙蛋白与 Ca^{2+} 结合障碍 Ca^{2+} 与肌钙蛋白结合是心肌兴奋 – 收缩耦联的关键，凡是影响 Ca^{2+} 与肌钙蛋白结合的因素，都可导致心肌兴奋 – 收缩耦联障碍。如心力衰竭时机体缺氧，引起组织酸中毒，酸中毒又可引起血钾增高，可使细胞外液的 H^+ 和 K^+ 浓度升高，从而影响 Ca^{2+} 的转运。

（二）心肌舒张功能障碍

1. Ca^{2+} 复位延缓 心力衰竭时，由于 Ca^{2+} – ATP 酶活性下降，使心肌细胞胞质中 Ca^{2+} 在收缩后不能迅速下降到与肌钙蛋白脱离的水平，从而引起心肌不能充分舒张，导致心室舒张迟缓。

2. 肌球 – 肌动蛋白复合体解离障碍 正常的心肌舒张过程需要肌球 – 肌动蛋白复合体解离，这是一个主动耗能的过程，必须在 ATP 参与下，肌球 – 肌动蛋白复合体解离，心肌才能舒张。因此，任何原因造成的心肌能量缺乏，均可导致心肌舒张功能障碍而引发心力衰竭。

3. 心室舒张势能减少　心室舒张势能来自心室的收缩，因此，凡能使心肌收缩性减弱的病因，都可通过减少心室舒张势能而影响心室的舒张。

4. 心室顺应性降低　心室顺应性是指心室在单位压力变化下所产生的容积改变。心肌肥大引起的心室增厚、心肌炎、纤维化及心包填塞等均可使心室顺应性降低导致心室扩张功能障碍。

（三）心脏各部分舒缩活动不协调

正常心脏各部分如左心和右心之间、心房和心室之间及心室本身各区域的舒缩活动处于高度协调是维持心功能稳定的重要因素。各种类型的心律失常可破坏心脏各部分舒缩活动的协调性，引起心泵功能紊乱，致使心输出量下降而发生心力衰竭。

四、机体的代谢和功能变化

心功能不全的患者在临床上出现多种表现，主要以心排血量降低引起的器官组织灌流量减少和肺循环或体循环静脉淤血为特征，表现为相应的症候群。

（一）心排血量减少

1. 心脏泵血功能降低　心功能各项指标都有明显的变化，如心力储备（cardiac reserve，CR）降低、心输出量（cardiac output，CO）降低、心脏指数（cardiac index，CI）降低、左心室射血分数（ejection fraction，EF）降低、心室充盈受损（心室舒张末压升高）、心率增快、肺动脉楔压（pulmonary artery wedge pressure，PAWP）和中心静脉压（central venous pressure，CVP）增高等。

2. 器官血流重新分配　心排血量减少引起的神经－体液调节系统的激活，表现为血浆儿茶酚胺、Ang Ⅱ和醛固酮含量增高，引起血压的变化和各器官血流重新分配。

急性心肌梗死等原因引起急性心力衰竭时，由于心输出量原发性急剧减少，动脉血压可降低，严重者可引起心源性休克。发生慢性心力衰竭时，由于交感－肾上腺系统神经兴奋，外周阻力增大、心率加快及血容量增多，动脉血压维持在基本正常水平，这样有利于保证心、脑等重要器官的血液供应。在慢性心力衰竭出现心功能急剧恶化的患者中，约50%因交感神经－体液调节系统的过度激活而出现动脉血压升高。

心力衰竭较轻时，心、脑血流量可维持在正常水平，而皮肤、骨骼肌、肾脏及内脏的血管床因含 α－肾上腺素受体较多，在交感神经兴奋时收缩较为明显，故血流量显著减少。临床表现为皮肤苍白、少尿、氮质血症、易疲乏、对体力活动的耐受力降低等。当心力衰竭发展到严重阶段，心、脑血流量亦可减少，引起头晕、头痛、失眠等。当心排血量急性减少时，可导致脑缺血发生短暂性意识丧失，称为心源性晕厥（cardiogenic syncope）。严重者晕厥发作可持续数秒并伴有四肢抽搐、呼吸暂停、发绀等临床表现，称为阿－斯综合征（Adams－Stokes syndrome）。

（二）静脉淤血

1. 体循环淤血　见于右心衰竭及全心衰竭，主要表现为体循环静脉系统的过度充盈、静脉压升高、内脏充血和水肿等。可见颈静脉充盈或怒张，肝颈静脉反流征阳性。肝肿大，局部有压痛，肝功能异常。长期的右心衰竭还可造成心源性肝硬化。胃肠道淤血出现消化系统功能障碍，如食欲不振、恶心、呕吐、腹泻等。水肿是右心衰竭和全心衰竭的主要临床表现之一，称为心源性水肿。心性水肿在体位低的下肢表现最为明显，严重者还可伴发腹水及胸水等。

2. 肺循环淤血 见于左心衰竭患者，严重者还可出现肺水肿。肺淤血、肺水肿的共同表现是呼吸困难。其发生机制是：①肺通气和换气功能障碍，动脉血氧分压降低，反射性兴奋呼吸中枢，使呼吸加深加快。②肺顺应性降低：因肺淤血、水肿，使肺组织顺应性降低，肺泡扩张受限，使患者感到呼吸费力。③肺毛细血管压增高和间质水肿，反射性引起呼吸中枢兴奋。④支气管黏膜充血、肿胀而使管腔狭窄，气道阻力增加，患者感到呼吸费力。

临床上呼吸困难可表现为以下四种不同的形式。

（1）劳力性呼吸困难 轻度心力衰竭患者，仅在体力活动时出现呼吸困难，休息后消失，称为劳力性呼吸困难，是左心衰竭最早的表现。其发生机制是：①体力活动时，回心血量增多，心脏负荷增加，加重肺淤血；②心率加快，使心脏舒张期缩短，由肺回流到左心室的血量减少，加重肺淤血；③体力活动时，机体需氧量增加，但衰竭的左心室不能相应地提高心排血量，因此机体缺氧进一步加重，刺激呼吸中枢，使呼吸加深加快，出现呼吸困难。

（2）夜间阵发性呼吸困难 左心衰竭时，患者常在入睡后突然感到气闷而被惊醒，并立即坐起喘气和咳嗽，称为夜间阵发性呼吸困难，也是左心衰竭早期的典型表现。其发生机制是：①取平卧位时下肢静脉回流增多，而且下肢水肿液回流入血增多，加重肺淤血、水肿；②入睡后迷走神经兴奋性升高，使支气管收缩，气道阻力增大；③熟睡时神经反射敏感性降低，只有当肺淤血比较严重，动脉血氧分压降到一定程度时，才能刺激呼吸中枢，引起突然发作的呼吸困难。

（3）端坐呼吸 重症心力衰竭患者在安静时也感到呼吸困难，甚至不能取平卧位，故必须采取端坐位或半卧位以减轻呼吸困难的程度，称为端坐呼吸。其发生机制是：①取端坐位时，受重力作用，机体下肢血液回流减少，减轻肺淤血和水肿；②膈肌下降，使胸腔容积变大，改善肺活量，减轻缺氧；③下肢水肿液吸收减少，使血容量降低，减轻肺淤血。

（4）急性肺水肿 为急性左心衰竭的主要临床表现。由于突发左心室排血减少，引起肺静脉和肺毛细血管压力急剧升高，毛细血管壁通透性增大，血浆渗出到肺间质与肺泡而引起急性肺水肿。此时，患者可出现发绀、气促、端坐呼吸、咳嗽、咳粉红色（或无色）泡沫样痰等症状和体征。

左心衰竭引起长期肺淤血，肺循环阻力增加，使右心室后负荷增加，久之可引起右心衰竭。当病情发展到全心衰竭时，由于部分血液淤积在体循环，肺淤血可较单纯左心衰竭时有所减轻。

五、护理原则

1. 保证患者充分休息 是减轻心脏负荷的重要方法，休息的方式和时间需根据心功能的情况安排。

2. 饮食 应摄取高营养、高热量、低盐、易消化清淡饮食，少量多餐，减轻心脏负担，避免进食产气食物。

3. 吸氧　给予高流量吸氧，6～8L/min。

4. 保持呼吸道通畅　协助患者咳嗽、排痰，以保持呼吸道通畅。观察咳嗽情况、痰性质和量。

5. 病情监测　严密观察患者呼吸频率、深度，意识，精神状态，皮肤颜色、温度和血压变化。监测血气分析结果。观察尿量，并严格记录出入量。保持大便通畅。

6. 心理护理　应注意稳定患者情绪，保持精神愉快，避免紧张、激动，以免使病情加重，平时注意劳逸结合。

7. 用药护理　迅速建立静脉通道，遵医嘱正确使用药物，控制静脉输液速度，一般为20～30d/min。

目标检测

一、名词解释

冠心病、心绞痛、心肌梗死、高血压病、向心性心肌肥大、离心性心肌肥大、高血压脑病、风湿病、风湿小体、心瓣膜病、心力衰竭、劳力性呼吸困难、端坐呼吸、夜间阵发性呼吸困难、心脏紧张源性扩张、肌源性扩张。

二、问答题

1. 简述动脉粥样硬化的基本病理变化。

2. 简述原发性高血压各型病变的特点。

3. 简述风湿病的基本病变。

4. 简述心肌梗死的好发部位和类型。

5. 简述心功能不全时心脏本身的代偿反应。

6. 左心衰竭时呼吸功能的变化。

7. 试述心肌兴奋－收缩耦联障碍的机制。

（陈淑敏）

第十四章 呼吸系统疾病

要点导航

　　掌握：大叶性肺炎和小叶性肺炎的病理特点、临床病理联系的不同点；慢性阻塞性肺疾病、慢性肺源性心脏病的病理变化；呼吸衰竭的机体代谢和功能变化。

　　熟悉：慢性阻塞性肺疾病、肺硅沉着病、慢性肺源性心脏病、呼吸衰竭、呼吸系统常见恶性肿瘤的临床病理联系；慢性阻塞性肺疾病、各型肺炎、肺硅沉着病、慢性肺源性心脏病、呼吸衰竭、呼吸系统常见恶性肿瘤的防治和护理原则。

　　了解：慢性阻塞性肺疾病、各型肺炎、肺硅沉着病、慢性肺源性心脏病、呼吸衰竭、呼吸系统常见恶性肿瘤的病因和发病机制。

　　呼吸系统由鼻、咽、喉、气管、支气管和肺构成，可分为导管部和呼吸部两部分。导管部从鼻腔到肺内的终末细支气管，是气体吸入和呼出的通道。呼吸部由呼吸性细支气管、肺泡管、肺泡囊和肺泡组成，管壁上均有肺泡开口，是血液与空气进行 O_2 和 CO_2 交换的场所。通常以喉环状软骨为界分为上呼吸道和下呼吸道。呼吸系统是与外界相通，环境中的有害物质如微生物、过敏原、粉尘和有害气体等，容易随空气进入呼吸道和肺而造成损伤。正常情况下，呼吸道除了纤毛 - 黏液排送系统外，腺体分泌的黏液中还含有溶菌酶、补体、干扰素和分泌型的免疫球蛋白 A（IgA）等免疫活性物质，它们与支气管黏膜和肺内巨噬细胞共同构成很强的自净和防御系统。当呼吸系统局部防御功能受损或进入的病原微生物、有害粉尘数量过多和毒力过强或处于高敏状态时，将可引起呼吸系统疾病发生。

第一节　肺　炎

　　肺炎（pneumonia）主要是指肺的急性渗出性炎症，是呼吸系统的常见病和多发病。根据病变累及的部位和范围将肺炎分成大叶性肺炎、小叶性肺炎、间质性肺炎。根据病因不同，由各种生物因子引起的分别为细菌性、病毒性、支原体性、真菌性、寄生虫性等；由不同理化性因素引起的，分别为放射性、类脂性、吸入性、过敏性肺炎等。根据病变性质可分为浆液性、纤维素性、化脓性、出血性、干酪性、肉芽肿性肺炎等。以细菌性肺炎为最常见，约占肺炎的80%。

一、大叶性肺炎

　　大叶性肺炎（lobar pneumonia）是主要由肺炎球菌引起的以肺泡内弥漫性纤维蛋白

渗出为主的炎症，病变通常累及肺大叶的全部或大部，故称大叶性肺炎。该病多发生于青壮年，起病急骤，症状主要从高热、恶寒开始，继而出现胸痛、咳嗽、咳铁锈色痰和呼吸困难，并有肺实变体征及外周血白细胞计数增高等。病程大约 1 周左右，体温下降，症状消失。

（一）病因和发病机制

大叶性肺炎 90% 以上由肺炎链球菌引起，尤其是 Ⅲ 型毒力最强。少数为肺炎杆菌、金黄色葡萄球菌、溶血性链球菌、流感嗜血杆菌等引起。肺炎链球菌为口腔及鼻咽部的正常寄生菌群，带菌的正常人常是本病的传播源。当机体受寒、过度疲劳、醉酒、感冒、麻醉时呼吸道防御功能削弱，细菌易侵入肺泡引起发病。进入肺泡的细菌迅速繁殖，引发肺组织的变态反应，使肺泡间隔毛细血管扩张、血管壁通透性增强，浆液及纤维素渗出，并通过肺泡间孔或呼吸性细支气管向邻近肺组织蔓延，波及部分或整个肺大叶，而大叶间的蔓延是经叶支气管播散所致。

（二）病理变化和临床病理联系

大叶性肺炎的主要病变为肺泡内的纤维素性炎症。一般只累及单侧肺，多见于左肺或右肺下叶，也可先后或同时发生于 2 个或多个肺叶。未经抗生素治疗典型病变的自然发展过程大致可分为四期（图 14 - 1）。

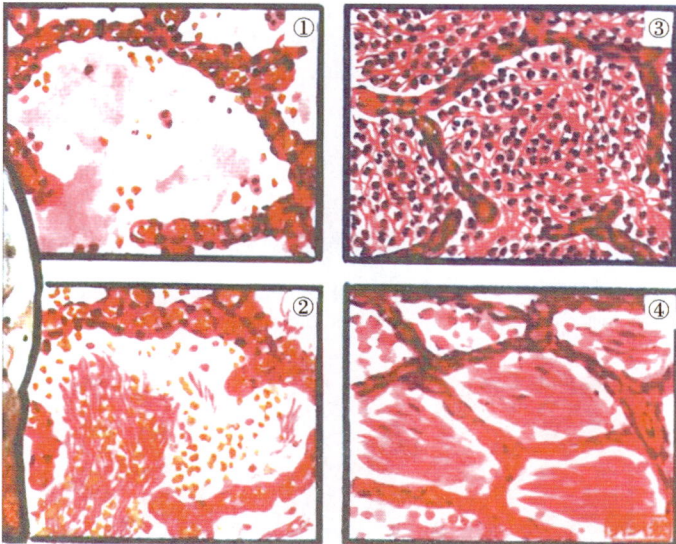

图 14 - 1　大叶性肺炎（发病阶段）
①充血水肿期；②红色肝样变期；③灰色肝样变期；④溶解消散期

1. 充血水肿期　主要见于发病后第 1~2 天。肉眼观察：肺叶肿胀、充血，呈暗红色，切面可见淡红色浆液溢出。镜下观察：肺泡间隔内毛细血管扩张充血，肺泡腔内可见浆液性渗出物，其中见少量红细胞、中性粒细胞、巨噬细胞（图 14 - 1）。此期患者主要有毒血症的临床表现，见寒战、高热及外周血白细胞计数升高等。渗出物中可检出肺炎链球菌。胸片 X 线检查可见片状分布的模糊阴影。

2. 红色肝样变期　一般为发病后第 3~4 天。肉眼观观察：病变肺叶进一步肿大，暗红色，质地变实，切面灰红色，较粗糙，似肝脏外观，故称红色肝样变期。病变处的胸膜表面可有纤维素性渗出物。镜下观察：肺泡壁毛细血管显著扩张充血，肺泡腔内充满纤维素及大量红细胞，其间有少量中性粒细胞和巨噬细胞（图 14 - 2）。其中纤维素呈网状连接，并穿过肺泡间孔与相邻肺泡中的纤维素网相连。此期渗出物中仍可检测出肺炎链球菌。胸部 X 线检查可见大片致密阴影。

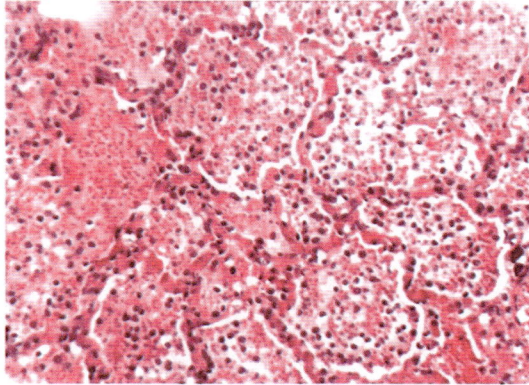

图 14 - 2　大叶性肺炎（红色肝样变期）

临床表现全身中毒症状及呼吸道症状仍持续存在，如病变范围较广，患者可因肺泡换气和通气功能障碍引起动脉血氧分压降低，出现发绀等明显缺氧症状。肺泡腔内的红细胞被巨噬细胞吞噬、崩解后，形成含铁血黄素随痰液咳出，可使痰液呈铁锈色。病变累及胸膜时，可引起纤维素性胸膜炎，发生胸痛，并随呼吸或咳嗽而加重。

3. 灰色肝样变期　见于发病后第 5 ~ 6 天。肉眼观察：肺叶仍肿胀，但充血消退，由红色逐渐转变为灰白色，质实如肝，故称灰色肝样变期（图 14 - 3A）。镜下观察：肺泡腔渗出物以纤维素增多为主，纤维素网中见大量中性粒细胞，肺泡壁毛细血管受压，变得狭窄、闭塞，肺泡腔内较少见红细胞（图 14 - 3B）。

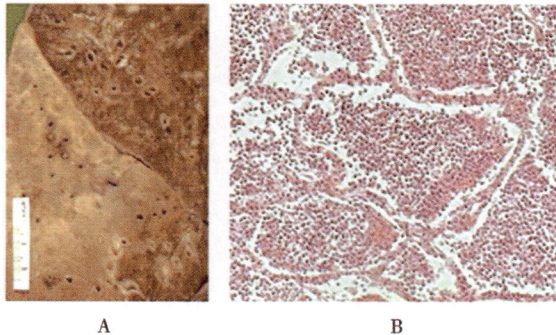

A　　　　　　　　　　B

图 14 - 3　大叶性肺炎（灰色肝样变期）

此期肺泡仍不能充气，但病变组织内因肺泡间隔毛细血管受压，血流量显著减少，静脉血氧含量不足反而减轻，使缺氧状况得以改善。随着中性粒细胞渗出增多，患者咳出的铁锈色痰逐渐转变为黏液脓痰。渗出物中致病菌被中性粒细胞吞噬杀灭，故不易检出。并且此时机体的特异性抗体已经产生，故临床症状开始减轻。

4. 溶解消散期　发病后1周左右。随着机体免疫功能的逐渐增强，病原菌被吞噬杀灭。肉眼观察：实变病灶消失，肺组织质地变软，组织颜色渐恢复正常。病灶肺组织逐渐净化，肺泡重新充气，肺组织结构和功能恢复正常，胸膜渗出物亦被吸收或机化。镜下观察：肺泡腔中中性粒细胞变性、坏死，并释放出大量蛋白溶解酶，使渗出的纤维素逐渐被溶解，溶解物或经气道咳出，或经淋巴管吸收。此期患者临床表现为体温下降，临床症状和体征逐渐减轻、消失，胸部X线检查可见病变区阴影密度逐渐降低，最后消失。

大叶性肺炎的上述病理变化发展是一个连续过程，彼此间无绝对的界限，同一病变肺叶的不同部位可呈现不同阶段的病变。目前，临床上常在疾病早期就应用抗生素类药物，上述典型大叶性肺炎经过在实际病例中已不多见，临床症状也不甚典型，病变范围往往也较局限，表现为节段性肺炎。

（三）结局和并发症

大叶性肺炎并发症现已较少见。

1. 肺脓肿、脓胸　当病原菌毒力强大或机体抵抗力低下时则可出现肺脓肿、脓胸或脓气胸。多见于金黄色葡萄球菌和肺炎链球菌感染引起的肺炎。

2. 败血症和脓毒败血症　严重感染时，细菌入血繁殖并播散，可致败血症或脓毒败血症。

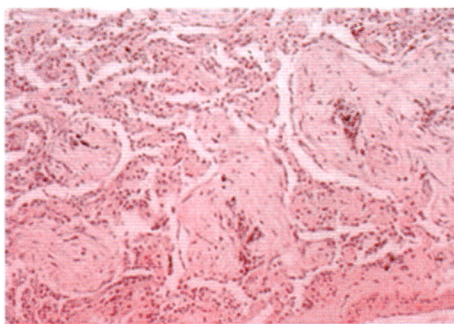

图 14-4　肺肉质变

3. 感染性休克　见于重症大叶性肺炎的早期，是一种严重的并发症。表现为微循环衰竭及严重的全身中毒症状，故又称中毒性或休克性肺炎。临床易见到，死亡率较高。

4. 肺肉质变　亦称机化性肺炎。由于肺泡腔内中性粒细胞渗出过少，释放蛋白溶解酶不足以将渗出的纤维素完全溶解吸收，大量未被溶解吸收的纤维素就由肉芽组织取代发生机化。病变肺组织呈褐色肉样外观，故称肺肉质变（pulmonary carnification）（图14-4）。

二、小叶性肺炎

小叶性肺炎（lobular pneumonia）主要由化脓性细菌感染引起，以肺小叶为病变单位的灶状急性化脓性炎症。由于病灶多以细支气管为中心，故又称支气管肺炎（bronchopneumonia）。多发于儿童、年老体弱和久病卧床者。临床上主要表现为发热、咳嗽、咳痰和呼吸困难等症状。

（一）病因和发病机制

小叶性肺炎多由细菌感染所致，常为多种细菌混合感染。常见的致病菌通常为口腔及上呼吸道内致病力较弱的菌群，如肺炎链球菌、葡萄球菌、肺炎克雷伯杆菌、大肠埃希菌、流感嗜血杆菌等。在患急性传染病、营养不良、昏迷、麻醉和手术等情况时，机体抵抗力下降，呼吸系统防御功能受损，这些细菌即可入侵细支气管及末梢肺组织并繁殖，引起小叶性肺炎。病原菌多经呼吸道侵入肺组织，仅少数经血道引起本病。因此小叶性肺炎常是某些疾病的并发症，如坠积性肺炎、吸入性肺炎、手术后肺炎等。

（二）病理变化

小叶性肺炎的病变特征是以细支气管为病变中心的肺组织化脓性炎症。

肉眼观察：双肺表面和切面出现散在分布、大小不等，一般直径在 0.5 ~ 1cm（相当于肺小叶范围）的实变病灶，尤以两肺下叶及背侧较多，病灶形状不规则，色暗红或灰黄色，多数病灶中央可见细支气管的横断面（图 14 – 5A）。严重者，病灶互相融合成片，甚至累及整个大叶，形成融合性小叶性肺炎（confluent bronchopneumonia），一般不累及胸膜。

镜下观察：早期病变细支气管黏膜充血、水肿，周围肺组织无明显改变或仅见肺泡间隔轻度充血。随着病情进展，病灶中支气管、细支气管及其周围受累的肺泡腔内出现中性粒细胞浸润、少量红细胞及坏死脱落的肺泡上皮细胞（图 14 – 5B）。病灶周围肺组织可出现不同程度的代偿性肺气肿和肺不张。肺组织内各病灶可呈炎症的不同发展阶段，病变不一致，早期主要表现为炎性充血水肿，浆液性渗出；有些病灶表现为细支气管炎及细支气管周围炎；有些则呈完全化脓性炎症改变，支气管及肺泡壁遭破坏。

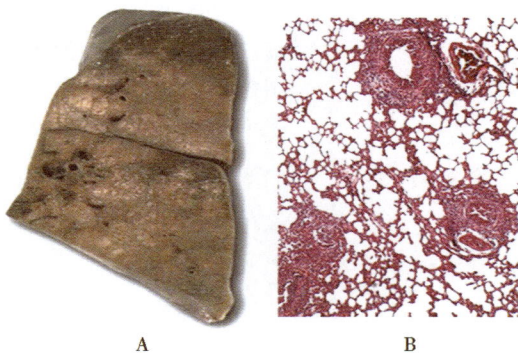

A   B

图 14 – 5　小叶性肺炎

（三）临床病理联系

小叶性肺炎常为其他疾病的并发症，临床症状常被原发病掩盖，但发热、咳嗽和咳痰仍是其最常见的症状。支气管壁受炎症刺激使黏液分泌增多，炎性渗出刺激引起患者咳嗽、咳痰，痰液往往为黏液脓性或脓性。因病灶较小且分散，故一般肺实变体征不明显。由于病变区支气管及肺泡腔内含有炎性渗出物，听诊可闻及湿性啰音。X 线检查可见两肺散在不规则片状或斑点状模糊阴影。

（四）结局与并发症

小叶性肺炎经积极有效的治疗，多数可痊愈。但婴幼儿、年老体弱者，特别是并发其他严重疾病者，预后不良。小叶性肺炎的并发症远较大叶性肺炎多见，常见的有心力衰竭、呼吸衰竭、肺脓肿、脓胸、脓毒血症等，如支气管壁破坏较重且病程长者，可继发支气管扩张。

案例 --

［病例摘要］

一婴儿出现发热、咳嗽、咳痰、气喘，X 线检查见双肺下叶散在分布着边界不清的阴影。

［问题］

此患儿最可能患什么病？需要与哪些疾病鉴别？还需做哪些检查？预后如何？

三、间质性肺炎

（一）病毒性肺炎

病毒性肺炎（viral pneumonia）常由上呼吸道病毒感染向下蔓延至间质的肺炎。引起肺炎的病毒主要为流感病毒、其次为副流感病毒、腺病毒、呼吸道合胞病毒、麻疹病毒、巨细胞病毒、单纯疱疹病毒等。多发于冬、春季节，除流感病毒、副流感病毒肺炎外，患者多为儿童。临床表现差别很大，除有发热和全身中毒症状外，还可出现频繁咳嗽、气急和发绀等。

病毒性肺炎的基本病变为肺间质的急性炎症反应。肉眼观察：病变常不明显，肺组织因充血水肿而体积轻度增大。镜下观察：常表现为支气管、细支气管壁及其周围组织和小叶间隔等肺间质充血水肿，淋巴细胞、单核细胞浸润，肺泡间隔明显增宽，肺泡腔内无渗出物或仅见少量浆液（图 14-6A）。病变严重时，肺泡腔内可见多少不等的浆液、纤维素、单核细胞、巨噬细胞等渗出物，渗出明显者，浆液纤维素性渗出物浓缩在肺泡腔面形成一层均匀红染的膜状物，即透明膜（hyaline membrane）（图 14-6B）。细支气管上皮、肺泡上皮也可增生、肥大，并形成多核巨细胞。如麻疹肺炎时，常形成较多多核巨细胞，又称巨细胞肺炎。病理诊断病毒性肺炎的重要依据是镜检出病毒包涵体（viral inclusion body）。病毒包涵体呈圆形、椭圆形，红细胞大小，嗜酸性红染，周围有一清晰的透明晕（图 14-6C）。病毒包涵体可见于上皮细胞核内（如腺病毒）、胞质内（如呼吸道合胞病毒）或胞核、胞质内均有（如麻疹病毒）。

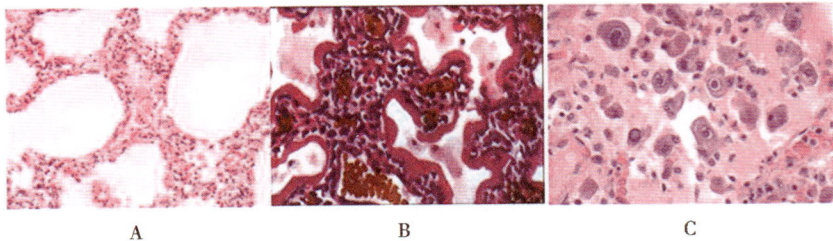

图 14 - 6　间质性肺炎

患者因病毒感染可出现发热、头痛、全身酸痛等全身中毒症状。由于炎症刺激支气管壁，患者出现剧烈咳嗽，如肺泡内渗出物较少患者表现为干咳无痰。X 线检查肺部可见肺纹理增多和斑点状、片状或均匀的阴影。若为混合性感染引起，则病情复杂严重，病灶可呈小叶性、节段性和大叶性分布，并且气管和肺组织出现明显坏死、出血，或混杂化脓性改变，掩盖病毒性肺炎的病变特征。

知识链接

严重急性呼吸综合征

严重急性呼吸综合征（severe acute respiratory syndrome，SARS）是 2003 年世界卫生组织命名的以呼吸道传播为主的急性传染病，国内称为传染性非典型肺炎。此病传染性极强，以近距离空气飞沫传播为主，直接接触患者的粪便、尿液和血液等也可受感染，因此医务工作者为高发人群。该病以发热为首发症状，体温一般高于 38℃，偶有畏寒，可伴头痛、肌肉关节酸痛、干咳、少痰，严重者呼吸窘迫。外周血白细胞技术一般不增高或降低，常有淋巴细胞计数减少。X 线检查，肺部常有不同程度的块状、斑片状浸润性阴影。

（二）支原体肺炎

支原体肺炎（mycoplasmal pneumonia）是由肺炎支原体引起的急性间质性肺炎。各种寄生于人体的支原体仅肺炎支原体对人体致病。支原体肺炎多发于儿童和青少年，秋、冬季节发病较多。病原体常寄生于带菌者的鼻咽部，主要经飞沫传播，通常为散发，偶可流行。患者起病较急，多有发热、头痛、全身不适等一般症状及剧烈咳嗽、气促和胸痛，咳痰常不显著。肺部 X 线显示呈节段性纹理增强及网状或斑片状阴影。外周血白细胞计数轻度增高，淋巴细胞和单核细胞增多。可由患者痰液、鼻腔分泌物及咽喉拭子培养出肺炎支原体而确诊支原体肺炎。

肺炎支原体感染可侵犯整个呼吸道，引起上呼吸道、气管和支气管及肺部炎症。病变常累及单侧一叶肺组织，以下叶多见。肉眼观察：肺组织无明显实变，呈暗红色，气管及支气管腔内可有黏液性渗出物，切面见少量红色泡沫状液体溢出，胸膜一般不被累及。镜下观察：呈非特异性间质性肺炎改变。肺泡间隔充血水肿，明显增宽，伴有大量淋巴细胞和单核细胞浸润，肺泡腔内通常无渗出，或仅有少量混有单核细胞的浆液渗出。小支气管、细支气管壁及其周围间质充血水肿，也常有淋巴细胞、单核细胞浸润。重症病例，支气管上皮细胞和肺组织可发生明显坏死、出血。

各类型肺炎的比较见表 14 -1。

表 14 - 1　各类型肺炎比较

	大叶性肺炎	小叶性肺炎	间质性肺炎
病因	肺炎球菌	多种细菌混合感染，多为其他疾病并发症	病毒或肺炎支原体
病变性质	肺泡纤维素性炎为主	以细支气管为中心化脓性炎	肺间质慢性炎症细胞浸润
好发人群	青壮年	幼儿、老人、久病体弱者	儿童、青年
大体形态	左肺下叶多见，肺实变、肺大叶暗红或灰白	双肺下叶或背侧多见，灰黄色散在病灶	病变常位于一侧肺，主要为支气管壁病变
镜下形态	肺泡腔内大量纤维素渗出	以细支气管为中心的中性粒细胞渗出	肺泡壁充血、水肿、慢性炎细胞浸润
临床特点	突然寒战、高热、胸痛、铁锈色痰	发热、咳嗽、黏液脓性痰	发热、乏力、刺激性干咳
X 检查	肺下叶大片密度均匀的阴影	散在的不规则小片状和斑点状阴影	肺纹理增粗
结局和并发症	大多痊愈，少数并发肺肉质变和感染性休克	多数痊愈，少数并发心力衰竭和呼吸衰竭而死亡	支原体性肺炎预后好，病毒性肺炎易并发心衰、呼衰和呼吸窘迫综合征

四、肺炎的护理原则

（1）吸氧，改善呼吸功能，保持呼吸道通畅。

（2）维持体温正常。体温过高可采用物理降温的方法，甚至药物降温。同时注意口腔、皮肤护理。

（3）及时补充营养和水分。鼓励进食流质或半流质食物。

（4）密切关注病情变化，防治并发症。

（5）正确指导患者家属，健康护理患者。

第二节　慢性阻塞性肺疾病

慢性阻塞性肺疾病（chronic obstructive pulmonary diseases，COPD）是一组慢性气道阻塞性疾病的统称，其共同特征是肺实质和小气道受损，导致慢性气道阻塞、呼气阻力增加和肺功能不全等病变，主要包括慢性支气管炎、肺气肿、支气管哮喘、支气管扩张症等疾病。

一、慢性支气管炎

慢性支气管炎（chronic bronchitis）是发生于支气管黏膜及其周围组织的慢性非特异性炎症，是一种常见病、多发病，中老年人群发病率达 15% ~ 20%。临床上以反复发作的咳嗽、咳痰或伴有喘息症状为特征，并且上述临床症状每年至少持续 3 个月，连续发生 2 年以上。易在寒冷季节发病，病情进一步恶化时可并发肺气肿和慢性肺源性心脏病。

（一）病因和发病机制

慢性支气管炎的发病往往是多种因素长期综合作用的结果，已确定的致病因素如下。

1. 病毒和细菌感染　凡能引起上呼吸道感染的病毒和细菌对引起本病的发生和复发都起重要作用。常见的病毒有鼻病毒、乙型流感病毒、副流感病毒、腺病毒及呼吸道合胞病毒等；常见细菌多为呼吸道常驻寄生菌，如肺炎链球菌、流感嗜血杆菌、甲型链球菌、奈瑟球菌等。

2. 吸烟　吸烟与慢性支气管炎的发病关系密切。吸烟者比不吸烟者患病率高 2 ~ 10 倍，且患病率与吸烟时间长短、日吸烟量呈正相关。烟雾中的有害成分（焦油、尼古丁和镉等）能损伤支气管黏膜上皮细胞，降低局部防御能力；烟雾可刺激小气道产生痉挛，使气道阻力增加。

3. 大气污染　据调查，工业烟雾、粉尘等造成的大气污染与慢性支气管炎有明显的因果关系。如大气中伴有刺激性烟雾和有害气体（二氧化氮、二氧化硫、氯气、臭氧等）能使纤毛清除能力下降，腺体黏液分泌增加，为病毒、细菌的入侵创造条件。

4. 过敏因素　过敏性因素与慢性支气管炎的发生也有一定关系，喘息型慢性支气管炎患者往往有过敏史。

5. 内在因素　机体的抵抗力下降、呼吸系统防御功能降低、内分泌功能失调等也与本病的发生、发展有密切关系。

（二）病理变化

病变常起始于较大的支气管，随病情发展逐渐累及较小的支气管和细支气管，主要病变（图 14 - 7）如下。

1. 呼吸道黏膜 - 纤毛排送系统损伤　呼吸道黏膜纤毛柱状上皮细胞发生变性、坏死、脱落，再生修复的上皮杯状细胞增多，并伴有鳞状上皮化生。

2. 腺体病变　黏膜下腺体增生、肥大，浆液腺上皮发生黏液腺化生，导致分泌黏液增多，使分泌物变黏稠，不易咳出，易潴留于支气管腔内，造成气道完全性或不完全性阻塞。病变后期，腺体逐渐萎缩消失，使黏液分泌减少。

3. 支气管管壁病变　支气管管壁充血水肿，淋巴细胞、浆细胞浸润。病变反复发作可使支气管壁平滑肌断裂、萎缩（喘息型者，平滑肌束增生肥大），软骨可变性、萎缩、钙化或骨化。

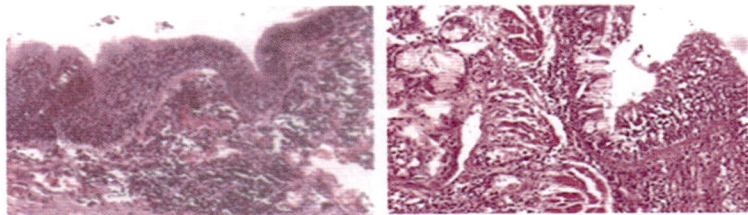

图 14 - 7　慢性支气管炎

慢性支气管炎反复发作,病情逐渐加重, 受累的细支气管也越来越多, 可出现管壁纤维性增厚, 管腔狭窄甚至发生纤维性闭锁。而且炎症易由支气管壁向周围组织及肺泡扩散, 形成细支气管炎及细支气管周围炎。细支气管炎及细支气管周围炎是引起引起阻塞性肺气肿的病变基础。

(三) 临床病理联系

慢性支气管炎的主要临床症状为咳嗽、咳痰、气喘。痰液一般为白色、黏液泡沫状, 不易咳出。急性发作伴细菌感染时, 咳嗽加剧, 痰量增多, 并出现黄色黏液脓性痰。部分患者因支气管痉挛、支气管狭窄及黏液分泌物阻塞而伴喘息, 听诊可闻及哮鸣音及干、湿性啰音。部分患者由于黏膜及腺体的萎缩, 分泌物减少, 痰量减少甚或无痰, 出现干咳。小气道的狭窄和阻塞可致阻塞性通气障碍, 此时呼气阻力的增加大于吸气, 久之, 使末梢肺组织过度充气, 肺残气量明显增多而并发肺气肿。

(四) 并发症

慢性支气管炎最常见的并发症是肺气肿和慢性肺源性心脏病。

案 例 -------------------------------

[病例摘要]

男性, 45 岁, 20 年吸烟史。5 年前每当气候转凉即开始咳嗽, 咳白色黏痰, 直至天气转暖后好转不咳; 近 1 年来咳嗽发作频繁, 但干咳少痰。

[问题]

此病可以诊断为什么? 形成机制是什么? 有何病理改变?

二、肺气肿

肺气肿 (emphysema) 是指末梢组织 (呼吸性细支气管、肺泡管、肺泡囊和肺泡) 因肺组织弹性减弱而过度充气, 并伴肺泡间隔破坏, 致使肺体积增大、通气功能下降的病理状态, 是支气管和肺部疾病最常见的并发症。45 岁以后发病率随年龄的增长而增加, 是老年人的一种常见病和多发病。

(一) 病因和发病机制

肺气肿常继发于其他肺阻塞性疾病, 尤其慢性支气管炎最为常见。此外, 肺气肿的发病还与吸烟、大气污染、小气道感染、有害气体及粉尘吸入等有关。其发病机制主要与下列因素有关。

1. 阻塞性通气功能障碍 慢性支气管炎时, 由于慢性炎症反应造成小支气管和细支气管管壁结构破坏, 机体出现以纤维化为主的增生性改变, 导致管壁增厚、管腔狭窄; 同时炎性渗出物增多和黏液栓的形成进一步加剧小气道通气功能障碍, 使肺排气不畅, 残气量过多。

2. α_1 - 抗胰蛋白酶水平下降 α_1 - 抗胰蛋白酶 (α_1 - antitrypsin, α_1 - AT) 广泛存在于组织和体液内, 是血清、组织液及炎细胞中多种蛋白水解酶的抑制物。炎症时中性粒细胞和巨噬细胞分泌的氧自由基可氧化 α_1 - AT 活性中心的蛋氨酸, 使之失活, 从而减弱对弹性蛋白酶的抑制作用，使其活性增强，加剧降解肺组织中的弹力蛋白、Ⅳ型胶原蛋白及蛋白多糖，破坏肺组织结构，使肺泡回缩力减弱，形成肺气肿。研究表明，遗传性 $\alpha_1 - AT$ 缺乏者因血清中 $\alpha_1 - AT$ 水平极低，肺气肿的发病率较一般人高15倍。

3. 呼吸性细支气管和肺泡壁弹性降低 正常时细支气管和肺泡壁上的弹力纤维具有支撑作用，并通过回缩力排除末梢肺组织内的残余气体。长期的慢性炎症破坏了大量的弹力纤维，使细支气管和肺泡的回缩力减弱；而阻塞性肺通气障碍使细支气管和肺泡长期处于高张力状态，弹性减弱，残气量进一步增多。

4. 吸烟 长期吸烟者除通过细支气管阻塞性通气障碍途径导致肺气肿外，也可导致肺组织内巨噬细胞和中性粒细胞的渗出，并释放弹性蛋白酶等破坏肺内弹力组织而导致肺气肿。

由于上述诸因素的综合作用，使细支气管和肺泡腔残气量不断增多，压力升高，导致细支气管扩张，肺泡最终破裂融合成含气的大囊泡，形成肺气肿。

（二）类型与病理变化

根据病变的解剖学部位将肺气肿分为肺泡性肺气肿和间质性肺气肿两大类。

1. 肺泡性肺气肿（bullousemphysema） 病变发生于肺腺泡，多合并阻塞性通气功能障碍，故又称为阻塞性肺气肿（obstructive emphysema）。依其发生部位和范围不同，可分为腺泡中央型肺气肿、全腺泡型肺气肿和腺泡周围型肺气肿。

（1）腺泡（小叶）中央型肺气肿（centriacinar emphysema） 最为常见，多见于中老年吸烟者或有慢性支气管炎病史者。病变以肺尖段为常见且严重，主要病变特征是位于肺腺泡中央的呼吸细支气管呈囊状扩张，而肺泡管、肺泡囊未见明显扩张。

（2）腺泡（小叶）周围型肺气肿（periacinar emphysema） 肺腺泡远端的肺泡管和肺泡囊扩张，近端的呼吸细支气管基本正常。此型肺气肿多因小叶间隔受牵拉或发生炎症所致，故又称隔旁肺气肿（paraseptal emphysema）。

（3）全腺泡（小叶）型肺气肿（panacinar emphysema） 常见青壮年、先天性 $\alpha_1 - AT$ 缺乏症患者。病变特点是整个肺腺泡从呼吸细支气管直至肺泡均弥漫性扩张，含气小囊腔遍布于肺腺泡内。若肺泡间隔破坏严重，气肿囊腔可融合成直径超过1cm的大囊泡，形成大泡性肺气肿。多见于肺边缘胸膜下。

2. 间质性肺气肿（interstitial emphysema） 是由于肋骨骨折、胸壁穿透伤或剧烈咳嗽引起肺内压急剧升高肺泡壁或细支气管壁破裂，使气体进入肺间质所致。可见串珠状小气泡呈网状分布于肺小叶间隔、肺膜下，气泡也可沿细支气管和血管周围组织间隙扩散至肺门、纵隔，甚至胸部皮下引起皮下气肿。

3. 其他类型的肺气肿 ①瘢痕旁肺气肿（paracicatrical emphysema）指在肺瘢痕灶附近肺组织受到破坏，肺泡融合形成的局限性肺气肿，其发生部位及形态各异。局部肺泡破坏严重，气肿囊泡直径超过2cm，并破坏肺小叶间隔时称肺大泡（bullae lung）。位于胸膜下的肺大泡破裂可引起气胸。②代偿性肺气肿（compensatory emphysema）指在肺萎缩、肺叶切除后的残存肺组织及炎症实变灶周围肺组织，肺泡代偿性过度充气，多无气道和肺泡壁的破坏或仅有少量肺泡破裂，并非真性肺气肿。③老年性肺气肿

（senile emphysema）为老年人肺组织发生退行性改变，弹性回缩力减弱，使肺残气量逐渐增加，引起的肺组织膨胀，由于不伴有肺组织结构的破坏，故不属于真性肺气肿。

肉眼观察：肺体积明显膨胀，色灰白，边缘圆钝，肺组织柔软而缺乏弹性，指压后压痕不易消退（图14-8A）。切面因肺气肿类型不同，所见囊腔大小、分布的部位及范围均有所不同。

镜下观察：肺泡明显扩张，肺泡间隔变窄断裂，扩张的肺泡融合形成较大的囊腔，肺泡壁毛细血管受压且数量减少（图14-8B）。肺小动脉内膜纤维性增厚，小气道可见慢性炎症。腺泡中央型肺气肿的气囊壁上常有柱状或低柱状的呼吸上皮、平滑肌束残迹及炭末沉积。全腺泡型肺气肿的囊泡壁上偶见残留的平滑肌束片断，在较大的融合性气肿囊腔内有时可见间质和肺小动脉的悬梁。

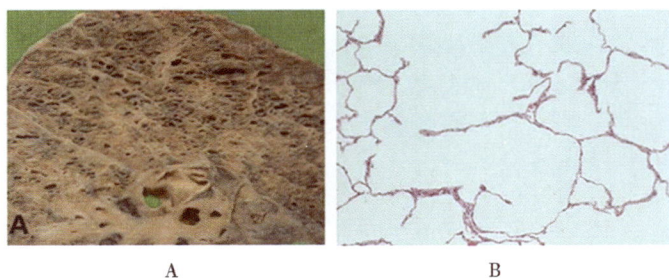

图14-8 肺气肿

（三）临床病理联系

早期，轻度肺气肿临床上常无明显症状，随着病变加重，因通气功能障碍出现呼气性呼吸困难、胸闷、气短、发绀等缺氧症状。严重者因长期处于过度吸气状态使肋骨上抬，肋间隙增宽，膈肌下降，胸廓前后径加大，形成肺气肿患者特有的体征"桶状胸"，叩诊呈过清音，心浊音界缩小，触觉语颤减弱，听诊呼吸音弱，呼气延长。肺X线检查肺野扩大、横膈下降、透光度增强。

（四）并发症

长期严重的肺气肿可导致以下并发症：①肺源性心脏病及右心衰竭：主要是由于肺气肿破坏了肺泡间隔毛细血管床，使肺循环阻力增加，肺动脉压升高，导致肺源性心脏病及右心衰竭。②自发性气胸和皮下气肿：肺大泡破裂可导致自发性气胸，若位于肺门区可致纵隔气肿，气体上升至肩部、颈部皮下形成皮下气肿。③急性肺部感染：急性呼吸道感染时易并发支气管肺炎，患者出现发热、寒战、呼吸困难及咳嗽、咳痰加重，外周血白细胞计数增高。

三、支气管扩张症

支气管扩张症（bronchiectasis）是指以肺内小支气管管腔的持久性扩张伴管壁纤维性增厚为特征的慢性呼吸道疾病。扩张的支气管常因分泌物潴留而继发化脓性炎症。临床表现慢性咳嗽、大量脓痰及反复咯血等症状。

（一）病因和发病机制

支气管扩张症多继发于慢性支气管炎、麻疹和百日咳后的支气管肺炎及肺结核病等。由于呼吸道反复感染，特别是化脓性炎症使支气管壁平滑肌、弹力纤维和软骨等支撑组织破坏或支气管壁外周肺组织纤维化，牵拉管壁致使呼气时管壁不能完全回缩，同时咳嗽时支气管腔内压增高，最终促使支气管壁持久性扩张。肿瘤、异物吸入或管外肿大的淋巴结压迫造成支气管腔阻塞，使其远端分泌物排出受阻而发生阻塞性支气管炎，支气管壁亦遭炎性破坏。

此外，少数患者发病与支气管先天性发育缺陷及遗传因素有关，如常染色体显性遗传性胰腺囊性纤维化病合并肺囊性纤维化（pulmonarycystic fibrosis），由于末梢肺组织发育不全而弹性较差，细小支气管常呈柱状及囊性扩张，支气管腔内有黏液潴留，引起管腔阻塞并继发感染、肺间质纤维化，最终发生支气管扩张。

（二）病理变化

肉眼观察：病变的支气管可呈囊状或筒状扩张，病变可局限于一个肺段或肺叶，也可累及双肺，以左肺下叶最多见。扩张的支气管、细支气管可呈节段性扩张，也可连续延伸至胸膜下，扩张的支气管数目多少不等，多者肺切面可呈蜂窝状，支气管管壁明显增厚。扩张的支气管腔内可见黏液脓性渗出物或血性渗出物，若继发腐败菌感染可带恶臭，支气管黏膜可因萎缩而变平滑，或因增生肥厚而呈颗粒状。

镜下观察：支气管壁呈慢性炎症改变，伴不同程度组织结构破坏。支气管黏膜上皮可出现损伤和修复现象，常见增生伴鳞状上皮化生，亦可有糜烂或溃疡形成。黏膜下血管扩张充血，炎细胞浸润，支气管壁平滑肌、弹力纤维及软骨萎缩变性，甚至完全消失，管壁被炎性肉芽组织或纤维组织所取代，支气管管壁明显增厚。扩张支气管周围淋巴组织和相邻肺组织常发生纤维化。

（三）临床病理联系

患者由于慢性炎症反应和脓性渗出物刺激，常见频发咳嗽伴大量脓痰，如支气管血管壁遭受破坏则可反复咯血，大量咳血可致失血过多或血凝块阻塞气道，严重者能危及生命。若支气管引流不畅，痰不易咳出，患者可有胸闷、憋气症状，炎症累及胸膜会引起胸痛。

（四）并发症

少数患者可合并胸膜炎，甚至并发肺脓肿、脓胸和脓气胸等。慢性重症支气管扩张患者伴严重肺功能障碍时，可出现气急、发绀，部分患者可有杵状指（趾）等，晚期可因肺动脉循环阻力增加，并发肺动脉高压和慢性肺源性心脏病。

四、支气管哮喘

支气管哮喘（bronchial asthma）简称哮喘，是一种由呼吸道过敏引起的以支气管可逆性发作性痉挛为特征的慢性阻塞性炎性疾病。患者大多具有特异性变态反应体质。临床上表现为反复发作，伴有哮鸣音的呼气性呼吸困难、胸闷、咳嗽等症状。发作间歇期可完全无症状。

（一）病因和发病机制

病因较复杂，诱发支气管哮喘的过敏原主要经呼吸道吸入，但也可通过食物或其他途径进入人体。呼吸道感染和精神因素也可诱发哮喘发作。一般在过敏原激发后 15 ~ 20 分钟哮喘发作者称为速发性反应，主要与 T 淋巴细胞和肥大细胞相关。若在过敏原激发后 4 ~ 24 小时哮喘发作者称为迟发性反应，与嗜酸性粒细胞和嗜碱性粒细胞相关。

知识链接

过敏原

　　过敏原是支气管哮喘发病的环境因素，其中最常见、最重要的是尘螨，其次为真菌；季节性室外过敏原为花粉和草粉等；职业性的过敏原有谷物粉、动物毛皮、木材、活性染料等；药物和食物添加剂也可作为哮喘的诱发因素。患者可以做相应的过敏原测试，通过皮肤点刺试验和体外特异性 IgE 检测，可明确患者的过敏症状，指导患者尽量避免接触过敏原及进行特异性免疫治疗。特异性免疫治疗是唯一可改变这种疾病自然病程的病因治疗方法。相应的过敏原被制成过敏原提取液，并配制成各种不同浓度的制剂，经过注射或通过其他途径与患者反复接触，剂量由小到大，浓度由低到高，从而提高机体对过敏原的耐受性。当机体再次接触过敏原后，不再出现过敏反应或症状明显减轻。

（二）病理变化

肉眼观察：肺组织膨胀，常伴灶性萎陷。支气管腔内有黏液栓，支气管壁增厚，黏液栓阻塞处局部见灶状肺不张。偶尔可见支气管扩张。

镜下观察：支气管黏膜上皮杯状细胞增多，黏液腺增生及管壁平滑肌细胞增生肥大，基底膜增厚并发生玻璃样变，黏膜下水肿。黏膜固有层、黏膜下层及肌层见嗜酸性粒细胞、单核细胞、淋巴细胞及浆细胞浸润。管壁和黏液栓中可见嗜酸性粒细胞的崩解产物尖棱状夏科 – 莱登（Charcot – Leyden）结晶。

（三）临床病理联系

支气管哮喘发作时，由于细支气管痉挛和黏液栓的阻塞，可导致呼气性呼吸困难、喘息、胸闷，伴有喘鸣音。上述症状可自行缓解或经治疗后缓解。

（四）并发症

反复发作或严重的哮喘可引起胸廓变形及肺气肿，偶可发生自发性气胸。

五、慢性阻塞性肺疾病的护理原则

1. 注意病情观察　观察患者咳嗽、咳痰、呼吸困难进行性加重程度。

2. 药物治疗　遵医嘱给予对抗生素，并观察用药效果和副作用，有效控制呼吸道感染。鼓励患者咳嗽、指导患者正确咳嗽，促进排痰。患者咳嗽、痰多且黏稠时可选用局部抗生素治疗。抗生素及糜蛋白酶可经超声雾化吸入，能达到消炎、稀释痰液的目的。哮喘患者不宜用超声雾化吸入，因雾液刺激可使支气管痉挛，进而加重哮喘症状。控制哮喘急性发作，按医嘱使用解痉、抗炎、去除气道黏液栓等综合治疗，并观察疗效和药物副作用。

3. 合理吸氧　对呼吸困难伴低氧血症者，采用持续低流量吸氧，注意观察氧疗效果。

4. 呼吸功能锻炼 指导患者进行腹式呼吸和缩唇呼吸。

5. 营养 应注重营养摄入，给予高热量、高蛋白质、高维生素饮食，防止产气影响膈肌运动，少吃产气食品。保证足够饮水量，有助于痰液稀释。

6. 辅助运动 病情缓解期间，在注意全身运动锻炼，结合呼吸训练能有效挖掘呼吸功能潜力。

7. 咳血护理 大咳血时，可采取患侧卧位，头偏向一侧，尽量把血咳出，必要时可用吸痰管吸引。咳血不畅出现窒息时，需备好抢救器械，配合做好气管插管和气管切开的准备。

8. 心理护理 陪伴患者，解释病情，消除紧张情绪。必要时遵医嘱给镇静剂，禁用吗啡和大量镇静剂，以免抑制呼吸。

第三节　慢性肺源性心脏病

慢性肺源性心脏病（chronic cor pulmonale）简称肺心病，是由慢性肺疾病、肺血管疾病及胸廓运动障碍性疾病引起肺循环阻力增加，肺动脉压增高而导致右心室肥厚、心腔扩张甚至发生心力衰竭为特征的心脏病。在我国肺心病的患病率约为5‰。北方为高发地区，多发于40岁以上，发病率随年龄增长而增加，冬春季节气候骤然变化是肺心病急性发作的重要因素。

一、病因和发病机制

1. 肺疾病 引起肺心病的主要原因是慢性阻塞性肺疾病，其中以慢性支气管炎并发阻塞性肺气肿最常见，占80%～90%，其次为支气管哮喘、支气管扩张、尘肺、弥漫性肺间质纤维化、慢性纤维空洞型肺结核、肺间质纤维化等。各种肺部病变可造成肺毛细血管床减少，小血管纤维化、闭塞，使肺循环阻力增加。同时此类疾病引起的阻塞性通气功能障碍，破坏肺气血屏障，减少气体交换面积，导致氧气的弥散障碍而发生低氧血症。缺氧可引起缩血管活性物质增多，使收缩血管物质与舒张血管物质的比例失调，造成肺血管痉挛收缩，肺循环阻力增加，形成肺动脉高压。慢性缺氧还能导致肺血管构型的改变，即发生无肌型细动脉肌化、肺小动脉中膜增厚、管腔狭窄等变化，进一步使肺循环阻力增加和肺动脉高压，最终导致右心室肥大、扩张。

2. 胸廓运动障碍性疾病 较少见。严重的脊柱后侧突、类风湿关节炎、胸廓广泛粘连、胸廓成形术后造成的严重胸廓或脊椎畸形，均可使胸廓运动受限、肺组织受压，不仅能引起限制性通气功能障碍，还可造成肺血管受压、扭曲，使肺循环阻力加大，从而发生肺动脉高压及肺心病。

3. 肺血管疾病 甚少见。如反复发生的肺小动脉栓塞、原发性肺动脉高压症等均可直接引起肺动脉高压而发生肺心病。

二、病理变化

1. 肺部病变 肺内除原有肺部疾病如慢性支气管炎、肺气肿、肺结核、尘肺等病变外，其主要病变是肺小动脉的改变，特别是肺腺泡内小血管的构型重建，包括为无肌型细动脉出现中膜肌层和内、外弹力层，即无肌型细动脉肌化，以及肌型小动脉中膜平滑肌细胞增生、细胞外基质增多，内皮细胞增生肥大，内膜下出现纵行肌束等。此外，还可发生肺小动脉炎，肺小动脉弹力纤维及胶原纤维增生，小动脉腔内血栓形成与机化，以及肺泡壁毛细血管数量显著减少。

2. 心脏病变　心脏体积增大，重量增加，可达 85g，右心室肥厚，心腔扩张，心尖钝圆，主要由右心室构成。右心室前壁肺动脉圆锥显著膨隆，肥厚的右心室内乳头肌、肉柱增粗，室上嵴增厚。通常以肺动脉瓣下 2cm 处右心室肌壁厚超过 5mm（正常为 3～4mm）作为肺心病的病理诊断标准。镜下可见心肌细胞肥大、核增大、深染；也可见心肌纤维萎缩、肌浆溶解、横纹消失、心肌间质水肿及胶原纤维增生等改变。

三、临床病理联系

肺心病发展过程缓慢。患者初期表现为原有肺、胸廓疾病的症状和体征，逐渐出现呼吸功能不全和右心衰竭的症状，表现为气促、呼吸困难、心悸、发绀、肝脾肿大、下肢浮肿等。由于缺氧和二氧化碳潴留，病情严重者会并发肺性脑病，出现头痛、烦躁、抽搐、嗜睡甚至昏迷等精神障碍和神经系统症状。肺性脑病是肺心病的首要死因。此外，还可并发酸碱失衡、电解质紊乱、心律失常、上消化道出血、DIC 及休克等。

四、护理原则

1. 一般护理　急性期患者应绝对卧床休息，呼吸困难者取半卧位；协助患者的生活需要，鼓励患者咳嗽、给予拍背。促进痰液排出，改善肺泡通气；神志不清需机械吸痰者，应注意无菌操作，动作轻柔。给予患者高蛋白、高维生素、易消化、清淡饮食，少食多餐。鼓励患者采用腹式呼吸和缩唇吸气，加强呼吸肌肌力和耐力；用冷水洗脸和洗鼻，提高机体耐受力。

2. 氧疗　根据患者呼吸功能状况给予合理用氧，一般给予低浓度低流量的氧，持续给氧，一般氧浓度为 25%～30%，氧流量为 1～2L/min，并观察用氧疗效。

3. 观察用药情况的变化　肺心病急性期的治疗以抗感染为主，必要时应用强心利尿、扩血管抗凝、呼吸兴奋剂。熟悉药物毒副作用，密切观察用药后患者的各种变化。使用利尿剂时，利尿时间应以白天为宜，避免夜间多尿影响睡眠。气管梗阻时禁用呼吸兴奋剂。

4. 观察生命体征的变化　如呼吸频率深浅的改变及节律紊乱，往往是通气障碍和脑组织缺氧的反应；体温升高表示感染；血压下降、体温不升、四肢发冷发绀，要考虑 DIC 的可能。

5. 观察神志的变化　肺心病患者突然发生性格及神志的变化，往往是脑组织严重缺氧的信号，要立即通知医生做处理，同时要分析是由于气道障碍还是用药不当，针对情况进行综合护理。

6. 心理护理　对患者态度要良好热情，对患者提出的问题要尽量给予解释，诱导患者保持良好情绪，避免各种精神刺激，鼓励患者树立康复的信心，从而配合临床治

7. 观察分泌物、排泄物的变化 痰增加且呈脓性黏稠，说明感染加重；咳出白色或血性泡沫痰则提示肺水肿；柏油样便是消化道出血的结果；尿量增多要及时补充电解质；尿量减少要防止肺水肿和肾衰的发生。

第四节 肺硅沉着病

肺硅沉着病（silicosis），简称硅肺（曾称矽肺），是因长期吸入大量含游离二氧化硅（SiO$_2$）粉尘微粒而引起的以硅结节形成和肺广泛纤维化为病变特征的常见职业病。游离的二氧化硅存在于绝大多数的岩石中，尤其是石英，二氧化硅含量高达 97% ~ 99%。长期从事开矿、采石、碎石作业以及在玻璃厂、陶瓷厂、耐火材料厂工作的工人，若防预措施不当，则易患本病。硅肺病程进展缓慢，多在接触硅尘 10 ~ 15 年后发病。晚期或重症患者常并发肺源性心脏病、肺结核病或肺气肿。

一、病因和发病机制

吸入空气中游离二氧化硅粉尘是硅肺发病的主要原因。硅肺的发病与石英的类型、粉尘中游离二氧化硅的含量、形状、颗粒大小、接触时间、防护措施及呼吸道防御功能强弱等因素有关。当吸入硅尘数量超过正常肺的清除能力或肺的清除能力受疾病影响降低时，能使硅尘沉积于肺。有研究表明，不同形状的二氧化硅都能致病，但四面体的石英结晶致纤维化的作用最强。影响致病性的另一决定因素是硅尘颗粒的大小。一般情况，直径 >5μm 的硅尘颗粒被吸入后，通常被呼吸道黏膜阻挡或通过黏液 - 纤毛排送系统清除到体外；直径 <5μm 的硅尘颗粒则可被吸入肺直达肺泡，并被聚集于肺间质的巨噬细胞吞噬，形成早期硅肺的细胞性结节，尤其以直径 1 ~ 2μm 的硅尘颗粒致病力最强。

硅尘颗粒引起硅肺的发病机制目前认为主要与 SiO$_2$ 的性质和巨噬细胞有关。多数学者认为，硅尘被巨噬细胞吞噬后，硅尘表面的 SiO$_2$ 与水作用形成硅酸，其羟基与吞噬溶酶体膜上的磷脂或脂蛋白上的氢原子形成氢键，从而改变了溶酶体膜的稳定性和完整性，使膜的通透性增强，导致巨噬细胞溶酶体崩解，并释放出多种蛋白水解酶，使细胞崩解死亡，硅尘释放，又被其他巨噬细胞吞噬，如此反复。被激活的巨噬细胞可释放多种细胞因子和炎症介质，如白细胞介素（IL）、肿瘤坏死因子（TNF）和纤维连接蛋白（FN）等引起肺组织的炎症反应，促进纤维母细胞增生和胶原形成，巨噬细胞增生聚集，最终导致肺纤维化。硅尘反复吸入、沉积，并被吞噬释放，使肺内病变不断进展加重，这也是患者脱离硅尘作业环境后肺部病变仍会继续发展的原因。

免疫因素在硅肺的发生上也具有作用，研究显示在玻璃样变的硅结节组织中存在免疫球蛋白，患者血清中也可检出异常的抗体（IgG、IgM 及抗核抗体等），但确切机制尚未明了。

二、病理变化

肺硅沉着病的基本病变是肺及肺门淋巴结内硅结节（silicotic nodule）形成和肺间

质弥漫性纤维化。硅结节为境界清晰的圆形、椭圆形结节，直径 3～5mm，灰白色，质坚实，触之有砂粒感。随着病变的不断进展，硅结节逐渐增大或相互融合成团块状，中心常因缺血缺氧而发生坏死液化，形成硅肺性空洞。镜下观察：硅结节的形成和发展过程大致可分为：①细胞性结节：为早期硅结节，由吞噬硅尘的巨噬细胞聚集形成的。②纤维性结节：由纤维母细胞、纤维细胞和胶原纤维组成，纤维组织呈同心圆状排列。③玻璃样结节：纤维性结节从中心开始发生玻璃样变，最终形成典型的硅结节，由呈同心圆状或漩涡状排列的、玻璃样变的胶原纤维构成。结节中央往往可见管壁增厚、管腔狭窄的小血管。

肺内尚有不同程度的间质弥漫性纤维化，在血管、支气管周围及肺泡间隔纤维组织增生，为致密的有玻璃样变的胶原纤维。此外，胸膜也因纤维组织弥漫增生而广泛增厚，可达 1～2cm。

硅肺分期及病变特征

根据肺内硅结节的数量、分布范围和直径大小及肺纤维化程度，将硅肺分为三期。

Ⅰ期硅肺：主要表现为肺门淋巴结肿大，有硅结节形成和纤维化改变。此期肺组织内硅结节体积小，直径 1～3mm，数量少，主要分布在两肺中、下叶近肺门处。X 线检查肺门阴影增大，密度增高，肺野内可见少量类圆形或不规则形小阴影。胸膜可有硅结节形成，但增厚不明显。肺重量、体积、硬度无明显改变。

Ⅱ期硅肺：硅结节体积增大，数量增加，可散布于全肺，但仍以中、下肺叶近肺门处密度较高，总的病变范围未超过全肺的 1/3。X 线显示肺野内有大量直径小于 1cm 的阴影。胸膜增厚。肺的重量、体积、硬度均有所增加。

Ⅲ期硅肺：硅结节密集且与肺纤维化融合成肿瘤样团块，病灶周围肺组织常有肺气肿或肺不张。X 线检查可见团块状硅结节阴影，直径超过 2cm。肺门淋巴结肿大，密度高，可见蛋壳样钙化。切开时，团块状结节中央可有硅肺空洞形成。胸膜明显增厚。肺的重量、体积、硬度明显增加，浮沉实验全肺入水下沉。

三、并发症

1. 肺结核病　硅肺患者易并发肺结核病，称硅肺结核病（silicotuberculosis）。硅肺结核病的发病率随病变的加重而增加，Ⅲ期硅肺的并发率在 70% 以上。硅肺与肺结核的病变可单独分开存在，亦可混合存在。硅肺并发肺结核的原因，可能是由于肺间质弥漫性纤维化使肺内淋巴和血液循环障碍及巨噬细胞的吞噬功能下降，降低了肺组织对结核菌的抵抗力。硅肺结核病变较单纯肺结核病变发展速度和累及范围更快、更广、更易形成空洞，导致大出血而死亡。

2. 慢性肺源性心脏病　据统计有 60%～75% 晚期硅肺患者并发肺源性心脏病者。硅结节内的小血管炎使血管腔狭窄甚至闭塞，肺间质弥漫性纤维化造成肺毛细血管床减少，加之肺组织缺氧引起的肺小动脉痉挛等均可导致肺循环阻力增加，肺动脉高压，最终发展为慢性肺源性心脏病。患者可因右心衰竭而死亡。

3. 肺感染和阻塞性肺气肿　由于硅肺患者抵抗力较低，呼吸系统防御功能下降，易继发细菌、病毒感染而诱发呼吸衰竭。晚期硅肺患者常发生不同程度的阻塞性肺气肿。在胸膜下形成肺大泡，并可因剧烈咳嗽等破裂引起自发性气胸。

第五节　呼吸系统常见恶性肿瘤

一、肺癌

肺癌（carcinoma of the lung）是常见的恶性肿瘤之一。半个世纪以来肺癌的发病率及死亡率在呈明显的上升趋势，据统计，在多数发达国家肺癌居恶性肿瘤首位，在我国多数大城市与某些发达国家整体水平一样，肺癌居常见恶性肿瘤的第一或第二位。90%以上患者发病年龄在40岁以上，男性多见，男女性别比例约为1.5∶1。

（一）病因

1. 吸烟　现世界公认吸烟是肺癌致病的最危险因素之一。国内外大量研究及流行病学资料表明，吸烟者肺癌发病率是普通人的20~25倍，且与吸烟量和吸烟时间的长短呈正相关。烟雾中含有多种有害的化学物质，其中尼古丁、3，4-苯并芘、焦油等已确定为致癌物。另外，放射性元素^{210}钋、^{14}碳及砷、镍等也有致癌作用。通过减低焦油含量或加用过滤嘴改变烟草中致癌物质成分，肺癌组织学类型也能发生相应改变，更说明吸烟与肺癌的发生关系密切。

2. 大气污染　大城市和工业区肺癌的发生率和死亡率都较高，主要与交通工具或工业排放废气或粉尘污染空气密切相关。被污染的空气中3，4-苯并芘、二乙基亚硝胺及砷等致癌物质含量较高。调查表明，工业城市肺癌发病率与空气中3，4-苯并芘的浓度呈正相关。此外，家居装饰材料中散发的氡及氡子体等物质也是肺癌发病的危险因素。

3. 职业因素　长期从事放射性矿石开采、冶金及长期吸入含石棉、镍、砷粉等有害粉尘的工人，肺癌发生率较高。

4. 分子遗传学改变　但目前已知，各种致癌因素主要作用于基因，引起基因改变而导致正常细胞癌变。现在已知肺癌中约20个癌基因发生突变或抑癌基因失活，如小细胞肺癌主要是c-myc的活化，而肺腺癌主要是K-ras的突变，两种类型肺癌中都存在抑癌基因p53的失活。

（二）病理变化

1. 大体分类　根据肿瘤在肺内分布部位，可将肺癌分为中央型、周边型和弥漫型三种类型。

（1）**中央型（肺门型）**　此型最常见。肺癌发生于主支气管或叶支气管等大支气管，在肺门部形成肿块。从支气管壁向周围肺组织浸润、扩展，可形成结节或巨块。早期，病变气管壁可弥漫增厚或形成息肉状或乳头状肿物突向管腔，使气管腔狭窄或闭塞。随病情发展，肿瘤破坏气管壁向周围肺组织浸润、扩展，在肺门部形成包绕支气管的巨大肿块。同时癌细胞沿淋巴道蔓延至支气管和肺门淋巴结，肿大的淋巴结常和肺门肿块融合。

（2）**周边型**　此型发生于肺段或其远端支气管，常在近胸膜的肺周边组织形成孤立的结节状或球形癌结节，直径 2～8cm，与周围肺组织的界限较清楚，但无包膜。此型肺癌淋巴道转移较中央型晚，但可侵犯胸膜。

（3）弥漫型　较少见。癌组织起源于末梢的肺组织，沿肺泡管及肺泡蔓延性浸润生长，可影响部分或全肺叶，肉眼呈多数粟粒大小的灰白色结节；也可散布于多个肺叶内，呈大小不等的多发性结节，易于肺转移癌混淆。

关于早期肺癌和隐性肺癌，近年来国内外对这两种病进行了很多研究。一般认为中央型早期肺癌，发生于肺段支气管以上的大支气管患者，早期癌组织仅局限于管壁内生长，包括腔内型和管壁浸润型，后者不突破外膜。既费时之外，且无局部淋巴结转移。周边型早期肺癌，发生于小支气管患者，癌块在肺组织内呈结节状，直径＜2cm，无局部淋巴结转移。隐性肺癌则指肺内无明显肿块，痰细胞学检查癌细胞阳性，X线检查为阴性，手术切除标本经病理学检查证实为支气管黏膜原位癌或早期浸润癌，而无淋巴结转移者。

2. 组织学类型　根据 2003 年世界卫生组织（WHO）关于肺癌的分类，将其分为鳞状细胞癌、腺癌、大细胞癌、小细胞癌、腺鳞癌、肉瘤样癌、类癌和唾液腺癌八种基本类型，能较好地反映不同组织学类型肺癌的临床特点及预后，并能指导治疗方法的选择，因此有较高的临床应用价值。部分肺癌是由多种组织学表现混合存在，此类常以其主要组织学表现归类。以下重点介绍四种常见类型的肺癌。

（1）鳞状细胞癌　占肺癌手术切除标本的 60% 以上，为肺癌中最常见的类型，多为中央型。常发生于肺段以上支气管，纤维支气管镜检查易被发现。患者多有吸烟史，常为中老年性。肿瘤生长缓慢，转移较晚。组织学上根据其分化程度不同分为高、中、低分化三型，高分化鳞癌，癌巢中多有角化珠形成，常可见到细胞间桥；中分化鳞癌有角化现象，但不形成角化珠，可有细胞间桥；低分化鳞癌细胞异型性明显，无角化现象，多无细胞间桥。

（2）腺癌　近年其发生率有不断上升的趋势，已接近或超过鳞状细胞癌。肺腺癌通常发生于较小支气管上皮，多为周边型，女性多见，且多为非吸烟者。肿块常位于胸膜下，境界不甚清晰，常累及胸膜。腺癌伴纤维化和瘢痕形成较多见，有人称此为瘢痕癌，并认为是对肿瘤出现的间质胶原纤维反应。肺腺癌临床治疗效果与预后比鳞癌差手术切除后 5 年存活率不到 10%。根据分化程度，肺腺癌也可分为高、中、低分化三型。高分化腺癌主要表现为细支气管肺泡癌。镜下见癌细胞沿肺泡壁、肺泡管壁，有时也沿细支气管壁呈鳞屑样生长，排列成腺样结构，肺泡间隔大多未被破坏，因此肺泡轮廓依然保留。中分化腺癌癌细胞紧密排列成腺腔状或实体状癌巢。根据腺管、乳头或黏液分泌等形状特征在癌组织中所占比例可分为腺泡型、乳头状和实体黏液细胞型等亚型。低分化腺癌常无腺样结构，癌细胞排列成实体状或筛状，分泌现象少见，细胞异型性明显。

（3）小细胞癌　又称小细胞神经内分泌癌。本型占全部肺癌的 10%～20%，是肺癌中分化最低、恶性度最高的一种，生长迅速，转移早，存活期大多不超过 1 年。好发于中老年男性，与吸烟关系密切。此型肺癌手术切除效果差，但对化疗及放疗敏感。镜下见癌细胞小，常呈圆形或卵圆形，似淋巴细胞，但体积较大；也可呈短梭形或燕麦形，细胞一端稍尖，胞浆少，形似裸核，癌细胞弥漫分布或呈条状、条索状排列，称燕麦细胞癌（oatcell carcinoma）。有时癌细胞围绕小血管排列成假菊形团样结构。小细胞癌具有神经内分泌功能，电镜下 66% ~90% 病例的癌细胞胞浆内可见神经内分泌颗粒。

（4）大细胞癌　又称大细胞未分化癌，占肺癌总数的 15% ~ 20%。恶性程度高，生长快，转移早。半数大细胞癌发生于大支气管，肿块常较大。镜下癌组织常呈实性团块或片状，或弥漫分布。癌细胞体积大，胞浆丰富，均质淡然，也可呈颗粒状或胞质透明。核圆形、卵圆形或不规则形，染色深，异型性明显，核分裂象多见。光镜下癌组织无任何腺癌和鳞癌分化的组织学形态特点，但电镜证实其为低分化腺癌或鳞癌，其中前者多见。

（三）扩散

1. 直接蔓延　中央型肺癌常直接侵入纵隔、心包及周围血管，沿支气管向同侧甚至对侧肺组织蔓延。周边型肺癌可直接侵犯胸膜、胸壁。

2. 转移　肺癌淋巴道转移常发生较早，且扩散速度较快。沿淋巴道转移时，首先转移到支气管旁、肺门淋巴结，进而扩散到纵隔、锁骨上、腋窝、颈部淋巴结。周围型肺癌时癌细胞可进入胸膜下淋巴丛，形成胸膜下转移灶并引起胸腔血性积液。血道转移常见于脑、肾上腺和骨等组织或器官，也可转移至肝、肾、甲状腺和皮肤等处。

（四）临床病理联系

肺癌的临床症状因其发生部位、肿瘤大小、浸润转移范围而异。肺癌早期常无明显症状，故易耽误早期就治机会。部分患者因咳嗽、咳痰带血、胸痛等症状，尤其是咯血而就诊，此时疾病多已经入中晚期。一般中央型肺癌临床症状出现较早，肿瘤压迫阻塞支气管可引起远端肺组织局限性萎缩或肺气肿；若合并肺感染则引发化脓性炎或脓肿形成；侵及胸膜时可引起血性胸水；肿瘤侵犯纵隔，压迫上腔静脉可引起上腔静脉综合征，表现为面部浮肿及颈胸部静脉曲张；位于肺尖部的肺癌压迫或侵蚀交感神经链引起患侧眼睑下垂、瞳孔缩小、胸壁皮肤无汗等交感神经麻痹综合征；侵蚀食管可引起支气管 – 食管瘘。有异位内分泌作用的肺癌，尤其是小细胞癌，可因 5 – HT 分泌过多而引起类癌综合征，表现为支气管哮喘、阵发性心动过速、水样腹泻、皮肤潮红等。

案 例 -

［病例摘要］

53 岁男性，咳嗽，咯痰带血，胸片纵隔阴影增宽，有占位性病变，支气管镜取材活检，见支气管黏膜鳞状上皮化生，部分细胞异型性明显，有间桥，并见病理性核分裂象。

［问题］

诊断为哪种病症？患者的分化程度高低及其预后如何？

（五）预护理原则

1. 环境护理 环境应清洁、舒适，安静。

2. 控制症状，减轻痛苦 可以采取体表止痛、转移注意力、药物止痛等多种办法缓解患者痛苦。

3. 预防褥疮 晚期患者容易发生褥疮。护理时应注意，减轻局部压力，按时更换体位，身体易受压部位用气圈、软枕等垫起，避免长期受压。保持皮肤清洁，尤其对于大小便失禁的患者，保持床铺清洁、平整，对已破溃皮肤应用烤灯照射，保持局部干燥。

4. 密切观察病情变化 观察患者的呼吸、血压、脉搏、体温、神志的变化。如有异常，马上报告医师，对症处理。

5. 心理护理 语言亲切，态度诚恳，鼓励患者说出自己的心理感受，及时开导，主动向患者介绍病情好转的信息。多给患者用精神安慰，消除他们对疾病的恐惧，要鼓励和训练患者的配偶和亲属，给患者更多关爱，加多沟通交流，表达对患者的挚爱和眷念，使患者获得精神上的欢愉。

二、鼻咽癌

鼻咽癌（nasopharyngeal carcinoma，NPC）是鼻咽部上皮组织发生的恶性肿瘤。在我国属常见的恶性肿瘤之一，以广东、广西、福建等地多见，特别是广东珠江三角洲和西江流域发病率最高。男性患者多于女性患者，发病年龄多在 40～50 岁。临床表现为鼻衄、鼻塞、耳鸣、听力减退、头痛、复视、颈部淋巴结肿大等症状。

（一）病因

鼻咽癌的病因迄今尚未明了。国内外多年的研究证实鼻咽癌与 EB 病毒感染、环境化学致癌物质和遗传因素有关。

1. EB 病毒感染 EB 病毒与鼻咽癌关系密切的主要证据是瘤细胞内存在 EBV - DNA 和核抗原（EBNA）。90% 以上鼻咽癌患者血清中有 EB 病毒的核抗原、膜抗原和壳抗原等多种成分的相应抗体，特别是病毒壳抗原的 IgA 抗体（VCA - IgA）阳性率达 97%，具有一定诊断意义。但 EB 病毒如何使上皮细胞发生癌变的机制尚不清楚，因此不能确定 EB 病毒是引发鼻炎癌的直接因素。

2. 化学致癌物质 某些致癌化学物质如亚硝胺类、多环芳烃类及微量元素镍等与鼻咽癌的发病有一定关系。

3. 遗传因素 流行病学调查发现鼻咽癌不仅有明显的地域性，部分病例也显示有明显的家族聚集性。高发区居民移居外地或国外，其后裔鼻咽癌的发病率也远高于当地居民，且患者有家族发病史者也不少见。说明机体的遗传素质在鼻咽癌的发病中也有重要作用。

（二）病理变化

最常见于鼻咽顶部，其次为外侧壁和咽隐窝，前壁最少见；有时可两个部位同时发生，如顶部和侧壁。

肉眼观察：早期表现为局部黏膜粗糙或略隆起，或形成隆起黏膜面的小结节，随病情发展，可出现结节型、菜花型、黏膜下浸润型、溃疡型四种形态，其中以结节型最常见，其次为菜花型。黏膜下浸润型鼻咽癌黏膜尚完好或仅有轻度隆起，而癌组织在黏膜下浸润生长，以致于在原发癌未被发现前，已广泛浸润或转移至颈部淋巴结，故此类患者常以颈部淋巴结肿大为最常见临床症状。

（三）组织学类型

鼻咽癌绝大多数起源于鼻咽黏膜柱状上皮的储备细胞，该储备细胞是一种原始具多分化潜能的细胞，可分化为柱状上皮，也可分化为鳞状上皮。鼻咽癌目前尚无统一的病理学分类，现将较常用的组织学类型介绍如下。

1. 鳞状细胞癌　根据癌细胞的分化程度可分为分化性和未分化性两类。其中分化性磷状细胞癌又可分为角化型和非角化型。前者也称为高分化鳞癌，其癌巢内细胞分层明显，可见细胞内角化，癌巢中央有角化珠。后者称为低分化鳞癌，其癌巢内细胞分层不明显，细胞大小形态各异，常呈卵圆形、多角形或梭形，细胞间无细胞间桥，细胞内常无角化现象，无角化珠形成。这是鼻咽癌最常见的类型，与EB病毒感染关系密切。未分化性鳞状细胞癌有两种形态表现，其中一种为泡状核细胞癌，其细胞呈片状或不规则巢状分布，境界不如分化性鳞癌清晰。细胞核大，卵圆形或圆形，空泡状，可见1~2个大核仁，核分裂象少见。癌细胞间常见淋巴细胞浸润。此型对放射治疗敏感。另一种未分化鳞癌的癌细胞小，胞质少，呈小圆形或短梭形，弥漫分布，无明显的巢状结构。

2. 腺癌　少见，多来自鼻咽黏膜的柱状上皮。高分化腺癌极少见，表现为柱状细胞腺癌或乳头状腺癌，癌细胞排列成腺泡状或腺腔样结构。低分化腺癌癌巢不规则，癌细胞排列成不规则的索条状或片状，偶有腺腔样结构或形成腺腔的倾向。

（四）扩散

1. 直接蔓延　肿瘤向上扩展可侵犯并破坏颅底骨，以卵圆孔处被破坏最为多见。晚期可破坏蝶鞍，通过破裂孔侵犯Ⅱ~Ⅵ对脑神经，出现相应症状。肿瘤向下可侵犯梨状隐窝、会厌和喉上部；向前可侵入鼻腔和眼眶，也可由鼻腔向下破坏硬腭和软腭；向后侵犯上段颈椎、脊髓；向外侧可侵犯耳咽管入中耳。

2. 淋巴道转移　鼻咽黏膜固有层有丰富的淋巴管，故早期常可发生淋巴道转移。癌细胞经咽后壁淋巴组织转移至颈上深淋巴结，患者常在胸锁乳突肌后缘1/3和2/3交界处皮下出现无痛性结节，约半数以上鼻咽癌患者以此为首发症状就诊。此时，原发灶尚小，其他症状缺如或不明显。颈部淋巴结转移常为同侧，其次为双侧，极少为对侧。

3. 血道转移　较晚发生，常转移到肝、肺、骨，其次为肾、肾上腺及胰腺等处。

（五）临床病理联系

鼻咽癌患者起病隐匿，早期症状不明显，无特异性，且原发癌病灶小，易被忽略或误诊。随着肿瘤的生长和浸润，出现鼻塞、鼻衄、涕中带血、头痛、耳鸣、听力减退等症状。侵犯颅底骨，压迫脑神经，出现视物模糊、面部麻木、复视、眼睑下垂、吞咽困难及软腭瘫痪等症状。颈交感神经受肿大的颈深上淋巴结压迫，可出现颈交感神经麻痹综合征。半数以上患者首诊症状为颈部肿块，故对颈部结节应高度重视并做病理活体组织检查。此外，血清学检查 EB 病毒 VCA – IgA 对鼻咽癌有一定的诊断意义。鼻咽癌的治疗及效果与其组织学类型有关，低分化鳞状细胞癌及泡状核细胞癌对放射治疗较敏感，但易复发。

第六节　呼吸衰竭

呼吸衰竭（respiratory failure）是指由外呼吸功能严重障碍，导使在海平面、静息呼吸状态下，出现动脉血氧分压（PaO_2）降低，伴有或不伴有动脉血二氧化碳分压（$PaCO_2$）增高的病理过程。

根据呼吸衰竭时是否伴有动脉血二氧化碳分压升高，可将呼吸衰竭分为两种类型：Ⅰ型呼吸衰竭和Ⅱ型呼吸衰竭。Ⅰ型呼吸衰竭为低氧血症，仅表现为 PaO_2 低于 8kPa（60mmHg），多由换气功能障碍引起，故又称换气障碍型呼吸衰竭；Ⅱ型呼吸衰竭为低氧血症伴高碳酸血症，表现为 PaO_2 低于 8kPa（60mmHg）和 $PaCO_2$ 高于 6.67kPa（50mmHg），多由通气功能障碍引起，故又称为通气障碍型呼吸衰竭。根据发病机制的不同，可分为通气性和换气性呼吸衰竭；根据原发病变部位不同可分为中枢性和外周性呼吸衰竭；根据发病的缓急可以分为慢性和急性呼吸衰竭。

一、病因和发病机制

外呼吸包括通气和换气两个基本环节。肺通气是肺泡气与外界气体交换的过程；肺换气是肺泡气与血液之间的气体交换过程。各种病因引起肺通气和肺换气功能障碍，导致呼吸功能不全，最终发生衰竭。

（一）肺通气功能障碍

正常成年人在静息状态下，肺泡通气量即有效通气量约为 4L/min。有效通气量 =（潮气量 – 死腔气量）× 呼吸频率。因此，除死腔气量增加可直接减少肺泡通气量外，凡能减弱呼吸活动，增加胸壁与肺的弹性阻力，以及使气道受阻的原因，都可引起肺泡通气不足。

1. 限制性通气不足　吸气时肺泡扩张受限制引起的肺泡通气不足称为限制性通气不足（restrictive hypoventilation）。通常吸气运动是呼吸肌收缩引起的主动过程，呼气则是肺泡弹性回缩和肋骨与胸骨借重力作用复位的被动过程。吸气运动发生障碍主要是因为以下几方面。

（1）呼吸肌活动障碍　过量镇静药、麻醉药、安眠药引起的呼吸中枢抑制；中枢或周围神经器质性病变如脑血管意外、脊髓灰质炎等；呼吸肌本身的病变如营养不良所致呼吸肌萎缩、长期的呼吸困难和呼吸运动增强引起的呼吸肌疲劳；低钾血症、缺氧、家族性周期性麻痹所致呼吸肌无力等，均可导致呼吸肌收缩功能障碍，引起限制性通气不足。

（2）胸廓和肺的顺应性降低　顺应性（compliance）是指在外力作用下，弹性组织的可扩张性。胸廓顺应性降低可因胸廓畸形、胸膜纤维化或胸腔积液等；肺的顺应性则因肺纤维化、肺泡表面活性物质减少、肺不张等原因而降低。

2. 阻塞性通气不足 由于呼吸道阻塞或狭窄，使气道阻力增加引起通气不足，称为阻塞性通气不足（obstructive hypoventilation）。成人气道阻力正常为 $0.75 \sim 2.25$ mmHg·s/L，呼气时略高于吸气时。影响气道阻力的因素有气道内径、长度和形态、气流速度和形式等，其中最重要的是气道内径。管腔被异物、渗出物阻塞，管壁肿胀或痉挛，均可使气道内径变窄或不规则而增加气流阻力，从而引起阻塞性通气不足。根据阻塞部位不同，可分中央性与外周性。

（1）中央性气道阻塞 指气管分叉处以上的气道阻塞。阻塞若位于胸外（如声带麻痹、炎症、水肿等），吸气时流经病灶引起的压力降低，可使气道内压明显低于大气压，导致气道阻塞加重；呼气时则因气道内压大于大气压而使阻塞减轻，故患者表现为吸气性呼吸困难（inspiratory dyspnea）。如阻塞位于胸内部位，吸气时由于胸内压降低使气道内压大于胸内压，可使阻塞减轻；呼气时由于胸内压升高而压迫气道，使气道阻塞加重，故患者表现为呼气性呼吸困难（expiratory dyspnea）。

（2）外周性气道阻塞 内径小于 2mm 的小支气管软骨为不规则的块片，细支气管无软骨支撑，管壁薄，又与管周围的肺泡结构紧密相连，因此吸气时，随着肺泡的扩张，细小支气管受周围弹性组织牵拉，其口径变大和管道变长；呼气时则相反，小气道缩短变窄。慢性阻塞性肺疾患主要侵犯小气道，不仅可使管壁增厚或痉挛和顺应性降低，而且管腔也可被分泌物堵塞，肺泡壁的损坏还可降低对细支气管的牵引力，因此小气道阻力增加，患者主要表现为呼气性呼吸困难。

（二）肺换气功能障碍

1. 弥散障碍 弥散是指氧和二氧化碳通过肺泡毛细血管膜（简称肺泡膜）的过程。气体弥散的速度取决于肺泡膜两侧的气体分压差、肺泡膜的面积与厚度以及气体的弥散能力，弥散能力又与气体的分子量和溶解度相关。此外，气体弥散量还取决于血液与肺泡接触的时间。弥散障碍（diffusion impairment）是指由于肺泡膜面积减少或肺泡膜异常增厚和弥散时间缩短所引起的气体交换障碍。

（1）肺泡膜面积减少 正常成年人肺泡总面积约为 $80m^2$，静息时参与换气的面积为 $35 \sim 40m^2$，由于储备量大，只有当肺泡面积减少一半时，才会发生换气障碍。肺泡面积减少见于肺实变、肺不张、肺叶切除等。

（2）肺泡膜厚度增加 肺泡膜的薄区是由肺泡上皮、毛细血管内皮计量者共有的基底膜组成，其厚度不超过 $1\mu m$，是气体交换的部位。虽然气体从肺泡腔到达红细胞内还需经过肺泡表面的液体层、血管内血浆和红细胞膜，但总厚度不过 $5\mu m$，故气体交换很快。当发生肺泡和间质的水肿、肺泡内透明膜形成及肺纤维化时，都可使肺泡膜厚度增加，弥散距离增宽，使弥散速度减慢。

（3）弥散时间缩短 正常静息时，血液流经肺泡毛细血管的时间约为 0.75 秒，由于弥散距离很短，只需 0.25 秒血液氧分压就可升至肺泡气氧分压水平。当体力负荷增加使心输出量增加和肺血流加快，血液和肺泡接触时间过于缩短的情况下，会由于气体交换不充分而发生低氧血症。肺泡膜病变加上肺血流加快只会使 PaO_2 降低，不会使 $PaCO_2$ 增高。

2. 肺泡通气与血流比例失调 有效地进行换气不仅要求正常的通气量和肺血流量，

而且二者应保持一定的比例（图 14 −9A）。如肺的总通气量正常，但肺通气或/和血流不均匀，造成部分肺泡通气与血流比例失调，也能引起气体交换障碍，导致呼吸衰竭。

正常成年人在静息状态下，肺泡通气量（V）约为 4L/min，肺血流量（Q）约为 5L/min，两者的比例（V/Q）约为 0.8。当肺发生病变时，因肺病变轻重程度与分布的不均匀，使各部分肺的通气与血流比例不平衡，可能造成严重的肺泡通气与比例失调（图 14 −9B、C、D），导致换气功能障碍，有以下两种类型。

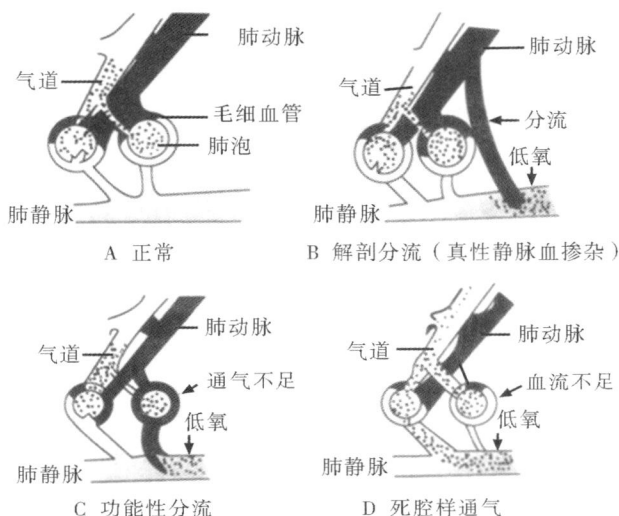

图 14 −9 肺泡通气与血流比例失调模式图

（1）部分肺泡通气不足导致 V/Q 比例降低 支气管哮喘、慢性支气管炎、阻塞性肺气肿、肺纤维化、肺萎缩和肺水肿等，均可引起病变部位肺泡通气严重不均，但流经该部位的毛细血管血流并未减少，甚至还可由于炎症充血等原因而使血流增加，导致 V/Q 比例降低，使流经这部分肺泡的静脉血未经充分动脉化便掺入动脉血内，这种情况类似动 − 静脉短路，故称功能性分流（functional shunt）（图 14 −9C），又称静脉血掺杂（venous admixture）。

（2）部分肺血流不足 肺动脉栓塞、弥漫性血管内凝血、肺血管收缩等均可使部分肺泡血流减少，而肺泡通气量无变化，导致 V/Q 比例增高。由于病变部位肺泡血流少而通气多，肺泡通气不能充分利用，称为死腔样通气（dead space ventilation）（图 14 −9D）。正常人的生理死腔（V_D）约占潮气量（V_T）的 30%，疾病时功能性死腔可显著增多，使 V_D/V_T 高达 60% ~70%，从而引起呼吸衰竭。

3. 解剖分流增加 生理情况下，肺内存在解剖分流，即一部分静脉血经支气管静脉和极少的肺内动 − 静脉交通支直接流入肺静脉。这些解剖分流的血流量约占心输出量的 2% ~3%。解剖分流的血液完全未经气体交换过程，故称为真性分流（true shunt）（图 14 −9B）。在肺实变和肺不张等，病变肺泡完全失去通气功能，但仍有血流，流经的血液完全未经气体交换而掺入动脉血，类似解剖分流，也称为真性分流。而支气管扩张症可伴有支气管血管扩张和肺内动静脉短路开放，使解剖分流量增加，静脉血掺杂异常增多，从而导致呼吸衰竭。

二、代谢功能变化

呼吸衰竭时发生的低氧血症和高碳酸血症可影响全身各系统的代谢和功能，机体首先出现代偿反应，改善组织的供氧，调节酸碱平衡和改变组织器官的功能、代谢以适应新的内环境。

（一）电解质及酸碱平衡紊乱

1. 呼吸性酸中毒　主要见于通气障碍所致的呼吸衰竭，因大量二氧化碳潴留可引起呼吸性酸中毒，此时可有高钾血症和低血氯。急性呼吸性酸中毒时，细胞内 K^+ 外移而引起血钾浓度升高；慢性呼吸性酸中毒时，由于肾小管泌 H^+ 增多而排 K^+ 减少，故也可导致血清钾升高。同时，当血液中二氧化碳潴留时，在碳酸酐酶作用下，红细胞中 HCO_3^- 生成增多，HCO_3^- 与细胞外 Cl^- 交换使 Cl^- 进入细胞；酸中毒时肾小管上皮细胞产生 NH_3 增多及 $NaHCO_3$ 重吸收增多，使尿中 NH_4Cl 和 $NaCl$ 排出增加，均使血清氯浓度降低。当呼吸性酸中毒合并代谢性酸中毒时，血氯可正常。

2. 代谢性酸中毒　各种类型的呼吸衰竭都有低氧血症，严重缺氧时，组织无氧代谢增强，乳酸等酸性产物增多，可引起代谢性酸中毒。此时电解质变化是血钾浓度增高和血氯浓度增高。

3. 呼吸性碱中毒　Ⅰ型呼吸衰竭时，因缺氧引起肺过度通气，可发生呼吸性碱中毒。此时可见血钾降低，血氯增高。

（二）呼吸系统变化

呼吸衰竭时伴有的低氧血症和高碳酸血症会影响呼吸功能。PaO_2 降低刺激颈动脉体与主动脉体化学感受器，反射性增强呼吸运动，当 PaO_2 低于 8kPa（60mmHg）时作用更明显。缺氧对呼吸中枢有直接抑制作用，当 PaO_2 低于 4kPa（30mmHg）时，此作用可大于反射性兴奋作用而使呼吸抑制。$PaCO_2$ 升高主要作用于中枢化学感受器，使呼吸中枢兴奋，引起呼吸加深加快。当 $PaCO_2$ 超过 10.7kPa（80mmHg）时，反而抑制呼吸中枢。因此，在这种情况下，吸氧浓度不宜过高（一般用30%的氧），以免完全纠正缺氧后出现呼吸抑制，使高碳酸血症加重，病情进一步恶化。

（三）循环系统变化

轻度的 PaO_2 降低和 $PaCO_2$ 升高可兴奋心血管中枢，使心率加快、心肌收缩力增强，导致心输出量增加，从而保证了心、脑的血液供应。但严重的缺氧和二氧化碳潴留可直接抑制心血管中枢，直接抑制心脏活动和血管扩张，造成心力衰竭，导致心肌收缩力降低、血压下降。

呼吸衰竭常伴有肺动脉高压，从而引起右心肥大和衰竭，即肺源性心脏病。肺源性心脏病的机制较复杂：①缺氧和二氧化碳潴留所致血液 H^+ 浓度过高，可引起肺小动脉收缩，使肺动脉升高，增加右心室后负荷；②慢性缺氧使肺小动脉长期处于收缩状态，可引起肺血管壁平滑肌细胞和成纤维细胞的肥大和增生，使血管壁增厚和硬化，形成持续的肺动脉高压；③慢性缺氧所致代偿性红细胞增多，使血液黏滞度增高可增加肺血管阻力和右心的负荷；④心肌缺氧和酸中毒可抑制心肌舒缩功能。

（四）中枢神经系统变化

中枢神经系统对缺氧最敏感，当 PaO_2 降至 8kPa（60mmHg）时，可出现智力和视力轻度减退。如 PaO_2 迅速降至 5.33～6.67kPa（40～50mmHg）以下，会引起一系列神经精神症状，如头痛、定向与记忆障碍、嗜睡以至昏迷。当 PaO_2 降至 2.67kPa（20mmHg）时，几分钟时间即可造成神经细胞死亡。慢性呼吸衰竭 CO_2 潴留和缺氧都可引起中枢神经的损伤，特别是当 $PaCO_2$ 超过 10.7kPa（80mmHg）时，患者可出现头痛、头晕、烦燥不安、精神错乱、嗜睡、呼吸抑制等表现，即所谓 CO_2 麻醉。

由呼吸衰竭引起的中枢神经功能障碍称为肺性脑病（pulmonary encephalopathy）。Ⅱ型呼吸衰竭患者肺性脑病的发病机制与高碳酸血症、酸中毒和缺氧引起的脑水肿和神经元功能障碍有关。

（五）肾功能变化

呼吸衰竭患者可引起肾损伤，轻者尿中出现红细胞、白细胞、蛋白及管型等，病情严重时，可发生急性肾功能衰竭，出现少尿、氮质血症和代谢性酸中毒。此时肾结构往往并无明显改变，为功能性肾功能衰竭。肾功能衰竭的发生是由于缺氧与高碳酸血症反射性通过交感神经使肾血管收缩，肾血流量严重减少所致。

三、护理原则

1. 改善肺通气 对于急性呼吸衰竭患者，首先应建立通畅呼吸道，便于吸氧。因呼吸道分泌物可阻塞气道，应鼓励患者排痰；黏痰不易咳出，可配合雾化吸入，减轻气道阻力和支气管痉挛；咳嗽反射弱的可用吸痰机吸痰。若使用上述方法后仍有很多分泌物，必要时可采用气管插管或气管切开接人工呼吸机辅助呼吸。

2. 氧疗 呼吸衰竭患者都有不同程度的缺氧和低氧血症，必须给予合理的氧疗，纠正缺氧，排除二氧化碳，改善组织器官的代谢功能。Ⅰ型呼吸衰竭只有缺氧而无二氧化碳潴留，可吸入较高浓度的氧（一般不超过50%）。Ⅱ型呼吸衰竭患者宜吸入较低浓度的氧（不超过30%），并控制流速，流速为 1～2L/min，使 PaO_2 上升到 50～60mmHg，主要是因为血中高浓度二氧化碳对呼吸中枢产生抑制作用，此时主要依靠低氧血症刺激外周化学感受器反射性兴奋呼吸中枢而调节呼吸。若给高浓度氧，则低氧血症对呼吸中枢的刺激停止，呼吸中枢抑制加深，加重二氧化碳潴留，使病情更重。

3. 严密观察呼吸、血压及意识变化 观察患者呼吸频率、幅度、节律等变化引起血压下降时，可导致肺性脑病。意识变化是肺性脑病的先兆，所以观察皮肤温度、情绪变化、睡眠情况、动作异常、定向改变等症状十分重要。

目标检测

一、名词解释

慢性支气管炎、肺气肿、大叶性肺炎、红色肝样变、肺肉质变、小叶性肺炎、呼吸衰竭、死腔样通气、真性分流。

二、问答题

1. 比较大叶性肺炎与小叶性肺炎的区别。

2. 为什么呼吸衰竭的患者需吸氧？给氧的原则和机制是什么？

3. 影响气道阻力的主要因素是什么？举例说明哪些疾病或病理过程可导致气道口径变小。

4. 简述慢性支气管炎的病因及主要病变特点。

5. 简述慢性阻塞性肺疾病引起呼吸衰竭的机制。

6. 叙述小叶性肺炎镜下病理变化及其并发症。

（陈雅静）

第十五章 | 消化系统疾病

要点导航

　　掌握：慢性萎缩性胃炎的病理变化；溃疡病的病理变化及并发症；病毒性肝炎的病理变化；肝硬化的概念、门脉性肝硬化的病理变化及临床表现；食管癌、胃癌、大肠癌、肝癌的好发部位及常见病理类型；肝性脑病的概念及诱因。

　　熟悉：溃疡病的临床病理联系；病毒性肝炎的临床病理类型及病变特点；门脉性肝硬化的病因及发病机制；食管癌、胃癌、大肠癌、肝癌的扩散方式；肝性脑病的发生机制。

　　了解：溃疡病的病因、发病机制；病毒性肝炎的病因、发病机制及临床特点；食管癌、胃癌、大肠癌、肝癌的病因；肝性脑病的病因、分类及护理原则。

　　临床上常见和多发的消化系统疾病包括慢性胃炎、溃疡病、病毒性肝炎、肝硬化等，食管癌、胃癌、大肠癌及原发性肝癌均列在危害国人最严重的十大恶性肿瘤之中。

第一节 慢性胃炎

　　慢性胃炎（chronic gastritis）是胃黏膜的慢性非特异性炎症。其发病率在胃病中居首位。

一、病因和发病机制

　　慢性胃炎的发病与以下因素有关：①幽门螺杆菌（helicobacter pylori，HP）感染；②自身免疫性损伤，部分患者血中抗壁细胞抗体和抗内因子抗体阳性；③长期慢性刺激，如长期吸烟、酗酒和喜食辛辣、热烫及刺激性食物、滥用水杨酸类药物、急性胃炎反复发作等；④十二指肠液反流对胃黏膜的破坏。

二、类型与病理变化

（一）慢性浅表性胃炎

　　慢性浅表性胃炎（chronic superficial gastritis）又称慢性单纯性胃炎，是胃黏膜最常见的疾病之一，胃窦部最常受累。胃镜检查：病变胃黏膜充血、水肿，呈淡红色，可伴有点状出血或糜烂，表面覆盖灰黄色或灰白色黏液性渗出物。镜下观察：病变主要位于黏膜浅层（黏膜上 1/3），呈灶状或弥漫分布，胃黏膜有充血、水肿、点状出血，浅表上皮坏死脱落，并见淋巴细胞、浆细胞浸润。胃腺体无明显异常。

（二）慢性萎缩性胃炎

慢性萎缩性胃炎（chronic atrophic gastritis）以胃黏膜萎缩变薄、黏膜腺体减少或消失并伴有肠上皮化生，固有层内多量淋巴细胞、浆细胞浸润为特征（图15-1A）。多见于中老年人，胃窦部最常见。分为A、B两型（表15-1），我国B型为主。

表 15-1　A 型与 B 型慢性萎缩性胃炎的比较

	A 型	B 型
病因与发病机制	自身免疫	HP 感染、酗酒、吸烟、滥用药物等
病变好发部位	胃体和胃底部	胃窦部
抗壁细胞和内因子抗体	阳性	阴性
血清胃泌素水平	升高	正常或降低
胃黏膜分泌	明显减少	减少或正常
恶性贫血	有	无
维生素 B$_{12}$吸收障碍与癌变关系	有	无
	不明显	密切

A、B 两型慢性萎缩性胃炎的胃黏膜病变基本一致。胃镜检查：病变部胃黏膜失去正常的橘红色而呈灰色，黏膜明显变薄，皱襞变浅甚至消失，黏膜下血管清晰可见（图15-1B）。镜下观察：①黏膜固有腺体萎缩变小，数目不同程度地减少，可呈囊性扩张，胃小凹变浅。②固有膜内有大量淋巴细胞、浆细胞浸润，病程长者可有淋巴滤泡形成。③肠上皮化生：胃窦部增生的黏膜上皮中出现杯状细胞、潘氏细胞和肠吸收细胞，形态结构与肠黏膜相似（图15-1A）。另外，胃体和胃底部腺体的壁细胞和主细胞消失，被类似幽门腺的黏液细胞所取代，称为假幽门腺化生。目前认为肠上皮化生的胃黏膜易发生癌变。

慢性萎缩性胃炎因胃腺体萎缩，壁细胞和主细胞减少或消失，导致胃酸和胃蛋白酶分泌减少，患者可出现食欲减退、上腹部不适、腹胀和疼痛等症状。

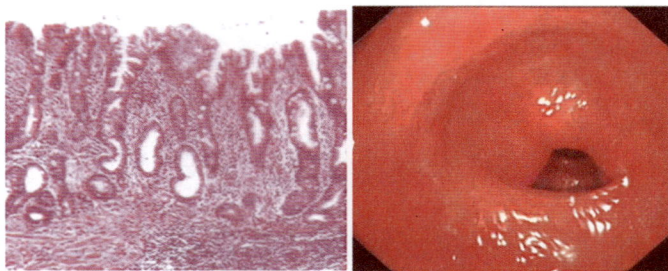

A.慢性萎缩性胃炎伴肠上皮化生　　　B.慢性萎缩性胃炎（胃窦）

图 15-1　慢性萎缩性胃炎

（三）慢性肥厚性胃炎

慢性肥厚性胃炎（chronic hypertrophic gastritis）又称巨大肥厚性胃炎（giant hypertrophic gastritis）、Menetrier 病。本病病因和发病机制不清，病变主要发生在胃底及胃体部。胃镜检查：黏膜增厚，皱襞加深、变宽，呈脑回状。镜下可见：腺体肥大增生，腺管延长；黏膜表面黏液分泌细胞增多，壁细胞和主细胞可减少；无明显的炎细胞浸润。

（四）疣状胃炎

疣状胃炎（gastritis verrucoss）是一种特征性病理变化的胃炎，病变处胃黏膜呈结节状，痘疹样突起，中心有凹陷，形似"痘疹"。病变活动期，镜下所见：病灶中心凹陷上皮变性、坏死、脱落而发生糜烂、凹陷，有炎性渗出物覆盖。病变修复时，可见上皮再生或伴有不典型增生。

三、护理原则

1. 休息 急性发作期，应卧床休息；恢复期，患者生活要有规律，避免过度劳累，注意劳逸结合。

2. 饮食护理 急性发作期患者给予半流质的温热饮食；剧烈呕吐、呕血患者应禁食，静脉补充营养；恢复期患者给予高热量、高蛋白、高维生素、易消化的饮食，避免食用过咸、过甜、辛辣、生冷等刺激性食物。定时进餐、少量多餐、细嚼慢咽，养成良好的饮食卫生习惯。

3. 疼痛护理 遵医嘱给予局部热敷、按摩、针灸或给止痛药物等缓解疼痛。

4. 心理护理 应注意安慰患者，以消除因症状反复发作而产生紧张、焦虑、恐惧心理，保持情绪稳定。应指导患者掌握有效的自我护理和保健，减少发作次数。

5. 坚持定期门诊复查，防止病情进展或癌变。

第二节 溃疡病

溃疡病（ulcer disease）是以胃或十二指肠黏膜形成慢性炎性溃疡为主要病变特征的常见病。在 HP 被发现之前，认为胃液的自我消化作用是其最重要因素，故又称消化性溃疡，沿用至今。溃疡病多见于 20~50 岁成人，男性多于女性。十二指肠溃疡（duodenal ulcer，DU）较胃溃疡（gastric ulcer，GU）常见，前者约占 70%，后者占 25%，另外约 5% 为胃和十二指肠同时发生的复合性溃疡。患者常有周期性上腹部疼痛、反酸、嗳气等症状。呈慢性经过，易反复发作。

一、病因和发病机制

溃疡病的病因很复杂，发病机制尚未完全阐明，可能与以下因素有关。

1. 胃液的自我消化作用 目前认为，溃疡病的形成是胃或十二指肠黏膜被胃酸和胃蛋白酶自我消化的结果。临床上胃酸分泌增多的患者易发生溃疡病。正常情况下，胃、十二指肠黏膜有防御屏障功能，防止胃液对正常黏膜的消化作用。当饮酒、吸烟、长期服用非类固醇类抗炎药如阿司匹林等可使黏膜屏障破坏。

2. 黏膜的抗消化能力降低 正常胃和十二指肠黏膜通过胃黏膜分泌的黏液（黏液屏障）和黏膜上皮细胞的脂蛋白（黏膜屏障）保护黏膜不被胃液所消化。胃黏膜分泌的黏液形成黏液膜覆盖于黏膜表面，可以避免和减少胃酸、胃蛋白酶与胃黏膜的直接接触。吸烟、长期喝浓咖啡或浓茶、服用阿司匹林等，均可导致胃黏液分泌不足或黏膜上皮受损，削弱胃黏膜的屏障功能，使其抗消化能力降低。同时，胃液中的氢离子逆向弥散入胃黏膜，损伤黏膜中的毛细血管，促使黏膜中的肥大细胞释放组胺，引起局部血液循环障碍，使黏膜组织受到损伤。

3. 神经、内分泌功能失调 溃疡病患者常有精神过度紧张或焦虑、胃液分泌障碍及迷走神经功能紊乱等现象。精神因素刺激可引起大脑皮层和皮层下中枢功能失调，使胃酸分泌增多，引起溃疡形成。迷走神经功能亢进可促使胃酸分泌增多，增加了胃酸的消化作用，这与十二指肠溃疡发生有关；而迷走神经兴奋性降低，胃蠕动减弱，食物潴留在胃内刺激胃窦部，释放胃泌素，进而促使胃酸分泌增加，促进胃溃疡形成。

4. 幽门螺杆菌的感染 HP 的感染与溃疡病的发生关系密切。HP 能使黏膜防御功能降低，引起炎症，使黏膜毛细血管内血栓形成，胃和十二指肠黏膜缺血、坏死等，从而促进溃疡形成。

此外，溃疡病呈家族性多发趋势，O 型血者的发病率高于其他血型的 1.5~2 倍，说明本病的发生可能与遗传因素有关。

知识链接

1983 年 Warren 和 Marshall 从人体胃黏膜活检标本中分离出幽门螺杆菌，此后的研究发现幽门螺杆菌与溃疡病密切相关，使我们对溃疡病的发病机制和治疗策略都有了新的认识。大约 95% 的十二指肠球部溃疡和 70% 的胃溃疡与幽门螺杆菌感染有关。根除幽门螺杆菌可以缩短溃疡愈合时间，提高溃疡愈合率，明显降低溃疡的复发率并减少溃疡并发症的发生。

二、病理变化

胃溃疡多位于胃小弯近幽门处，尤其是胃窦部，胃底及大弯处罕见，溃疡多为单发。呈圆形或椭圆形，直径多在 2cm 以内。溃疡边缘整齐，底部平坦，多数深达肌层甚至浆膜层。溃疡周围的胃黏膜皱襞因受瘢痕组织的牵拉而呈放射状向溃疡集中（图 15 - 2）。十二指肠溃疡病变与胃溃疡相似，多发生在球部的前壁或后壁，溃疡较小且浅，直径多在 1cm 以内，易于愈合。

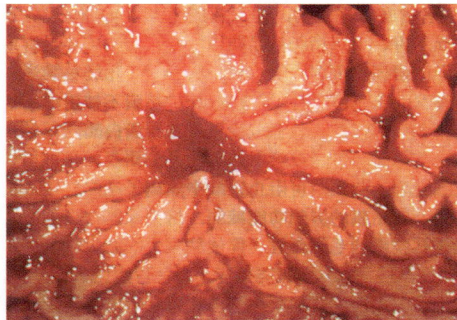

图 15 - 2　慢性胃溃疡（肉眼）

镜下观察：胃溃疡底部从表层到深层可分为四层结构（图 15 - 3）：①渗出层：由纤维素及中性粒细胞等炎性渗出物组成。②坏死层：红染无结构的坏死组织组成。③肉芽组织层：为新生的肉芽组织。④瘢痕层：由肉芽组织转化而来的瘢痕组织构成。在瘢痕层内的中小动脉因增殖性内膜炎而管壁增厚、管腔狭窄，常有血栓形成，这种血管改变可防止血管溃破、出血，但可导致局部血供不良，溃疡难以愈合。溃疡底部的神经节细胞和神经纤维变性和断裂及球状增生，可能与临床的疼痛产生有关。

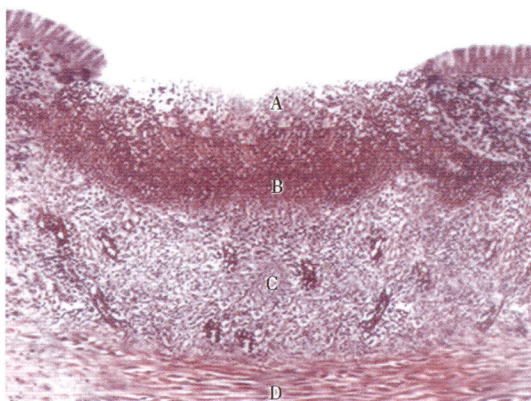

图 15 – 3　胃溃疡（镜下）

A. 炎性渗出层；B. 坏死组织层；C. 肉芽组织层；D. 瘢痕组织层

三、临床病理联系

1. 节律性上腹部疼痛　是溃疡病患者的主要临床表现。疼痛与进食有较明显的关系。胃溃疡的疼痛多出现在餐后半小时至 1 小时内，是由于进食后促使胃泌素分泌亢进，使壁细胞分泌胃酸增多，刺激溃疡创面和局部神经末梢，以及胃壁平滑肌收缩、痉挛而引起疼痛，待胃排空后疼痛缓解。十二指肠溃疡疼痛则出现在空腹及夜间，这是由于迷走神经兴奋增高，胃酸分泌增多，胃酸刺激溃疡创面及神经末梢引起疼痛。

2. 反酸、嗳气、呕吐　因幽门括约肌痉挛及胃的逆蠕动，酸性胃内容物反流而致反酸、呕吐。由于胃内容物排空困难而发酵，引起上腹部饱胀感及嗳气。

四、结局及并发症

（一）愈合

溃疡不再发展，渗出物和坏死组织逐渐被吸收、排出，溃疡由肉芽组织增生形成瘢痕组织填充修复，周围的黏膜上皮再生、覆盖溃疡面而愈合。

（二）并发症

1. 出血　是溃疡病最常见的重要合并症，占 10% ~ 35%。轻者因溃疡底部的毛细血管破裂，溃疡面少量出血，患者便潜血阳性；如溃疡底部大血管被腐蚀破裂可致大出血，患者出现呕血、黑便，严重时因失血性休克危及生命。

2. 穿孔　约占 5%，十二指肠溃疡因肠壁较薄更易发生穿孔。穿孔后胃肠内容物漏入腹腔而引起急性弥漫性腹膜炎或慢性局限性腹膜炎。

3. 幽门梗阻　约占 3%，反复发作的溃疡形成大量瘢痕，由于瘢痕收缩引起幽门狭窄，严重者导致幽门梗阻。临床上常出现胃内容物潴留、反复呕吐等症状，严重者可导致水、电解质及酸碱失衡。

4. 癌变　经久不愈的胃溃疡可癌变，癌变率不超过 1%。十二指肠溃疡几乎不癌变。

五、护理原则

1. 注意病情观察 观察患者疼痛规律的特点以及伴随症状等。密切观察和记录生命体征。

2. 饮食护理 养成良好的饮食习惯，规律进食，少量多餐，吃易消化食物，避免酸性及辛辣刺激性食物，避免暴饮暴食。戒烟、酒。禁用阿司匹林等致溃疡的药物。

3. 药物 遵医嘱正确服用药物，注意药物不良反应和药物的配伍禁忌。

4. 心理护理 对患者进行心理疏导，学会处理精神压力，保持心情舒畅，精神愉快，睡眠充足等。

5. 其他 对于45岁以上溃疡病患者要高度警惕，定期门诊复查，防止癌变。

第三节　病毒性肝炎

病毒性肝炎（viral hepatitis）是由一组肝炎病毒引起的以肝实质细胞变性、坏死为主要病变的一种常见传染病。已知的肝炎病毒有甲型（HAV）、乙型（HBV）、丙型（HCV）、丁型（HDV）、戊型（HEV）及庚型（HGV）六种。我国病毒性肝炎发病率较高，乙型肝炎最多见，且HBsAg携带者众多。乙型和丙型肝炎易转为慢性，且与肝硬化、肝细胞性肝癌关系密切。

一、病因及发病机制

各型肝炎病毒的传播途径和危害不尽相同（表15-2），引起肝细胞损伤的机制也有所不同。

表15-2　各型肝炎病毒的特点

病毒类型	病毒性质	潜伏期（周）	传播途径	转慢性	重型肝炎	肝癌
HAV（甲型）	单链RNA	2~6	肠道	无	0.1%~0.4%	无
HBV（乙型）	DNA	4~26	密切接触、输血、注射	5%~10%	<1%	有
HCV（丙型）	单链RNA	2~26	同上	>70%	极少	有
HDV（丁型）	缺陷性RNA	4~7	同上	共同感染<5% 重叠感染80%	共同感染3%~4% 重叠感染7%~10%	有
HEV（戊型）	单链RNA	2~8	肠道	无	合并妊娠20%	不详
HGV（庚型）	单链RNA	不详	输血、注射	无	不详	无

注：共同感染指HDV与HBV同时感染；重叠感染指在慢性HBV感染的基础上重叠感染HDV

一般认为HAV和HDV是在肝细胞内繁殖直接损伤肝细胞而致病。HBV不直接作用于肝细胞，主要是通过T细胞介导的细胞免疫反应引起肝细胞损伤。HBV进入机体后，在肝细胞内复制繁殖，继而释放入血，并在肝细胞表现留下特异性的病毒抗原，此抗原与肝细胞膜结合，使肝细胞表面抗原性发生改变。当病毒由肝入血后，刺激机体免疫系统，使淋巴细胞、B 细胞产生特异性抗体，致敏的 T 淋巴细胞能识别、攻击附有病毒抗原的肝细胞；特异性抗体一方面与血中的病毒反应，另一方面与附有病毒抗原的肝细胞膜反应，从而在消灭病毒的同时也使受感染的肝细胞受到损害，发生变性和坏死。

由于人体的免疫反应和感染的病毒数量和毒力不同，引起肝细胞的病变类型和损伤程度也不同，因而表现为不同的临床病理类型：①免疫功能正常：感染病毒数量较少、毒力较弱时，引起急性（普通型）肝炎。②免疫功能过强：感染病毒数量多、毒力较强时，则发生重型肝炎。③免疫功能不足：部分病毒未被杀灭，在肝细胞内反复复制，则发生慢性肝炎。④免疫功能耐受或缺陷：病毒与宿主共存，受感染的肝细胞不受损伤，宿主成为无症状病毒携带者。

二、基本病理变化

各型病毒性肝炎均属于变质性炎症，是以肝细胞的变性、坏死为主，同时伴有不同程度的炎细胞浸润、肝细胞再生和纤维组织增生。急性类型以变质为主，慢性类型往往伴明显的增生反应。

（一）变质

1. 肝细胞变性

（1）肝细胞水肿　为最常见的病变。常见肝细胞肿大、胞质疏松呈网状、半透明，称胞质疏松化；严重时，肝细胞肿大呈球形，胞质几乎完全透明，称为气球样变性（图 15 - 4）。

（2）肝细胞嗜酸性变　较少见。常累及单个或数个肝细胞，散在于小叶内。肝细胞由于胞质水分脱失、浓缩，体积变小，胞质嗜酸性增强，呈均匀致密的深红色。细胞核染色亦较深。

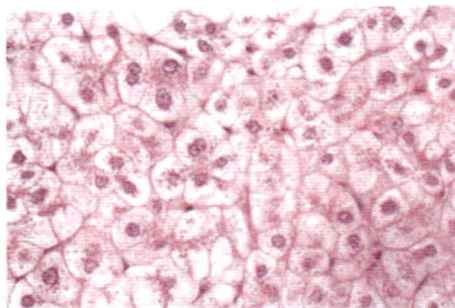

图 15 - 4　肝细胞气球样变

2. 肝细胞坏死　包括嗜酸性坏死和溶解性坏死两种主要类型。

（1）嗜酸性坏死　由上述嗜酸性变发展而来，胞质进一步浓缩，核也浓缩消失，最终形成深红色浓染的圆形小体，称为嗜酸性小体。

（2）溶解性坏死　最多见，由严重的细胞水肿发展而来，肝细胞崩解、消失。不同类型的病毒性肝炎坏死范围和程度不同可分为：①点状坏死：指单个或数个肝细胞的坏死，常见于急性普通型肝炎。②碎片状坏死：指肝小叶周边部界板肝细胞的灶性坏死和崩解，常见于慢性肝炎。③桥接坏死：指中央静脉与汇管区之间，两个汇管区之间或两个中央静脉之间出现的互相连接的坏死带，常见于中度与重度慢性肝炎。④大片坏死：指几乎累及整个肝小叶的大范围肝细胞坏死，常见于重型肝炎。

（二）渗出

在汇管区或肝小叶坏死灶内常有程度不等的炎细胞浸润，主要为淋巴细胞、单核细胞，坏死灶内可见中性粒细胞。

（三）增生

1. 肝细胞再生 肝细胞坏死后，邻近的肝细胞可通过分裂而再生修复。在肝炎恢复期或慢性阶段则更为明显。再生的肝细胞体积较大，核大而深染，有的可有双核。这种再生的肝细胞可沿原有的网状支架排列，若坏死严重，原小叶内的网状支架塌陷，再生的肝细胞则呈团块状排列，称为结节状再生。

2. Kupffer 细胞增生 这是肝内单核吞噬细胞系统的炎性反应。增生的细胞呈梭形或多角形，胞质丰富，突出于窦壁或自壁上脱入窦内成为游走的吞噬细胞，吞噬坏死组织碎片和色素颗粒等。

3. 间叶细胞及成纤维细胞增生 间叶细胞具有多向分化的潜能，存在于肝间质内，肝炎早期时可分化为组织细胞参与炎症反应。在反复发生严重坏死的病例，由于大量成纤维细胞增生可发展成肝纤维化及肝硬化。

4. 小胆管增生 慢性且坏死较严重的病例，在汇管区或大片坏死灶内，可见小胆管增生。

知识链接

　　肝脏的炎症反应和中毒性损伤可引起纤维化。一般来说纤维化多为不可逆，但现在有人认为肝纤维化在一定情况下可以吸收，故也是可逆的。纤维化时胶原的沉积对肝脏血流和肝细胞灌注有明显影响。早期纤维化可沿汇管区周围或中央静脉周围分布，或胶原直接沉积在 Disse 腔内。随着纤维化的不断进展，肝脏直接被分割成由纤维包绕的结节，最终形成肝硬化。

三、临床病理类型

（一）普通型病毒性肝炎

分急性和慢性两种类型。

1. 急性（普通型）肝炎 最常见。临床根据是否出现黄疸分为黄疸型和无黄疸型两种。我国以无黄疸型肝炎居多，其中多为乙型肝炎，一部分为丙型。两者病变基本相同，黄疸型肝炎的病变略重，病程较短，多见于甲型、丁型、戊型肝炎。

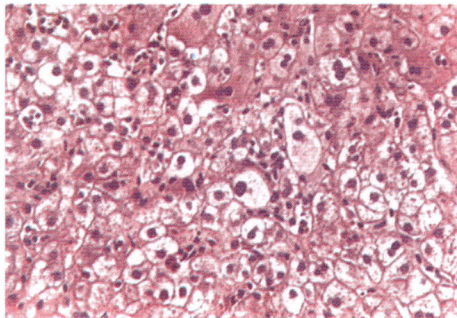

图 15 - 5　急性普通型肝炎

（1）病理变化　肉眼观察：肝脏体积增大，被膜紧张，质较软。镜下观察（图 15 - 5）：①肝细胞广泛变性，以细胞水肿（胞浆疏松化和气球样变）为主。②肝细胞体积大，排列紊乱拥挤，肝窦受压变窄，肝细胞内可见淤胆现象。③肝细胞坏死轻微，肝小叶内可有散在的点状坏死及嗜酸性小体。④坏死灶及汇管区内有轻度的炎细胞（淋巴细胞和单核细胞）浸润。黄疸型坏死稍重，毛细胆管内常有淤胆和胆栓形成。

（2）病理临床联系　由于肝细胞弥漫性肿大，使肝体积增大，被膜紧张，是患者肝大、肝区疼痛或压痛的主要原因。由于肝细胞坏死，释出细胞内的酶类入血，故血清谷丙转氨酶（SGPT）等升高，肝功能异常。病变严重者可出现黄疸。

急性肝炎大多在半年内治愈。点状坏死的肝细胞可完全再生修复。乙型、丙型肝炎恢复较慢，需半年到1年，其中乙型肝炎为5%～10%，丙型肝炎约70%可转为慢性肝炎。

2. 慢性（普通型）肝炎　病毒性肝炎病程持续在半年以上者即为慢性肝炎。肝炎慢性化与下列因素有关：感染病毒的类型、治疗不当、营养不良、同时患其他传染病、服用对肝有损伤的药物、饮酒及免疫因素等。根据肝组织破坏及纤维化程度将慢性肝炎分为以下三型。

（1）轻度慢性肝炎　肝细胞变性、坏死轻微，可见点状坏死和轻度碎片状坏死，汇管区慢性炎细胞浸润，周围有少量纤维组织增生。肝小叶界板无破坏，小叶结构清楚。

（2）中度慢性肝炎　肝细胞变性、坏死较明显，中度碎片状坏死，出现特征的桥接坏死。小叶内有纤维间隔形成，但小叶结构大部分保存。坏死区出现肝细胞不规则再生。

（3）重度慢性肝炎　严重的碎片状坏死大范围的桥接坏死。坏死区出现肝细胞不规则再生，纤维间隔分割肝小叶结构。

晚期逐步转变为肝硬化。若在原有慢性肝炎病变的基础上出现大片新鲜的坏死，即转变为重型肝炎。

知识拓展

> 毛玻璃样肝细胞多见于 HBsAg 携带者及慢性肝炎患者的肝组织中，这些细胞内含有大量 HbsAg。光镜下，HE 染色切片上，肝细胞质内充满嗜酸性细颗粒状物质，不透明似毛玻璃样，故称毛玻璃样肝细胞。

（二）重型病毒性肝炎

最严重的肝炎类型，较少见。根据发病缓急和病变程度不同，分为急性重型和亚急性重型两种。

1. 急性重型肝炎　起病急骤，病变发展迅猛，病程10天左右，病变严重，死亡率高。临床上又称为暴发型肝炎。

（1）病理变化　肉眼观察（图15－6A）：肝体积显著缩小，重量减可至600～800g，左叶更重，质地柔软，被膜皱缩。切面呈黄色或红褐色，又称急性黄色肝萎缩或急性红色肝萎缩。镜下观察（图15－6B）：①肝细胞出现弥漫性的大片坏死，仅在小叶周边残存少量变性的肝细胞；②肝窦明显扩张充血并出血；③Kupffer细胞增生肥大，并吞噬细胞碎屑及色素；④坏死灶及汇管区有大量淋巴细胞和巨噬细胞为主的炎细胞浸润；⑤残留的肝细胞再生现象不明显。

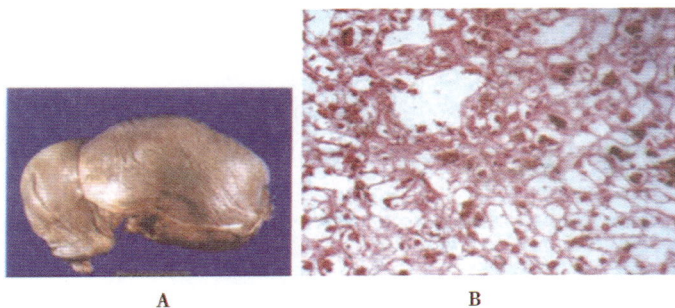

图 15-6 急性重型肝炎

（2）临床病理联系　由于大量肝细胞的迅速溶解坏死，可导致：①胆红质大量入血而引起黄疸（肝细胞性黄疸）；②凝血因子合成障碍导致出血倾向；③肝功能衰竭，对各种代谢产物的解毒功能发生障碍，导致肝性脑病；④胆红素代谢障碍及血循环障碍等可导致肾功能衰竭（肝肾综合征）。

急性重型肝炎大多在短期内死于肝功能衰竭，其次死于消化道大出血、急性肾功能衰竭及弥散性血管内凝血等。少数迁延转为亚急性重型肝炎。

2. 亚急性重型肝炎　起病较急性重型肝炎缓和，病程达数月。多数是由急性重型肝炎迁延而来，少数病例可由急性普通型肝炎恶化而来。

肉眼观察：肝体积缩小，重量减轻，包膜皱缩，肝脏变形，左叶萎缩明显，部分区域呈大小不一的结节状，结节因胆汁淤积呈黄绿色。镜下观察：肝细胞既有大片坏死，又有结节状再生。坏死区失去原有小叶的结构，呈不规则的结节状。小叶内外有明显的炎细胞（淋巴细胞、单核细胞）浸润。小叶周边部的小胆管增生并可形成胆栓。较陈旧病变区有明显的结缔组织增生。

少数病例可停止发展并有治愈可能，多数常进展为坏死后性肝硬化。

四、护理原则

1. 隔离　甲肝、戊肝的患者要进行消化道隔离；乙肝、丙肝和丁肝的患者要进行血液体液隔离。

2. 休息与活动　急性肝炎、慢性活动性肝炎、重型肝炎的患者要卧床休息。病情好转后，可逐渐增加活动量，以不感疲劳为度。肝功能正常 1~3 个月后可恢复日常活动及工作，但仍应避免过度劳累和重体力劳动。

3. 饮食护理　低盐、低脂，多吃水果、蔬菜等富含维生素的食物，禁饮酒。避免长期摄入高糖高热量饮食。

4. 病情观察　观察有无出血、黄疸、水肿、神志改变等。监测肝功能，对肝性脑病要监测生命体征。

5. 心理护理　对患者给予心理安慰，树立治疗信心，保持乐观的情绪和良好的心态。

第四节 肝硬化

肝硬化（cirrhosis of liver）是指由于肝细胞弥漫性变性、坏死、纤维组织增生和肝细胞结节状再生，这三种病变反复交错进行而导致肝脏变形、变硬的一种常见的慢性肝脏疾病。对人体危害较大。国际上根据形态分类将肝硬化分为大结节型、小结节型、大小结节混合型及不全分割型。我国常用的是结合病因、病变特点及临床表现的综合分类方法，分为门脉性、坏死后性、胆汁性、淤血性、寄生虫性和色素性肝硬化等，其中，以门脉性肝硬化（portal cirrhosis）最为常见。

一、门脉性肝硬化

最常见的一型肝硬化，相当于国际形态学分类中的小结节型肝硬化。发病年龄多在 20 ~ 50 岁。临床早期可无明显症状，晚期则出现不同程度的门脉高压和肝功能障碍。

（一）病因和发病机制

1. 病毒性肝炎 慢性病毒性肝炎是我国引起门脉性肝硬化的最常见原因，尤其是乙型和丙型病毒性肝炎与肝硬化发生关系密切。

2. 慢性酒精中毒 长期酗酒是引起肝硬化的另一个重要因素。在欧美国家较突出，由此引起的门脉性肝硬化高达 60% ~ 70%。

3. 营养缺乏 食物中长期缺乏胆碱类或蛋氨酸食物，使肝脏合成磷脂障碍而经脂肪肝发展为肝硬化。

4. 肝毒性物质 某些化学物质如四氯化碳、辛可芬等长期作用可致肝损伤而引起肝硬化。

上述各种因素首先引起肝细胞弥漫性损伤，如损伤反复发生，可导致肝内广泛的胶原纤维增生。肝小叶内网状支架塌陷后，使再生的肝细胞不能沿原有支架排列，形成不规则的再生肝细胞结节；初期增生的纤维组织虽形成小的条索，但未互相连接形成间隔，肝小叶结构未被改建，称为肝纤维化，为可复性病变。如果继续进展，广泛增生的胶原纤维一方面向小叶内伸展，分割肝小叶，另一方面与肝小叶内的胶原纤维连接成纤维间隔包绕原有的或再生的肝细胞团，形成弥漫全肝的假小叶。随着肝细胞不断坏死与再生而反复进行，最终使肝小叶结构和血液循环被改建而形成肝硬化。

（二）病理变化

肉眼观察（图 15 - 7A）：早期肝体积正常或略增大，重量增加，质地正常或稍硬。晚期肝体积明显缩小，重量减轻，硬度增加。表面和切面呈弥漫小结节状，直径一般不超过 1cm，结节间为纤维组织包绕，形成窄而均匀的纤维间隔。镜下观察（图 15 - 7B）：正常肝小叶结构破坏，被假小叶取代。假小叶（pseudolobule）是指由广泛增生的纤维组织分割原来的肝小叶，并包绕成大小不等、圆形或椭圆形的肝细胞团。假小叶特征：①假小叶内肝细胞索排列紊乱，可有变性、坏死或再生的肝细胞；②中央静脉缺如、偏位或有 2 个以上；③包绕假小叶的纤维间隔宽窄一致，内有少量淋巴细胞和单核细胞浸润，并可见小胆管增生。假小叶是肝硬化重要的形态学标志。

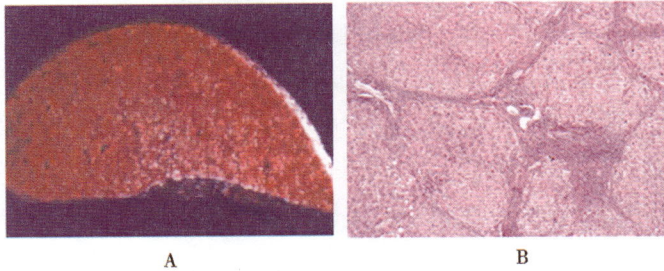

图 15 - 7　门脉性肝硬化

（三）病理临床联系

知识链接

正常肝内血液循环

肝的血液有两个来源：①肝固有动脉：为肝的营养性血管。②肝门静脉：为肝的功能性血管。门静脉主要属支有七支：肠系膜上静脉、脾静脉、肠系膜下静脉、胃左静脉、胃右静脉、胆囊静脉和附脐静脉。肝动脉与门静脉入肝后反复分支，分别形成小叶间动脉和小叶间静脉，血液均进入肝血窦。肝血窦内的血液为混合血，由肝小叶的周边流向中央汇入中央静脉，若干中央静脉离开肝小叶汇合成小叶下静脉。小叶下静脉独立走行于小叶间结缔组织内，汇合成肝静脉出肝（图 15 - 8）。

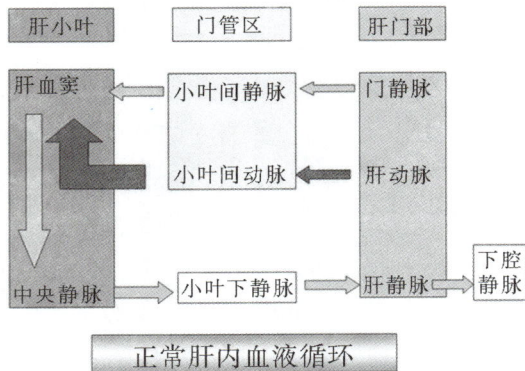

图 15 - 8　正常肝内血液循环

门脉性肝硬化早期由于肝功能代偿，患者可无或仅有较轻的临床症状，表现为乏力、食欲减退及轻度肝大。随着病变发展，肝脏代偿功能逐渐消失，患者出现门静脉高压和肝功能障碍。

1. 门脉高压症　门静脉压力增高的原因（图 15 - 9）：①窦性受阻：肝内广泛的纤

维结缔组织增生，肝血窦闭塞或窦周纤维化，使门静脉血进入肝窦受阻。②窦后性阻塞：假小叶压迫小叶下静脉，使肝窦内血液流出受阻，进而影响门静脉血入肝。③窦前吻合：肝动脉与门静脉分支在汇入肝窦前形成异常吻合，使高压力的动脉血流入门静脉内，使门静脉压力增高。

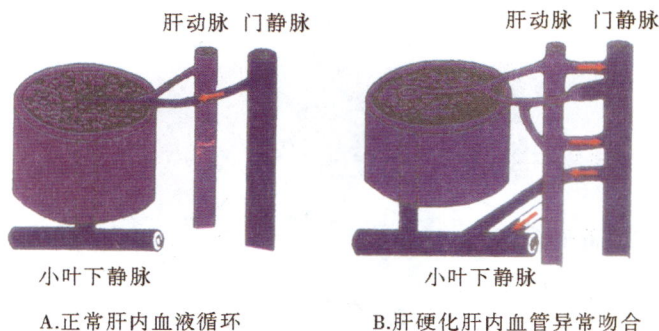

图 15 – 9　肝内正常血液循环与肝硬化血管异常吻合

门静脉压力升高的症状和体征表现如下。

（1）脾肿大　门静脉压力高，脾静脉回流受阻导致脾慢性淤血肿大。脾重量可达 400～500g（正常 140～180g），严重可达 1000g。脾大可伴有脾功能亢进，由于脾对血细胞的破坏增加，患者表现贫血或出血倾向。

（2）腹水　肝硬化晚期出现腹腔内聚积大量淡黄色透明液体（漏出液）。腹水形成的原因：①门静脉高压使门静脉系统淤血，毛细血管流体静压升高，管壁通透性增高，液体漏入腹腔。②肝脏合成蛋白功能减退导致的低蛋白血症，使得血浆渗透压降低。③窦性或窦后性阻塞，使肝窦内压升高，液体经肝被膜漏入腹腔。④肝灭活功能障碍，血中醛固酮、抗利尿激素水平升高，引起水钠潴留而促使腹水形成。

（3）侧支循环形成　门静脉压升高后，门静脉和腔静脉吻合支开放，使部分门静脉血通过侧支循环而绕过肝脏直接回流到右心。主要的侧支循环（图 15 – 10）及并发症：①食管下段静脉丛曲张：门静脉血经由胃冠状静脉、食管下段静脉丛、奇静脉进入上腔静脉回右心，曲张的食管下段静脉丛在胸腹压升高或粗糙食物摩损时，易发生破裂而引起上消化道大出血，是肝硬化患者常见的死亡原因之一。②直肠静脉（痔静脉）丛曲张：门静脉血经由肠系膜下静脉、直肠静脉丛、髂内静脉进入下腔静脉回右心，直肠静脉丛曲张形成痔，破裂可发生便血，长期便血可引起贫血。③脐周静脉丛曲张：门静脉血经由副脐静脉、脐周静脉网，分别流向上、下腔静脉，引起脐周围静脉丛曲张，并向上、下腹壁延伸，形成"海蛇头"现象，是门静脉高压的重要体征之一。

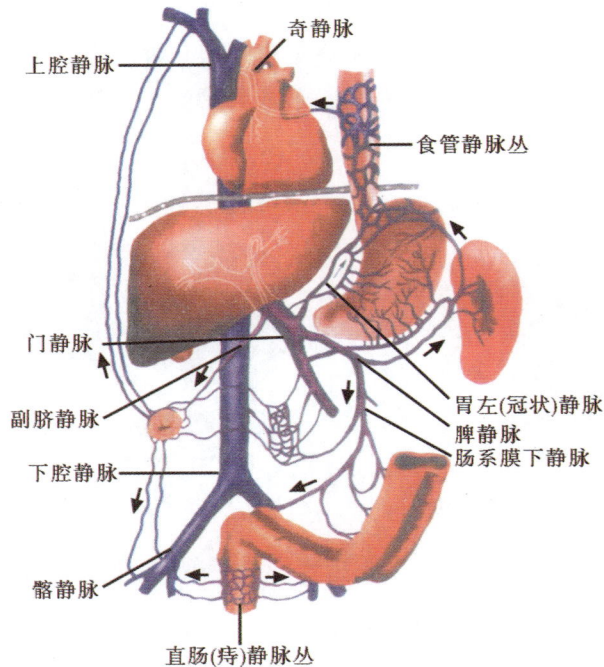

图 15－10 肝硬化侧支循环模式图

（4）胃肠道淤血、水肿 门静脉压力升高，胃肠静脉回流受阻，使胃肠壁黏膜淤血、水肿，导致患者的消化及吸收功能障碍，引起食欲不振、腹胀及消化不良等症。

2. 肝功能不全 主要是肝实质长期反复受破坏的结果。

（1）蛋白质合成障碍 肝细胞受损后，合成白蛋白的功能降低，使血浆白蛋白减少，白蛋白与球蛋白比值下降甚至倒置。

（2）出血倾向 患者有皮肤、黏膜及皮下出血等。主要由于肝合成凝血因子不足及脾功能亢进引起血小板的破坏增多而致。

（3）黄疸 患者常有肝细胞性黄疸表现，主要与肝内胆管的不同程度阻塞及肝细胞坏死有关。

（4）雌激素灭活减弱 出现肝掌、蜘蛛痣，男性睾丸萎缩、乳腺发育症，女性月经不调、不孕。蜘蛛痣为雌激素水平升高引起的小动脉末梢扩张。好发于颈、胸、面部和前臂等处。

（5）肝性脑病 是肝硬化最严重的后果，肝功能极度衰竭的表现。常为肝硬化患者死亡的重要原因之一。

二、坏死后肝硬化

坏死后肝硬化（postnecrotic cirrhosis）相当于国际形态学分类中的大结节型和大小结节混合型肝硬化，是在肝细胞发生大片坏死的基础上形成的。

（一）病因

1. 肝炎病毒感染 大部分由亚急性重型肝炎迁延而来。慢性肝炎反复发作坏死严重时，也可发展为本型肝硬化。

2. 药物及化学物质中毒 某些药物或化学物质可引起肝细胞弥漫中毒性坏死，继而出现结节状再生，最后发展为坏死后性肝硬化。

（二）病理变化

肉眼观察（图15－11）：肝体积缩小，重量减轻，质地变硬。与门脉性肝硬化不同之处在于肝脏变形明显，结节大小相差悬殊，最大结节直径可达6cm。切面纤维结缔组织间隔宽，且薄厚不均。镜下观察：假小叶大小不一，形态不规则。假小叶内肝细胞常有不同程度的变性、坏死和胆色素沉着；纤维间隔较宽且厚薄不均，其中炎性细胞浸润、小胆管增生均较显著。

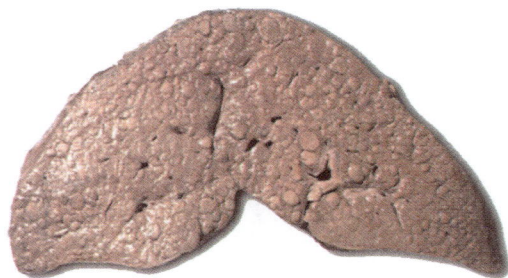

图15－11 坏死后性肝硬化

（三）临床病理联系

坏死后肝硬化肝细胞坏死较严重，一般病程较短，肝功能障碍明显且出现较早，门脉高压较轻且出现较晚，癌变率较高。

三、胆汁性肝硬化

因胆道阻塞，胆汁淤积而引起的肝硬化，较少见。根据病因不同可分为继发性与原发性两类。原发性胆汁性肝硬化在我国更为少见，原因不明。继发性胆汁性肝硬化与长期肝外胆管阻塞和胆道上行性感染有关。

肝脏表现为体积缩小，但不如前两型明显，质地中等硬度，表面较光滑呈细小结节或无明显结节，相当于国际形态学分类中的不全分割型。颜色呈深绿色或绿褐色。镜下可见：原发性胆汁性肝硬化小叶间胆管上皮细胞水肿、坏死，周围淋巴细胞浸润，最后小胆管破坏而致结缔组织增生并伸入肝小叶内，假小叶呈不全分割型；继发性胆汁性肝硬化肝细胞明显淤胆而变性坏死，坏死肝细胞肿大，胞质疏松呈网状，胞核消失，称网状或羽毛状坏死。假小叶周围结缔组织的分割包绕不完全。

四、护理原则

1. 休息与活动 代偿期患者可参加轻体力活动，避免过度劳累，保证充足的睡眠，规律的生活；失代偿期患者应卧床休息。

2. 饮食护理 给予高热量、高蛋白、高维生素、易消化的食物，禁饮酒。避免进食粗糙、尖锐或刺激性食物。

3. 病情观察 注意观察生命体征、尿量等情况，准确记录出入量，观察腹围、体重，注意上消化道出血、大便颜色、皮肤颜色及有无蜘蛛痣、有无腹胀及腹水等，防止肝性脑病、功能性肾衰的发生。

4. 心理护理 对患者给予心理安慰，树立治疗信心，消除畏惧心理，保持心情舒畅。

第五节　消化系统常见恶性肿瘤

一、食管癌

食管癌（esophageal carcinoma）是由食管黏膜上皮或腺体发生的恶性肿瘤。在我国华北地区特别是在太行山区和河南省林州发病率较高。患者男性多于女性。发病年龄多在 40 岁以上，60 岁以上者更为多见。早期常缺乏明显症状，中、晚期以进行性吞咽困难为主要临床表现，故中医学称本病为"噎膈"。

（一）病因
食管癌病因目前尚未完全清楚，相关因素如下。

1. 饮食因素 长期食用过热、过硬或粗糙食物以及过量饮酒、吸烟等易刺激和损伤食管黏膜，可能与食管癌的发生有关；长期食用含亚硝酸盐较多的食物，可诱发食管癌。

2. 环境因素 流行病学调查发现食管癌高发区土壤中缺乏钼等微量元素，可使植物中硝酸盐的含量增高。

3. 遗传因素 食管癌有明显的地域性和家族聚集现象，可能与遗传易感性有关。

（二）类型与病理变化
食管癌常发生在三个生理狭窄处，以中段最多见、下段次之、上段最少。根据癌组织浸润的范围分为早期食管癌和中晚期食管癌。

1. 早期癌 病变局限，多为原位癌和黏膜内癌，未侵犯肌层，无淋巴结转移。X线检查管壁基本正常或仅见轻度局限性僵硬。肉眼观察：癌变处黏膜轻度糜烂或表面呈颗粒状、微小的乳头状。镜下可见：绝大部分为鳞状细胞癌。

2. 中晚期癌 根据肉眼形态特点分为以下四种类型（图 15-12）。

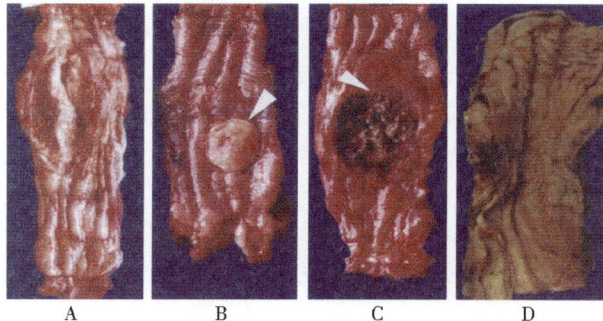

图 15-12　中晚期食管癌肉眼类型
A. 髓质型；B. 蕈伞型；C. 溃疡型；D. 缩窄型

（1）髓质型 最多见，癌组织在食管壁内弥漫浸润性生长，使食管壁均匀增厚，管腔变小。癌组织灰白色，质地较软，似脑髓，表面常有溃疡形成。

（2）蕈伞型 肿瘤为扁圆形肿块，呈蘑菇状突向食管腔内。表面有浅溃疡，边缘外翻。

（3）溃疡型 肿瘤表面形成溃疡，边缘不整齐，底部凹凸不平，常深达肌层。

（4）缩窄型 癌组织在食管壁内浸润生长，常累及食管壁全周，造成食管腔环形狭窄。狭窄上端食管腔扩张。

镜下观察：中晚期食管癌组织学类型以鳞状细胞癌最为多见，约占90%左右，少数为腺癌、未分化癌和腺棘皮癌等。

（三）扩散

1. 直接蔓延 癌组织穿透食管壁直接侵入邻近组织或器官。癌组织所发生的部位不同，累及的范围及器官也不同。

2. 转移

（1）淋巴道转移 为常见的转移方式，转移部位与淋巴引流方向一致。上段癌可转移至颈和上纵隔淋巴结；中段癌常转移到食管旁或肺门淋巴结；下段癌常转移至食管旁、贲门旁及腹腔上部淋巴结。

（2）血道转移 为晚期的转移方式，以肝、肺转移最为常见。

（四）临床病理联系

早期食管癌临床症状不明显，部分患者出现轻微的胸骨后疼痛、烧灼感、噎梗感等。中晚期癌患者多出现进行性吞咽困难等典型的临床症状，甚至不能进食，出现恶病质，最终全身衰竭而死亡。

内窥镜检查有助于食管癌的早期发现和诊断。近年来，使用食管镜结合细胞学刷片和病理组织学检查已成为确诊食管癌的最主要方法。

二、胃癌

胃癌（gastric cancer）是由胃黏膜上皮或腺上皮发生的恶性肿瘤，占我国最常见的恶性肿瘤之一。发病年龄多在40~60岁，男性多于女性。好发部位为胃窦部，特别是胃小弯侧。

（一）病因

胃癌病因目前尚未完全清楚，相关因素如下。

1. 饮食因素 胃癌的发生与长期食用熏烤食物、经滑石粉处理的大米、过期或过热食物等有关。

2. 环境因素 胃癌的发生有一定的地理分布特点，移民调查证实，从高发区移民到低发区，或从低发区移民到高发区，其下一代胃癌的发生率也相应降低或升高，提示胃癌的发生与环境因素有关。

3. 幽门螺杆菌感染 流行病学调查显示，幽门螺杆菌感染与胃癌的发生密切相关，被认为是胃癌发生的主要危险因素之一。

另外，慢性萎缩性胃炎、胃息肉、胃溃疡病伴有异型增生、胃黏膜大肠型肠上皮化生等病变，均与胃癌发生关系密切。

（二）类型与病理变化

按胃癌的发展过程，分为早期和中晚期胃癌。

1. 早期胃癌 指癌组织局限于黏膜层及黏膜下层，不论有无淋巴结转移。早期胃癌肉眼观可分为隆起型、表浅型和凹陷型。早期胃癌经手术切除治疗预后良好。

2. 中晚期胃癌 癌组织浸润深度超过黏膜下层达肌层或胃壁全层，又称进展期胃癌。肉眼观察，可分为三型（图 15－13）：①息肉型或蕈伞型：癌组织向黏膜表面生长，呈息肉状或蕈伞状突向胃腔。②溃疡型：癌组织部分坏死脱落形成溃疡，溃疡一般较大，边缘隆起，多呈皿状或火山口状，底部凹凸不平。此型胃癌应注意与胃溃疡鉴别（表 15－3）。③浸润型：癌组织在胃壁内局限性或弥漫性浸润，与周围正常组织分界不清。若弥漫性浸润，可使胃壁弥漫增厚、变硬，胃腔变小，状如皮革，又称革囊胃。

组织学类型分为乳头状腺癌、管状腺癌、黏液腺癌、印戒细胞癌和未分化癌。

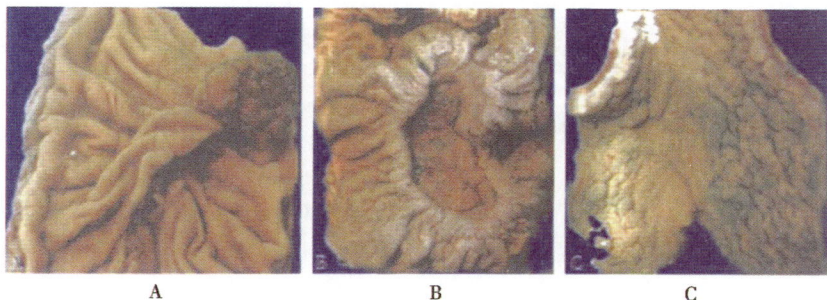

图 15－13 进展期胃癌肉眼类型
A. 息肉型；B. 溃疡型；C. 浸润型（革囊胃）

表 15－3 胃溃疡与溃疡型胃癌的大体形态鉴别

	良性溃疡（溃疡病）	恶性溃疡（溃疡型胃癌）
外形	圆形或椭圆形	不整形、皿状或火山口状
大小	溃疡直径一般 <2cm	溃疡直径常 >2cm
深度	较深	较浅
边缘	整齐、不隆起	不整齐、隆起
底部	较平坦	凹凸不平，有坏死，出血明显
周围黏膜	黏膜皱襞向溃疡集中	黏膜皱襞中断，呈结节状肥厚

（三）扩散

1. 直接蔓延 癌组织穿透胃壁直接侵入邻近组织或器官，如肝、胰腺及大网膜等。

2. 转移

（1）淋巴道转移 为主要的转移途径。首先转移到局部淋巴结，最常见于幽门下胃小弯的淋巴结，进而转移到主动脉旁、肝门、肠系膜根部等处的淋巴结。晚期可经胸导管转移至左锁骨上淋巴结。

（2）血道转移 多发生在晚期。癌组织常经门静脉系统转移到肝，也可转移到远处的肺、骨、脑等器官。

（3）种植转移 癌组织侵至浆膜面，癌细胞脱落种植于腹壁及盆腔器官表面，形成转移瘤，如种植于卵巢出现的转移性黏液癌，称 Krukenberg 瘤。

（四）临床病理联系

早期胃癌患者临床表现多不明显，进展期胃癌可出现上腹部不适、疼痛、食欲减退、消化不良、便潜血、无力、消瘦等表现。癌组织侵犯血管可导致出血、呕血、便血，甚至大出血。贲门癌可导致吞咽困难；幽门癌可引起幽门梗阻；癌细胞种植于腹壁时可出现血性腹水；晚期出现恶病质。

对于 45 岁以上长期症状未缓解的溃疡病患者应高度警惕，有可疑可做大便隐血试验（OB 试验）检查，若阳性可做胃镜活检进行确诊，以便早期诊断、早期发现、早期治疗。

三、大肠癌

大肠癌（carcinoma of large intestine）是大肠黏膜上皮和腺体发生的恶性肿瘤，包括结肠癌和直肠癌。大肠癌在我国的发病率低于西方国家，但近年来大肠癌在我国的发病率有上升的趋势。发病年龄多在 40~60 岁，男性多于女性。

（一）病因

大肠癌病因目前尚未完全清楚，可能与以下因素有关。

1. 饮食因素 在高脂肪、高蛋白和低纤维饮食的人群中大肠癌发病率较高，可能由于此类食物缺少消化残渣，不利于有规律地排便，延长了肠黏膜与食物中可能含有的致癌物的接触时间。

2. 遗传因素 大肠癌具有家族性高发现象。在家族性腺瘤性息肉病的癌变过程中，已检测到肿瘤抑制基因 APC 出现缺失或突变。遗传性非息肉病性大肠癌的发生是由于错配修复基因的突变。

3. 某些伴有肠黏膜增生的慢性肠疾病 例如大肠绒毛状腺瘤、慢性溃疡性结肠炎及结肠血吸虫病等，经久不愈可发生癌变。

（二）类型与病理变化

大肠癌好发部位以直肠最多见，其余依次为乙状结肠、盲肠和升结肠、横结肠、降结肠。

肉眼形态分以下四型（图 15－14）。

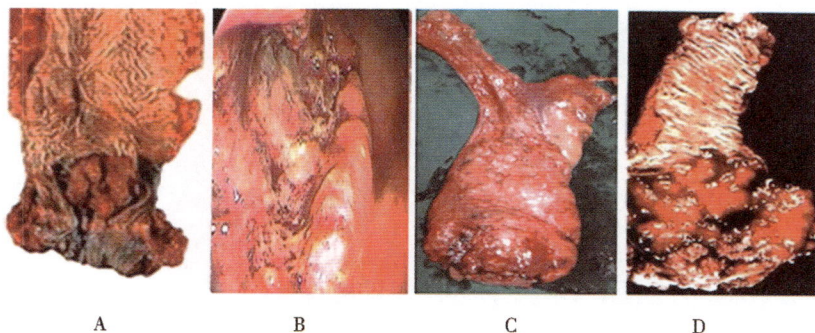

图 15 - 14　大肠癌肉眼类型
A. 隆起型；B. 溃疡型；C. 浸润型；D. 胶样型

1. 隆起型　肿瘤呈息肉状、盘状或菜花状向肠腔突起，常继发出血、感染、坏死和溃疡形成。

2. 溃疡型　肿瘤表面形成溃疡，外形呈火山口状，本型较多见。

3. 浸润型　癌组织向肠壁内弥漫浸润，常累及肠壁全周，导致局部肠壁增厚、变硬，造成肠腔环状狭窄。

4. 胶样型　肿瘤表面和切面呈半透明胶冻状。此型肿瘤预后较差。

组织学类型以高分化管状腺癌和乳头状腺癌多见，其次为低分化腺癌、黏液癌或印戒细胞癌，未分化癌、鳞癌少见。

（三）扩散

1. 直接蔓延　癌组织浸润到浆膜层后，可直接蔓延到邻近器官，如膀胱、前列腺及腹膜等处。

2. 转移

（1）淋巴道转移　首先转移至病变附近淋巴结，再转移至肠系膜根部及腹股沟等处的淋巴结，晚期可经胸导管转移至左锁骨上淋巴结。

（2）血道转移　多发生在晚期。癌组织可经门静脉转移至肝，也可转移到远处的肺、骨、脑等器官。

（3）种植转移　癌细胞穿破肠壁浆膜后脱落，播散到腹腔内形成种植性转移。

（四）临床病理联系

大肠癌的临床表现可因发生部位和累及范围不同而异。

1. 右侧大肠癌　因右侧大肠肠腔较宽，不易引起肠梗阻，但肿块一般体积较大，故常可在右下腹部触及肿块。因癌组织质脆，易破溃、出血及继发感染，患者常有贫血和发热等全身症状。

2. 左侧大肠癌　左侧大肠肠腔较小且肿瘤多为环状生长，故易发生肠腔狭窄，引起不全肠梗阻，出现腹痛、腹胀、便秘等，肿瘤破溃出血时，大便可带鲜血。

临床上患者常有贫血、消瘦、大便次数增多、黏液血便、腹痛、腹块或肠梗阻等表现，对于以上症状的患者要高度警惕。

（五）分期及预后

大肠癌的分期对预后判断有一定意义，目前广泛应用的是修改后的 Dukes 分期（表 15 - 4）。

表 15 - 4 大肠癌分期及预后

分期	肿瘤生长范围	5 年生存率（%）
A	癌组织限于黏膜层（上皮内瘤变）	100
B1	癌组织侵及肌层，无淋巴结转移	67
B2	癌组织穿透肌层，但无淋巴结转移	54
C1	癌组织未穿透肌层，有淋巴结转移	43
C2	癌组织穿透肠壁，并有淋巴结转移	22
D	远隔脏器转移	极低

可分为 A、B、C 三期。A 期是指尚未穿透肌层且无淋巴结转移的大肠癌，手术可以治愈；B 期大肠癌是指已经穿透肌层扩展到肠周围组织，但仍无淋巴结转移，5 年存活率约为 70%；C 期大肠癌是指已经发生了淋巴结转移，5 年存活率约为 30%。

四、原发性肝癌

原发性肝癌（primary carcinoma of liver）是由肝细胞或肝内胆管上皮细胞发生的恶性肿瘤，简称肝癌。肝癌在我国发病率较高，东南沿海一带为高发区。发病年龄多在中年以上，男性多于女性。

（一）病因

病因目前尚未完全清楚，可能与以下因素有关。

1. 病毒性肝炎 乙型肝炎病毒与肝癌关系密切，其次为丙型肝炎。据报道，肝癌高发区 60% ~ 90% 的肝癌患者有 HBV 感染。肝癌患者 HBV 基因整合到肝癌细胞的 DNA 中，HBV 基因组中的 X 蛋白能够与抑癌基因 P53 结合并使其失活，还能够活化原癌基因，诱发肝癌。在日本约有 70% 的肝癌患者 HCV 抗体阳性。

2. 肝硬化 在我国肝硬化与肝癌有密切关系，约 84.6% 的肝癌患者合并肝硬化，特别是坏死后性肝硬化。一般 7 年左右肝硬化可发展为肝癌。

3. 黄曲霉素 尤其是黄曲霉素 B_1 是最强的致癌物，多存在于发霉的谷物，尤其是花生中。

4. 亚硝胺类 长期摄入含亚硝胺类化合物较多的食物可引起肝癌，在我国肝癌高发区的土壤中硝酸盐和亚硝酸盐的含量显著高于低发区。

另外，慢性酒精中毒、寄生虫感染等患者，易发生肝癌。

（二）类型与病理变化

原发性肝癌可分为早期和晚期肝癌。

1. 早期肝癌 也称小肝癌，是指单个癌结节直径在 3cm 以下或结节不超过 2 个且结节直径总和不超过 3cm 的原发性肝癌。瘤结节多呈球形，与周围组织分界清楚，切面均匀一致，无出血、坏死。

2. 晚期肝癌　肝脏体积明显增大，重量显著增加。大体形态可分为三型（图 15 – 15）。

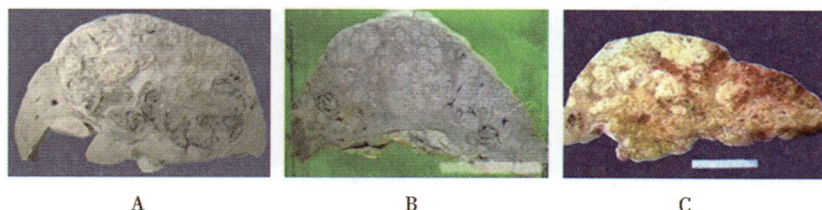

图 15 – 15　中晚期性肝癌肉眼类型
A. 巨块型；B. 结节型；C. 弥漫型

（1）巨块型　为肝内单一巨大肿块，可达儿头大，右叶多见。肿块内常有出血坏死，瘤体周围常有卫星状小癌结节。此型较少合并肝硬化。

（2）多结节型　最常见，瘤结节多个散在，呈圆形或椭圆形，大小不等，有的相互融合形成较大的结节。通常合并有肝硬化。

（3）弥漫型　较少见。癌组织在肝内弥漫分布，结节不明显，常在肝硬化的基础上发生。形态上易与肝硬化混淆。

3. 组织学类型

（1）肝细胞癌　最常见，来源于肝细胞，分化较高者癌细胞类似肝细胞，低分化者异型性明显。

（2）胆管细胞癌　较少见，发生于肝内胆管上皮，癌细胞呈腺管状排列，间质较多。一般不合并肝硬化。

（3）混合性肝癌　具有肝细胞癌和胆管细胞癌两种结构，最少见。

（三）扩散

1. 肝内蔓延或转移　肝癌首先在肝内直接蔓延，使癌组织范围不断扩大；也可在肝内沿门静脉分支转移，形成多处转移性结节，还可逆行至肝外门静脉主干，形成癌栓，阻塞血管，导致门静脉高压。

2. 肝外转移

（1）淋巴道转移　常转移至肝门、上腹部及腹膜后淋巴结。

（2）血道转移　经肝静脉转移至肺、肾上腺、脑、肾等处，以肺转移最为多见。

（3）种植转移　癌细胞从肝表面脱落，种植在腹腔脏器或腹膜上。

（四）临床病理联系

早期肝癌一般无明显症状和体征，随着病情发展，晚期患者常出现肝大、肝区疼痛、黄疸、腹水及进行性消瘦等。多数患者血清甲胎蛋白（AFP）增高，通过检测 AFP 的含量对肝癌诊断具有重要意义。近年来由于广泛应用甲胎蛋白、影像学检查使早期肝癌的检出率明显提高。

五、护理原则

注意饮食，不食霉变食物，少食咸菜和腌制食物，少饮酒，少吃辛辣的食物；预防乙型肝炎和丙型肝炎；定期做身体检查。密切观察患者有无消化道出血，出血量，大便的颜色，有无黄疸、腹痛、腹胀、腹水及腹部肿块等。对患者进行生活指导，养成良好的卫生习惯，生活规律。饮食上要给予高热量、高蛋白质、高维生素、适量脂肪的饮食，增强机体的抵抗力。对患者加强心理疏导，缓解患者焦虑心理，维持良好状态，保持乐观态度，情绪稳定，用积极的心态面对疾病。

第六节　肝性脑病

各种致肝损伤因素损害肝脏细胞，使其代谢、分泌、合成、解毒、生物转化及免疫等功能严重障碍，机体出现黄疸、出血、感染、肾功能障碍及肝性脑病等临床综合征，称为肝功能不全（hepatic insufficiency）。肝功能不全晚期称为肝功能衰竭（hepatic failure），最后可发展为肝性脑病（hepatic encephalopathy，HE）。肝性脑病是指在排除其他已知脑疾病前提下，继发性肝功能衰竭的一系列严重的神经精神综合征，可表现为人格改变、意识障碍等特征，并且这些特征为可逆性的。肝性脑病晚期发生不可逆性肝昏迷（hepatic coma），甚至死亡。

一、病因与分类

目前临床上按照肝脏病变、神经病学的症状和体征及病程将肝性脑病分为 A、B、C 三型。

1. A 型肝性脑病　为急性肝衰竭相关肝性脑病。起病急，病情凶险，无明显诱因，常由急性重型病毒性肝炎、急性中毒性肝炎、急性药物性肝病所致，因肝细胞广泛坏死，肝功能急剧下降，患者迅速发生昏迷，预后差。

2. B 型肝性脑病　为无内在肝病的门体旁路相关性肝性脑病。此型少见，纯粹由门-体静脉分流术引起，肝结构正常且无器质性肝病。

3. C 型肝性脑病　为肝硬化伴门脉高压或门体分流相关的肝性脑病。此型最常见，常继发于各种慢性肝病，如肝炎后肝硬化、血吸虫性肝硬化、酒精性肝硬化、营养不良性肝硬化、慢性药物性肝病、原发性肝癌、肝豆状核变性等，可分为间歇型、持续型、轻微型三个亚型。

肝性脑病在临床上按神经精神症状的轻重分为四期。

一期（前驱期）：轻微的神经精神症状，可表现为轻度知觉障碍、欣快或焦虑、注意力不集中等，轻微扑翼样震颤。

二期（昏迷前期）：神经症状加重，表现为嗜睡、淡漠、定向障碍、语言不清、明显的人格障碍及行为异常，可出现肌张力增高、腱反射亢进、明显的扑翼样震颤。

三期（昏睡期）：有明显的精神错乱、时间和空间定向障碍、言语混乱等症状，表现为昏睡但能唤醒。

四期（昏迷期）：神志完全丧失，昏迷，不能唤醒，对疼痛刺激无反应，无扑翼样震颤。

二、发病机制

肝性脑病的发病机制尚未完全阐明。肝性脑病时脑内并无明显的特异性结构变化，主要是由于脑组织的代谢和神经生理功能障碍所致。目前已提出几种学说，主要为：氨中毒学说、假性神经递质学说、γ - 氨基丁酸（γ - amino butyric acid，GABA）学说、血浆支链氨基酸与芳香族氨基酸比例失衡学说等。现将肝性脑病发病机制的几种学说简述如下。

（一）氨中毒学说

氨中毒学说是最早提出也是最重要的学说。临床研究发现，约80%的肝性脑病患者血液及脑脊液中氨浓度高出正常人2～3倍；肝硬化患者如进食大量高蛋白饮食或摄入含氮物质易诱发肝性脑病；若采取降血氨及限制蛋白质饮食措施可使病情好转；动物实验亦表明，氨能够引起异常的神经毒性症状。这些研究均提示肝性脑病的发生与氨代谢障碍有密切关系，是氨中毒学说的有力依据。

1. 血氨升高的原因　氨清除不足或产氨增多，均可导致血氨升高，其中以前者占主导地位。

（1）氨清除不足　通常肠道吸收的氨经门静脉进入肝脏，在肝内经鸟氨酸循环合成尿素，然后经肾脏排出体外。①肝功能严重障碍时，由于代谢障碍，鸟氨酸循环底物缺乏，所需的ATP供给不足，加之鸟氨酸循环的酶系统严重受损，导致由氨合成尿素减少而使血氨升高。②因门脉高压形成侧支循环或门 - 体静脉吻合术后，使肠道吸收的氨绕过肝脏，直接进入体循环而使血氨升高。

（2）产氨增加　血氨主要来源于肠道所产生的氨。正常时，每天肠道产氨约4g，经门静脉入肝脏，转变为尿素而被解毒。①肝脏功能严重障碍时，由于门脉高压，门静脉回流受阻，使胃肠道淤血、水肿、肠蠕动减弱及胆汁分泌减少，致使食物的消化、吸收及排空都发生障碍，导致肠道细菌活跃，食物中残留的氨基酸可被细菌分解，使产氨增加。②当门脉高压侧支循环形成时，易发生上消化道出血，肠道内滞留的血液蛋白质在肠道细菌的作用下，生成较多的氨。③严重肝功能障碍常合并肝肾综合征，使弥散至肠道的尿素增多，在细菌释放的尿素酶作用下产氨增多。④肝性脑病患者昏迷前，可出现明显的躁动不安、震颤等肌肉活动增强症状，致肌肉收缩运动增多，使腺苷酸分解增加，使肌肉产氨增多。

2. 氨对脑的毒性作用　氨进入脑内与很多因素有关。当血液pH值正常时，血中游离氨（NH_3）仅为1%，为脂溶性，可自由通过血脑屏障进入脑内；而血氨的99%是以铵（NH_4^+）的形式存在，其不易通过血脑屏障。当血液偏酸时，NH_4^+增多；血液偏碱时，则NH_3增多，故当碱中毒时，NH_3增多并易进入脑组织内引起功能障碍。此外，进入脑内的NH_3量也与血脑屏障的通透性有关。细胞因子如肿瘤坏死因子 - α（TNF - α）可增加血脑屏障的通透性，故有些患者血氨虽不高，但由于血脑屏障通透性增加，进入脑内的NH_3也可增多，所以可有严重的肝性脑病。进入脑内的NH_3增多，可产生如下作用。

（1）干扰脑细胞的能量代谢　正常时，脑细胞消耗能量较多，其能量主要依赖于血液葡萄糖氧化的随时供给。NH_3是通过影响葡萄糖生物氧化过程中的多个环节，干扰脑的能量代谢（图15 - 16）。①NH_3能抑制丙酮酸脱羧酶的活性，阻碍丙酮酸的氧化脱羧过程，使乙酰辅酶A生成减少，影响三羧酸循环的正常进行，以致ATP生成不足。②NH_3中毒时脑组织以形成谷氨酸形式解毒；进入脑内的氨与α - 酮戊二酸结合，生成谷氨酸，一方面消耗了大量的还原型辅酶Ⅰ（NADH），妨碍了呼吸链中的递氢过程，另一方面又消耗了脑内三羧酸循环的重要中间产物 α - 酮戊二酸，使脑细胞内的三羧酸循环不能正常进行。③NH_3 进一步与谷氨酸结合形成谷氨酰胺，这一过程消耗大量 ATP。

进入脑内的 NH_3 使 ATP 消耗增多而产生减少，干扰了脑细胞的能量代谢，导致脑细胞完成各种功能所需的能量严重不足，不能维持中枢神经系统的兴奋活动而昏迷。

（2）干扰神经递质间的平衡　正常时，脑内兴奋性神经递质与抑制性神经递质保持平衡。肝性脑病的早期，主要是正常神经递质的减少起关键作用，到了后期，脑能量代谢的减低才发挥其作用。由于进入脑内的 NH_3 增多，引起：①NH_3 与谷氨酸结合生成谷氨酰胺增多，谷氨酸被消耗，使中枢兴奋性递质——谷氨酸减少，而中枢抑制性递质——谷氨酰胺增多；②NH_3 抑制了乙酰辅酶 A 的生成，使乙酰辅酶 A 与胆碱结合生成的兴奋性神经递质乙酰胆碱的合成减少；③中枢抑制性递质 GABA 增多。因此，氨的增多使脑内的神经递质平衡失调（图 15 - 16），兴奋性递质减少，抑制性递质增多，导致中枢神经系统功能紊乱。

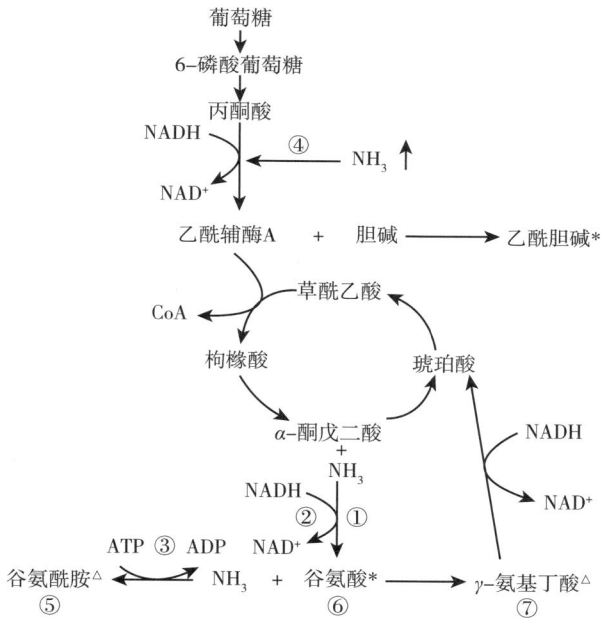

图 15 - 16　氨对脑内能量代谢及神经递质的影响

注：①消耗 α - 酮戊二酸；②消耗 NADH；③消耗 ATP；

④抑制丙酮酸脱羧酶，乙酰辅酶 A 减少，乙酰胆碱减少；

⑤谷氨酰胺生成增多；⑥谷氨酸消耗增多；⑦γ - 氨基丁酸生成增多

＊：中枢兴奋性递质；△：中枢抑制性递质

（3）干扰神经细胞膜的离子转运　氨还可干扰神经细胞膜上的 $Na^+ - K^+ - ATP$ 酶的活性，影响复极后膜的离子转运，静息膜电位降低，从而抑制神经元细胞膜的兴奋性。氨通过与 K^+ 竞争细胞膜上的钠泵，进入细胞内，造成细胞内缺钾，以致影响神经

细胞内外 Na^+、K^+ 正常分布，干扰神经传导活动。

综上所述，虽然大量临床和实验证据支持氨中毒学说，但仍存在氨中毒学说难以解释的事实：①临床上约 20% 的肝性脑病患者血氨正常，而有的血氨明显增高的肝硬化患者，并不发生肝性脑病；②有些肝性脑病患者昏迷程度与血氨水平无平行关系；③有些肝性脑病患者早期血氨升高，经降血氨治疗后，昏迷程度及脑电图波形却无相应改变。由此可见，氨中毒学说并不能圆满解释肝性脑病的发病机制。

（二）假性神经递质学说

假性神经递质是指化学结构上与正常神经递质十分相似，但其生物学效能仅为正常神经递质的 1/100～1/10 的物质，如羟苯乙醇胺、苯乙醇胺等。

1. 假性神经递质的形成 食物中蛋白质在肠内分解成氨基酸，其中芳香族氨基酸，如苯丙氨酸、酪氨酸在未被小肠吸收前，可先经肠道细菌的脱羧酶作用生成苯乙胺和酪胺，再吸收进入门脉系统。肝功能正常时，这些胺类在肝内单胺氧化酶作用下被氧化分解而清除；当严重障碍或门 - 体侧支循环建立后，它们未被分解或经侧支循环绕过肝，经体循环进入脑组织。苯乙胺和酪胺再在脑干网状结构的神经细胞内 β - 羟化酶的作用下，生成苯乙醇胺和羟苯乙醇胺（图 15 - 17）。

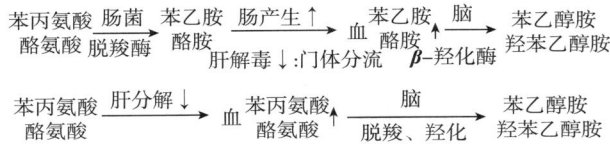

图 15 - 17　假性神经递质生成

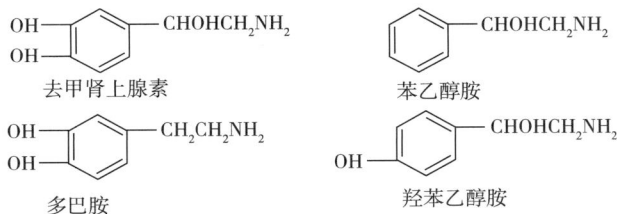

图 15 - 18　正常及假性神经递质结构

2. 假性神经递质的作用机制 正常生理情况下，脑干网状上行激动系统是维持大脑皮质兴奋，使机体处于觉醒状态下的重要中枢神经系统结构。当假性神经递质在脑内增多时，因其化学结构与正常神经递质极为相似（图 15 - 18），而取代正常神经递质被肾上腺素能神经元所摄取，并贮存在突触小体的囊泡中。但其被释放后的生理效应则远较正常神经递质弱。因而脑干网状结构上行激动系统的唤醒功能不能维持，从而发生意识障碍乃至昏迷。

假性神经递质学说也有一定的片面性，还不能圆满解释肝性脑病的发病机制，尚在不断补充和发展。

（三）血浆氨基酸失衡学说

正常人血浆中，支链氨基酸（BCAA）包括亮氨酸、异亮氨酸等；芳香族氨基酸（AAA）主要为苯丙氨酸、酪氨酸和色氨酸等；血浆 BCAA/AAA 的比值接近 3 ~ 3.5。肝性脑病发生前后，血浆氨基酸失衡，AAA 增多，而 BCAA 减少，血浆氨基酸比值常下降至 0.6 ~ 1.2。

1. 血浆氨基酸比例失衡的原因　肝功能严重障碍时肝细胞对胰岛素和胰高血糖素灭活减少，使 BCAA 和 AAA 两者血中含量均增高，但以胰高血糖素的增高更显著，引起血中胰岛素/胰高血糖素比值下降，体内分解代谢大于合成代谢。机体呈负氮平衡，大量氨基酸从机体组织蛋白中分解释放入血。BCAA 是唯一主要在肝外组织——骨骼肌分解代谢的氨基酸，而 AAA 主要是通过肝脏分解代谢。因此，肝脏代谢功能障碍导致 AAA 分解代谢不足，造成血浆 AAA 浓度急剧升高。体内分解代谢的增强，促进了肌肉组织对 BCAA 的摄取利用，使血浆 BCAA 含量降低或变化不明显。故而导致 BCAA/AAA 比值降低。

2. 血浆氨基酸比例失衡的后果　在正常生理 pH 值范围内，AAA 与 BCAA 同属电中性氨基酸，它们在通过血脑屏障时竞争同一载体转运。当 BCAA/AAA 比值明显下降，AAA 不受 BCAA 的竞争性抑制，可大量进入脑内，其中主要是苯丙氨酸、酪氨酸和色氨酸。

正常神经递质的生成过程为：脑神经细胞内的苯丙氨酸在苯丙氨酸羟化酶作用下生成酪氨酸，酪氨酸在酪氨酸羟化酶作用下生成多巴，多巴在多巴脱羧酶作用下生成多巴胺，多巴胺在多巴胺 β - 羟化酶作用下生成去甲肾上腺素。

当进入脑内的苯丙氨酸和酪氨酸增多时，可正反馈促进脑内芳香族氨基酸脱羧酶的活性，直接在脑内形成假性神经递质（苯乙醇胺、羟苯乙醇胺）；同时又可通过抑制酪氨酸羟化酶和多巴胺脱羧酶，抑制正常神经递质（多巴胺、去甲肾上腺素）的合成；由于肝功能受损，血浆白蛋白减少，血中色氨酸含量增加，未与白蛋白结合的游离型色氨酸易大量进入脑内。色氨酸在脑内经色氨酸羟化酶作用下，生成抑制性神经递质5 - 羟色胺（5 - HT），干扰脑的正常神经生理活动。5 - HT 还可作为一种假性神经递质而被肾上腺素能神经元摄取、贮存和释放。另外，5 - HT 也可抑制酪氨酸转变为多巴胺。

综上所述，血浆氨基酸失衡学说是在假性神经递质学说基础上的补充和发展。

（四）γ - 氨基丁酸学说

γ - 氨基丁酸（γ - amino butyric acid，GABA）是体内最主要的抑制性神经递质。目前认为其与肝性脑病的发生有密切关系。研究证明，急性肝功能衰竭患者血清 GABA 水平比正常人高 10 倍；在家兔肝性脑病模型中观察到，外周血清 GABA 浓度是正常家兔的 12 倍。并且有人发现动物脑神经元突触后膜上 GABA 受体密度也增加，表明 GABA 及其相应受体的相互作用在肝性脑病的发生上有其独特意义。在此基础上，提出了肝性脑病的 γ - 氨基丁酸学说。

GABA 不仅是突触后抑制递质，而且也是突触前抑制递质，其主要作用是使 Cl^- 通透性增高。正常生理情况下，GABA 主要是在突触前神经元内利用谷氨酸脱羧合成后储存于囊泡内，当神经兴奋时，GABA 释放入突触间隙，发挥生物活性。

正常时，血中 GABA 主要由肠道细菌作用于肠内容物而产生，之后其可进入肝脏进行进一步代谢，且 GABA 不能通过血脑屏障而参与脑的神经生理功能。当肝脏功能严重障碍时，由于 GABA 分解减少或通过侧支循环绕过肝脏，使其在血液中含量增多；又由于此时血脑屏障通透性增高，突触后膜的 GABA 受体亦上调，所以 GABA 可进入脑内，与 GABA/BZ 受体结合，从而发挥突触后的抑制作用。此外，进入脑内的 GABA 也可作用于突触前的轴突末梢，产生突触前抑制作用。从而导致中枢神经系统功能抑制，产生肝性脑病。

（五）其他毒物在肝性脑病发病中的作用

多种蛋白质、脂肪的代谢产物，如硫醇、脂肪酸、酚等在肝性脑病发病中可能也起一定作用。

硫醇是蛋氨酸和其他含硫氨基酸经肠道细菌代谢而产生的一类有毒含硫化合物，其在正常情况下可经肝氧化分解而解毒。肝功能障碍时，血中硫醇含量升高，可抑制尿素合成而干扰氨的解毒；抑制线粒体的呼吸过程；抑制脑内 $Na^+ - K^+ - ATP$ 酶活性等，且可从呼吸道呼出，气味难闻，称为肝臭。

肝脏功能严重障碍时，由于对食物中吸收的脂肪酸分解代谢下降，或因门 - 体分流，或因血浆白蛋白降低而减少了对短链脂肪酸的结合，使血中短链脂肪酸增多。短链脂肪酸可抑制脑神经细胞 $Na^+ - K^+ - ATP$ 酶活性，干扰膜离子转运，影响神经冲动的传导。

酚、吲哚和甲基吲哚分别是酪氨酸、色氨酸经肠道细菌作用后的代谢产物，正常时经肝解毒。肝脏功能严重障碍时，由于肝脏解毒功能降低，则血液中酚、吲哚含量增多而产生毒性作用，此与肝性脑病的发生也可能有一定关系。

综上所述，目前提出的几种肝性脑病发病机制的学说，还需进一步深入研究，不断加以完善。近年来的研究认为，血氨升高与血浆氨基酸失衡、神经递质异常均有密切关系，共同促进肝性脑病的发生。肝性脑病发病机制较为复杂，并非单一因素所致，往往是诸多因素综合作用的结果。在不同的患者或疾病的不同发展阶段，其主导因素可能不同，应具体问题具体分析。

三、诱发因素

肝性脑病的发生常需某种诱因的作用。这些诱因加重了脑性毒素的滞留与蓄积，促进了神经毒物间的相互协同作用，使血脑屏障的通透性增高，脑的敏感性增强。常见诱因如下。

1. 氮负荷增加 是最常见的诱因。尤其是肝硬化患者上消化道出血、过量蛋白饮食、输血等外源性氮负荷增加，使血氨升高，易诱发肝性脑病。而感染、碱中毒、氮质血症、尿毒症、便秘等内源性氮负荷过重，也会诱发肝性脑病。

2. 血脑屏障通透性增高 正常时神经毒质一般不能通过血脑屏障，但当脑内能量代谢障碍、严重肝病、饮酒等使血脑屏障通透性增高，神经毒质则可通过血脑屏障参与肝性脑病的发生。

3. 脑敏感性增高 严重肝病患者体内各种毒性物质增多，脑对药物或氨等毒性物质的敏感性增高，因此，当使用止痛药、镇静剂、麻醉剂、氯化铵等药物时，易诱发肝性脑病；而感染、缺氧、电解质紊乱等也可增强脑对毒性物质的敏感性，易诱发肝性脑病。

四、护理原则

消除引起肝性脑病的诱发因素，如限制蛋白质的摄入；避免进食粗糙、质硬的食物，预防上消化道出血；控制感染；防止便秘；慎用止痛、镇静、麻醉等药物；慎重利尿、放腹水，注意水、电解质和酸碱平衡。密切观察患者意识、情绪的变化及对外界的反应。注意对患者的安全防护。注意保持呼吸道通畅。嘱患者卧床休息，稳定患者的情绪，结合患者的具体情况，采取一些具有针对性的护理措施。

目标检测

一、名词解释

消化性溃疡、复合性溃疡、嗜酸性小体、点状坏死、碎片状坏死、桥接坏死、大片坏死、假小叶、肝性脑病。

二、问答题

1. 试比较胃溃疡与溃疡型胃癌的大体形态区别。
2. 病毒性肝炎肝细胞坏死的类型有哪些？
3. 慢性普通型肝炎的病变特点是什么？
4. 何谓假小叶？简述其形态学特点。
5. 肝硬化晚期腹水形成的原因有哪些？
6. 简述肝硬化时主要的侧支循环和合并症。
7. 哪些因素可以诱发肝性脑病？
8. 简述溃疡病的结局和并发症。
9. 简述肝硬化门脉高压形成的机制。
10. 简述血氨升高引起肝性脑病的机制。

（甘　萍）

第十六章 | 泌尿系统疾病

要点导航

掌握：肾小球肾炎、肾盂肾炎、急性肾功能衰竭、慢性肾功能衰竭和尿毒症的基本概念；急性、慢性肾功能衰竭的功能和代谢变化。

熟悉：肾小球肾炎的基本病理变化及临床病理联系；肾盂肾炎的类型和病理变化；急性、慢性肾功能衰竭的病因和发病机制。

了解：肾小球肾炎、肾盂肾炎的病因和发病机制；肾小球肾炎、肾盂肾炎和肾功能衰竭的护理原则；尿毒症的病因、发病机制及功能和代谢变化。

泌尿系统由肾脏、输尿管、膀胱和尿路组成，主要功能：①排泄体内的代谢废物及其他毒物；②维持机体内水、电解质及酸、碱的平衡；③具有内分泌功能，分泌肾素、前列腺素、促红细胞生成素等，参与调节血压、红细胞的生成和钙、磷吸收等代谢活动。

肾脏的基本结构是肾单位，肾单位由肾小球和肾小管组成。肾小球主要是滤过功能，肾小管是再吸收和浓缩功能。肾小球由血管球和肾球囊构成。通常把血管球的毛细血管内皮细胞、毛细血管基底膜和脏层上皮细胞三层结构，称为滤过膜或滤过屏障。滤过的原尿进入脏层上皮细胞和壁层上皮细胞之间的肾球囊。脏层上皮细胞有许多突起，故被称为足细胞（图16-1）。

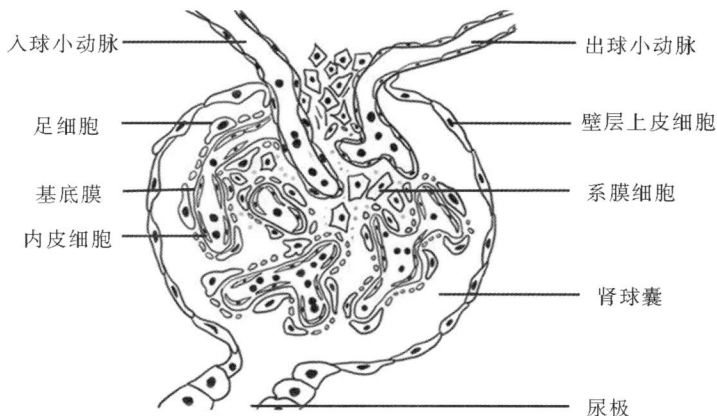

图16-1 肾小球组织结构

本章主要介绍肾小球肾炎、肾盂肾炎及肾功能不全。

第一节　肾小球肾炎

肾小球肾炎（glomerulonephritis，GN）简称肾炎，是以肾小球损伤和改变为主的一组疾病，可分为原发性肾小球肾炎、继发性肾小球肾炎和遗传性肾炎。原发性肾小球肾炎是指原发于肾脏的独立性疾病，肾为唯一受累或主要受累的脏器；继发性肾小球肾炎是指由于免疫性、血管性或代谢性疾病引起的肾小球病变，肾脏病变是系统性疾病的组成部分，如狼疮性肾炎、过敏性紫癜、糖尿病性肾炎等；遗传性肾炎指一组以肾小球改变为主的遗传性家族性疾病。本章介绍原发性肾小球肾炎。

一、病因和发病机制

本病病因尚未完全阐明，但研究表明，大部分肾小球肾炎是由抗原抗体反应引起的免疫性疾病。能引起肾小球肾炎的抗原种类很多，可分为内源性和外源性两大类（表 16-1）。

表 16-1　肾小球肾炎的内源性抗原与外源性抗原的种类

内源性抗原		外源性抗原
肾小球本身抗原	非肾小球本身抗原	
肾小球基底膜抗原	细胞核抗原	生物性抗原：病原微生物（如细
肾小球内皮细胞膜抗原	DNA 抗原	菌、病毒、真菌、寄生虫等）
肾小球足细胞的足突抗原	免疫球蛋白	非生物性抗原：药物（如青霉
肾小球上皮细胞刷状缘抗原	甲状腺球蛋白	胺、金和汞制剂等），异种血清
肾小球系膜细胞抗原	肿瘤特异性抗原	蛋白、类毒素，化学试剂等

由于抗原的种类不同，引起机体的反应性不同，免疫复合物（抗原抗体复合物）形成的方式和沉积的部位也不相同，目前已证实了免疫复合物引起肾小球肾炎的两种主要机制。

（一）循环免疫复合物沉积

循环免疫复合物的抗原可以是外源性抗原，也可以是内源性抗原，但均不是肾小球本身成分。抗原刺激机体产生相应抗体，抗原与抗体在血液循环中结合形成免疫复合物，免疫复合物经血液循环通过肾小球滤过膜时沉积下来，激活补体产生趋化因子，吸引中性粒细胞等炎症细胞浸润，释放多种蛋白酶、氧自由基和炎性介质，造成肾小球的损伤和炎症反应。

循环免疫复合物在肾小球沉积与否、沉积的部位和程度受多种因素的影响，尤其是复合物的大小和携带的电荷。大分子免疫复合物常在血液循环中被单核巨噬细胞吞噬。含阳离子的免疫复合物可以通过基底膜，沉积于上皮下；含阴离子的免疫复合物可以通过基底膜，沉积于内皮下；中性电荷的免疫复合物易沉积于系膜区（图 16-2A）。组织免疫荧光检查和电子显微镜检查是目前研究免疫复合物的主要手段。免疫荧光检查显示，在肾小球毛细血管基底膜表面可出现不连续的颗粒状荧光（图 16-2B）。

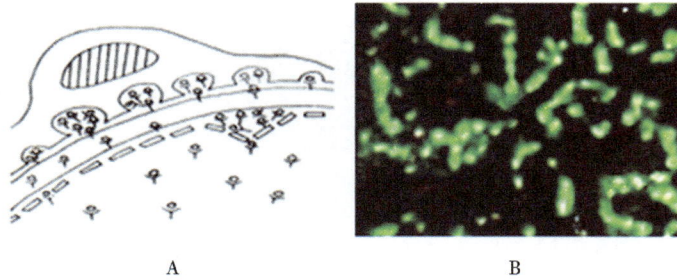

图 16－2　循环免疫复合物沉积部位图

（二）原位免疫复合物形成

抗体与肾小球本身的抗原成分或随血液循环植入肾小球的抗原产生反应，在肾小球内形成原位免疫复合物，引起肾小球的损伤。主要有以下三种类型的抗原。

1. 肾小球毛细血管基底膜抗原　由于某种感染或其他原因使肾小球毛细血管基底膜结构发生改变，或者可能某些病原微生物与肾小球毛细血管基底膜具有共同的抗原而发生交叉免疫反应，抗体直接与肾小球基底膜抗原结合形成免疫复合物。引起肾小球肾炎（图 16－3A）。免疫荧光检查显示沿肾小球毛细血管基底膜出现连续的线形荧光（图 16－3B），此类属自身免疫性疾病，在人类的肾小球肾炎中较为少见。

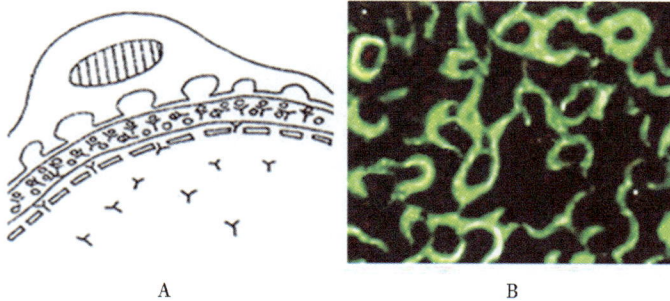

图 16－3　抗肾小球基底膜肾炎免疫复合物沉积部位图

2. 植入性抗原　细菌、病毒等感染的产物或某些药物进入机体，首先与肾小球某一成分结合形成植入性抗原，刺激机体产生相应抗体，抗体再与植入性抗原结合，形成免疫复合物，引起肾小球肾炎。此型较常见，免疫荧光检查显示有不连续的颗粒状荧光。

3. 肾小球上皮细胞刷状缘抗原（Heymann 抗原）　动物实验证明，肾小球上皮细胞的刷状缘与足细胞具有共同的抗原性，当刷状缘成分引起机体形成抗体后，与肾小球足细胞的足突膜发生交叉免疫反应形成免疫复合物，沉积于上皮细胞下，引起肾小球肾炎。免疫荧光检查显示沿基底膜弥漫颗粒状分布的免疫球蛋白或补体沉积。电子显微镜检查显示毛细血管基底膜与祖细胞之间有许多小块状电子致密沉积物。

二、基本病理变化

肾小球肾炎是以增生为主的变态反应性炎症。

（一）肾小球病变

1. 增生性病变

（1）细胞增生性病变　主要是指肾小球固有细胞数目增多，系膜细胞和内皮细胞增生，壁层上皮细胞增生，导致肾小球体积增大，细胞数目增多。

（2）基底膜增厚和系膜基质增多　镜下观察：PAS 和 PASM 等染色可显示肾小球毛细血管基底膜增厚。电镜观察：表明肾小球毛细血管基底膜改变可以是肾小球毛细血管基底膜本身的增厚，也可以是内皮下、上皮下或肾小球毛细血管基底膜内免疫复合物的沉积。

2. 变质性病变　肾小球纤维化和玻璃样变。镜下观察：HE 染色显示均质的嗜酸性物质沉积。电镜观察：细胞外出现无定形物质，其成分为沉积的血浆蛋白、增厚的肾小球毛细血管基底膜和增多的系膜基质。严重时毛细血管管腔狭窄和闭塞，肾小球固有细胞减少甚至消失，胶原纤维增加。最终导致节段性或整个肾小球的硬化。肾小球玻璃样变性和硬化为各种肾小球病变发展的最终结果。肾小球肾炎可见毛细血管壁发生纤维素样坏死，还可伴有血栓形成和红细胞漏出。

3. 渗出性病变　主要表现为中性粒细胞、单核细胞及淋巴细胞等炎细胞和纤维素渗出，渗出物可分布于肾小球和肾间质内，也可进入肾球囊腔随尿排出。

（二）肾小管和间质的改变

肾小管上皮细胞常发生变性，管腔内可出现蛋白质、细胞或细胞碎片浓聚形成的管型。肾间质可发生充血、水肿和炎细胞浸润。肾小球发生玻璃样变性和硬化时，相应肾小管萎缩或消失，间质发生纤维化。

三、临床病理联系

肾小球肾炎的临床症状包括尿量、尿性状的改变，肾性水肿和肾性高血压等。

（一）尿变化

1. 尿量的改变　包括少尿、无尿、多尿或夜尿。24 小时尿量少于 400ml 称为少尿；少于 100ml 称为无尿；超过 2500ml 称为多尿。夜尿增多是指夜尿量超过白天尿量或者夜尿持续超过 750ml。

2. 尿性状的改变　包括血尿、蛋白尿和管型尿。血尿分为肉眼血尿和显微镜下血尿。尿中蛋白质含量超过 150mg/d 称为蛋白尿，超过 3.5g/d 则称为大量蛋白尿。管型由蛋白质、细胞或细胞碎片等在肾小管内凝集而成，尿中出现大量管型则称为管型尿。

（二）全身性变化

1. 肾性水肿　由肾脏功能异常导致的血浆胶体渗透压下降（尿蛋白长期大量流失）和水钠潴留引起的水肿，称为肾性水肿，表现为眼睑水肿、腹腔积液、胸腔积液等。

2. 肾性高血压　由肾脏实质的病变或肾动脉的病变导致的高血压，称为肾性高血压。常见原因有：①肾小球内皮细胞和系膜细胞明显增生，肾小球毛细血管腔受压、闭塞，肾小球滤过率剧降，少尿，水钠潴留，有效循环血量增多导致高血压，称为容量性高血压。②肾小球结构严重破坏，肾小球缺血，肾素分泌增多导致高血压，称为肾素依赖性高血压。③肾小球分泌的降压物质减少，如 PGA_2。

3. 肾性贫血 肾实质严重受损时，促红细胞生成素减少，此外体内代谢产物的积聚抑制骨髓的造血功能，导致了肾性贫血。

4. 肾性骨病 肾功能严重受损时，电解质紊乱，钙磷代谢失调，从而导致肾性骨病。

（三）肾小球肾炎临床综合征

根据病程、临床表现和其他检查结果，将肾小球肾炎分为下列临床综合征。

1. 急性肾炎综合征 起病急，常表现为少尿、血尿、蛋白尿，常有水肿和高血压，严重者可出现氮质血症。常见病理类型是急性弥漫性增生性肾小球肾炎。

2. 急性进行性肾炎综合征 起病急，进展快，常出现少尿或无尿、血尿和蛋白尿，可迅速发展为肾功能不全。常见病理类型是新月体性肾小球肾炎。

3. 肾病综合征 主要表现为大量蛋白尿、高度水肿、低蛋白血症和高脂血症（"三高一低"）。多种病理类型的肾小球肾炎可表现为肾病综合征。

4. 反复发作性或持续性血尿 发病急或缓，常表现为肉眼血尿或镜下血尿，一般无肾小球肾炎的其他症状。常见病理学类型是 IgA 肾病。

5. 慢性肾炎综合征 主要表现为多尿、夜尿、低比重尿、高血压、贫血、氮质血症和尿毒症，见于各型肾炎的终末阶段。

6. 隐匿性肾炎综合征 常无症状，仅有镜下血尿或蛋白尿。常见病理类型是系膜增生性肾小球肾炎。

知识拓展

> 肾脏疾病病因、发病机制及其分类繁多复杂，为了明确诊断、指导治疗和预后判断，就需要做肾穿刺活检术，通过病理学常规和特殊染色、免疫荧光和电镜检查，成为对肾脏疾病诊断的一种重要手段。
>
> 肾穿刺后需要平卧、监测血压、嘱患者多饮水，以尽快排出少量凝血块。同时留取尿标本3 次常规送检。若患者出现肉眼血尿，应延长卧床时间至肉眼血尿消失或明显减轻。必要时给静脉输入止血药或输血。

四、常见肾小球肾炎的临床类型

肾小球疾病的病理诊断应反映病变的分布状况，根据病变肾小球的数量和比例，肾炎分为弥漫性肾炎和局灶性肾炎两大类。①弥漫性肾炎：病变累及全部或大多数（通常为 50% 以上）肾小球。②局灶性肾炎：病变仅累及部分（50% 以下）肾小球。

根据病变肾小球受累毛细血管袢的范围，肾炎分为球性病变肾炎和节段性病变肾炎两大类。①球性病变肾炎：累及整个肾小球的全部或大部分毛细血管袢。②节段性病变肾炎：仅累及肾小球的部分毛细血管袢（不超过肾小球切面的 50%）。

目前肾炎的分类多采用 WHO 的组织病理学分类，与临床分类的侧重点有所不同，原发性肾小球肾炎的病理分型与相应的主要临床表现见表 16 – 2。

表 16 – 2　肾小球肾炎病理分型与临床表现

病理分型	主要临床表现
急性弥漫性增生性肾小球肾炎	急性肾炎综合征
快速进行性/新月体性肾小球肾炎	急进性肾炎综合征
膜性肾小球病	肾病综合征
微小病变性肾小球病	肾病综合征
局灶性节段性肾小球硬化	肾病综合征
膜增生性肾小球肾炎	肾病综合征、慢性肾炎综合征
系膜增生性肾小球肾炎	肾病综合征
IgA 肾病	无症状血尿或蛋白尿
慢性硬化性肾小球肾炎	慢性肾炎综合征

本章节主要介绍急性弥漫性增生性肾小球肾炎、新月体性肾小球肾炎、膜性肾小球病、微小病变性肾小球病和慢性硬化性肾小球肾炎。

（一）急性弥漫性增生性肾小球肾炎

急性弥漫性增生性肾小球肾炎（acute diffuse proliferative glomerulonephritis），简称急性肾炎，主要表现为急性肾炎综合征，临床最为常见。其病变特点是肾小球弥漫性毛细血管内皮细胞和系膜细胞增生为主，伴中性粒细胞和巨噬细胞浸润。本型肾炎又有毛细血管内增生性肾小球肾炎（endocapillary proliferative glomerulonephritis）。儿童、青少年多见，成人少见，多数病例与感染有关，又有感染后肾小球肾炎（postinfections glomerulonephritis）之称。根据感染病原体的类型，又称为链球菌感染后肾小球肾炎（poststreptococcal glomerulonephritis）和非链球菌感染后肾小球肾炎。前者较为常见；后者由肺炎球菌、葡萄球菌等细菌和腮腺炎、麻疹、水痘和肝炎等病毒引起。发病机制为循环免疫复合物沉积所致。

1. 病理变化

（1）肉眼观察　双侧肾脏体积呈对称性增大，包膜紧张，表面光滑，充血呈红色，故称为"大红肾"（图 16 – 4A）。有的肾脏表面及切面可见散在的出血点，似蚤咬状，故又称为"蚤咬肾"（图 16 – 4B）。切面见肾皮质增厚，纹理模糊，但皮质与髓质分界清楚。

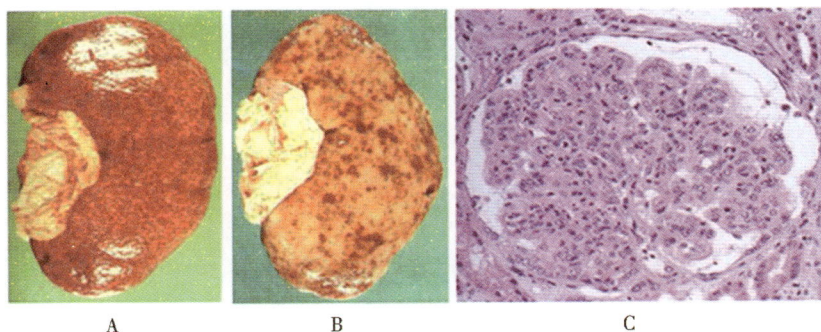

A　　　　　　　　B　　　　　　　　C

图 16 – 4　急性弥漫性增生性肾小球肾炎

（2）镜下观察　肾小球体积增大，肾小球毛细血管内皮细胞和系膜细胞明显增生，从而导致毛细血管管腔狭窄、闭塞（图16-4C），引起血管球内缺血；肾小球内中性粒细胞浸润、肾球囊内纤维蛋白、炎细胞等渗出物，也可见红细胞漏出，严重者可见毛细血管内微血栓形成及毛细血管壁纤维蛋白样坏死。肾小管上皮细胞可有细胞水肿、脂肪变性及玻璃样变性，管腔内常见蛋白管型、细胞管型及颗粒管型等。

（3）电镜观察　可见电子致密物（即免疫复合物）沉积于肾小球毛细血管基底膜与肾小球足细胞之间，呈现峰状或小丘状，也可沉积于肾小球毛细血管基底膜内。

（4）免疫荧光检查　呈颗粒状荧光。

2. 临床病理联系　表现急性肾炎综合征（图16-5）。

（1）尿的变化　①少尿或无尿：由于肾小球内细胞明显肿胀增生，压迫毛细血管，入球血流量的减少使肾小球滤过率明显降低，而肾小管病变轻，重吸收相对正常。②血尿、蛋白尿：为肾小球毛细血管受损、通透性增高所致。③管型尿：滤过膜受损，导致肾小管的蛋白质、红细胞和白细胞凝集成透明管型、红细胞管型和颗粒管型。

（2）水肿　水肿首先出现在组织疏松部位，如眼睑部、面部等，严重者可波及全身。水肿的发生主要是由少尿引起水钠潴留和毛细血管通透性增加；同时蛋白尿导致血浆胶体渗透压下降所致。

（3）高血压　约70%的患者有轻度到中度的高血压，主要原因可能与水钠潴留引起的血容量增加有关，严重时可引起心力衰竭。

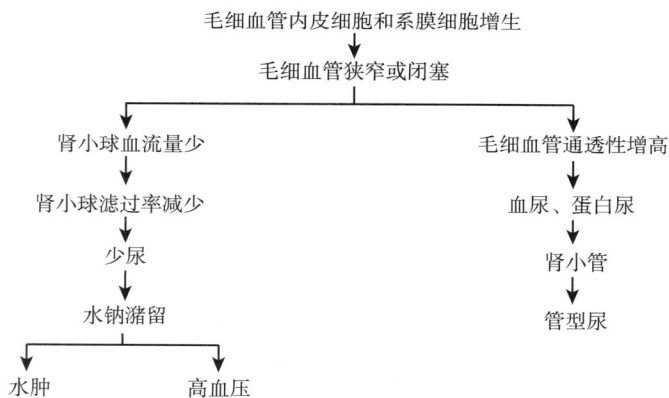

图16-5　急性弥漫性增生性肾小球肾炎临床病理联系

3. 转归　多数情况下预后较好，特别是儿童患者，多在数周至数月内恢复正常。少数患者预后较差，约不到1%的患者病变无明显改善而发展为快速进行性肾小球肾炎，1%~2%的患者因病变发展缓慢、迁延不愈而转化为弥漫性硬化性肾小球肾炎。成人患者预后较差，15%~50%的患者可转为慢性。

（二）急进性肾小球肾炎

急进性肾小球肾炎（rapidly progressive glomerulonephritis，RPGN），又称快速进行性肾小球肾炎（rapidly progressive glomerulonephritis），临床表现起病急，进展快，病情重，迅速出现血尿、蛋白尿、少尿或无尿、氮质血症等急进性肾炎综合征表现，预后较差。本型肾小球肾炎的组织学特点是肾小球壁层上皮细胞增生形成新月体或环状体，故又称新月体性肾小球肾炎（cresentic glomerulonephritis，GRGN）。

1. 病理变化

（1）肉眼观察　双侧肾脏肿大，颜色苍白，切面可见肾皮质增厚，有散在的出血点。

（2）镜下观察　在渗出的纤维蛋白刺激下，肾球囊壁层上皮细胞增生，在肾球囊堆积形成新月体（图16-6A）或环状体（图16-6B），在新月体或环状体内含有壁层上皮细胞、渗出的纤维蛋白和炎细胞。早期新月体以细胞成分为主，称为细胞性新月体。之后胶原纤维增多，形成细胞纤维性新月体。后期细胞成分完全被纤维组织代替，形成纤维性或硬化性新月体。新月体或环状体形成后，肾球囊囊腔狭窄、闭塞，压迫毛细血管球，引起毛细血管球萎缩、纤维化及玻璃样变性。肾小管上皮细胞水肿、玻璃样变性，部分肾小管上皮细胞萎缩消失。间质水肿，炎细胞浸润，后期发生纤维化。

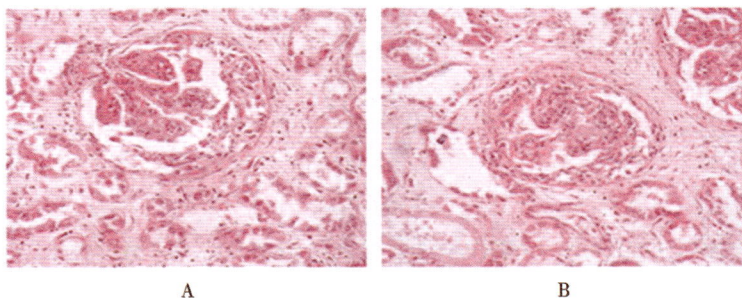

图16-6　新月体性肾小球肾炎

（3）电镜观察　可见肾小球毛细血管基底膜的缺损和断裂。

（4）免疫荧光检查　显示IgG和C3沿肾小球毛细血管壁呈颗粒状或线形荧光。

2. 临床病理联系　表现急性进行性肾炎综合征。

（1）血尿　肾小球毛细血管壁纤维素样坏死，肾小球毛细血管基底膜断裂，通透性明显增加，红细胞大量漏出，故有明显血尿，也有蛋白尿或伴轻度水肿。

（2）少尿、无尿、氮质血症　大量的新月体形成阻塞肾球囊腔，迅速出现少尿甚至无尿；血中含氮代谢产物不能滤过排出，在体内潴留出现氮质血症；短期内还可发展为急性肾功能衰竭、尿毒症。

（3）高血压　大量肾小球因纤维化、玻璃样变性、缺血使肾素-血管紧张素增多，血压升高。

3. 转归　肾小球出现新月体或环状体，则预后较差，患者常在数周或数月内死于尿毒症。新月体或环状体<70%者，病程进展较慢，则预后稍好，但最终发展为弥漫性硬化性肾小球肾炎。

（三）膜性肾小球病

膜性肾小球病（membranous glomerulopathy）是引起成人肾病综合征最常见的原因。主要病变特征是肾小球基膜上皮细胞侧出现含免疫球蛋白，基底膜显著增厚，而毛细血管壁弥漫性增厚，肾小球炎症改变不明显，又称膜性肾病（membranous nephropathy）。

1. 病理变化

（1）肉眼观察　双侧肾弥漫性肿大，颜色苍白，称为"大白肾"。

（2）镜下观察　绝大多数肾小球毛细血管基底膜明显增厚（图16-7）。肾小球内细胞无增生，也无渗出现象。晚期由于肾小球毛细血管基底膜显著增厚，毛细血管管腔变窄，大部分肾小球因缺血发生纤维化、玻璃样变性。

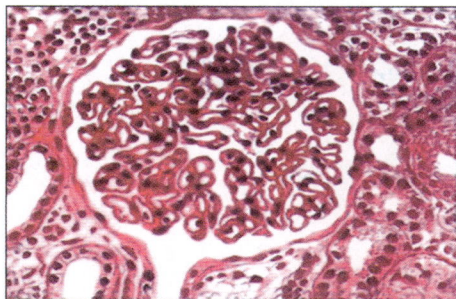

图16-7　膜性肾小球病

2. 临床病理联系　表现为肾病综合征（"三高一低"）。

（1）高度蛋白尿　基底膜严重损伤，通透性明显增高，大量血浆蛋白（包括大分子蛋白质）由肾小球滤过，可引起严重的非选择性蛋白尿。

（2）低蛋白血症　因大量蛋白质从尿液丢失，血浆蛋白含量明显降低。

（3）高度水肿　血浆蛋白含量明显降低，使血浆胶体渗透压下降；加之肾缺血，肾素-血管紧张素-醛固酮系统活性增强，水钠潴留，出现全身性高度水肿。

（4）高脂血症　机制未完全明了，可能与低蛋白血症引起肝合成脂蛋白增多有关。

3. 转归　病变轻者，经治疗可逐渐缓解，但多数患者反复发作，对激素治疗不敏感，发病后10年左右进展至慢性肾功能不全。

（四）微小病变性肾小球病

微小病变性肾小球病（minimal change glomerulopathy），又称微小病变性肾小球肾炎（minimal change glomerulonephritis）或微小病变性肾病（minimal change nephrosis），病变特点是弥漫性肾小球脏层上皮细胞足突消失，是引起儿童肾病综合征最常见的原因。光镜下肾小球基本正常，肾小管上皮细胞脂肪变性，又称为脂性肾病（lipoid nephrosis）。本病发病可能与免疫功能异常有关。

1. 病理变化

（1）肉眼观察　肾脏增大，颜色苍白，切面皮质厚呈黄白色条纹（肾小管细胞脂肪变性）。

（2）镜下观察　肾小球基本正常，近端肾小管上皮细胞脂肪变性及玻璃样变性。

2. 临床病理联系　表现肾病综合征。尿内蛋白质成分主要是小分子白蛋白，属于选择性蛋白尿。

3. 转归　儿童患者预后较佳，90%以上的患者用糖皮质激素治疗效果好，少数病例可发生肾功能不全。

（五）慢性肾小球肾炎

慢性肾小球肾炎（chronic glomerulonephritis），是各型肾炎发展到晚期的终末阶段，故又称为终末期肾。其病变特点是大量的肾小球发生纤维化、玻璃样变性，又称慢性硬化性肾小球肾炎（chronic sclerosing glomerulonephritis）。多见于成年人，病程长，易引起慢性肾功能衰竭，预后差。

1. 病理变化

（1）肉眼观察　双侧肾脏体积呈对称性缩小，重量减轻，颜色苍白，质地变硬，表面呈弥漫性细颗粒状突起，故称为继发性颗粒性固缩肾（图16－8A）。切面肾皮质变薄，纹理不清，皮质和髓质分界不清，小动脉硬化，管壁增厚呈哆开状。

（2）镜下观察　病变弥漫分布于双侧肾脏；多数肾小球发生纤维化、玻璃样变性（图16－8B），相应肾小管萎缩、消失；残留肾单位常呈代偿性肥大，肾小球体积增大，肾小管扩张。间质的纤维组织增生、收缩，使玻璃样变性的肾小球相互靠拢集中。间质有大量淋巴细胞、浆细胞浸润。间质内小动脉硬化，管壁增厚，管腔狭窄。

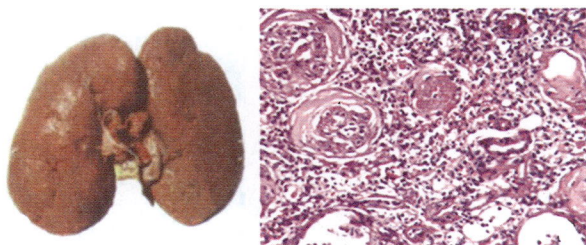

图16－8　慢性肾小球肾炎

2. 临床病理联系　多数慢性硬化性肾小球肾炎患者的病变发展缓慢，病程经过可长达数年甚至更长时间。

（1）尿的变化　由于大量肾单位被破坏，功能丧失，血液经过部分残存代偿的肾单位速度加快，肾小球滤过率增加，原尿生成增多，而肾小管的重吸收功能有限，尿的浓缩功能降低，使患者出现多尿、夜尿和低比重尿。但残存肾单位的结构和功能相对正常，故血尿、蛋白尿和管型尿不明显。

（2）肾性高血压　由于大量肾单位破坏，肾组织缺血，激活肾素－血管紧张素系统，肾素分泌增多，使血压升高。血压升高又促进动脉硬化，进一步加重肾缺血。长期的高血压可加重左心负荷，使之发生代偿肥大，严重者可发展为心力衰竭，甚至引起脑出血。

（3）贫血　由于肾组织破坏，促红细胞生成素减少以及体内大量代谢产物潴留，抑制骨髓的造血功能，从而引起贫血。

（4）氮质血症　随着病变的发展，残存的肾单位越来越少，排泄代谢废物的功能越来越弱，使血液中非蛋白氮（NPN）的含量增高，引起氮质血症，最终出现尿毒症。

慢性硬化性肾小球肾炎的病变发展缓慢，病程长短不一，可迁延数年、数十年，早期如能积极合理地治疗，可控制病情发展。若病变进行性发展至晚期时，患者可因慢性肾功能衰竭、尿毒症而死亡，也可死于心力衰竭、脑出血、继发感染等。目前，血液透析或肾脏移植是挽救晚期患者生命的有效治疗方法。

知识链接

控制高血压是防止疾病进展极为重要的治疗措施，未能及时控制的高血压常导致肾功能进一步减退至肾衰竭，甚至并发心力衰竭。除了坚持服用降压药外，应定期观察血压，特别是血压不稳定的患者，建议每天测量 2～3 次血压，以观察自己早中晚的血压变化，避免因血压突然升高而导致心脑血管意外。

附：肾小球肾炎的主要特点小结（表 16 – 3）

表 16 – 3　肾小球肾炎的主要特点小结

类型	肉眼	光镜	电镜	免疫荧光	预后
急性弥漫性增生性肾炎	大红肾蚤咬肾	弥漫系膜细胞和内皮细胞增生	上皮下驼峰状沉积物	毛细血管壁粗颗粒状沉积	多数预后较好
急进性肾炎	肾增大，苍白，表面点状出血	壁层上皮细胞增生形成新月体	基底膜不规则增厚、断裂缺损	IgG、C3 沿毛细血管壁呈线状沉积	新月体越多，预后越差
膜性肾小球病	大白肾	弥漫性基底膜增厚	足突融合、消失基底膜增厚	IgG、C3 沿毛细血管壁呈颗粒状沉积	肾功能不全
微小病变性肾小球病	肾增大，苍白，肾皮质有黄白色条纹	肾小球正常，肾小管上皮细胞脂肪变性	足突细胞的足突融合、消失，无沉积物	肾小球病变部位 IgM 和 C3 沉积	预后较好，皮质类固醇治疗效果好
慢性肾炎	继发性颗粒性固缩肾	肾小球玻变样变、硬化	多无特异性发现	多无特异性发现	肾功能不全

五、护理原则

1. 休息与活动　适当休息和活动，症状明显者前 4～6 周内要卧床休息，至水肿消退、血压正常，肉眼血尿消失。

2. 饮食护理　给予高糖、高维生素、适量蛋白质和脂肪的低盐饮食。水肿严重、尿少、氮质血症者，应限制水及蛋白质的摄入。

3. 病情观察　观察尿量、水肿、血压，有无剧烈头痛、呕吐、眼花、视物不清等症状。监测血钾、尿素、肌酐等肾功能，必要时要监测生命体征。严格控制补液量和补液速度。

4. 用药护理　注意利尿剂、降压药、激素和细胞毒药物的疗效和不良反应等。

5. 预防感染　做好皮肤、口腔、会阴部护理，预防肺部、尿路感染。

6. 心理护理　对患者给予心理安慰，树立治疗信心，保持乐观的情绪和良好的心态。

第二节　肾盂肾炎

肾盂肾炎（pyelonephritis）是肾盂、肾间质和肾小管的炎性疾病，属于化脓性炎症，是肾脏最常见的疾病之一。可发生于任何年龄，以女性多见，其发病率是男性的 9 ~ 10 倍。根据发病急缓和病变特点，可分为急性肾盂肾炎和慢性肾盂肾炎两种类型。

一、病因和发病机制

（一）病因

引起肾盂肾炎的细菌种类很多，其中以大肠埃希菌最为多见，占全部病例的 60% ~ 80%，其次为副大肠埃希菌、变形杆菌、葡萄球菌、肠球菌。本病也可由其他细菌或真菌感染引起。急性肾盂肾炎多由一种细菌感染，而慢性肾盂肾炎则多为多种细菌混合感染。

（二）感染途径

1. 上行性感染　是主要感染途径，感染的细菌多为大肠埃希菌。细菌由尿路下段感染开始，如先发生尿道炎、膀胱炎，经输尿管或输尿管周围的淋巴管上行至肾盂，引起肾盂、肾小管和肾间质的炎症。病变可累及一侧或两侧肾组织。

正常人膀胱中的尿液是无菌的，排尿可起到冲洗尿路的作用。另外，膀胱黏膜还可以产生分泌型免疫球蛋白（IgA），故不易发生感染。尿路结石、瘢痕收缩引起的尿路狭窄、前列腺肥大、妊娠子宫、肿瘤的压迫等均可阻塞尿路，有利于细菌的生长、繁殖和扩散；膀胱镜检查、导尿术等，操作不慎时可引起尿路黏膜损伤，或消毒不严格，将病原菌带入膀胱，引起感染，诱发肾盂肾炎的发生。女性多因尿路短，加之外阴环境、阴道分泌物有利于细菌生长，发病率为男性的 9 ~ 10 倍。

2. 血源性感染　较少见，感染的细菌多为金黄色葡萄球菌。细菌由机体某处的感染病灶侵入血液，随血液至肾脏。病变往往为双侧肾组织。

二、类型和病理变化

（一）急性肾盂肾炎

急性肾盂肾炎（acute pyelonephritis）是细菌感染引起的肾盂、肾间质和肾小管的急性化脓性炎症，多与尿路感染有关。

1. 病理变化

（1）肉眼观察　病变为单侧或双侧肾组织，肾脏体积增大，表面可见散在大小不等的黄白色脓肿灶，其周围有暗红色的充血带（图 16 - 9A、B）。切面有黄色脓肿，并有黄色条纹从肾髓质延伸至皮质。肾盂黏膜充血、水肿，表面有脓性渗出物覆盖。

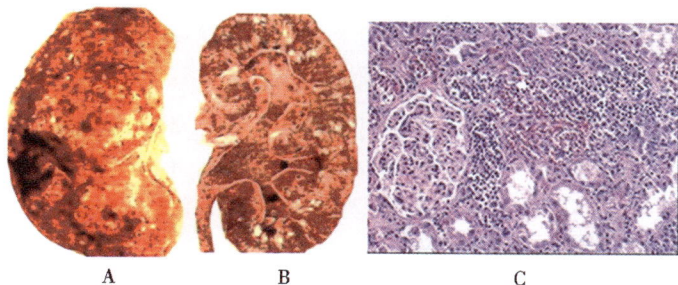

A　　　　　　B　　　　　　C

图 16 - 9　急性肾盂肾炎

（2）镜下观察　肾盂黏膜充血、水肿，大量中性粒细胞浸润和向表面渗出；肾间质形成脓肿或条索状化脓病灶，肾小管上皮细胞坏死、崩解，管腔内见大量脓细胞（图16－9C）。血源性感染引起皮质内形成多发性小脓肿，进而侵入肾小管，蔓延至肾盂。早期肾小球常无病变，严重时累及肾小球。

2. 临床病理联系

（1）全身症状　由于急性化脓性炎症反应，可见起病急、寒战、发热、中性粒细胞增多等全身症状。

（2）腰痛　由于肾脏体积增大，包膜紧张以及炎症刺激肾周围组织的神经末梢，患者可见腰部酸痛和肾区叩击痛。

（3）尿的变化　肾盂及肾实质的化脓性炎症引起脓尿、菌尿、蛋白尿、管型尿和血尿等。

（4）膀胱刺激征　由于膀胱和尿路黏膜的急性炎症刺激引起尿频、尿急和尿痛等症状。

考点

全身症状、泌尿系统症状和脓尿、菌尿是明确诊断的主要依据。尿常规检查是最简便可靠的检测手段，宜留清晨第一次尿液，凡每个高倍镜下超过5个白细胞（>5个/HP）称为脓尿。中段尿细菌定量培养$\geqslant 10^5$/ml，或有肾盂肾炎症状，同时清洁中段尿培养菌落计数大于10^4/ml，可考虑感染。

3. 转归　经及时正确的治疗，大多数可痊愈。如治疗不彻底或尿路阻塞未解除，脓性液体不能排出，可形成肾盂积脓，如治疗不及时，可导致化脓性炎侵破肾包膜，扩展至肾周围组织，形成肾周围脓肿。急性肾盂肾炎如反复发作可转为慢性肾盂肾炎。

（二）慢性肾盂肾炎

慢性肾盂肾炎（chronic pyelonphritis）为肾小管－间质的慢性炎症。病变特点是慢性间质性炎症、纤维化和瘢痕形成，常伴有肾盂和肾盏的纤维化和变形。多为急性肾盂肾炎转变而来，也可无明显急性病史，一开始即呈慢性经过。

1. 病理变化

（1）肉眼观察　单侧或双侧肾脏体积缩小、变硬，表面有多数大小不等的凹陷性瘢痕，故称"瘢痕肾"（图16－10A）。若是两侧病变，则病变不对称，形状不规则，为慢性肾盂肾炎特征性改变。切面可见肾包膜粘连，不易剥离，皮质和髓质分界不清，肾乳头萎缩，肾盂、肾盏因瘢痕收缩而变形，肾盂黏膜粗糙。

（2）镜下观察　肾病变呈不规则灶状或片状分布，以肾间质和肾小管受累最为严重；肾间质纤维化，大量淋巴细胞和巨噬细胞浸润，淋巴滤泡形成；部分肾小管萎缩、坏死或消失；部分肾单位代偿性肥大，肾小管扩张，管腔内充满红染的胶样管型，形似甲状腺滤泡；晚期，肾小球发生萎缩、纤维化、玻璃样变性，球囊壁发生纤维化增厚；动脉内膜高度增厚，管腔狭窄（图16－10B）。

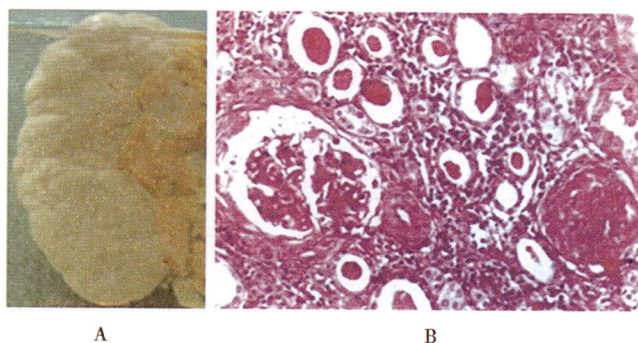

图 16 - 10　慢性肾盂肾炎

2. 临床病理联系

（1）尿的变化　慢性肾盂肾炎时，由于肾小球的病变发生较晚，肾小管受损较早且病变严重，导致肾小管重吸收和浓缩功能障碍，患者可出现多尿、夜尿和低比重尿。如有急性发作，尿中可出现大量的中性粒细胞、脓细胞、蛋白质及管型。

（2）高血压　由于肾组织纤维化和小血管硬化，使肾组织缺血，肾素 - 血管紧张素系统活性增强引起高血压。

（3）慢性肾功能衰竭　晚期肾组织大量破坏引起氮质血症、尿毒症及水、电解质和酸碱平衡紊乱等慢性肾功能衰竭表现。

3. 转归　病程长，进展缓慢。如及时治疗，去除诱因可控制病变发展，肾功能可以代偿，甚至维持多年而无明显的变化。如反复急性发作，肾组织广泛受累，预后不佳。

三、护理原则

1. 休息与活动　急性发作期要卧床休息，慢性肾盂肾炎患者一般也不宜从事重体力活动。注意外阴及尿道口的清洁卫生，特别在妇女月经期、妊娠期或机体抵抗力下降时；禁止盆浴；女婴要注意保持尿布的清洁无菌。

2. 饮食护理　进食清淡并含丰富营养的食物，补充多种维生素。多饮水，每日摄入量不得少于 2500ml，促进细菌、毒素和炎症分泌物的排出。督促患者每 2 小时排尿 1次以冲洗细菌和炎症物质，减少炎症对膀胱和尿道的刺激。

3. 疼痛护理　肾区疼痛为肾脏炎症所致。应当卧床休息，采用屈曲位，尽量不要站立或坐位，因站立时肾脏受到牵拉，会加重疼痛。

4. 用药护理　注意抗菌药物的疗效和不良反应等。

5. 定期检查　定期做尿液检查和培养，掌握病情。特别注意不要导尿，应对泌尿系统器械进行检查，防止感染。

6. 心理护理　对患者给予心理安慰，树立治疗信心，保持乐观的情绪和良好的心态。

第三节 肾功能不全

当各种原因引起肾泌尿功能严重障碍时，多种代谢废物、药物和毒物不能充分排出体外，而蓄积在体内，引起水、电解质和酸碱平衡紊乱，以及肾脏内分泌功能障碍的，出现的一系列症状和体征，这种临床综合征称为肾功能不全（renal insufficiency）。肾功能衰竭（renal failure）是肾功能不全的晚期阶段。

在临床上这两个概念往往通用。根据发病的急缓及病程的长短可分为急性和慢性肾功能衰竭，两者发展到严重阶段均可导致尿毒症。为此，尿毒症是肾功能衰竭的表现。

一、急性肾功能衰竭

急性肾功能衰竭（acute renal failure，ARF）是指各种原因在短时间内（通常数小时至数天）引起肾泌尿功能急剧障碍，致机体内环境出现严重紊乱的病理过程，临床变现为氮质血症、水中毒、高钾血症和代谢性酸中毒。根据患者的尿量变化，急性肾功能衰竭分为少尿型（成人每日尿量 <400ml，甚至每日尿量 <100ml）和非少尿型两种，以少尿型多见。

（一）分类和病因

引起急性肾功能衰竭的病因很多，根据发病环节可分为肾前性、肾性和肾后性三大类，无论是肾前性或肾后性，如果持续较久或者比较严重，均可转为肾性肾功能衰竭。

1. 肾前性急性肾功能衰竭 肾前性肾功能衰竭（prerenal failure）是指肾脏血液灌流量急剧减少所致的急性肾功能衰竭。肾脏无器质病变，一旦肾灌流量恢复，则肾功能也迅速恢复，故称功能性肾功能衰竭（functional renal failure）或肾前性氮质血症（prerenal azotermia）。常见于各型休克早期。如大失血、大手术、严重的创伤、烧伤、重度脱水、急性心力衰竭等导致有效循环血量减少，肾血流量也急剧减少，导致肾小球滤过率（glomerular filtration rate，GFR）降低，出现尿量减少和氮质血症等内环境紊乱。

2. 肾性急性肾功能衰竭 肾性肾功能衰竭（intrarenal failure）是指由于各种原因引起肾实质病变而产生的急性肾功能衰竭，又称器质性肾功能衰竭（parenchymal renal failure）。肾性肾功能衰竭是临床常见的危重病症，根据损伤的组织学部位可分为：肾小球、肾间质、肾血管和肾小管损伤，其主要病因如下。

（1）急性肾小管坏死（acute tubular nercrosis，ATN） 是引起肾性 ARF 的最常见、最重要原因。导致因素主要包括：①肾缺血和再灌注损伤：肾性肾功能衰竭的各种病因未能得到及时的抢救。持续性的肾缺血，引起肾小管变性、坏死；②肾中毒：如重金属（汞、砷、铅等）、有机毒物（甲醇、四氯化碳等）、生物毒素（蛇毒、蕈毒等）、药物（新霉素、庆大霉素、卡那霉素、先锋霉素、磺胺等），经肾脏排泄可直接损伤肾小管上皮细胞，引起肾小管变性、坏死。

（2）肾小球、肾间质、肾血管疾病　急性肾小球肾炎、急性肾盂肾炎、急进型高血压、肾动脉栓塞及系统性红斑狼疮等引起弥漫的肾实质的损伤。

3. 肾后性急性肾功能衰竭　由肾以下尿路（从肾盏到尿道口）梗阻引起的肾功能下降称为肾后性急性肾功能衰竭（postrenal failure）或肾后性氮质血症（postrenal azotermia）。常见于双侧输尿管结石、前列腺肥大、前列腺癌等引起尿路梗阻。尿路梗阻使梗阻上方的压力升高，引起肾盂积水，肾间质压力升高，肾小球囊内压升高，导致GFR下降而引起滤过率降低，出现少尿、氮质血症和酸中毒等。肾后性急性肾功能衰竭早期并无肾实质损害，如能及时解除阻塞，肾泌尿功能则可很快恢复。

（二）发病机制

十分复杂，至今尚未完全阐明。急性肾功能衰竭发生机制的中心环节是GFR降低。

1. 肾血流量减少

（1）肾灌注压降低　临床研究表明，当动脉血压低于80mmHg时，肾血流灌注量减少，GFR降低。当全身动脉血压降低到40mmHg时，肾血流灌注量和GFR几乎为零。

（2）肾血管收缩　当血压下降导致肾缺血时，肾入球小动脉收缩，造成肾皮质缺血，其主要：①交感－肾上腺髓质系统兴奋，儿茶酚胺分泌增多；②血管紧张素系统激活；③肾内收缩及舒张因子释放失衡，还有前列腺素生成减少等体液因素有关。

（3）肾毛细血管内皮细胞肿胀　肾缺血、缺氧、肾中毒时，肾脏细胞代谢受影响，使ATP生成不足导致细胞发生水肿。

（4）肾血管内凝血　血液黏度升高、白细胞与血管阻力及微血管改变、FDP增多、纤维蛋白和血小板沉积等可加剧微血管的阻塞，使肾缺血进一步加重。

2. 肾小球病变　急性肾小球肾炎、狼疮性肾炎、新月体性肾小球肾炎等器质性病变，GFR降低。

3. 肾小管损伤

（1）肾小管阻塞　异型输血、大量血管内溶血、服用磺胺类药物等原因，造成肾小管被坏死的上皮细胞、血红蛋白、磺胺结晶等形成的管型阻塞，使肾球囊内压升高，GFR明显下降而出现少尿。

（2）原尿回漏　肾缺血和肾中毒，引起肾小管上皮细胞变性、坏死，甚至基底膜断裂，原尿通过受损的肾小管壁处回漏入周围肾间质，除直接造成阻塞外，还可引起肾间质水肿，压迫肾小管，使肾小球囊内压升高，引起GFR降低，出现少尿。

（3）管－球反馈机制失调　ATN时，近曲小管对Na^+和Cl^-的重吸收减少，使远曲小管内液中的NaCl浓度持续升高，可导致管－球反馈异常激活，使入球动脉收缩，GFR持续降低。

4. 肾小球滤过系数降低　GFR的大小取决于肾小球有效滤过压，其与肾小球滤过分数也密切相关。肾缺血和肾中毒时，肾小球滤过分数降低，也是导致GFR降低的机制之一。

（三）机体的功能和代谢变化

根据患者尿量的变化分为少尿型急性肾功能衰竭和非少尿型急性肾功能衰竭，以少尿型多见。

1. 少尿型急性肾功能衰竭 根据其发病过程可分为少尿期、移行期、多尿期和恢复期。

（1）少尿期 少尿型急性肾功能衰竭的最初表现，也是病程中最危险的阶段。

知识链接

急性肾功能不全尿常规检查的鉴别

	器质性肾衰（ATN少尿期）	功能性肾衰（肾前性肾衰）
尿比重	<1.015	>1.020
尿渗透压	<250mmol/L	>700mmol/L
尿钠	>40mmol/L	<20mmol/L
尿肌酐/血肌酐	<20:1	>40:1
尿蛋白	+ ~ + + + +	阴性或微量
尿沉渣镜检	显著，蛋白、细胞、管型	轻微
甘露醇利尿效应	差	佳

①尿的变化：A. 少尿或无尿：患者尿量迅速减少，表现为少尿或无尿。其原因主要与持续性肾缺血、GFR降低和肾小管受损等有关。B. 低比重尿：常固定在1.010~1.015，多由于肾小管上皮细胞坏死，对水重吸收功能降低，尿浓缩功能障碍所致。C. 尿钠高：尿钠含量>40mmol/L（正常<20mmol/L），肾小管对钠的重吸收障碍，致尿钠含量高。D. 血尿、蛋白尿、管型尿：由于肾小球滤过功能障碍和肾小管上皮细胞坏死脱落，可出现血尿、蛋白尿；尿沉渣检查可见透明、颗粒和细胞管型。

②高钾血症：血清钾浓度大于5.5mmol/L。发生机制：尿量减少和肾小管排尿障碍，钾排出减少；组织损伤、缺氧、酸中毒等使细胞内钾释放到细胞外液；摄入富含钾的物质或输入库存血等。高钾血症可引起心肌兴奋性及收缩性降低，导致患者出现心律失常、心室颤动，甚至心脏骤停，为急性肾功能衰竭患者最常见而又危险的并发症，是少尿期患者死亡的原因。

③氮质血症：血中尿素、肌酐、尿酸等非蛋白质类含氮物质（NPN）含量高于正常值（NPN正常值：250~300mg/L，其中尿素氮为100~150mg/L）。氮质血症（azotemia）是由于上述体内的蛋白质代谢产物不能经肾脏排出所致。患者主要表现为厌食、恶心、呕吐、腹胀及腹泻等症状，严重时可引起机体的自身中毒而发生尿毒症。

④代谢性酸中毒：由于尿量减少，体内酸性产物不能排出；肾小管上皮坏死，排酸、保碱功能障碍；循环障碍引起缺氧，无氧酵解增强，乳酸生成增多等，导致了酸性代谢产物滞留在体内。患者出现血压下降、无力、嗜睡、昏迷等症状。

⑤水中毒：少尿使肾脏排水减少、机体分解代谢加强、内生水增多、输液过多等，引起水潴留。水潴留使细胞外液渗透压处于低渗状态，水分向细胞内转移，导致细胞内水肿。当细胞内、外水分增多时，引起肺水肿、脑水肿、稀释性低钠血症等。患者出现皮下水肿明显，甚至恶心、呕吐、头痛，严重时出现脑疝、呼吸骤停。

少尿期一般持续 1~3 周，平均为 7~12 天，持续时间愈长，预后愈差。

（2）移行期 当尿量增加每日超过 400ml 时标志着患者已度过危险的少尿期进入移行期，提示肾小管上皮细胞已开始修复再生，是肾功能开始好转的信号。此时，肾脏排泄能力仍低于正常。因此，高钾血症、氮质血症和酸中毒等内环境紊乱还不能立即改善。

（3）多尿期 每日可达 3000ml 或更多。多尿期产生多尿的机制为：①肾缺血状况改善，肾小球滤过率逐渐升高；②新生的肾小管上皮细胞功能尚不完善，重吸收功能较低；③肾间质水肿消退和肾小管阻塞解除；④少尿期体内潴留的尿素等代谢物质开始经肾小球大量滤出，引起渗透性利尿作用。在多尿期的早期，肾功能尚未完全恢复，体内潴留的代谢废物仍不能充分排出，所以氮质血症、高钾血症和酸中毒等不能立即改善。随着尿量的逐渐增加，潴留的代谢废物逐渐排出，患者的全身情况日渐好转，但尿量过多也可能引起脱水和低钠、低钾血症。

多尿期一般持续 1~2 周后转入恢复期。

（4）恢复期 一般在发病后 1 个月左右即进入恢复期。尿量和尿液成分已逐渐恢复正常，氮质血症消失，水、电解质及酸碱平衡紊乱得到纠正，临床症状迅速改善，但肾功能的恢复需经数月至 1 年才能完成，少数患者因病变迁延而发展为慢性肾功能衰竭。

2. 非少尿型急性肾功能衰竭 非少尿型急性肾功能衰竭的肾内病变和临床症状较轻，病程相对较短，严重的并发症少，预后较好。其主要特点是：①无明显少尿，患者尿量一般维持在 400~1000ml/d，没有明显的多尿期；②尿比重低而固定，尿钠含量也低；③有氮质血症；④高钾血症较少见；⑤尿沉渣检查时细胞和管型较少。

非少尿型急性肾功能衰竭患者的症状不典型，尿量减少不明显，容易被临床忽视而漏诊。少尿型急性肾功能衰竭和非少尿型急性肾功能衰竭可相互转化，而非少尿型急性肾功能衰竭如漏诊或治疗不当，可转变为少尿型急性肾功能衰竭，这往往是病情恶化或预后不佳的征象，临床上应引起注意。

二、慢性肾衰竭

慢性肾功能衰竭（chronic renal failure，CRF）是指各种慢性肾脏疾病引起肾单位的进行性、不可逆性破坏，残存的肾单位功能不全不足以充分排出代谢废物和维持内环境恒定，导致代谢废物体内积聚，水、电解质和酸碱平衡紊乱，以及肾脏内分泌功能障碍等一系列临床症状的病理过程。

（一）病因

慢性肾功能衰竭是各种疾病未能治愈而逐渐发展的最终结局。慢性肾小球肾炎、慢性肾盂肾炎、肾结核、多囊肾、系统性红斑狼疮等肾脏疾病；高血压性肾小动脉硬化、糖尿病性肾小球硬化、结节性动脉周围炎等肾血管病变；尿路结石、肿瘤、前列腺肥大、先天性尿路狭窄等慢性尿路阻塞。

（二）发病过程

慢性肾功能衰竭是一种缓慢的、进行性加重的过程，根据其发展进程可分为以下四期。

1. 代偿期 健存的肾单位仍然能通过肾代偿维持机体内环境的相对稳定，内生肌酐清除率为正常值的 30% 以上，血液生化指标无明显改变，患者无明显症状。

2. 肾功能不全期 肾受损程度较严重，肾的储备和代偿功能进一步下降，残存的肾单位已不能维持机体内环境的相对稳定。当内生肌酐清除率下降到正常值的 25% ~ 30%，患者可出现肾功能不全的症状，如氮质血症、多尿、夜尿等。

3. 肾功能衰竭期 肾功能严重障碍，机体内环境严重紊乱，内生肌酐清除率下降到正常值的 20% ~ 25%，临床症状明显，可见氮质血症、酸中毒、水钠潴留、低钠血症、低钙高磷血症及严重贫血等症状。

4. 尿毒症期 肾功能衰竭期的晚期，内生肌酐清除率下降到正常值的 20% 以下，患者出现严重的水、电解质和酸碱平衡紊乱及多系统功能障碍等。临床上出现尿毒症的表现。

（三）发病机制

慢性肾功能衰竭的发病机制目前尚不十分清楚，主要有以下几种学说。

1. 健存肾单位学说 发生慢性肾脏疾病时，很多肾单位不断遭受损伤而丧失功能，残存的部分肾单位轻度受损或仍正常，称为健存肾单位（intact nephron）。这些健存肾单位代偿性肥大，功能增强，随着病变的发展，健存肾单位日渐减少，肾功能障碍日益加重，当健存肾单位减少到不能维持正常的泌尿功能时，机体内环境功能紊乱，出现慢性肾功能衰竭表现。

2. 矫枉失衡学说 当肾单位减少和肾小球滤过率降低时，体内出现某些溶质蓄积，机体通过适应性反应，矫正这些溶质的数量使其恢复正常，维持内环境的稳定，这种矫枉过程又可造成新的失衡。因此，这种矫枉失衡使肾功能衰竭进一步加重。

3. 肾小球过度滤过学说 在肾脏疾病晚期，由于多数肾单位被破坏，健存肾单位出现过度滤过，长期负荷过重而引起肾小球硬化而失去功能，从而加剧了肾功能的衰竭。

（四）机体的功能和代谢变化

1. 尿的变化

（1）尿量的变化 患者早期出现夜尿、多尿、低渗尿，晚期出现少尿、等渗尿。

① 夜尿：慢性肾功能衰竭的早期症状，夜间尿量和白天尿量相近似，甚至超过白天尿量，其发生机制尚不清楚。

② 多尿：大量肾单位被破坏后，残存代偿肥大的肾单位的血流量增多，肾小球滤过率增高，原尿生成增多且流速快，肾小管来不及重吸收；原尿中溶质含量高，可产生渗透性利尿效应；肾小管上皮细胞受损，尿的浓缩功能降低，同时对抗利尿激素反应减弱，造成水的重吸收减少，故患者早期可出现多尿，尿量 >2500ml/24h。

③ 低渗或等渗尿：肾浓缩功能减弱，水重吸收减少，尿比重低于 1.020 时，称为低渗尿；随着病情的加重，尿比重逐渐固定在 1.010 ± 0.002 的狭小范围内，因其渗透压与血浆渗透压相同（280 ~ 310mmol/L），称为等渗尿。

④ 少尿：晚期由于肾单位大量被破坏，肾血流量极度减少，肾小球滤过率明显降

低，每天尿量可少于400ml。

（2）尿液成分的变化

① 蛋白尿：尿中出现蛋白质。其发生机制为：肾小球滤过膜通透性增强，血浆蛋白滤出增多；肾小管上皮细胞受损，滤出的蛋白质重吸收减少等，引起蛋白尿的形成。

②血尿和脓尿：尿中出现红细胞时，称为血尿；尿沉渣中含有大量变性的白细胞时，称为脓尿，多见于慢性肾盂肾炎。在某些慢性肾小球疾病时，由于肾小球基底膜损伤，通透性增加，使血液中的红细胞、白细胞滤出随尿排出，导致了血尿和脓尿。

2. 水、电解质及酸碱平衡紊乱

（1）水代谢紊乱　慢性肾衰竭，大量肾单位被破坏，肾脏对水的调节功能日渐减退，当水摄入过多又不能充分排泄时，可发生水钠潴留及水中毒。若严格限制水的摄入或使用利尿剂则可发生脱水。

（2）钠代谢紊乱　由于肾脏对钠调节的能力降低，尿钠排出量增多，出现低钠血症。低钠血症的发生机制：①肾小管对醛固酮的反应性降低，钠重吸收减少；②原尿中溶质（如尿素）浓度升高，产生渗透性利尿效应而影响钠的重吸收；③如伴有呕吐、腹泻及使用利尿剂时，可伴有钠丢失；④因水肿而长期限盐等。低钠血症的临床表现：恶心、不适、头痛、肌肉软弱无力、血压下降，严重时可出现抽搐、嗜睡甚至昏迷等。若补钠过多又可导致水钠潴留。

（3）钾代谢紊乱　患者一般可维持血钾正常；若尿量过多、呕吐、腹泻等使钾丢失过多或钾摄入不足则可引起低钾血症。在慢性肾功能衰竭晚期，少尿或无尿、酸中毒、感染、输入库存血或使用含钾的药物等又可引起高钾血症。低钾血症和高钾血症均可影响神经和心脏活动，严重时可危及生命。

（4）磷、钙的代谢紊乱

①高磷血症：正常时60%～80%的磷由肾脏排泄，其排泄功能主要是在甲状旁腺激素的调节下进行的。在慢性肾功能衰竭晚期，肾小球滤过率下降，磷排出减少使甲状旁腺激素分泌增加，仍不能维持磷的充分排出而出现高磷血症。

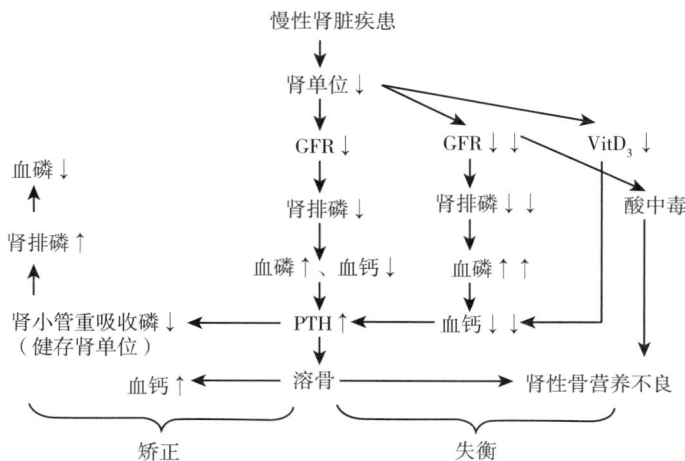

图16-11　磷、钙的代谢紊乱造成肾性骨营养不良的发病机制

②低钙血症：因为血中钙、磷之间存在着密切关系（即钙磷乘积的相对恒定），故血磷浓度升高时血钙浓度降低。此外，血磷浓度升高时，肠道分泌的磷酸与钙结合成不易溶解的磷酸钙从肠道排出，影响了钙的吸收；肾组织损伤时，肾小管将肝脏合成的 $25-(OH)D_3$ 羟化为 $1, 25-(OH)_2D_3$ 的功能发生障碍，从而影响了肠道对钙的吸收而出现低钙血症。钙、磷代谢紊乱，对于幼儿可引起肾性佝偻病，成人可出现骨质疏松，表现为骨痛、行动困难、易发生病理性骨折等（图 16-11）。

（5）代谢性酸中毒　在慢性肾功能衰竭晚期，肾小球滤过率减少，酸性代谢产物不能充分排出，以及肾小管泌氢、产氨功能减弱，碳酸氢钠重吸收减少而导致代谢性酸中毒。

3. 氮质血症　由于肾小球滤过率减少而导致血中非蛋白氮的含量增高，出现氮质血症。当患者出现感染或高蛋白饮食时，易加剧氮质血症的发展。因此适当限制蛋白质的摄入量，对控制氮质血症的发生具有重要意义。

4. 肾性高血压　是指各种肾脏疾病引起的高血压，是慢性肾功能衰竭常见并发症之一，其发生机制可能与下列因素有关。①肾素-血管紧张素系统的活动增强：部分肾疾病患者，由于肾相对缺血，激活肾素-血管紧张素系统，使血管紧张素Ⅱ增多，它可收缩小动脉，引起高血压。②水钠潴留：肾泌尿功能降低导致钠、水在体内潴留，血容量增加和心输出量增大，产生高血压。③肾分泌的抗高血压物质减少：前列腺素 E_2 和前列腺素 A_2、缓激肽等减压物质分泌减少，导致血压升高。高血压可引起左心肥大，甚至心力衰竭，慢性肾功能衰竭患者常因心力衰竭而死亡（图 16-12）。

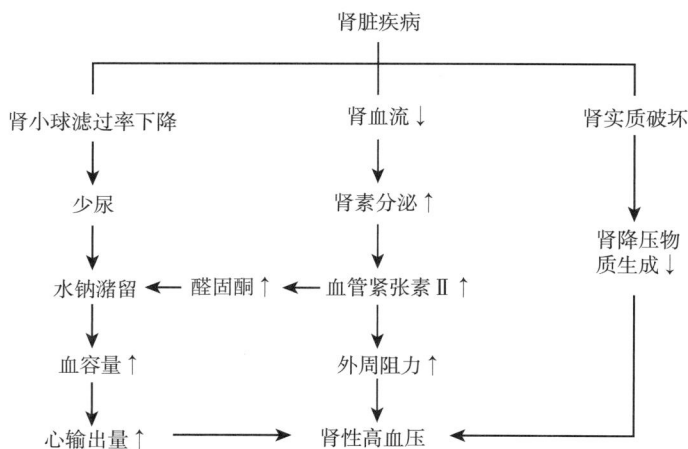

图 16-12　肾性高血压发病机制

5. 肾性贫血　慢性肾功能衰竭患者绝大多数伴有中度以上贫血，且贫血程度与肾功能损害程度往往一致。肾性贫血发生的机制：①促红细胞生成素生成减少，导致骨髓红细胞生成减少；②体内蓄积的毒性物质（如甲基胍）可抑制骨髓造血功能；③毒性物质使红细胞破坏增加而引起溶血；④毒性物质抑制血小板功能所致的出血；⑤肾毒性物质引起肠道对铁和蛋白质等造血原料的吸收减少或利用障碍。

6. 出血倾向　约20%的慢性肾功能衰竭患者常伴有出血倾向，表现为皮下淤斑、鼻衄、胃肠道出血等，这主要是由于体内蓄积的毒性物质（如尿素、胍类、酚类化合物等）抑制血小板第三因子的释放而干扰凝血过程，导致血小板的变化而引起凝血功能障碍。

三、尿毒症

尿毒症（uremia）是指急、慢性肾功能衰竭发展到最严重阶段，由于肾单位大量破坏，不仅存在水、电解质和酸碱平衡紊乱以及内分泌功能失调，还有代谢终末产物和内源性毒物在体内大量潴留，引起一系列自体中毒症状的综合征。

（一）病因和发病机制

目前已从尿毒症患者的血液中分离到200多种代谢产物或毒性物质，其中100多种含量比正常值高，或者为尿毒症所特有。现在比较公认的毒素如下。

1. 大分子毒性物质　如甲状旁腺激素、胃泌素、胰岛素等。其中甲状旁腺激素的毒性作用最强。临床上几乎所有尿毒症患者都有继发性甲状腺功能亢进，伴甲状旁腺激素的增多，继而患者出现肾性骨营养不良、皮肤瘙痒、溃疡生成、周围神经损伤、高脂血症和贫血等症状。

2. 中分子毒性物质　包括正常代谢产物、多肽、细胞或细菌崩解产物等。

3. 低分子毒性物质　包括尿素、胍类、胺类、酚类等物质。

尿毒症是一个复杂的病理过程，到目前为止，尚未找到特异的毒性物质能引起它的全部症状，其症状的产生也不能用一种毒素来解释，而可能是许多因素综合作用的结果。

（二）机体的功能和代谢变化

1. 神经系统　为最突出的症状，主要表现如下。①尿毒症性脑病：早期患者出现头痛、头晕、乏力、记忆力减退，继而出现烦躁不安、谵妄、幻觉，最后发展到嗜睡和昏迷，这些可能与毒性物质潴留、电解质、酸碱平衡紊乱、肾性高血压引起的神经细胞变性和脑水肿有关。②周围神经病变：血液中甲状旁腺激素和胍类物质增多，引起周围神经损伤（周围神经脱髓鞘和轴索变性），患者出现下肢疼痛、无力甚至麻痹等表现。

2. 消化系统　为早期即出现突出的症状，表现为厌食、恶心、呕吐、腹泻、口腔黏膜溃疡及消化道出血等，可能与肠道分解尿素产氨增多，刺激胃肠黏膜引起纤维素性炎及溃疡有关。

3. 心血管系统　高血压、酸中毒、贫血、高钾血症、水钠潴留和毒性物质等因素可引起心力衰竭和心律失常。尿素、尿酸等毒性物质刺激心包膜，可引起纤维素性心包炎。患者出现心前区疼痛，听诊闻及心包摩擦音，是尿毒症患者最危险的表现之一。

4. 呼吸系统　酸中毒引起呼吸加深、加快，严重时出现潮式呼吸，由尿素经唾液酶分解成氨，所以患者呼出的气体有氨味。尿素等刺激胸膜以引起纤维素性胸膜炎。严重时水钠潴留，心力衰竭及肺毛细血管通透性增加，可引起肺水肿。

5. 免疫系统　60%以上尿毒症患者有严重感染，感染也成为患者的主要死亡原因之一。这可能与免疫功能减弱有关，患者常表现为细胞免疫功能降低，中性粒细胞吞噬和杀菌能力减弱。

6. 皮肤变化 患者常由于贫血而面色苍白；毒性物质刺激皮肤神经末梢及甲状旁腺分泌亢进可出现皮肤瘙痒；因尿素随汗液排出，在皮肤汗腺开口处有细小的白色结晶沉着，称为尿素霜。

7. 代谢紊乱

（1）糖耐量降低 尿素、肌酐及胰高血糖素等，导致胰岛分泌胰岛素的反应性降低和抗胰岛素作用增强，使患者出现轻型糖尿病，但空腹血糖正常，不出现尿糖。

（2）负氮平衡 由于毒素的影响，机体蛋白质合成障碍，分解加强，加之蛋白质摄入不足等，造成负氮平衡，患者出现消瘦和低蛋白血症。

（3）高脂血症 主要表现为血清中甘油三酯含量增高，高脂血症是由于胰岛素拮抗物质促进肝脏合成甘油三酯增多和脂蛋白酶活性降低，使甘油三酯清除率降低所致。

四、护理原则

1. 休息与活动 急性肾功能衰竭和尿毒症患者应卧床休息，当出现烦躁不安、抽搐或昏迷时应有专人护理，采取保护性措施。

2. 饮食护理 给予高热量、高维生素、优质低蛋白饮食，可根据肾功能调节蛋白质摄入量，高血压患者应限制钠盐的摄入，若已进行透析治疗，则应予以优质高蛋白饮食。

3. 病情观察 严格记录患者24小时的液体出入量，严格执行静脉输液计划，观察体内液体滞留情况。监测生命体征、意识变化。观察尿量、水肿、血压，有无头痛、嗜睡、意识障碍、昏迷、抽搐等症状。监测血钾、血钠、血钙、血 pH 值、尿素、肌酐等肾功能，进行心电监护以及发现高钾血症。

4. 用药护理 遵医嘱使用利尿剂、血管扩张剂，观察利尿、降压效果和不良反应等。发生高钾血症时配合医生进行紧急处理，尽快建立血管输管通道，以便用药。

5. 预防感染 严格执行无菌操作，呼吸有氨味者，易并发口腔炎，应加强口腔护理由于代谢产物潴留致皮肤瘙痒，可用热水擦浴，切忌用手搔抓皮肤，以免感染；预防压疮的发生。

6. 心理护理 体贴关心患者，解释本病的有关知识，指导患者避免和消除精神紧张、恐惧、焦虑等不良心理反应，树立治疗信心，以免加重病情、加速肾功能衰竭。

目标检测

一、名词解释

颗粒性固缩肾、大红肾及蚤咬肾、新月体或环状体、膀胱刺激征、肾病综合征、肾功能不全、急性肾功能衰竭、慢性肾功能衰竭、尿毒症、氮质血症。

二、问答题

1. 肾小球疾病的常见临床综合征有哪些?

2. 简述急性弥漫性增生性肾小球肾炎、新月体性肾小球肾炎、慢性硬化性肾小球肾炎出现高血压的临床病理联系。

3. 简述急性肾炎的病理变化。解释尿液改变的病理基础。

4. 慢性肾小球肾炎的晚期为什么会出现多尿和低比重尿?

5. 试从病因、病变性质、病理变化方面比较慢性肾小球肾小球肾炎与慢性肾盂肾炎的异同。

6. 急性肾功能衰竭少尿期最危险的并发症是什么? 其少尿的机制是什么?

7. 慢性肾功能衰竭出现肾性高血压和肾性贫血的机制是什么?

（何钟磊）

第十七章 | 生殖系统和乳腺疾病

　　掌握：子宫颈癌、乳腺癌的病理变化和扩散方式；慢性宫颈炎的病理类型及病变特点。

　　熟悉：子宫颈癌和乳腺癌的临床病理联系；子宫颈上皮内瘤变、葡萄胎、侵蚀性葡萄胎、绒毛膜癌、前列腺增生、前列腺癌、乳腺增生症、乳腺纤维瘤的病理变化及其临床病理联系。

　　了解：常见女性生殖系统疾病、前列腺增生、前列腺癌、乳腺增生症和乳腺癌的病因与发病机制。

第一节　子宫颈疾病

一、慢性宫颈炎

　　慢性宫颈炎（chronic cervicitis）是育龄期女性最常见的妇科疾病。大多数是由急性炎症治疗不彻底或反复发作转变而来的，多见于已婚妇女，以经产妇最为多见。临床表现主要为白带增多、腰酸、偶有血性分泌物等。

　　（一）病因和发病机制

　　常由链球菌、肠球菌、葡萄球菌、大肠埃希菌等引起，近年来淋菌及沙眼衣原体也成为常见的病原体。多见于分娩、流产或手术损伤子宫颈后，病原体侵入引起感染。卫生不良、雌激素缺乏、局部抗感染能力差也可引起感染。

　　（二）类型与病理变化

　　基本病理变化：子宫颈黏膜充血、水肿，间质内淋巴细胞、浆细胞和单核细胞浸润，子宫颈上皮细胞变性、坏死、增生等。根据病理改变可分为以下几种类型。

　　1. 子宫颈糜烂（cervical erosion） 为慢性宫颈炎最常见。慢性宫颈炎刚开始时，子宫颈阴道部的复层鳞状上皮因炎症而坏死脱落，形成表浅缺损，称为真性糜烂，临床较少见。常见的子宫颈糜烂实际上是假性子宫颈糜烂，表现为子宫颈管黏膜柱状上皮下移，取代了子宫颈阴道部损伤的鳞状上皮。由于柱状上皮较薄，上皮下血管容易显露而呈红色。肉眼观察：子宫颈外口周围呈境界清楚的红色糜烂区。镜下观察：糜烂处覆以单层柱状上皮，固有黏膜充血、水肿，以淋巴细胞、浆细胞浸润为主（图17－1）。根据宫颈糜烂的深浅程度分为单纯型、颗粒型和乳突型。根据宫颈糜烂面的面积大小分为三度：糜烂面积小于子宫颈面积的 1/3 为轻度糜烂；糜烂面积占子宫颈面积的 1/3～2/3 为中度糜烂；糜烂面积大于子宫颈面积的 2/3 为重度糜烂。

2. 子宫颈息肉（cervical polyp）　慢性宫颈炎时，子宫颈黏膜上皮、腺体和固有结缔组织呈局限性增生，形成向黏膜表面突起的带蒂肿物，称为子宫颈息肉。肉眼观察：息肉有一个或多个，直径在 1cm 以下，色红，呈舌形，质软，湿润，蒂细长，根部多附着于子宫颈外口。镜下观察：息肉主要由增生的腺体、结缔组织组成，结缔组织有充血、水肿和慢性炎细胞浸润，表面被覆单层柱状上皮和鳞状上皮。

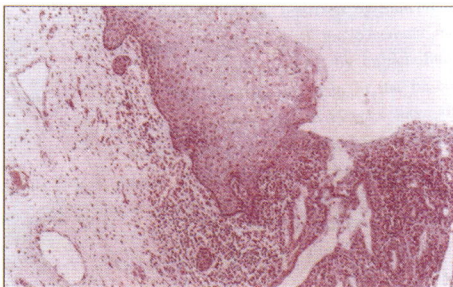

图 17 - 1　子宫颈糜烂

3. 子宫颈腺囊肿（nabothian cyst）　由于子宫颈腺体被增生的纤维组织压迫，或腺体被黏液阻塞，使黏液潴留，腺体扩大呈囊状，形成子宫颈腺囊肿，又称纳氏囊肿。肉眼观察：囊肿常为多个，一般较小，直径多在 1cm 以内，呈灰白色，囊内含无色黏液。镜下观察：囊壁被覆单层扁平、立方或柱状上皮。

4. 子宫颈肥大（cervical hypertrophy）　由于慢性宫颈炎的长期刺激，引起子宫颈和子宫颈管黏膜及黏膜下组织充血、水肿、炎细胞浸润，腺体和固有结缔组织增生，或伴有深部的潴留囊肿形成，致使子宫颈变大，称为子宫颈肥大。肉眼观察：子宫颈增大，表面光滑，有时可见潴留囊肿突起，质地变硬。

（三）临床病理联系

主要表现为白带过多，即阴道分泌物增多。根据病原菌的种类、类型及炎症程度的不同，白带的量、性质、气味及颜色也不同，如呈乳白色黏液状、淡黄色脓性等。偶有血性白带，伴有下腹部坠胀、腰骶部酸痛等症状。

慢性宫颈炎以局部治疗为主。物理治疗是子宫颈糜烂最常用的有效治疗方法。治疗时机是月经干净后 3～7 日之内。

（四）护理原则

（1）注意个人卫生，保持外阴清洁、干燥。避免不洁及无保护的性生活。

（2）向患者传授防病知识，告知患者定期做妇科检查的重要性和如何采取避孕措施，减少人工流产发生，避免分娩时器械损伤子宫颈。

（3）告知患者急性期不宜做物理治疗，宫颈息肉手术摘除术后要做病理检查。

（4）为明确诊断应先做宫颈刮片细胞学检查，甚至活体组织检查，排除早期宫颈癌，解除患者思想顾虑。

二、子宫颈上皮内瘤变

子宫颈上皮内瘤变（cervical intraepithelial neoplasm，CIN）属癌前病变，是指子宫颈上皮非典型增生（cervical epithelial dysplasia）至子宫颈原位癌（carcinoma in situ）的连续演变过程。

（一）病因和发病机制

慢性宫颈炎子宫糜烂时，由于致病因素作用使糜烂－愈合过程反复交替进行，局部上皮可通过非典型增生发展为原位癌。

随着分子生物学发展和临床研究的深入，发现 CIN 并非是简单的病理生理学发展过程，而是具有两种不同的生物学行为：其一是由病毒引起的病变，常自然消退，很少发展为浸润癌；另一种是多因素（包括病毒）诱发的病变，具有癌变潜能，可能发展为浸润癌。所以宫颈病变的定期筛查，尤为重要。

（二）病理变化

根据宫颈异常细胞占据上皮全层的程度分为 CIN Ⅰ、CIN Ⅱ 和 CIN Ⅲ，CIN Ⅲ 包括宫颈原位癌。子宫颈鳞状上皮层内出现异型细胞：细胞核大、染色质粗、核大小不一、形状不规则、核分裂象增多、有病理性核分裂、细胞极性紊乱等。CIN 是处于正常鳞状上皮和浸润癌之间的变化阶段。

（三）临床病理联系

肉眼主要表现为宫颈鳞状上皮－柱状上皮交界带黏膜糜烂。故仅凭临床无法诊断，应开展包括液基细胞学筛查、高危型 HPV－DNA 检测、阴道镜检查和活检送病理诊断。争取早发现、早诊断、早治疗宫颈病变，防癌于未然，提高患者预后和生活质量。

三、子宫颈癌

子宫颈癌（cervical cancer）是女性生殖系统中最常见的恶性肿瘤之一，多见于 35～39 岁和 60～64 岁，呈双峰状。近年来，由于子宫颈细胞学检查可使子宫颈癌得以早期发现、早期诊断、早期治疗，明显降低了其发病率及死亡率，5 年生存率显著提高。目前，液基细胞学（liquid-based cytology）检测，明显降低了子宫颈癌假阴性率。

（一）病因和发病机制

尚未完全明了，一般认为子宫颈癌的发生与早婚、早育、多产、性生活紊乱、子宫颈糜烂、子宫颈裂伤、局部卫生不良、包皮垢、雌激素刺激及地理环境等因素有关。近年来的研究表明，多数子宫颈癌的发生与人乳头状瘤病毒（HPV）16 型、18 型及 Ⅱ 型单纯疱疹病毒（HSVⅡ）感染有关。

（二）类型与病理变化

子宫颈癌好发于子宫颈外口的鳞状上皮和子宫颈管黏膜柱状上皮交界处。

1. 肉眼观察 可分为四种类型。①糜烂型：似子宫颈糜烂，病变黏膜面潮红，较粗糙或呈颗粒状，质脆，触之易出血。临床上往往通过子宫颈脱落细胞或活体组织检查，才能明确诊断。②内生浸润型：此型较多见，癌组织主要向子宫颈深部浸润生长，使子宫

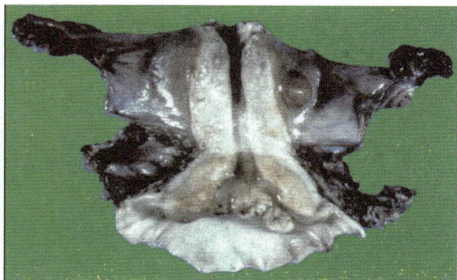

图 17－2　子宫颈癌（外生菜花型）

颈前唇或后唇增厚变硬。表面较光滑，临床上易漏诊，预后较差。③外生菜花型：癌肿突出于子宫颈口和阴道部，呈乳头状或菜花状，质脆，易出血（图 17－2）。若能早

期诊断和治疗，预后较好。④溃疡型：癌组织发生坏死、脱落形成似火山口状的溃疡，易继发大出血和感染。

2. 镜下观察　按组织学特点分类，可分为两种类型。

（1）鳞状细胞癌　最多见，占80%～95%。根据癌的发展过程，可分为原位癌、早期浸润癌、浸润癌。①原位癌：癌细胞限于上皮层内，癌细胞可沿基底膜累及腺体，使部分腺体或整个腺体被癌细胞代替，但癌细胞未浸润到间质内。②早期浸润癌：癌细胞突破基底膜向间质浸润，但较表浅，浸润深度在基底膜下3～5mm，早期浸润癌很少有淋巴道转移。③浸润癌：癌组织浸润深度已超过基底膜下5mm以上者，甚至浸润及子宫颈全层或子宫周围组织。按其分化程度分为：高分化鳞癌约占20%，对放疗不敏感；中分化鳞癌（图17-3）约占60%，对放疗较敏感；低分化鳞癌约占20%，异型性及核分裂象都很明显，对放疗最敏感，但预后较差。

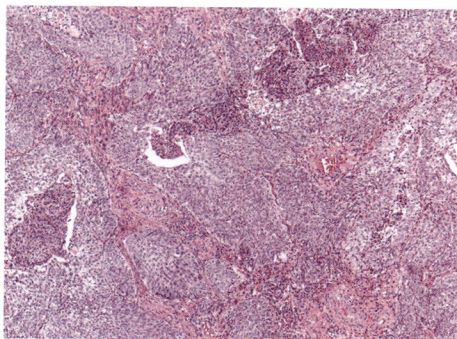

图17-3　子宫颈癌（中分化鳞癌）

（2）腺癌　较少见，约占5%。可表现为乳头状腺癌、黏液腺癌、管状腺癌。子宫颈腺癌对放射治疗及化学药物的治疗敏感性较低，易早期发生转移，预后较鳞状细胞癌的差。

（三）扩散

1. 直接蔓延　组织向上侵犯子宫体，向下侵犯阴道，向前侵入膀胱，向后侵入直肠。向两侧侵入输尿管、阔韧带、子宫旁及盆腔壁组织。

2. 淋巴道转移　为子宫颈癌最常见和最重要的转移途径。癌组织首先转移至子宫旁淋巴结，继而转移至闭孔淋巴结、髂外淋巴结、髂内淋巴结、髂总淋巴结、腹股沟淋巴结及骶前淋巴结（图17-4），晚期可转移至锁骨上淋巴结。

3. 血道转移　较少见，晚期癌组织可经血道转移至肺、骨及肝。

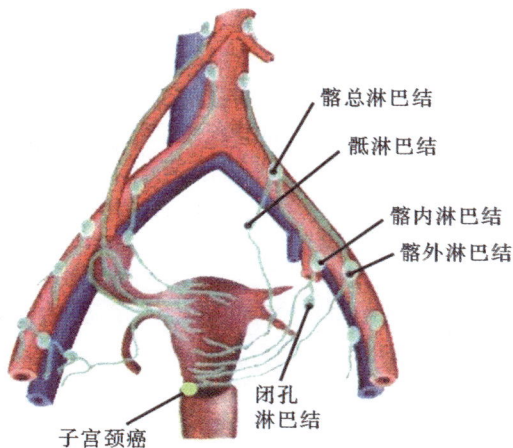

图17-4　子宫颈癌局部淋巴道转移途径

（四）临床病理联系

子宫颈癌早期常无自觉症状，仅在妇科检查时发现。随着病变进展，临床上可出现一系列症状。①阴道流血：早期表现为接触性出血，可见性交后出血或妇科检查后出血，晚期若侵蚀大血管，可引起致命的阴道大出血。②阴道排液：阴道排液增多，为白色或血色，稀薄如水或米汤样，有腥臭。因子宫颈癌的癌组织坏死继发感染，同时刺激子宫颈腺体使其分泌亢进，使白带增多，出现特殊腥臭味。③晚期癌的症状：由于癌组织浸润骨盆壁、闭孔神经、腰骶神经，可出现腰骶部或坐骨神经疼痛。当癌组织侵及膀胱及尿道时，可出现尿痛和排尿困难。当癌组织侵及直肠时，可引起排便困难、血便及下腹部疼痛。

（五）护理原则

1. 心理护理 与患者沟通，介绍有关子宫颈癌的医学知识和诊治过程，解除其疑虑和不安情绪，以积极的态度配合诊治。

2. 生活护理 注意个人卫生，摄入足够的营养，增强机体抵抗力。

3. 手术前后护理 重点做好术前阴道准备，术后生命体征观察，伤口及引流管的观察，疼痛等护理。

4. 随问指导，定期接受妇科检查。

护理应用

一普及、二普查、三心神领会

1. 普及 防癌知识，如子宫颈癌发病相关的高危因素与防范措施。

2. 普查 已婚妇女每1~2年进行宫颈刮片细胞学普查一次，积极治疗子宫颈炎、CIN，阻断子宫颈癌的发生。宫颈和宫颈管活体组织检查是确定子宫颈癌前病变和子宫颈癌的最可靠方法。

3. "心领神会"

（1）心 给患者心理支持、关心和爱护患者，鼓励参加社交活动，保持乐观态度，提高战胜疾病的信心。

（2）领 谐音"令"，教育患者避免不洁的卫生习惯及无保护性生活，性生活恢复要在医生指导下进行。

（3）神 谐音"慎"。谨慎、慎独、慎独。告知患者随访的目的和重要性，使其积极、自觉配合随访。

（4）会 教会患者疼痛、腹胀的应对措施及如何使用放松技术，如缓慢的深呼吸、全身肌肉放松、听音乐等。

第二节 滋养层细胞疾病

滋养层细胞疾病（gestational trophoblastic diseases）是一组由胎盘绒毛滋养细胞过度增生引起的疾病，包括葡萄胎、侵袭性葡萄胎和绒毛膜癌。

一、葡萄胎

葡萄胎（hydatidiform mole）又称水疱状胎块，是胎盘绒毛的一种良性病变，以绒毛间质高度水肿、滋养叶细胞不同程度增生为特征，形成许多串状水疱。在我国较常见，与妊娠有关，多见于 20 岁以下和 40 岁以上的孕妇。这可能与卵巢功能失调或衰退有关，可分为完全性葡萄胎和部分性葡萄胎。

（一）病因和发病机制

尚未完全阐明。目前认为可能与异常受精、营养不良、病毒感染、免疫功能、卵巢功能失调、细胞遗传异常及种族等因素有关。

（二）病理变化

肉眼观察：完全性葡萄胎几乎所有的胎盘绒毛膜都发生水肿，半透明水疱状，内含清亮液体，有蒂相连成串，大小不一，形状似葡萄（图 17 - 5A）。部分性葡萄胎有正常胎盘组织，部分绒毛呈水疱状，常伴有胎儿。

镜下观察：有三个特点（图 17 - 5B）：①绒毛间质高度水肿；②绒毛间质血管减少直至消失；③滋养层细胞呈不同程度的增生，增生的细胞有合体滋养层细胞和细胞滋养层细胞，有一定异型性。

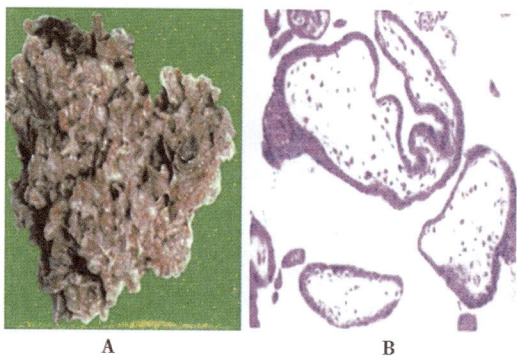

图 17 - 5　葡萄胎

（三）临床病理联系

1. 停经后阴道流血　为最常见症状，多数患者发生于停经 12 周左右，多伴有水泡样物，因滋养层细胞侵袭血管能力很强。

2. 妊娠呕吐　出现时间比正常妊娠为早，持续时间较长，且症状严重，如不及时纠正可引起水、电解质紊乱。

3. 腹痛　由于子宫急速扩张而引起下腹隐痛，常发生阴道出血之前。如果卵巢黄素化囊肿急性扭转则为急性腹痛。

4. 子宫异常增大、变软　子宫增大超过停经月份。大多数患者可经超声检查确诊。但有的因胚胎早期死亡，虽然子宫超过 5 个月妊娠，但仍听不到胎心，也无胎动。大多数患者可经超声检查确诊。

5. 卵巢黄素化囊肿　由于滋养细胞过度增生，产生大量绒毛膜促性腺激素

（HCG），刺激双侧或一侧卵巢形成多发性囊肿。患者血和尿中人类绒毛膜促性腺激素（HCG）明显增高，这是协助诊断的重要指标。

葡萄胎经彻底清宫后，绝大多数能痊愈。约有10%的葡萄胎可转变为侵蚀性葡萄胎，2.5%左右的葡萄胎可能转变为绒毛膜癌。因葡萄胎有恶变的潜能，如患者不需要再生育，可考虑行子宫切除。

（四）护理原则

1. 察病情、防出血　观察患者腹痛、阴道出血、面色、皮肤、生命体征等情况，并做好记录。

2. 重清洁、防感染　注意保持会阴部的清洁干燥，监测体温，及时发现感染征兆。

3. 确心因、防心病　仔细评估患者，确定心理问题的原因，解除患者焦虑、恐惧及悲哀，增强战胜疾病信心。

4. 清宫术、防意外。

知识拓展

严密随访，警惕复发

葡萄胎清宫后随访时间为 2 年。随访内容：①每次必须监测 HCG 水平；②注意有无阴道流血、咳嗽、咯血及其他转移灶症状；③做妇科检查；④做盆腔 B 超及 X 线胸部检查。

二、侵袭性葡萄胎

侵袭性葡萄胎（invasive mole）又称恶性葡萄胎，是指由于胎盘绒毛滋养层细胞异常增生，终末绒毛肿胀并侵及子宫肌层的一种具有恶性倾向的病变，其生物学行为界于葡萄胎和绒毛膜癌之间，表现为葡萄胎组织侵入肌层或转移至子宫外器官，一般继发于葡萄胎，少数也可开始就形成侵袭性葡萄胎。水疱状绒毛侵入子宫肌层，引起子宫肌层出血坏死是本病最主要的病理特征（图17-6），也可向子宫外侵袭，在阴道或外阴可见转移结节。镜下观察：子宫壁破坏伴出血，其中可见完整的水疱状绒毛结构，肌层内滋养层细胞增生明显并有一定异型性。侵袭性葡萄胎的病理诊断要点是在子宫壁肌层内找到完整的水疱状绒毛结构，此特点有别于葡萄胎。

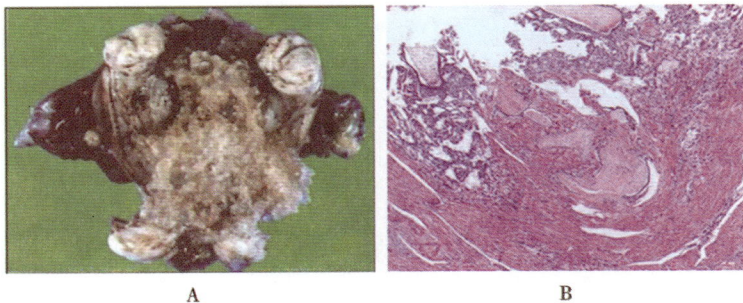

A　　　　　　　　　　B

图 17-6　侵袭性葡萄胎

本病的主要临床表现为葡萄胎清宫后仍持续出现阴道不规则出血。妇科检查见子宫复旧延迟，血清或尿中 HCG 水平升高，多数患者对化疗敏感，预后较好。

三、绒毛膜癌

绒毛膜癌（choriocarcinoma）简称绒癌，是来源于妊娠绒毛滋养上皮细胞的高度侵袭性恶性肿瘤。其特点是滋养层细胞失去了原有绒毛和葡萄胎的结构，弥散地侵入子宫肌层，造成局部组织出血，并沿着血道转移至全身。绝大多数绒毛膜癌与妊娠有关，约 50% 继发于葡萄胎，约 25% 继发于自然流产，约 20% 继发于正常分娩后，约 5% 继发于早产和异位妊娠等，以 30 岁左右青年女性多见，发病机制不详。

（一）病理变化

肉眼观察：出血性坏死是主要外观特点，子宫不规则增大，腔内可见一个或多个息肉状的紫蓝色癌结节，表面可溃烂。癌组织大者可侵入子宫腔，常侵及深肌层，甚而穿透子宫壁达浆膜外。由于明显出血、坏死，癌结节质软，呈暗红或紫蓝色。

镜下观察：由异常增生的绒毛滋养层细胞和合体滋养层细胞组成，癌组织位于子宫底部，呈暗紫红色、结节状，可见出血、坏死，常有核分裂象，没有绒毛结构，无血管及间质，这是绒毛膜癌与侵袭性葡萄胎的主要区别（图 17-7）。癌组织依靠侵袭宿主血管获取营养，故癌组织和周围正常组织有明显出血、坏死。

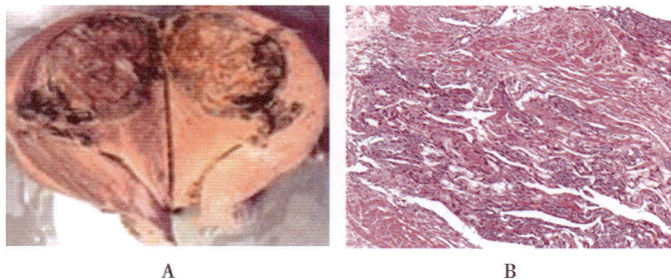

A   B

图 17-7 绒毛膜癌

（二）扩散

绒毛膜癌侵袭破坏血管能力强，除在局部破坏蔓延外，极易经血道转移，以肺和阴道壁最常见，其次为脑、肝、肾等。

（三）临床病理联系

多数患者在葡萄胎清宫后或足月产后数天至数月后发生持续性阴道不规则出血，子宫增大，血或尿中 HCG 水平持续升高。患者因长期阴道出血可发生贫血。癌组织经血道转移至不同部位引起的症状也不同，如转移到肺可出现咯血，转移到脑可出现头痛、呕吐、瘫痪和昏迷等，转移到肾可出现血尿等症状。

虽然绒毛膜癌恶性程度高，但自采用化疗方法后，治愈率明显提高，死亡率已降低至 20% 以下。

（四）护理原则

1. 病情观察 子宫大小、阴道流血，腹痛、咯血、血尿等情况，检测 HCG 水平的变化情况。

2. 对症护理 对阴道出血、疼痛等症状者，进行止血、止痛等对症处理；及时给予抗感染、静脉补液、提高机体抵抗力的药物。

3. 生活护理 摄入足够的营养，增强机体抵抗力；保持个人卫生，注意室内空气流通。

4. 心理护理 向患者介绍有关滋养层细胞疾病的医学知识和诊治过程，解除疑虑，消除恐惧心理，以积极的态度配合诊治。

5. 健康教育 宣传与滋养层细胞疾病有关的因素，指导患者积极治疗葡萄胎，定期接受随访。

第三节　前列腺疾病

一、前列腺增生症

良性前列腺增生（benign prostatic hyperplasia）又称结节状前列腺增生（nodular hyperplasia），或称前列腺肥大（hypertrophy），以前列腺上皮和间质增生为特征。前列腺增生发生与雌激素水平升高有关。前列腺增生症是 50 岁以上男性的常见病，其发病率依年龄增长而增加。主要表现为尿频、尿急、尿流变细及尿流中断等排尿困难症状。

（一）病因和发病机制

目前尚未完全阐明，可能与男性更年期后体内雄激素与雌激素平衡失调有关。

（二）病理变化

好发部位主要在尿道周围（前列腺中叶），而前列腺癌主要累及前列腺后叶。

肉眼观察（图 17－8A）：呈结节状增大，重者可达 300g，质地较实韧，如橡皮。切面灰白或灰黄色，可见大小不等的蜂窝状腔隙或囊性结构，用手指压迫时可有较多白色混浊的分泌物溢出。

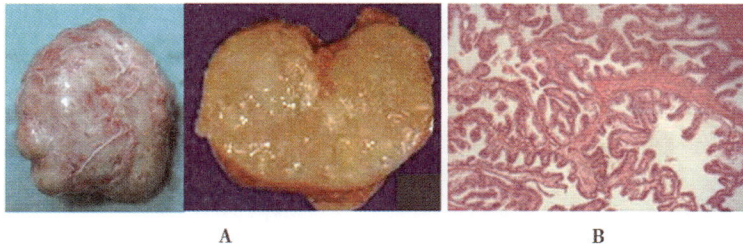

图 17－8　前列腺增生症

镜下观察（图 17－8B）：主要由前列腺的腺体、平滑肌和纤维呈不同程度增生组成。腺体上皮细胞呈柱状或立方形，核位于基底部，也可形成乳头状突入腺泡腔内。腺泡腔内有分泌物及脱落的上皮细胞，偶可见淀粉样小体。纤维及平滑肌细胞肥大、增生，包绕或穿插于增生的腺体之间，形成宽窄不一的间隔。间质中可见淋巴细胞浸润。此外，可见鳞状上皮化生和小灶性梗死。

（三）临床病理联系

前列腺增生主要发生在移行带，致尿道前列腺部受压而产生尿道梗阻的症状和体征，患者出现排尿困难、尿流变细、滴尿、尿频和夜尿增多。时间久者，继而产生尿潴留和膀胱扩张。尿液潴留可进一步诱发尿路感染或肾盂积水，严重者最后可致肾功能衰竭。极少患者可发生恶变。

二、前列腺癌

前列腺癌（prostatic carcer）是源自前列腺上皮的恶性肿瘤，多发生于 50 岁以后。其发生率随年龄增加而升高，在我国目前有逐年增加的趋势。主要临床表现为下尿路梗阻，肛门指诊可扪及肿物。

（一）病因和发病机制

目前尚不十分清楚，大多数为激素依赖型，其发生发展与雄激素密切相关。有的认为还与种类、遗传因素有关。

（二）病理变化

好发于前列腺周围区即外周带，主要累及前列腺后叶。

肉眼观察：多为单个结节，呈灰白或灰黄色，境界不清，无包膜，质硬。晚期肿瘤可扩展到全部前列腺，使前列腺明显增大而质地变硬。偶尔呈多灶性，有的癌灶不明显。

镜下观察：前列腺多数为腺癌，少数为移行细胞癌和鳞状细胞癌。依其分化程度可分为高分化、中分化和低分化三型。高分化前列腺癌与前列腺增生的腺体相似，恶性最可靠的诊断依据是寻找包膜、淋巴管、血管和周围神经的浸润（图 17 - 9）。

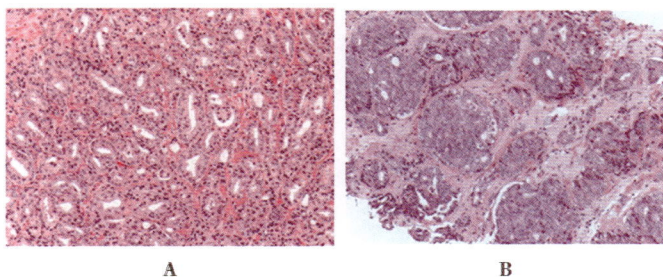

| A | B |

图 17 - 9　前列腺癌

（三）扩散

1. 直接蔓延　侵犯周围器官，如膀胱底、精囊腺、尿道等，但很少直接侵入直肠，因癌组织不易穿透直肠膀胱筋膜。

2. 淋巴道转移　比较常见，最常侵犯的淋巴结有髂内、髂外、腹主动脉旁、腹股沟等淋巴结，也可侵入胸导管、锁骨下淋巴结等处。

3. 血道转移　可转移至骨、肺、肝等处，特别是腰椎、骨盆及肋骨的转移较常见。骨转移的途径有认为是经肺循环后再散布到全身的骨及肝组织，也有认为可经脊椎静脉丛直接转移至腰椎。

（四）临床病理联系

早期前列腺癌一般无症状，大多数前列腺癌呈结节状位于外周带，故肛门指诊可直接扪及。前列腺癌较大时压迫尿道，可引起排尿困难、尿潴留等下尿路梗阻的症状，肿瘤破溃出血还可引起血尿。正常前列腺组织可分泌前列腺特异性抗原（prostate specific antigen，PSA），但前列腺癌的 PSA 分泌可高出正常前列腺 10 倍以上，如血中 PSA 水平明显增高时，应高度疑为癌，必要时可行前列腺组织穿刺活检进行确诊。前列腺癌的扩散与癌细胞分化程度有一定关系，高分化腺癌扩散转移较晚，可长期局限于前列腺内，预后较好。

第四节　乳腺疾病

乳腺的解剖结构和各部位的主要病变如图 17 - 10 所示。

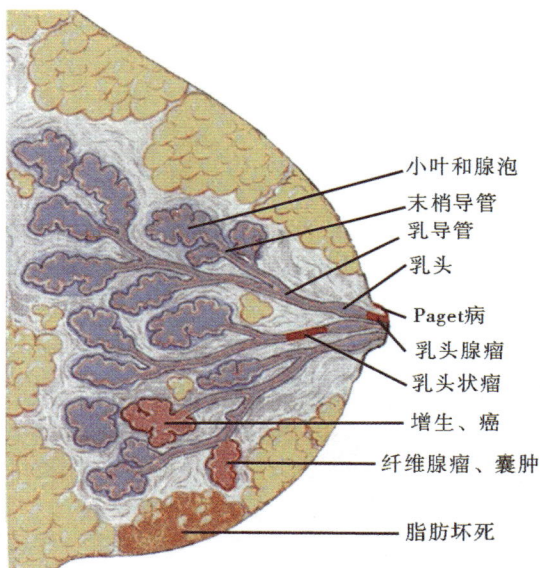

图 17 - 10　乳腺解剖结构和各部位主要病变

一、乳腺增生性病变

（一）乳腺纤维囊性变

乳腺纤维囊性变（fibrocystic changes）是一组非肿瘤性病变，以末梢导管和腺泡扩张、间质纤维组织和上皮不同程度的增生为特点，是最常见的乳腺疾病，多发生在 25 ~ 45 岁的女性，绝经前达发病高峰，绝经后一般不再进展，极少青春期前发病。

1. 病因和发病机制　本病的发生多与卵巢内分泌失调有关，由于雌激素分泌过多而孕激素分泌减少，长期、反复作用于乳腺组织，使乳腺组织发生不同程度增生，形成肿瘤样变。临床表现为乳腺肿块，单发或发生于双侧的乳腺。

2. 病理变化 分为非增生型和增生型两种。

（1）非增生型纤维囊性变 ①肉眼观察：常为双侧，多灶小结节性分布，边界不清，囊肿大小不一、多少不等，相互聚集的小囊肿和增生的间质纤维组织交错，可出现斑驳不一的外观。②镜下观察：囊肿的被覆上皮可为柱状上皮或立方上皮，但扁平上皮居多，上皮可缺如，仅见纤维性囊壁。腔内偶见钙化。如囊肿破裂，可致炎症性反应和间质纤维组织增生，进而发生玻璃样变。囊肿上皮常可见大汗腺化生。

（2）增生型纤维囊性变 除了囊肿形成和间质纤维增生外，增生型纤维囊性变往往伴有末梢导管和腺泡上皮增生。上皮增生层次增多，可有乳头形成，有的形成筛状结构，尤其是有上皮异型增生时，有演化为乳腺癌的可能，应视为癌前病变。依据上皮增生程度可分为：①轻度增生；②旺织性增生；③异型增生；④原位癌。

非增生型纤维囊性变无继发浸润性癌的危险性，增生型纤维囊性变是否发展为乳腺癌主要取决于导管和腺泡上皮增生的程度和有无异型增生。

（二）硬化性腺病

硬化性腺病（sclerosing adenosis）是增生型纤维囊性变的少见类型，主要特征为小叶中央或小叶间的纤维组织增生使小叶腺泡受压而扭曲变形，一般无囊肿形成。影像学检查极易与癌混淆。

肉眼观察：灰白质硬，与周围乳腺界限不清。

镜下观察：每一终末导管的腺泡数目增多，小叶体积增大，轮廓尚存。病灶中央纤维组织呈不等程度的增生，腺泡受压而扭曲，病灶周围的腺泡扩张。有时与乳腺浸润性小叶癌难以区别。

二、乳腺纤维腺瘤

乳腺纤维腺瘤（fibroadenoma of breast）是女性乳腺最常见的良性肿瘤，发生于乳腺上皮组织和结缔组织，好发于 20~35 岁的女性，多为单个，一般为单侧或双侧发生，边界清楚。

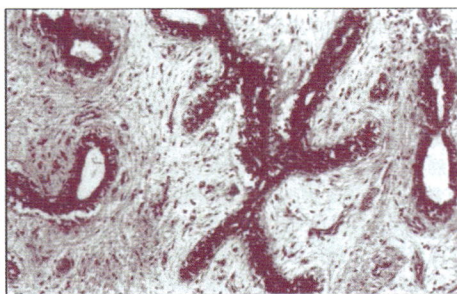

图 17-11 乳腺纤维腺瘤

肉眼观察：呈圆形或卵圆形结节状，大小不等，包膜完整，与周围组织分界清楚。切面呈分叶状，灰白色，质硬韧而富有弹性，有时可见细小裂隙，常有黏液样外观。

镜下观察：由腺体和纤维组织组成（图 17-11），腺体呈圆形或卵圆形，或被周围的纤维结缔组织挤压呈裂隙状；纤维组织通常呈疏松黏液样变，也可较致密，甚至发生玻璃样变性或钙化。

三、乳腺癌

乳腺癌（carcinoma of the breast）为女性常见的恶性肿瘤之一，是源自乳腺终末导管小叶单元上皮的恶性肿瘤。其发病率呈缓慢上升，已跃居我国妇女恶性肿瘤第一位，好发于 40～60 岁女性，偶发于男性。多数乳腺癌发生于乳房外上象限，其次为乳房中央区和其他象限。

（一）病因和发病机制

尚未完全阐明，乳腺癌的发生主要与雌激素长期作用、家族遗传倾向、环境因素和长时间大量接触放射线有关。

（二）病理变化

乳腺癌组织形态十分复杂，类型较多，可分为非浸润性癌和浸润性癌两大类。

1. 非浸润性癌　非浸润性癌（noninfiltrating carcinoma）分为导管原位癌和小叶原位癌，二者均来自终末导管－小叶单元上皮细胞。前者瘤细胞位于和导管相似的扩张小叶，不见小叶结构；后者瘤细胞充满轻度扩张的小叶腺泡，小叶结构尚存。二者均局限于基底膜以内，未向间质或淋巴管、血管浸润。非浸润性癌具有发展为浸润癌的趋势，但非必然如此，WHO（2003）乳腺组织学分类将其划入癌前病变范畴。为了强调导管原位癌和小叶原位癌的非浸润癌，新分类建议将前者命名为导管内上皮内瘤变（DIN），而将涵盖终末导管－小叶单元上皮不典型增生和小叶原位癌称谓小叶内上皮内瘤变（LIN）。根据分化程度将 DIN、LIN 又分为三级。

（1）导管内原位癌（intraductal carcinoma in situ）　导管明显扩张，癌细胞局限于扩张的导管内，导管基底膜完整。由于乳腺放射影像检查和普查，检出率明显提高，已占乳腺癌 15%～30%。根据组织学改变分为：①粉刺癌（comedo carcinoma）：好发于乳房中央区，占 50% 以上，切面可见扩张导管内含有黄色软膏样坏死物质，挤压时可由导管内溢出，状似皮肤粉刺，故称粉刺癌。

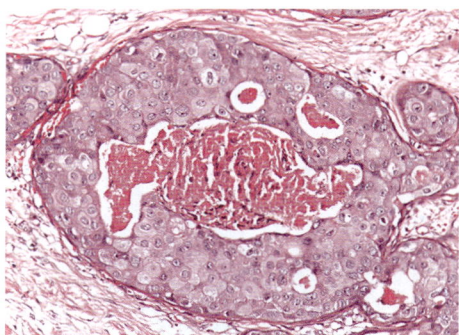

图 17－12　乳腺粉刺癌

镜下可见癌细胞局限于导管内，未突破基底膜，呈实心筛孔状、低乳头状或管状排列，有明显异型性，可见核分裂象（图 17－12）。②非粉刺型导管内癌（noncomedone intrauctal carcinoma）：细胞呈不同程度异型，但不如粉刺癌明显，一般无坏死或仅轻微坏死，癌细胞在导管内排列成实性、乳头状或筛状等形式，管周间质纤维组织增生，但不如粉刺癌明显。

（2）小叶原位癌（lobular carcinoma in situ）　好发于乳房中央区，约 30% 累及双侧乳腺，常为多中心性，难与乳腺小叶增生区别。镜下观察：扩张的乳腺小叶终末导管和腺泡内充满呈实体排列的癌细胞，核分裂象罕见。增生的癌细胞未突破基底膜，无癌细胞坏死，亦无间质的炎症反应和纤维组织增生。

2. 浸润性癌

（1）浸润性导管癌（invasive ductal carcinoma）　最常见，约占乳腺癌的 70%，由导管内癌发展而来，癌细胞突破基底膜向间质浸润。

肉眼观察：肿块直径多为 2～3cm，呈灰白色，质硬，与周围组织界限不清，切面可有砂砾感，呈星芒状侵入邻近组织（图 17－13A）。

镜下观察：癌细胞呈巢状、团块状或伴有少量腺样结构，癌细胞形态各异，核异型性明显，核分裂象多见，常见局部肿瘤细胞坏死（图 17 - 13B）。间质可出现纤维结缔组织增生，癌细胞在纤维间质内浸润性生长，二者比例各不相同。

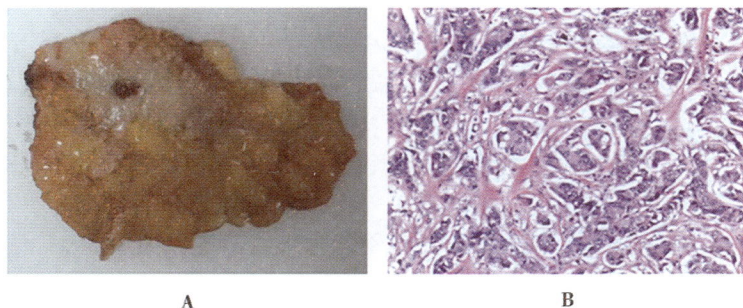

A　　　　　　　　　　　　　　　　B

图 17 - 13　乳腺浸润性导管癌

（2）浸润性小叶癌（invasive lobular carcinoma）　由小叶原位癌穿透基膜向间质浸润所致，占乳腺癌的 5% ~ 10%。约 32% 累及双侧乳腺，在同一侧乳腺呈弥漫性多灶分布，因此不容易被临床和影像学检查发现。

肉眼观察：不规则形，没有明显的界限。切面呈橡皮样，色灰白，柔韧，部分病例无明显肉眼改变。

镜下观察：癌细胞呈单行串珠状或细条索状浸润于纤维间质之间，有时癌细胞呈靶环样围绕正常导管呈向心性排列。癌细胞小呈圆形、椭圆形，大小及染色较一致，核异型性不明显。有时可见从小叶原位癌向浸润性小叶癌过渡的形态。间质常有硬化或透明变，坏死少见。

3. 特殊类型癌　主要有髓样癌伴有大量淋巴细胞浸润、小管癌、黏液癌及 Paget 病。

（三）扩散

1. 直接蔓延　癌细胞沿乳腺导管可直接侵袭乳腺小叶腺泡、脂肪组织、筋膜、胸大肌和胸壁等。

2. 淋巴道转移　乳腺癌最常见的转移途径。癌组织最早转移至同侧腋窝淋巴结，晚期可转移至锁骨下淋巴结、锁骨上淋巴结、乳内动脉旁淋巴结和纵隔淋巴结，少数可转移至对侧腋窝淋巴结。

3. 血道转移　晚期乳腺癌可发生血道转移，癌细胞侵入体静脉，首先发生肺转移，继而转移到肝、脑、骨等处。

（四）临床病理联系

乳腺癌单侧常见，多发生于乳房外上象限，其次为乳房中央区和内上象限。癌组织长到一定的程度时，可在局部扪及肿块。如癌侵及乳头又伴有大量纤维组织增生时，由于癌周增生的纤维组织收缩，可导致乳头内陷。如癌组织阻塞真皮内淋巴管，可致皮肤水肿，而毛囊汗腺处皮肤相对下陷，呈橘皮样外观。在晚期，若皮肤大部分受浸润，则可发生破溃而呈弹坑状或菜花状，并易出血和继发感染，常伴有恶臭味。

知识链接

随着科学技术进展，目前雌激素（ER）、孕激素（PR）和 c – erbB – 2 生物学标记已成为乳腺癌的常规检测手段。乳腺钼靶 X 线有助于乳腺癌的早期诊断和预示术后复发情况。临床上，根据乳腺癌 ER、PR、c – erbB – 2 和乳腺原癌基因 HER2 的蛋白表达情况，可应用内分泌治疗和抗 HER2 基因的单克隆抗体"Hercemin"靶向治疗。

（五）护理原则

1. 休息与活动　积极参加各项有益活动，增强体质，避免过度劳累，保证充足的睡眠，规律的生活。

2. 饮食护理　指导患者合理饮食，注意个人卫生。妊娠期的患者应立即终止妊娠，哺乳期的患者应断乳。

3. 病情观察　注意观察乳房的形状、乳头溢液情况；有无包块及其皮肤和周围组织的关系，有无乳头内陷、皮肤橘皮样外观等；乳头及周围皮肤有无红肿、痒、痛、脱屑、糜烂，呈湿疹样改变。

4. 心理护理　给患者讲解有关乳腺疾病的医学知识和诊治过程，进行心理疏导，学会处理精神压力，消除恐惧和紧张情绪，增强信心。

5. 定期做乳房检查　发现乳房包块应及时就诊。

目标检测

一、名词解释

子宫颈糜烂、子宫颈息肉、子宫颈癌、葡萄胎、侵袭性葡萄胎、绒毛膜癌、乳腺纤维腺瘤、乳腺癌。

二、问答题

1. 简述慢性子宫颈炎的病理变化。
2. 简述子宫颈鳞状细胞癌的主要癌前期病变及其扩散方式。
3. 简述葡萄胎、侵袭性葡萄胎与绒毛膜癌的病变特点。
4. 试述乳腺癌时产生乳头内陷和橘皮样外观的原因。
5. 简述乳腺癌的病变特点及其扩散途径。

（孟加榕）

第十八章 | 内分泌系统疾病

要点导航

掌握：弥漫性毒性甲状腺肿的病理变化及其临床病理联系；糖尿病的病理变化。

熟悉：糖尿病的临床病理联系。

了解：弥漫性毒性甲状腺肿的病因和发病机制；糖尿病的病因和发病机制。

第一节 弥漫性毒性甲状腺肿

弥漫性毒性甲状腺肿（diffuse toxic goiter）是指血中甲状腺素过多，作用于全身各组织所引起的临床综合征，临床上统称为甲状腺功能亢进症（hyperthyroidism），简称甲亢。因约有 1/3 患者伴有眼球突出，故又称为突眼性甲状腺肿，也有人将弥漫性毒性甲状腺肿称为 Graves 病或 Basedow 病。本病女性多见，各年龄组均可发病，20～40 岁女为多。

一、病因和发病机制

尚未完全明了，目前公认本病与自身免疫有关，属器官特异性自身免疫性甲状腺病。

1. 免疫因素 其根据是：①血中球蛋白增高，并有多种抗甲状腺的自身抗体，且常与一些自身免疫性疾病并存；②血中存在与促甲状腺激素（TSH）受体结合的抗体，具有类似 TSH 的作用，刺激甲状腺增生，分泌亢进，是本病的主要原因。

2. 遗传因素 该病有家族发病倾向，患者亲属中也有此病或其他自身免疫性疾病。

3. 诱发因素 感染、创伤、精神刺激、劳累等因素破坏机体免疫系统稳定性，使有遗传性免疫监护和调节功能缺陷者发病。

二、病理变化

肉眼观察：甲状腺呈弥漫性、对称肿大，质地较软，表面光滑，切面呈灰红色、分叶状，胶质含量少。

镜下观察（图 18-1）：①滤泡上皮增生，大小不等，呈柱状，有的呈乳头样增生突入腔内；②滤泡腔内胶质少而稀薄，滤泡周边胶质出现许多大小不一的上皮细胞的吸收空泡；③间质血管丰富、充血，淋巴组织增生。甲亢手术前常需碘剂治疗，治疗后滤泡内胶质明显增多，甲状腺病变有所减轻，甲状腺体积缩小，间质血管减少、充血减轻。

除甲状腺改变外，因血液循环加快，可使心脏肥大，心腔扩张，心肌细胞发生灶状坏死及纤维化，少数可因心力衰竭而致死。全身可有淋巴组织增生、胸腺和脾脏增大，肝细胞脂肪变性，甚至坏死、纤维化。

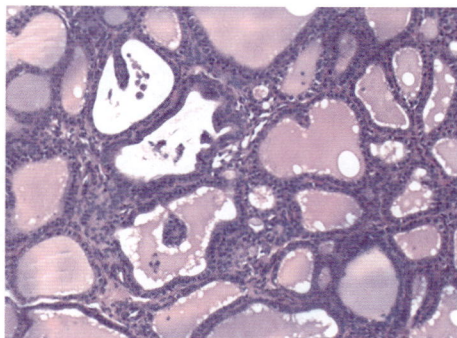

图 18-1 弥漫性毒性甲状腺肿

三、临床病理联系

1. 高代谢综合征 由于血中三碘甲腺原氨酸（T3）、四碘甲腺原氨酸（T4）增多，糖、蛋白质、脂肪加速氧化，基础代谢率增高，产热增加，表现为怕热、多汗、皮肤温暖湿润、低热、心率加快等。

2. 精神、神经系统症状 患者可出现神经过敏、多言好动、易激动、烦躁、多虑、注意力不集中、记忆力减退、手震颤、腱反射亢进等。

3. 心血管系统症状 心率增快，心肌收缩力增强，收缩压增高、舒张压降低致脉压增大。

4. 消化系统症状 患者食欲亢进、消瘦、体重减轻等。因甲状腺激素分泌增多，影响磷酸化过程，ATP 产生减少，导致能量不足。

5. 突眼症 部分患者眼球外肌水肿、球后纤维脂肪组织增生、淋巴细胞浸润和黏液水肿，向前挤压眼球，引起突眼症（图 18-2）。

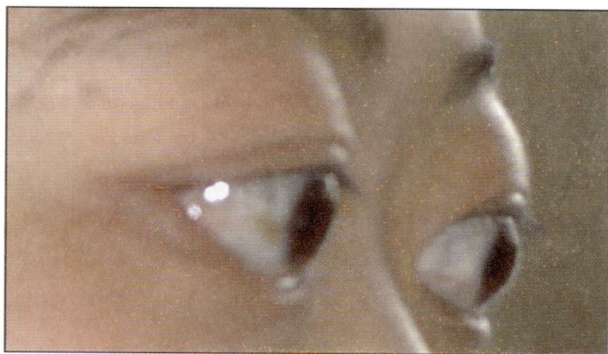

图 18-2 突眼性甲状腺肿

知识链接

甲亢症状

甲亢症，很特殊，眼睛大、脖子粗。烦热多汗夜失眠，情绪波动手震颤。脉搏增快心里慌，高压高来低压降。食欲亢进体重减，停经脱发常出现。

四、护理原则

1. 病情观察　经常测量体重，适度运动，保持身心健康，避免过度劳累和精神刺激。

2. 饮食护理　给予高热量、高蛋白、高脂肪和高维生素饮食，限制含纤维高的食物，注意补充水分。

3. 心理护理　宣讲有关甲亢的疾病知识，让患者自我监护和自我护理，减轻压力，控制情绪。

4. 用药护理　指导患者坚持长期服药，按时按量服用，不可随意减量和停药。

第二节　糖尿病

糖尿病（diabetes mellitus）是一种体内胰岛素分泌绝对或相对不足以及靶细胞对胰岛素敏感性降低，或胰岛素本身存在结构上的缺陷而引起的碳水化合物、脂肪和蛋白质代谢紊乱的一种慢性疾病。其主要特点是高血糖、糖尿。临床上常表现为多饮、多食、多尿和体重降低（即"三多一少"），以及并发酮症酸中毒、多发性神经炎、失明、肾衰竭等。糖尿病的发病率不断增高，已成为世界性的常见病、多发病。

一、病因和发病机制

一般分为原发性糖尿病和继发性糖尿病。后者是指由已知原因，如胰腺炎、肿瘤、手术或其他损伤、某些其他内分泌疾病造成的胰岛素分泌不足所致的糖尿病；前者又分为胰岛素依赖型糖尿病和非胰岛素依赖型糖尿病。

（一）胰岛素依赖型糖尿病

又称 1 型或幼年型糖尿病，约占糖尿病的 10%。其主要特点是青少年发病，起病急，病情重，进展快，易出现酮症，治疗依赖胰岛素。因胰岛 B 细胞严重受损，细胞数目明显减少，胰岛素绝对缺乏，胰岛呈现病毒性炎症或自身免疫破坏，可产生胰岛细胞抗体。目前认为本型的发病与遗传、自身免疫和环境因素有关。

（二）非胰岛素依赖型糖尿病

又称 2 型或成年型糖尿病，约占糖尿病的 90%，其主要特点是成年发病，起病缓慢，病情较轻，进展较慢，肥胖者多见，较少出现酮症，可不依赖胰岛素治疗。胰岛 B 细胞数目正常或轻度减少，血中胰岛素水平可正常、增多或降低。本型主要与遗传有关，有家族发病倾向，多见于 40 岁以上成年人。本型病因、发病机制不清楚，认为是与肥胖有关的胰岛素相对不足或组织对胰岛素敏感性降低所致。此外，缺乏运动、营养过剩、手术、感染、精神刺激等都可成为本病的诱因。

二、病理变化

1. 胰岛病变　1 型糖尿病早期表现为非特异性胰岛炎，继而胰岛 B 细胞颗粒脱失、空泡变性、坏死、消失，胰岛变小、数目减少，纤维组织增生及玻璃样变性；2 型糖尿病早期病变不明显，后期胰岛 B 细胞减少，常见胰岛淀粉样变性（图 18 - 3）。

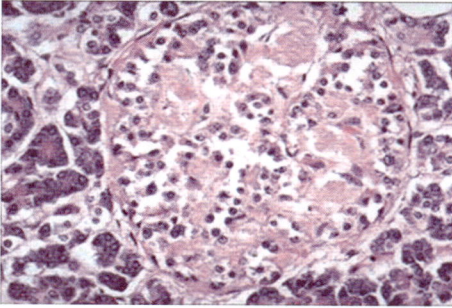

图 18 - 3　糖尿病

2. 血管病变　最具特征性，从毛细血管到大、中动脉均可有不同程度的病变。毛细血管基底膜明显增厚；细动脉壁玻璃样变性硬化，小动脉增生性硬化，血压可升高；有的血管壁发生纤维素样坏死；有的血栓形成使管腔狭窄，导致血液供应障碍，引起相应组织或器官缺血、损伤及功能障碍；大、中动脉有动脉粥样硬化或中层钙化，粥样硬化病变程度重。临床表现为主动脉、冠状动脉、下肢动脉、脑动脉和其他脏器动脉粥样硬化，引起冠心病、心肌梗死、脑萎缩及肢体坏疽等。

3. 肾脏病变　①肾脏体积增大：由于糖尿病早期肾血流量增加，肾小球滤过率增高，导致肾脏体积增大，通过治疗可恢复正常。②肾小球硬化：表现为肾小球内有玻璃样物质沉积，初期为节段性，逐渐发展为弥漫性，主要损害肾小球毛细血管壁和系膜，使毛细血管腔变窄或完全闭塞，最终导致肾小球缺血和玻璃样变性。③肾小管 - 间质损害：肾小管上皮细胞出现颗粒样和空泡样变性（属退行性变），晚期肾小管萎缩；肾间质损害包括纤维化、水肿和炎细胞浸润。④血管损害：糖尿病累及所有的肾血管，特别是入球小动脉和出球小动脉，多引起肾动脉硬化，而较大血管（如肾动脉）及其主要分支则发生动脉粥样硬化。⑤肾乳头坏死：常见于糖尿病患者患急性肾盂肾炎时，由于缺血与感染所致。

4. 视网膜病变　早期可表现为微小动脉瘤和视网膜小静脉扩张，继而出现渗出、水肿、微血栓形成和出血等非增生性视网膜病变；血管病变可引起缺氧，刺激纤维组织增生、新生血管形成等增生性视网膜病变，可造成白内障，严重者可因视网膜脱离而失明。

5. 神经系统病变　血管病变引起周围神经缺血性损伤或症状，如肢体疼痛、麻木、感觉丧失、肌肉麻痹等，脑神经细胞也可发生广泛变性。

6. 其他组织或器官病变　可出现皮肤黄色瘤、肝脂肪变性、糖原沉积、骨质疏松、糖尿病性外阴炎、化脓性炎症和真菌感染等。

三、临床病理联系

糖尿病患者的典型症状为多饮、多食、多尿和消瘦。此外，因抗体生成减少，抵抗力降低，易发生感染性疾病。病变严重时，可出现酮血症和酮尿症，导致酸中毒，发生糖尿病性昏迷。晚期患者常因并发心肌梗死、肾功能衰竭、脑血管病变及感染而死亡。因此，合理饮食、应用降糖药物等，长期有效控制血糖，防治或延缓并发症的发生，是糖尿病治疗的关键。

知识链接

糖尿病临床表现

多吃多喝又多尿，体重减轻两腿乏；视物模糊视力差，瘙痒多汗四肢麻。
此病神出又鬼没，更有帮凶平并发；并发症来更凶险，眼病肾病真可怕。
心血管来脑血管，神经病变也不差；一失足来千古恨，足部溃疡勿忘查。

四、护理原则

1. 饮食护理 指导患者合理饮食，是治疗糖尿病最基本措施。根据患者的体重、生活状况、劳动状况，计算每日所需的总热量。以控制总热量为原则，强调定时、定量。

2. 坚持运动，保持生活规律，情绪稳定 适度的运动有利于减轻体重，提高胰岛素敏感性，改善血糖和脂质代谢紊乱。

3. 指导患者遵医嘱 正确服药，观察血糖、尿糖、尿量和体重变化，评价药物疗效，注意药物不良反应。

4. 病情观察 严密监测生命体征变化，观察症状有无加重，有无酸中毒，有无皮肤、黏膜感染情况。

目标检测

一、名词解释

Graves 病或 Basedow 病、糖尿病、1 型或幼年型糖尿病、2 型或成年型糖尿病。

二、问答题

1. 2 型糖尿病的主要病变和临床表现有哪些？
2. 弥漫性毒性甲状腺肿的主要病变有哪些？
3. 试述弥漫性毒性甲状腺肿的主要临床表现及其发生机制。

（孟加榕）

第十九章 | 传染病

要点导航

掌握：结核病的基本病变及转化规律；原发性和继发性肺结核病的病变特点、类型及其发展与结局；原发性肺结核病和继发性肺结核病的比较；伤寒的病理变化；细菌性痢疾的病理变化；流行性脑脊髓膜炎和流行性乙型脑炎的病理变化。

熟悉：结核病的病因和发病机制；伤寒的临床病理联系及其并发症；急、慢性细菌性痢疾的临床病理联系及其并发症；流行性脑脊髓膜炎和流行性乙型脑炎的临床病理联系；艾滋病、淋病、尖锐湿疣和梅毒的病理变化。

了解：肺外结核病的病变特点；伤寒的病因和发病机制；细菌性痢疾病的病因和发病机制；流行性脑脊髓膜炎和流行性乙型脑炎的病因和发病机制；性传播疾病的概况。

传染病是由病原微生物和寄生虫通过一定的传播途径进入易感人群的个体所引起的一组疾病，并能在人群中引起流行。传染病的流行必须具备传染源、传播途径和易感人群三个基本环节。其共同特点是：①病原微生物和寄生虫常有一定的侵入门户；②病原微生物和寄生虫选择性地定位于不同的组织或器官；③病理变化均属于炎症，但又有各自的特征性病变；④病程发展具有一定的阶段性，包括潜伏期、前驱期、发病期、愈复期等。近年来，一些已被有效控制的传染病的发病率又有上升趋势，如结核病、淋病、梅毒、狂犬病等，并出现了一些新的传染病，如艾滋病、甲型 H1N1 流感、人禽流感等，严重威胁着人类的健康和生命。

第一节　结核病

结核病（tuberculosis）是指由结核杆菌（tubercle bacillus）引起的一种慢性肉芽肿病。病变主要特征是结核结节（tubercle）形成和干酪样坏死（caseous necrosis）。全身各器官均可能发生，以肺结核最常见。其全身表现有午后低热、盗汗、乏力、食欲减退和消瘦等结核中毒症状。结核病曾经严重威胁人类的健康和生命，由于抗结核病药物和卡介苗的应用，发病率和死亡率一直呈下降趋势。自 20 世纪 90 年代以来，由于耐药菌株的出现和艾滋病的流行，加上全球流动人口增加，结核病防治工作受到忽视，其发病率又呈上升趋势。世界卫生组织（WHO）于 1993 年 4 月宣布全球结核病已处于紧急状态，将结核病作为重点控制的传染病之一，并于 1995 年底将每年 3 月 24 日定为世界防治结核病日，以提醒公众加深对结核病的认识。据 WHO 统计，仅在 2010 年全球就有 900 万人罹患结核病，140 万人死于结核病；在 2011 年全球新增 870 万例结核病患者，全球死于结核病的人数为 140 万人；2012 年，约有 860 万结核病新病例，有130 万人死于结核。结核病成为世界上成人传染病的二号杀手，是导致 15～44 岁妇女死亡的三大原因之一。目前，我国肺结核病患者约有 499 万人，人数居全球第二位。

一、病因和发病机制

结核病的病原菌是结核杆菌，属分枝杆菌，染色具有抗酸性，又称抗酸杆菌，对人体有致病作用的主要是人型菌，其次是牛型菌。结核杆菌不产生侵袭性酶，不产生内、外毒素，其致病主要与菌体脂质、蛋白质成分有关。结核病主要经呼吸道传播，飞沫传播是最常见、最重要的传播途径，开放性肺结核（空洞型肺结核）患者是主要传染源；也可经消化道感染（咽下带菌的痰液或食入含菌的食物）；少数经皮肤伤口感染。结核病的易感人群是未经卡介苗接种的儿童和机体抵抗力低下者。

人对结核杆菌的自然免疫力很弱，从空气中吸入带菌的微滴即可发生初次感染。到达肺泡的结核杆菌趋化、吸引巨噬细胞，并被吞噬。在有效细胞免疫建立之前，巨噬细胞不仅难以将结核杆菌杀灭，而且在细胞内繁殖，一方面引起局部炎症，另一方面通过血道和淋巴道播散到全身各组织、器官（包括肺），发生全身性血源性播散，甚至引起个别患者的死亡。经过 30～50 天机体对结核杆菌形成以细胞免疫为主的获得性免疫，即在致敏 T 淋巴细胞释放的淋巴因子的作用下，趋化和激活巨噬细胞，使其吞噬和杀灭结核杆菌的能力增强，并向感染部位聚集、增生，形成结核性肉芽肿，使初次感染灶病变局限，可不治而愈。需要指出，在初次感染结核杆菌并发生全身播散时，由于细胞免疫尚未完全形成，当时多不产生明显的病变，但可使结核杆菌在播散部位潜伏下来，成为以后发生肺外器官结核病和继发性肺结核病的主要根源。机体在形成对结核杆菌免疫反应的同时，也产生了迟发性变态反应（Ⅳ型），常同时发生和相伴出现，变态反应的出现提示机体已获得了免疫力，对病原菌有抵抗力，但变态反应较强时会造成病变局部组织的严重破坏，发生干酪样坏死，试图破坏和杀灭结核杆菌。

表 19－1　结核病基本病变与机体的免疫状态

病　变	机体状态		结核杆菌		病理特征
	免疫力	变态反应	菌量	毒力	
渗出为主	低	较强	多	强	浆液性或浆液纤维素性炎
增生为主	较强	较弱	少	较低	结核结节
坏死为主	低	强	多	强	干酪样坏死

结核病的发生、发展取决于感染结核杆菌的数量、毒力以及机体抵抗力和变态反应（表 19－1）。结核病的免疫主要是细胞免疫，结核杆菌侵入人体 4～8 周后，身体组织对结核杆菌及其代谢产物所发生的反应称为变态反应（Ⅳ型）。细胞免疫与变态反应贯穿于结核病的始终。年龄、营养状况、免疫抑制或滥用药物、有无全身性疾病（尤其是硅沉着病、艾滋病、糖尿病、先天性心脏病等）等均可影响机体的抵抗力。

考点

对人具有致病性的主要是人型结核杆菌,初次感染结核杆菌是否发展成为结核病取决于细菌的毒力、数量和机体的免疫力。开放性肺结核患者是主要传染源,呼吸道为主要传播途径。接种卡介苗可以使人体产生针对结核杆菌的特异性免疫力,减少肺结核的发生。痰结核菌检查是确诊肺结核最特异的方法。痰菌阳性说明病灶是开放的,具有传染性。结核菌素试验为测定人体是否受过结核菌感染,目前多采用结核菌素试验。结核菌素试验阴性反应除提示没有结核菌感染外,还见于人体免疫力、变态反应暂时受抑制情况。抗结核化疗原则是早期、联合、适量、规律和全程治疗。

二、基本病理变化

结核病常呈慢性炎症过程。由于侵入机体的菌量、毒力和组织特性的不同,以及机体在感染过程中不同时期的免疫力与变态反应的彼此消长,而呈现出不同的病理变化。

(一) 以渗出为主的病变

在菌量多、毒力强或变态反应较强时,局部病变主要表现为浆液性或浆液纤维素性炎,常发生在疾病早期或机体低抗力低下时,好发于肺、浆膜、滑膜、脑膜等处。渗出液和巨噬细胞中可见结核杆菌,严重时可有大量红细胞漏出而使渗出液呈血性。渗出物可完全吸收,也可转变为以增生为主或以坏死为主的病变。

(二) 以增生为主的病变

当菌量少、毒力较低或免疫反应较强时,则出现以增生为主的病变,形成具有诊断价值的结核桔节。在细胞免疫的基础上,即激活的巨噬细胞在杀灭结核杆菌的过程中,演化为上皮样细胞,并互相融合成朗罕巨细胞(Langhans giant cell)。由上皮样细胞、朗罕巨细胞以及外周的致敏 T 淋巴细胞等聚集成结节状,形成结核性肉芽肿,又称结核结节(图 19 - 1)。它是结核病的特征性病变,具有诊断意义。结核结节中央可发生干酪样坏死。结核结节直径约 0.1mm,肉眼和 X 线

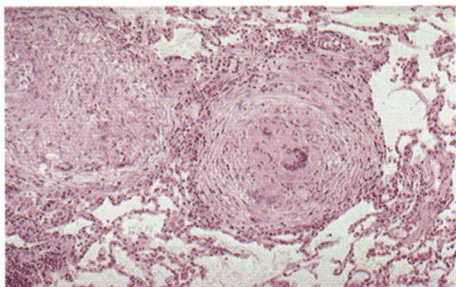

图 19 - 1 结核性肉芽肿(结核结节)

观察不到,相邻的几个结节融合时,可见粟粒状病灶,分界清楚,呈灰白色。增生性病变转向愈合时,上皮样细胞变为成纤维细胞,使结核结节纤维化。

(三) 以坏死为主的病变

当菌量多、毒力强、机体免疫力低或变态反应强烈时,以渗出为主或以增生为主的病变均可继发干酪样坏死。干酪样坏死对结核病病理诊断具有一定的意义。干酪样坏死物中大都会有一定量的结核杆菌,可造成病灶恶化和播散,易形成空洞。

渗出、坏死和增生三种病变往往同时存在,不同时期则以某一种病变为主,并且可以互相转化。

三、转归

结核病的发展和结局取决于机体抵抗力和结核杆菌致病力之间的矛盾关系。在机体免疫力增强时，结核杆菌被抑制、杀灭，病变转向愈合；反之，则转向恶化。

（一）转向愈合

1. 吸收、消散　为渗出性病变的主要愈合方式。渗出物经淋巴道吸收而使病灶缩小或消散，很小的干酪样坏死灶及增生性病灶经积极治疗也有吸收的可能。X线检查时，肺的渗出性病变呈边缘模糊的云絮状阴影，随着渗出物的吸收，阴影逐渐缩小乃至消失。

2. 纤维化、包裹及钙化　增生性病变、未被完全吸收的渗出性病变及较小的干酪样坏死灶均可通过纤维化而愈合；较大的干酪样坏死灶难以完全纤维化，则在病灶周围形成纤维性包裹，继而发生钙化。包裹、钙化的干酪样坏死灶仍有少量结核杆菌存活，临床虽属痊愈，但当机体免疫力下降时，病变可复发。X线检查时，肺的纤维化病灶呈条索状阴影，钙化灶为分界清晰的高密度阴影。

（二）转向恶化

1. 浸润进展　病变恶化时，在病灶周围出现渗出性病变，范围不断扩大，并继发干酪样坏死。肺X线检查时，病灶周围出现云絮状阴影，边缘模糊，空洞部位出现透亮区。临床上称为浸润进展期。

2. 溶解播散　病变恶化时，干酪样坏死可发生液化，半流体的坏死物质可通过自然管道（支气管、输尿管）排出，局部形成空洞。排出物含有大量结核杆菌，可通过自然管道播散到其他部位，形成新的结核病灶。X线检查空洞部位出现透亮区，空洞以外部位可见播散病灶形成深浅不一的阴影。此外，液化灶内的结核杆菌也可通过淋巴道和血道播散到全身，在各器官内形成结核病灶，临床上称为溶解播散期。

四、类型和病理变化

（一）肺结核病

结核病中最常见的是肺结核病。由于机体对初次感染和再次感染结核杆菌的反应性不同，且引起肺部病变各有不同的特点，则肺结核病分为原发性肺结核病和继发性肺结核病两大类（表19-2）。

表19-2　原发性和继发性肺结核病的比较

	原发性肺结核病	继发性肺结核病
感染	第一次感染（外源性）	再感染（主要为内源性）
好发年龄	儿童	成人
特异性免疫力	低	一般较高
好发部位	右肺上叶下部或下叶上部靠近胸膜处	肺尖或锁骨下局限性病变
病变特点	肺原发综合征	病变复杂，临床分型较多，如空洞等
病程	较短（急性经过）、多数能自愈	较长（慢性经过）、需要治疗

续表

	原发性肺结核病	继发性肺结核病
主要播散途径	淋巴道或血道	支气管
常见进展类型	支气管淋巴结结核 粟粒性结核	浸润性肺结核 慢性纤维空洞型肺结核 肺结核球 结核性胸膜炎

1. 原发性肺结核病　机体初次感染结核杆菌所引起的肺结核病称为原发性肺结核病（primary pulmonary tuberculosis），多见于儿童，故又称为儿童型肺结核，也可见于未感染过结核杆菌的成人。

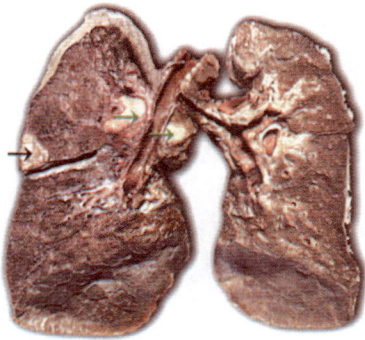

图 19 - 2　肺原发综合征

（1）病理变化　最初在肺上叶下部或下叶上部靠近胸膜处形成原发病灶，直径在 1～1.5cm，呈灰白色，病灶中央有干酪样坏死。由于是初次感染，机体缺乏对结核杆菌的特异性免疫力，结核杆菌得以繁殖，并很快侵入局部引流淋巴管，到达所属肺门淋巴结，引起结核性淋巴管炎和肺门淋巴结结核，使肺门淋巴结肿大，出现干酪样坏死。肺的原发病灶、结核性淋巴管炎和肺门淋巴结结核三者合称为肺原发综合征（primary complex）（图 19-2），为原发性肺结核病的特征性病变。X 线呈哑铃状阴影。临床表现多不明显。

（2）转归　绝大多数原发性肺结核患者机体对结核杆菌的特异性免疫逐渐增强而自然痊愈，病灶可完全吸收或纤维化，较大的坏死灶可发生纤维性包裹或钙化。有时，肺门淋巴结病变继续发展，形成支气管淋巴结结核。经有效治疗，大多仍可痊愈。少数患儿由于营养不良或同时患有其他传染病，而使病情恶化，局部病灶扩大，并可通过淋巴道、血道和支气管播散。①淋巴道播散：肺门淋巴结的结核杆菌，可沿淋巴管蔓延到纵隔和颈部淋巴结，也可蔓延至腹膜后及肠系膜淋巴结；初期淋巴结肿大，结核性肉芽肿形成，随后发生干酪样坏死，互相粘连成团、成串，重者干酪样坏死液化，并穿破局部皮肤，形成经久不愈的窦道。②血道播散：肺部或淋巴结的干酪样坏死可腐蚀血管壁，结核杆菌侵入血流，或由淋巴道经胸导管入血，发生全身粟粒型结核病或肺粟粒型结核病；血道播散也见于继发性肺结核病和肺外器官结核病。③支气管播散：肺原发综合征病灶的干酪样坏死范围较大，发生液化时可以腐蚀邻近的支气管，含有大量结核杆菌的干酪样坏死物质在咳出体外的同时，会经支气管播散到肺的其他部位，形成小叶性或大叶性干酪性肺炎。支气管播散在原发性肺结核病中较少见。

2. 继发性肺结核病　继发性肺结核病（secondary pulmonary tuberculosis）是指当人体再次感染结核杆菌所引起的肺结核病，多见于成年人，故又称成人型肺结核病。感染来源：一是内源性再感染，即结核杆菌从体内原有病灶（原发性肺结核或肺外结核）经血道播散至肺（常在肺尖），形成潜伏性病灶，当免疫力下降时，病灶活动引起继发性肺结核病；二是外源性再感染，即细菌又从外界再次侵入肺内而发病。一般以内源性再感染为主。

由于继发性肺结核是再次感染，发生在已有一定免疫力的个体，故有以下病变特点。①病变多开始于肺尖：因为人体处于直立位时该处动脉压低，局部血液循环较差，局部组织抵抗力较低，结核杆菌易于在该处繁殖而发病。②结核性肉芽肿形成：由于患者免疫力相对较强，病变往往以增生为主。③支气管播散：病变在肺内主要通过支气管播散。④呈慢性经过：病程较长，随着机体免疫力和变态反应消长，病情时好时坏。⑤病变复杂多样：增生、渗出、坏死交织及新旧病变混杂。

继发性肺结核病根据其病理变化特点及临床经过，分为以下几个类型。

（1）局灶型肺结核　为继发性肺结核病的早期病变。病灶多位于右肺尖，大小为0.5~1cm，以增生病变为主，也可有渗出病变及干酪样坏死。病灶最后大多被纤维化、纤维包裹或钙化。患者多无自觉症状，往往在体检时经 X 线检查发现肺尖部有单个或多个分界清楚的结节状阴影。少数患者免疫力下降时可发展为浸润型肺结核。

（2）浸润型肺结核　临床上最常见的活动性型肺结核，多由局灶型肺结核发展而来。病变多在肺尖或锁骨下区，最初以渗出为主，病灶中央有不同程度的干酪样坏死。X 线示边界模糊的絮状阴影。患者常有低热、疲乏、盗汗、咳嗽等症状。如及时发现，合理治疗，渗出性病变可吸收；增生、坏死性病变可通过纤维化、钙化而愈合。如患者免疫力下降或治疗不及时，病情则恶化，病变继续发展，干酪样坏死扩大（浸润进展）。液化的干酪样坏死可腐蚀邻近的支气管并通过支气管排出，然后在该处形成急性空洞（不规则、洞壁薄）。靠近肺膜的空洞可穿破肺膜，造成自发性气胸；大量液化坏死物质进入胸腔，可发生结核性脓胸。洞壁坏死层内含大量结核杆菌，经支气管播散，可引起干酪性肺炎（溶解播散）。急性空洞一般较易愈合；若经久不愈，则发展为慢性纤维空洞型肺结核。

（3）慢性纤维空洞型肺结核　多在浸润型肺结核急性空洞的基础上经久不愈发展而来。病理改变有两个明显特征：一是空洞的壁较厚，形成所谓的厚壁空洞；二是空洞内的干酪样坏死液化物不断通过支气管在肺内播散，形成新旧不一、大小不等的病灶，并广泛破坏肺组织。厚壁空洞壁的厚度可达1cm，镜下洞壁分为三层：内层为干酪样坏死物，其中有大量结核杆菌；中层为结核性肉芽组织；外层为纤维结缔组织（图19-3）。如洞内壁有较大的血管被腐蚀，可引起大咯血，这是导致患者死亡的主要原因。较小的厚壁空洞经适当治疗后也可通过纤维组织增生、瘢痕形成而愈合。严重的慢性纤维空洞型肺结核由于肺组织大量破坏，纤维组织增生，可致结核性肺硬化。此时肺内血管明显减少，肺循环阻力增加，肺动脉压升高，使右心负荷增加，可以导致肺源性心脏病。由于慢性空洞长期与支气管相通，不断向外排菌，故此型属于开放性肺结核，是重要的传染源。患者因咳出带结核杆菌的痰液而发生喉结核，咽下含菌痰液可引起肠结核。

（4）干酪样肺炎　浸润型肺结核患者如果抵抗力下降，对结核杆菌的变态反应过强时，病灶急剧恶化、进展，可出现大片干酪样坏死，或由急、慢性空洞内的细菌经支气管播散，导致干酪样肺炎。病变呈小叶或融合成大叶分布，有渗出、坏死改变，色黄、质实。浸润型肺结核出现干酪样肺炎时，病情急转直下，出现严重的全身中毒症状，预后很差，病死率高，曾有"奔马痨"之称，目前已罕见。

（5）结核球 直径在2～5cm，有纤维包裹的孤立的境界分明的干酪样坏死灶称为结核球，又称结核瘤（tuberculoma）（图19-4）。影像学上注意与周围型肺癌相鉴别。结核球多位于肺的上叶，一般为单个。它的形成可由单个干酪样坏死或多个干酪样坏死灶融合经纤维组织包裹而成，也可因空洞引流支气管阻塞，其内的干酪样坏死灶无法排出所致。结核球是相对稳定的病灶，常无临床症状，但由于坏死较大，又有纤维组织环绕，药物难以进入，治愈的可能性较小。当机体免疫力下降时，病灶可以恶化，干酪样坏死灶液化、扩大，纤维包膜破溃，造成播散。如肺的其他部位病变不重，可考虑行局部手术切除，以防后患。

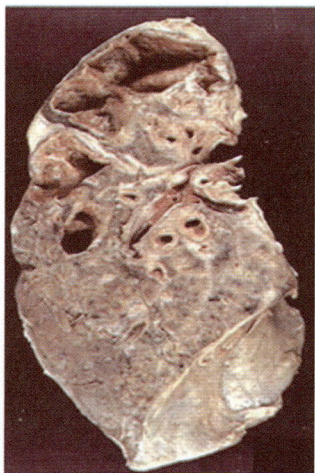

图19-3 慢性纤维空洞型肺结核

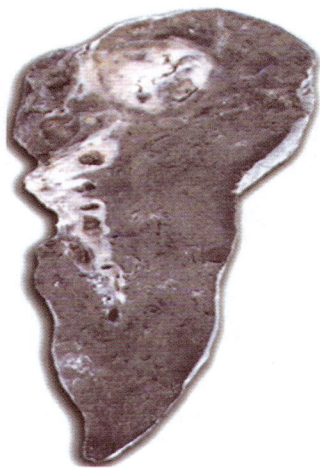

图19-4 肺结核球

（6）结核性胸膜炎 按病变性质可分为以下两种。

① 渗出性结核性胸膜炎：又称湿性结核性胸膜炎。多见于青年人，渗出物主要为浆液，并有少量纤维蛋白，渗出物聚集在胸腔，导致胸腔积液。液体呈草黄色，若伴有红细胞漏出，则为血性。大量胸腔积液可压迫肺组织，并使纵隔移位而出现呼吸困难。经有效治疗后，渗出液一般可吸收。若纤维蛋白渗出过多，未被溶解吸收的纤维蛋白可被机化，造成胸膜壁层、脏层两层粘连和增厚，严重时可导致胸腔闭锁。

② 增生性结核性胸膜炎：又称干性结核性胸膜炎，较少见，病变以增生为主，病变往往呈局限性，常位于肺尖或肺内病灶邻近的胸膜。因进行呼吸胸廓运动时，患处有针刺样疼痛，在深呼吸或咳嗽时加重。病灶一般经纤维化而痊愈，常造成局部胸膜增厚粘连。

（二）肺外结核病

肺外器官结核病除消化道及皮肤结核可源于直接感染外，多为原发性肺结核病经血道和淋巴道播散到肺外器官，经若干年潜伏后，再繁殖并引起病变。继发性肺结核病引起肺外器官结核病的情况较为少见。

1. 肠结核病 可分原发性和继发性两型。原发性者很少见，常发生于小儿，一般由饮用带有结核杆菌的牛奶或乳制品而感染，可形成与肺原发综合征相似的肠原发综合征（肠的原发性结核性溃疡、结核性淋巴管炎和肠系膜淋巴结炎）。绝大多数肠结核病继发于活动性纤维空洞型肺结核，因咽下多菌的痰液所致。病变多发生在回盲部。

依其病变特点不同分为两型。

（1）溃疡型 较多见。结核杆菌侵入肠壁淋巴组织并通过淋巴管蔓延，随之结核结节形成，以后发生干酪样坏死并融合、破溃形成黏膜溃疡。溃疡长径多与肠纵轴垂直。溃疡常有多个，一般较浅，边缘很不整齐，溃疡底部为干酪样坏死及结核性肉芽组织，可达肌层。局部浆膜常有纤维蛋白渗出和连接成串的灰白色、粟粒状结节。渗出物机化后可引起局部肠粘连。溃疡愈合后因瘢痕收缩而致肠狭窄，但出血、穿孔少见。临床上交替出现腹痛、腹泻、便秘等症状，久之引起营养不良。

（2）增生型 较少见。以肠壁大量结核性肉芽组织形成和纤维组织显著增生为其病变特征；肠壁高度肥厚、肠腔狭窄。黏膜面可有浅溃疡或息肉形成。临床上表现为慢性不完全性低位肠梗阻。右下腹可触及肿块，故需与肠癌相鉴别。

2. 结核性腹膜炎 通常由肠结核、肠系膜淋巴结结核、输卵管结核直接蔓延而来，也可为粟粒性结核的一部分，可分为干、湿两型，但通常所见多为混合型。干型结核性腹膜炎的特点为除腹膜上有结核结节外，尚有大量纤维蛋白性渗出物，机化后引起腹腔脏器特别是肠管间、大网膜、肠系膜的广泛粘连。患者常出现腹部包块，触诊时腹壁有柔韧感。湿型结核性腹膜炎则以大量结核性渗出引起腹腔积液为特征。肠管粘连、狭窄少见。

3. 结核性脑膜炎 多见于儿童，由原发性肺结核病经血道播散而来，也见于肺外器官结核病（泌尿生殖道、骨关节结核病）经血道播散至脑膜而发病，还可以是脑实质结核的干酪样坏死液化、破溃至脑膜的结果。

结核性脑膜炎的病变以脑底部（如脑桥、脚间池、视神经交叉等处）的软脑膜和蛛网膜以及蛛网膜下隙最为严重，可见蛛网膜混浊、增厚，偶见细小的灰白色结核结节，蛛网膜下隙积聚有大量炎性渗出物，呈灰黄色，混浊而黏稠。镜下观察：渗出物主要有纤维蛋白、巨噬细胞、淋巴细胞，而中性粒细胞一般少见，脑脊液可检测到结核杆菌。

4. 肾结核病 泌尿系统结核多由肾结核开始，常为单侧，结核杆菌主要由原发性肺结核病经血道播散而来。肾结核的病变大多起始于皮质和髓质交界处或肾乳头内，最初为局灶性结核病变，继而病灶扩大且发展为干酪样坏死，一方面向皮质扩展，另一方面坏死物侵入肾盂，形成空洞。随着干酪样坏死扩大，肾组织遭广泛破坏，肾内可有多数空洞形成，空洞内壁有灰白色或灰黄色干酪样坏死物附着（图19-5）。由于干酪样坏死物大量从尿排出，尿液中多含有大量结核杆菌，致使输尿管、膀胱相继受累，结核杆菌也可逆行至对侧输尿管和肾。因输尿管黏膜破坏，纤维组织增生，可致管腔狭窄，甚至阻塞；因肾实质血管破坏可出现血尿；大量干酪样坏死物排出时可形成脓尿。

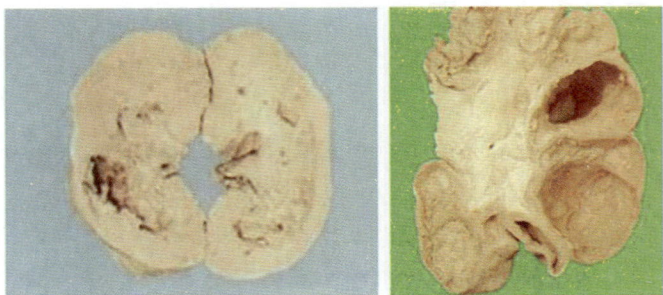

图 19 – 5　肾结核病

5. 生殖系统结核病　男性生殖系统结核病主要发生在附睾，多由泌尿系统结核直接蔓延而来，血源感染偶见。结核杆菌可使前列腺、精囊感染，也可蔓延至输精管、附睾等处。病变处有结核结节和干酪样坏死的形成。女性生殖系统结核病主要发生在输卵管，多由肺结核病灶内的结核杆菌通过血道播散而来，少数来自腹膜结核。子宫内膜和卵巢的结核病则常为输卵管结核杆菌蔓延的结果。生殖系统结核病为男性不育、女性不孕症的常见原因之一。

6. 骨与关节结核病　多由血源播散所致，多见于儿童和青少年，常发生于负重或活动性较大的骨与关节，以脊椎、长骨的骨骺端最为多见。病变常始于松质骨及红骨髓，然后上下扩展。病变按其性质分为两型。①干酪样坏死型：以骨质破坏形成干酪样坏死及死骨为特征，坏死物液化后可在骨旁出现结核性脓肿，由于这种"脓肿"实际上是干酪样坏死，没有红、痛、热，故称为"冷脓肿"。②增生型：以形成结核性肉芽组织为主要特征，较少见。脊椎结核是骨结核中最常见者，多见于第 10 胸椎至第 2 腰椎。病变起自椎体，常发生干酪样坏死，以后破坏椎间盘和邻近椎体。由于病变椎体不能负重而发生塌陷，引起脊椎后突畸形（驼背），可压迫脊髓引起截瘫。关节结核以膝、髋、肘、肩、腕等关节多见，病变通常开始于骨骺或干骺端，发生干酪样坏死。

7. 淋巴结结核病　多见于儿童和青年，以颈部淋巴结结核（俗称瘰疬）最为多见，其次是支气管旁和肠系膜的淋巴结。颈部淋巴结结核的结核杆菌多来自肺结核原发病灶中的肺门淋巴结，也可来自口腔、咽喉的结核病灶。病变淋巴结内不仅有干酪样坏死，而且有结核结节形成。淋巴结结核干酪样坏死物液化后可穿破皮肤，形成经久不愈的窦道。肺门、支气管旁的淋巴结结核可由原发性肺结核病遗留病灶恶化而成，也可为继发性肺结核病经淋巴道播散所致。肠系膜淋巴结结核可由肺结核原发病灶经淋巴道逆行播散所致，也可由腹腔内的结核病变（如肠结核、腹膜结核）所致。

考点

　　骨与关节结核以脊椎最多见，其次是膝、髋、肘、肩、腕关节。脊椎结核以腰椎多发，其次是胸椎和颈椎，可压迫脊髓引起瘫痪。肾结核病灶在肾，症状在膀胱。膀胱刺激征是肾结核的典型症状之一，尿频是最早出现的症状。排泄性尿路造影是当前诊断肾结核的有效手段。

五、护理原则

（1）指导患者做好隔离，防止疾病传播。保持室内通风，讲究个人卫生，严禁随地吐痰。

（2）指导患者调理日常生活，保证营养补充，宜高热量、高蛋白、富含维生素饮食；合理安排休息，避免劳累，适度体育锻炼，增强体质。

（3）指导患者用药，解释药物的不良反应，坚持规律、全程、合理用药的重要性；增强患者战胜疾病的信心。

（4）提高患者治疗依从性，定期复查胸片和肝、肾功能。

知识链接

咯 血

治疗原则是镇静、止血、患侧卧位，咯血较多时应取患侧半卧位，轻轻将气管内积血咯出。咯血窒息是咯血致死的原因之一，需注意防范和紧急抢救。患者突然在咯血过程中出现胸闷、烦躁、呼吸困难或咯血不畅，应立即抱起患者双脚，呈倒立位，轻拍背部，以利血块排出，并尽快就地挖出或吸出口鼻内血块，必要时立即行气管插管或气管镜直视下吸取血块。应用垂体后叶素，速度匆过快，以免引起恶心、便意、心悸、面色苍白等不良反应。

第二节 细菌性痢疾

细菌性痢疾（bacillary dysentery）是由痢疾杆菌引起的肠道传染病，属于假膜性肠炎，简称菌痢。病变多发生于结肠，以大量纤维素渗出形成假膜，假膜脱落形成不规则浅表性溃疡为特征。临床表现有发热、腹痛、腹泻、里急后重、黏液脓血便等。以夏、秋两季多见，好发于儿童，其次是青壮年人，老年患者较少。

一、病因和发病机制

痢疾杆菌是革兰阴性菌。根据抗原结构和生化反应分为福氏、宋内、鲍氏和志贺菌四类，均能产生内毒素，志贺菌还产生外毒素。

患者和带菌者是本病的传染源。痢疾杆菌从粪便中排出后可直接或间接（以苍蝇为媒介）经口传染给健康人。痢疾杆菌经口入胃后，大部分被胃酸杀灭，仅少部分进入肠道。是否致病取决于机体的抵抗力等多种因素。细菌在结肠内繁殖，直接侵入肠黏膜，在黏膜固有层内增殖。细菌及其毒素引起肠黏膜炎症。

二、类型与病理变化

病理变化主要发生在大肠，尤以乙状结肠和直肠较严重。病变严重者可波及整个结肠甚至回肠下段。很少有肠道以外的组织反应。根据肠道病变特征、全身变化及临床经过的不同，分为以下三种类型。

（一）急性细菌性痢疾

初期表现为急性卡他性炎，黏膜充血、水肿，有中性粒细胞和巨噬细胞浸润，可见点状出血。病变进一步发展，出现黏膜浅表坏死，渗出物中见大量纤维素，与坏死组织、炎细胞、红细胞及细菌一起形成特征性的假膜（图 19 - 6A），呈糠皮状。随着病变扩大可融合成片。大约 1 周后，假膜开始脱落，形成浅表性、大小不等的"地图状"溃疡（图 19 - 6B）。

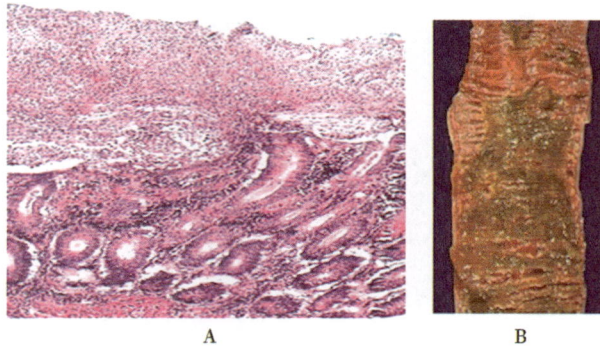

图 19 - 6　细菌性痢疾

临床上由于病变肠管蠕动亢进、痉挛，可引起患者阵发性腹痛、腹泻等症状。炎症刺激直肠壁内的神经末梢及肛门括约肌，导致患者里急后重和排便次数增多，由于血管损伤出血和黏液分泌亢进，排出黏液脓血便，偶尔混有片状假膜。菌体内毒素吸收入血，引起全身毒血症。志贺菌释放的外毒素，可导致水样腹泻等。

急性细菌性痢疾的病程一般为 1 ~ 2 周，经适当治疗，肠黏膜渗出物和坏死组织逐渐被吸收、排出，周围健康组织再生，缺损组织得以修复，大多痊愈。肠出血、肠穿孔等并发症少见，少数病例可转为慢性细菌性痢疾。

（二）慢性细菌性痢疾

菌痢病程反复发作或迁延不愈达 2 个月以上者称为慢性菌痢。多由急性细菌性痢疾转变而来，以福氏菌感染者居多。有的病程可长达数月或数年。在此期间肠道病变此起彼伏，原有溃疡尚未愈合，新的溃疡又形成，新、旧病变同时存在。由于组织的损伤与修复反复进行，慢性溃疡边缘不规则，黏膜常过度增生形成息肉。肠壁各层有慢性炎细胞浸润和纤维组织增生，使肠壁不规则增厚、变硬，严重病例可发生肠腔狭窄。

临床表现有腹痛、腹胀、腹泻等肠道症状。由于炎症加剧，临床上出现急性细菌性痢疾的症状，称为慢性细菌性痢疾急性发作。少数慢性细菌性痢疾患者可无明显的症状和体征，但大便培养持续阳性，成为慢性带菌者和传染源。

（三）中毒性细菌性痢疾

该型的特征是起病急骤，严重的全身中毒症状，但肠道病变和症状轻微。多见于 2 ~ 7 岁的儿童。发病后数小时内出现中毒性休克或呼吸功能不全而死亡，患者预后较差。病原菌常为毒力较低的福氏菌、宋内痢疾杆菌。

知识链接

中毒性细菌性痢疾

根据其主要临床表现，可分为三型。

（1）休克型（周围循环衰竭型）　较多见。以感染性休克为主要表现，晚期可出现心、肾功能不全的症状。

（2）脑型（呼吸衰竭型）　最为严重。表现为脑膜脑炎、颅内压增高甚至脑疝，并出现中枢性呼吸衰竭。

（3）混合型　预后最为凶险。常先出现惊厥，未能及时抢救则迅速发展为呼吸衰竭和循环衰竭。

确诊依据为粪便培养出痢疾杆菌。为提高阳性率，应早期、连续多次、在抗菌药物治疗前采集新鲜粪便的脓血部分。如尚未排便，可做肛门拭子采取大便标本送验。

三、护理原则

1. 高热护理　监测体温，综合使用物理降温、药物降温等。

2. 协助降低颅内压和抗休克的护理　迅速建立并维持静脉通路，并遵医嘱进行处理。

3. 观察病情变化　监测患者生命体征，记录患者大便的次数、性质及量。中毒性菌痢严重患者，应每 15～30 分钟监测生命体征 1 次。

4. 预防疾病的传播　对患者采取肠道隔离至临床症状消失后 1 周或大便细菌培养连续 3 次阴性为止。

第三节　伤　寒

伤寒（typhoid fever）是指由伤寒杆菌引起的急性传染病，出现全身单核吞噬细胞系统增生为病变特征。以回肠末端淋巴组织的病变最为突出，可形成伤寒肉芽肿的特征性病变。多见于儿童和青壮年，常发生于夏、秋季节。临床表现为持续发热、相对缓脉、脾大、皮肤玫瑰疹及中性粒细胞和嗜酸性粒细胞减少等。

一、病因和发病机制

伤寒杆菌属沙门菌属中 D 族，革兰阴性。其菌体"O"抗原、鞭毛"H"抗原及表面"Vi"抗原都能使人体产生相应抗体，尤以"O"抗原及"H"抗原抗原性较强，故可用肥达反应（Widal reaction）测定血清中的抗体量，作为临床诊断伤寒的依据之一。病后可获得稳固的免疫力，很少再感染。

伤寒患者或健康带菌者是本病的传染源。细菌随粪、尿排出，污染食品、饮用水等，或以苍蝇为媒介，经口进入消化道而感染。伤寒杆菌在胃内大部分被破坏。是否发病，主要取决于到达胃的菌量。当感染菌量较多时，细菌得以进入小肠并侵入肠壁淋巴组织，尤其是回肠末端的集合淋巴小结或孤立淋巴小结，继而沿淋巴道引流，经胸导管进入血液，引起菌血症。血液中的细菌很快被全身单核吞噬细胞系统的细胞吞噬，并在其中大量繁殖，致肝、脾、淋巴结增大。这段时间患者一般没有临床症状，称为潜伏期，约 10 天。随着细菌的繁殖、菌体裂解，释放的内毒素再次入血，患者出现败血症和毒血症的症状。由于胆囊内大量的伤寒杆菌随胆汁进入肠道，侵入已致敏的肠壁淋巴组织，发生强烈的过敏反应导致肠黏膜坏死、脱落及溃疡形成。

二、病理变化及临床病理联系

伤寒以巨噬细胞增生为特征，属急性增生性炎。将吞噬伤寒杆菌、红细胞和细胞碎片的巨噬细胞称为伤寒细胞。伤寒细胞常聚集成团，形成小结节，称为伤寒肉芽肿（typhoid granuloma）或伤寒小结（typhoid nodule）（图19－7）。伤寒肉芽肿是伤寒的特征性病变，具有病理诊断意义。

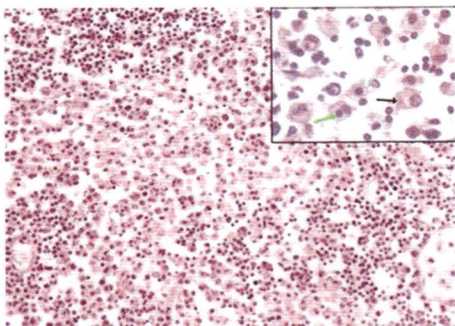

图 19－7　伤寒肉芽肿

1. 肠道病变　以回肠下段集合淋巴小结和孤立淋巴小结的病变最为常见。在潜伏期之后，按病变发展过程分为四期（表19－3），每期大约持续 1 周。

表 19－3　伤寒的各期回肠病变及临床联系

各期	潜伏期	髓样肿胀期	坏死期	溃疡期	愈合期
时间	10 天左右	发病第一周	发病第二周	发病第三周	发病第四周
肠道病变	细菌侵入肠淋巴小结，菌血症，单核吞噬细胞系统内繁殖	败血症，肠道淋巴组织增生，伤寒小结	胆囊排菌引起肠管变态反应导致组织坏死	坏死组织脱落形成溃疡	获得性免疫力增强，细菌被消灭，
临床表现	无明显临床表现	高热、相对缓脉、脾大、皮肤玫瑰疹、白细胞减少、血培养（＋）	大便培养（＋），肥达反应（＋）	肠出血，肠穿孔	症状消失

（1）髓样肿胀期　发病第一周。回肠下段淋巴组织肿胀，隆起于黏膜表面，呈灰红色，质软，似大脑的沟回（图19－8A）；以集合淋巴小结最为显著。

（2）坏死期　发病第二周。隆起表面的肠黏膜坏死（图19－8B）。

（3）溃疡期　发病第三周。坏死肠黏膜脱落后形成溃疡，溃疡边缘隆起，底部不平；在集合淋巴小结发生的溃疡，其长轴与肠的长轴平行（图19－8C）；孤立淋巴小结处的溃疡小而呈圆形；溃疡一般深达黏膜下层，严重者可深达肌层及浆膜层，甚至穿孔，如侵及小动脉，可引起严重出血。

（4）愈合期　发病第四周。溃疡处肉芽组织增生将其填平，溃疡边缘上皮再生覆盖而愈合。

由于临床上早期应用有效抗生素，故目前很难见到上述四期典型病变。

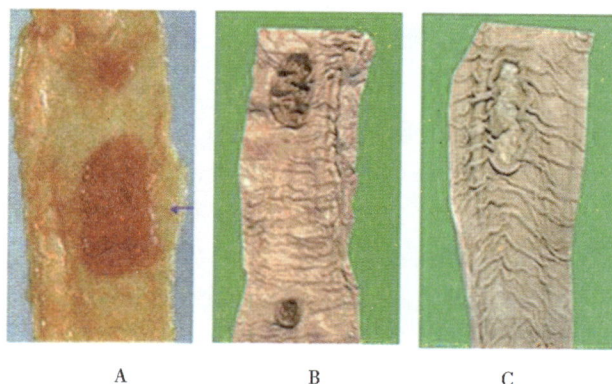

图 19 - 8　伤寒肠道病变

2. 其他病变　肠系膜淋巴结、肝、脾及骨髓由于巨噬细胞增生而致相应组织、器官增大。镜检可见伤寒肉芽肿和灶状坏死。心肌纤维高度水肿和脂肪变性，重症患者可出现中毒性心肌炎，毒素对心肌的影响或毒素导致的迷走神经兴奋性增高，是临床上出现特征性重脉或相对缓脉的原因；肾小管上皮细胞可发生细胞水肿；皮肤出现淡红色小丘疹（玫瑰疹），以胸、腹及背部为多；肌肉、膈肌、腹直肌和股内收肌常发生凝固性坏死（亦称蜡样变性），临床出现肌肉疼痛和皮肤知觉过敏。

三、结局及并发症

伤寒患者一般经 4~5 周可痊愈。少数患者可有肠出血、肠穿孔、支气管肺炎等并发症。伤寒杆菌若在胆汁中大量繁殖，即使患者临床痊愈后，细菌仍可在胆汁中生存，随胆汁由肠道排出，一定时期内患者仍是带菌者，个别患者可成为慢性带菌者或终身带菌者。

四、护理原则

1. 对症护理　体温达 39℃ 时配合头部冷敷、温水擦浴等物理降温，避免腹部加压用力，以免引起肠穿孔和肠出血。

2. 密切观察病情变化　监测患者生命体征，记录患者大便性状及次数、全身淋巴结、肝、脾的大小等。

3. 预防疾病的传播　对患者采取肠道隔离至临床症状消失后 1 周或大便细菌培养连续 3 次阴性为止。

第四节　流行性脑脊髓膜炎

流行性脑脊髓膜炎（epidemic cerebrospinal meningitis）简称流脑，是指由脑膜炎双球菌感染引起的脑脊髓膜的急性化脓性炎症。多为散发，冬、春季可引起流行。患者多为儿童和青少年。临床表现为发热、头痛、呕吐、皮肤黏膜淤点（斑）和脑膜刺激症状。

一、病因和发病机制

脑膜炎双球菌属奈瑟菌属，革兰阴性，具有荚膜，能抵抗体内白细胞的吞噬作用，并能产生内毒素。该菌可存在于正常人的鼻咽部黏膜，细菌可通过患者的咳嗽、喷嚏等由飞沫经呼吸道侵入人体，但大多数不发病，或仅有局部轻度卡他性炎，成为带菌者。当机体免疫力低下或菌量过多、毒力强时，细菌在局部大量繁殖时，引起短期菌血症或败血症。2%～3% 机体低抗力低下患者，病菌到达脑（脊）膜，定位于软脑膜，引起化脓性脑膜炎。化脓菌可在蛛网膜下隙的脑脊液中迅速繁殖、播散，因此脑膜炎症一般呈弥漫分布。

二、病理变化及并发症

根据病情进展，本病一般可分为以下三期。

1. 上呼吸道感染期　细菌在鼻咽部黏膜繁殖，出现上呼吸道感染症状。

2. 败血症期　出现败血症症状，此期血细菌培养可呈阳性。

3. 脑膜炎症期　特征性病变为脑脊膜的化脓性炎症。

肉眼观察：脑脊膜血管扩张、充血，蛛网膜下隙充满灰黄色脓性渗出物，覆盖于脑沟、脑回表面，导致结构模糊不清；边缘病变较轻的区域，脓性渗出物沿血管分布（图19-9A）。由于渗出物阻塞，脑脊液循环障碍从而引起脑室扩张。

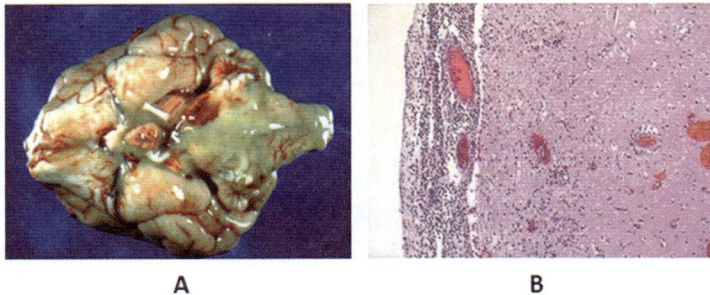

图 19-9　流行性脑脊髓膜炎

镜下观察：蛛网膜血管高度扩张、充血，蛛网膜下隙见大量脓性渗出物（图19-9B）。一般脑实质不受累，病变严重者可累及脑实质，称为脑膜脑炎。此期脑脊液中可检测到细菌。

三、临床病理联系

除一般化脓性炎症的全身症状外，中枢神经系统症状尤为明显，主要表现在以下几个方面。

1. 颅内压升高症状　表现剧烈头痛、喷射性呕吐、视神经乳头水肿三联征。小儿前囟饱满等症状。这是由于脑膜血管充血，蛛网膜下隙渗出物堆积，蛛网膜颗粒因脓性渗出物阻塞而影响脑脊液的吸收所致。

2. 脑膜刺激征状 表现为颈项强直和屈髋伸膝征（Kernig sign）阳性。由于炎症累及脊髓神经根周围的蛛网膜及软脑膜，致使神经根在通过椎间孔处受压，当颈部或背部肌肉运动时可引起疼痛，患者出现颈后疼痛、颈项强直（即保护性痉挛反应）。腰背部肌肉发生保护性痉挛可引起角弓反张（opisthotonus），多见于婴幼儿。由于腰骶节段脊神经后根受到炎症波及而受压，当屈髋、伸膝时坐骨神经受到牵拉出现屈髋伸膝征阳性，也称克氏征阳性。

3. 脑脊液的改变 脑脊液压力升高、混浊或呈脓性，细胞数及蛋白质增多，糖减少。经涂片和培养检查可找到脑膜炎双球菌。脑脊液检查是诊断本病的一个重要依据。

4. 脑神经受损及麻痹 第Ⅱ、Ⅲ、Ⅳ、Ⅵ、Ⅶ、Ⅷ对脑神经受损，这是由于脑基底部脑膜炎累及由该处出颅的神经所致。

四、结局和后遗症

由于磺胺类药物及抗生素的广泛应用，大多数流行性脑脊髓膜炎的患者均能治愈。如治疗不当，病变可转为慢性，可留有以下后遗症。①脑积水：由于脑膜粘连，脑脊液循环障碍所致。②脑神经受损麻痹：主要累及第Ⅱ、Ⅲ、Ⅳ、Ⅵ、Ⅶ、Ⅷ对脑神经，引起相应的神经麻痹征，如斜视、视力障碍、耳聋、听神经及面神经损害等。③脑底部动脉炎致脑缺血及脑梗死。④局限性粘连性蛛网膜炎。

少数病例（主要是儿童）起病急骤，病情危重，称为暴发性流脑。依据其临床病理特点，可分为暴发型脑膜炎双球菌败血症和暴发性脑膜脑炎。若抢救不及时可危及生命。

五、护理原则

（1）绝对卧床休息，床头抬高15°～30°，头偏向一侧，去枕平卧，给予清淡流质饮食。

（2）维持输液静脉通路通畅，遵医嘱使用快速脱水剂。

（3）维持正常体温 监测体温，综合使用物理降温、药物降温等。预防肺部感染和压疮发生。

（4）密切观察病情，防治并发症 监测患者生命体征、神志、面色、瞳孔、囟门等变化。及早发现各种并发症先兆并做好急救的准备工作。

知识链接

化脓性脑膜炎

化脓性脑膜炎是由化脓性细菌感染引起脑脊膜化脓性炎症，常合并化脓性脑炎或脑脓肿，是一种严重的颅内感染性疾病，病死率和致残率较高，好发于婴幼儿、儿童和老年人。化脓性脑膜炎最常见的致病菌是流感嗜血杆菌、肺炎球菌和脑膜炎双球菌。临床典型表现可归纳为三方面：感染中毒症状、颅内压增高表现和脑膜刺激征。脑脊液涂片或细菌培养可找到致病菌。

第五节　流行性乙型脑炎

流行性乙型脑炎（epidemic encephalitis B）简称乙脑，是由乙脑病毒感染引起的急性传染病，1934 年在日本首次发现，经蚊传播，夏、秋季流行，故又称日本夏季脑炎。儿童尤其是婴幼儿易感。临床发病急，病情重，患者有高热、嗜睡、抽搐、昏迷等症状，死亡率高。

一、病因和发病机制

乙脑病毒是嗜神经性 RNA 病毒，外有类脂囊膜，对温度、乙醚、酸等都很敏感。传染源为家畜、家禽，主要是猪，其次为马、牛、鸡、鸭等。库蚊、伊蚊和按蚊是主要的传播媒介。感染乙脑病毒的蚊虫叮咬人体后，病毒在局部组织细胞、淋巴结以及血管内皮细胞内繁殖，然后入血引起短暂病毒血症。虽病毒具有嗜神经性，但能否进入中枢神经系统，取决于机体免疫反应和血脑屏障功能状态。凡机体免疫力强，血脑屏障功能正常，病毒不能进入脑组织致病，成为隐性感染，多见于成人。在免疫功能低下，血脑屏障不健全者，病毒可进入神经系统而致病。由于受感染的神经细胞膜具有抗原性，通过激活体液免疫和/或细胞免疫及补体系统引起神经细胞损伤，是本病发病的基础。

二、病理变化及后遗症

流行性乙型脑炎可引起脑实质的广泛病变，以大脑皮质、基底核、视丘的病变最为明显，表现为神经细胞变性、坏死，胶质细胞增生和血管周围炎细胞浸润。

肉眼观察：软脑膜充血、水肿明显，脑回变宽、脑沟变浅；切面脑组织充血水肿，严重时可出现散在点状出血，可见散在粟粒或针尖大的软化灶，一般以顶叶及丘脑等处最为明显。

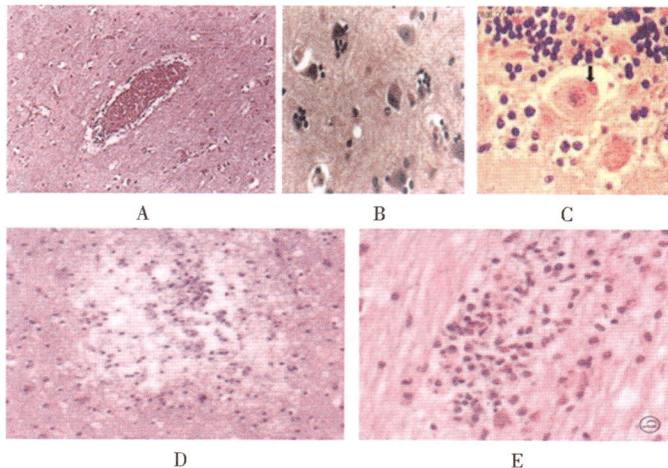

图 19 - 10　乙脑

镜下观察：①血管改变和炎症反应：脑实质血管高度扩张充血，脑组织水肿，有时可见小出血灶。以淋巴细胞为主的炎细胞常围绕血管呈套袖状浸润，称为淋巴细胞套（图19-10A）。②神经细胞变性坏死：由于病毒在神经细胞内的繁殖，破坏其结构和功能，导致神经细胞肿胀，尼氏小体消失，细胞质内空泡形成，细胞核偏位等，严重者神经细胞可发生坏死。在变性、坏死的神经细胞周围，常有增生的少突胶质细胞围绕，称为卫星现象（satellitosis）（图19-10B）。变性坏死的神经元被增生的小胶质细胞或巨噬细胞吞噬的过程，称为噬神经细胞现象（neuronophgia）（图19-10C）。③软化灶形成：病变严重者的神经组织中出现局灶性坏死和液化，溶解后形成大小不等的筛网状软化灶（图19-10D）。病灶呈圆形或卵圆形，边界清楚，质地疏松，染色较淡。筛网状软化灶的形成对此病的诊断具有一定的特征性意义。④胶质细胞增生：多位于小血管或坏死的神经细胞附近，主要是小胶质细胞增生形成小胶质结节（图19-10E）。

三、临床病理联系

除毒血症的全身症状外，主要表现为中枢神经系统症状。

1. 嗜睡和昏迷　是最早出现的症状，由神经细胞广泛的变性、坏死所致；脑神经受损可出现相应的麻痹症状。

2. 颅内压升高症　因脑内血管扩张充血、血流淤滞、内皮细胞受损，可使血管通透性增高，引起脑水肿而致颅内压升高，患者出现头痛、呕吐，严重者可出现脑疝，其中小脑扁桃体疝可以致死。

3. 脑膜刺激症状　因脑膜可有不同程度的炎症反应，可出现脑膜刺激症状。

4. 脑脊液的改变　脑脊液透明或微混浊，细胞成分中以淋巴细胞为主，糖正常或偏高，蛋白质轻度增高，氯化物正常。少数病例脑脊液检查可呈阴性。

四、结局和后遗症

经及时治疗，患者多数在急性期后痊愈。重症患者，有的可出现痴呆、语言障碍、肢体瘫痪、脑神经麻痹等症状，经数月后可恢复正常。少数病例由于不能完全恢复而留下后遗症。

五、护理原则

1. 降低体温　监测体温，及时采取有效降温措施，如物理降温、药物降温等。对持续高热伴惊厥者，可采用亚冬眠疗法。

2. 保持呼吸道通畅　鼓励并协助患儿翻身、拍背；痰液黏稠者给予超声雾化吸入，必要时吸痰；给氧，减轻脑损伤。

3. 控制惊厥　及时发现烦躁不安、口角或指（趾）抽动、两眼凝视、肌张力增高等惊厥先兆。一旦出现，让患儿取仰卧位，头偏向一侧，松解衣服和领口，清除口鼻分泌物；用牙垫或开口器置于患儿上下臼齿之间。遵医嘱使用止惊药。

4. 其他 密切观察患者病情，记录生命体征、意识、瞳孔等的变化。

考点

乙脑是由乙脑病毒感染引起，以脑实质炎症为主要病变的中枢神经系统的急性传染病。猪是乙脑主要传染源及中间宿主，蚊虫是乙脑主要传播媒介。高热、惊厥及呼吸衰竭是乙脑极期的严重症状，三者相互影响，呼吸衰竭常为致死的主要原因。处理好高热、惊厥、呼吸衰竭是抢救乙脑患者的关键。

第六节 常见性传播疾病

性传播疾病（sexually transmitted diseases，STD）是指以性接触为主要传播途径的一类疾病，习惯上仍称为性病（venereal diseases），其病种已多达 20 余种。本节仅简述常见而重要的淋病、尖锐湿疣、梅毒和艾滋病。

一、淋病

淋病（gonorrhea）是由淋球菌引起的急性化脓性炎症，是最常见 STD。多发生于 15～30 岁年龄段，以 20～24 岁最常见。淋球菌主要侵犯泌尿生殖系统，对柱状上皮和移行上皮有特别的亲和力。成人的泌尿生殖系统淋病，几乎全部通过性接触途径而传染，儿童可通过接触患者用过的衣物等传染。幼女的阴道上皮尚未成熟，因此比成人更容易被污染物感染。分娩时胎儿受母亲产道分泌物感染，可引起新生儿化脓性眼结膜炎。

男性淋病病变由尿道开始，随后蔓延到后尿道，再波及前列腺、附睾和精囊。女性淋病病变累及外阴、前庭大腺、尿道、子宫颈内膜、输卵管。肉眼观察：充血、水肿，并有脓性渗出物流出。镜下观察：黏膜充血、水肿，伴有溃疡形成，黏膜下有大量中性粒细胞浸润。患者出现尿频、尿急、尿痛等急性尿道炎症状，局部有疼痛及烧灼感。如不及时进行有效治疗，有的可引起子宫内膜炎和急性输卵管炎，并进一步发展为输卵管积脓、弥漫性腹膜炎及中毒性休克等严重后果。1%～3% 的患者可发生菌血症，出现皮疹。此外，还可发生关节炎、脑膜炎、胸膜炎、肺炎、心内膜炎、心包炎、骨髓炎、肌炎等，严重者可发生淋球菌性败血症。有的可逐渐转为慢性淋病，表现为慢性尿道炎、前列腺炎和精囊或尿道旁腺炎、前庭大腺炎、慢性宫颈炎、慢性输卵管炎及输卵管积水等。少数可导致盆腔炎而引起盆腔器官粘连，患者可因此而不孕。在慢性淋病中，淋球菌可长期潜伏在病灶内，并反复引起急性发作。

二、尖锐湿疣

尖锐湿疣（condyloma acuminatum）是指由人乳头状病毒（主要是 HPV 6 型和 HPV 11 型）感染引起的 STD。约 60% 患者由性接触传染，表现为良性疣状物，故又称性病疣。目前其发病率居性病第二位，好发于中青年人群，最常发生在 20～40 岁年龄段。临床上主要表现为粉红色或淡白色表面粗糙的丘疹或菜花状赘生物，局部伴有瘙痒、烧灼痛。有关研究表明尖锐湿疣与子宫颈癌、外阴癌、阴茎癌的发病有关，已引起广泛重视。

尖锐湿疣的潜伏期通常为 3 个月，好发于潮湿温暖的黏膜和皮肤交界的部位，男性常见于阴茎冠状沟、龟头、系带、尿道口或肛门附近，女性多见于阴蒂、阴唇、会阴部及肛周，也可发生于其他部位，如口腔、腋窝等。肉眼观察：淡红、暗红或污灰色，质软，表面凹凸不平，呈疣状颗粒，可互相融合形成菜花状团块（图 19 – 11A）。镜下观察：上皮角化不完全，棘细胞明显增生，伴上皮钉突增厚、延长；表皮浅层挖空细胞（koilocyte）的出现有助于诊断（图 19 – 11B）；真皮浅层水肿、毛细血管扩张。慢性炎细胞浸润。

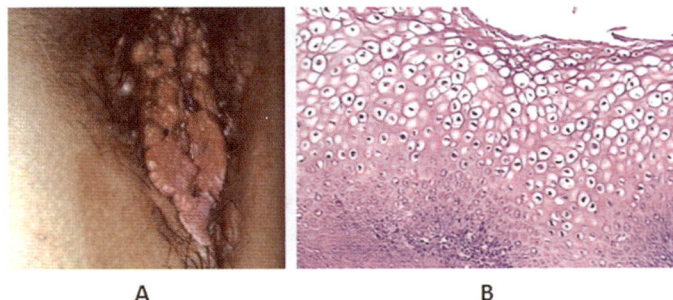

图 19 – 11　尖锐湿疣

三、梅毒

梅毒（syphilis）是指由梅毒螺旋体引起的传染病。早期病变主要累及皮肤和黏膜，晚期则累及全身各脏器，特别是心血管和中枢神经系统，其危害仅次于艾滋病。新中国成立后基本消灭了梅毒，但近年来又有新病例发生，尤其在沿海城市有流行趋势。

（一）病因和传播途径

梅毒的病原体是梅毒螺旋体。梅毒患者是唯一的传染源，95% 以上通过性接触传染，少数可因输血、接吻、医务人员不慎受染的直接接触传播（后天性梅毒），也可经胎盘感染胎儿（先天性梅毒）。机体感染梅毒后第 6 周血清出现梅毒螺旋体特异性抗体，有血清诊断价值，但也有假阳性。

（二）基本病变

1. 闭塞性动脉内膜炎和小血管周围炎
小动脉内皮细胞及纤维细胞增生，使血管壁增厚、管腔狭窄闭塞。小动脉周围单核细胞、淋巴细胞和浆细胞浸润。浆细胞恒定出现是本病的病变特点之一。

2. 树胶样肿　又称梅毒瘤。病灶呈灰白色，大小不一，小的仅在显微镜下才可见到，大的直径可达 3 ~ 4 cm，该肉芽肿质韧而有弹性，如树胶而得名（图 19 – 12）。镜下可见，

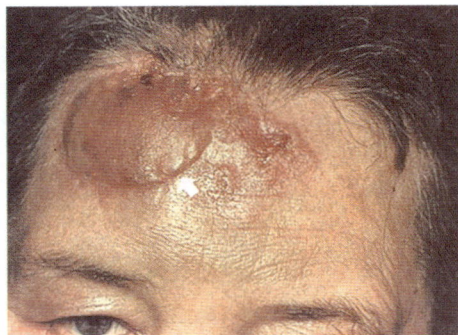

图 19 – 12　梅毒树胶样肿

颇似结核结节，中央为凝固性坏死，周围有大量淋巴细胞和浆细胞浸润，而上皮样细

胞和朗罕巨细胞较少，且必有闭塞性小动脉内膜炎和动脉周围炎，后期被吸收、纤维化，使器官变形。

梅毒树胶样肿可发生于任何器官，最常见于皮肤、黏膜、肝、骨和睾丸。血管炎病变可见于各期梅毒，而树胶样肿则见于第三期梅毒。

（三）类型与病变特点

后天性梅毒分为三期，第一、二期梅毒称为早期梅毒，有传染性。第三期梅毒又称晚期梅毒，因常累及内脏，故又称内脏梅毒。

1. 第一期梅毒　梅毒螺旋体侵入人体后 3 周左右，侵入部位发生炎症反应，形成下疳（chancre）。下疳常为单个，直径约 1cm，表面可发生糜烂或溃疡，溃疡底部及边缘质硬，故又称为硬下疳。病变多见于阴茎冠状沟、龟头、子宫颈、阴唇，也可发生于口唇、舌、肛周等处。下疳无痛感，病损范围小，又多位于隐蔽处，故往往被忽视，但其中有大量梅毒螺旋体，传染性极强。病变组织内有闭塞性动脉内膜炎和小动脉周围炎。

下疳发生 1 周后，局部淋巴结肿大，呈非化脓性增生性反应。下疳经 1 个月左右多自然消退，仅留浅表瘢痕，局部肿大的淋巴结也消退，临床上处于静止状态，但体内梅毒螺旋体仍继续繁殖。

2. 第二期梅毒　下疳发生后 7～8 周，体内梅毒螺旋体又大量繁殖，由于免疫复合物的沉积引起全身皮肤、黏膜广泛的梅毒疹和全身性非特异性淋巴结肿大。镜下观察：呈典型的血管周围炎改变，病灶内可找到梅毒螺旋体，故此期梅毒传染性大。梅毒疹可自行消退。

3. 第三期梅毒　常发生于感染后 4～5 年，病变累及内脏，特别是心血管和中枢神经。特征性的树胶样肿形成。树胶样肿纤维化，瘢痕收缩引起严重的组织破坏、变形和功能障碍。

病变侵犯主动脉，可引起梅毒性主动脉炎、主动脉瓣关闭不全、主动脉瘤等。梅毒性主动脉瘤破裂常是患者猝死的主要原因。神经系统病变主要累及中枢神经及脑脊髓膜，可导致麻痹性痴呆和脊髓痨。此外，病变常造成骨和关节损害，如鼻骨破坏形成马鞍鼻，长骨、肩胛骨与颅骨也常受累。

先天性梅毒根据被感染胎儿发病的早晚有早发性和晚发性之分。早发性先天性梅毒是指胎儿期或婴幼儿期发病的先天性梅毒。晚发性先天性梅毒的患儿表现为发育不良、智力低下。间质性角膜炎、神经性耳聋及楔形门齿构成晚发性先天性梅毒的三大特征，具有诊断意义。

四、艾滋病

艾滋病是获得性免疫缺陷综合征（acquired immunodeficiency syndrome，AIDS）的简称，是由人类免疫缺陷病毒（human immunodeficiency virus，HIV）感染引起的以严重免疫缺陷为主要特征的致命性慢性传染病。该病自 1981 年首次报告以来，传播迅速，已遍布全球。目前我国 HIV 实际感染人群已超过 100 万。艾滋病的潜伏期为 2～10 年。总死亡率几乎为 100%，90% 的患者在诊断后 2 年内死亡。

（一）病因和传播途径

HIV 为单链 RNA 病毒，已知 HIV 分为两个病毒类型（HIV－1 和 HIV－2）及其八种亚型。患者和无症状病毒携带者是此病的传染源。HIV 主要存在于宿主血液、精液、子宫、阴道分泌物和乳汁中，其他体液（如唾液、尿液或眼泪）中偶尔也可分离出该病毒，但迄今为止尚无证据表明能够传播本病。艾滋病的传播途径包括以下三个方面。

1. 性接触传播　由性接触感染。异性性乱交和同性恋中 HIV 感染率呈上升趋势。

2. 血液传播　输入被 HIV 污染的血液或血液制品可导致感染；通过注射针头或医用器械等传播，尤其是静脉注射吸毒者轮流使用未消毒的注射器，极易相互感染；许多医疗器械如内窥镜，若消毒不严，也可造成感染；器官移植等也易感染。

3. 母婴垂直传播　母体的病毒经胎盘感染胎儿。此外，母婴间传播也可发生于分娩时或产后哺乳过程中。

（二）发病机制

现已证实 HIV 是嗜 T 淋巴细胞和嗜神经细胞的病毒。它对辅助细胞（CD4$^+$）细胞免疫系统有很明显的抑制作用，该系统是该病毒的主要攻击目标。另外，巨噬细胞和单核细胞系统也是具有 CD4$^+$ 受体的细胞群，也是靶细胞。此外，其他免疫细胞（如单核巨噬细胞、B 淋巴细胞和 NK 细胞等）功能也均有不同程度受损，最后导致整个免疫功能缺陷，发生一系列顽固性机会性感染和肿瘤。HIV 对神经细胞有亲和力，能侵犯神经系统，引起脑组织的破坏，或者继发条件性感染而致各种中枢神经系统的病变。

（三）病理变化与临床病理联系

艾滋病的主要病变可归纳为全身淋巴组织的变化、机会性感染和恶性肿瘤三个方面。

1. 全身淋巴组织的变化　早期淋巴结肿大，淋巴滤泡明显增生，生发中心活跃，有"满天星"现象。随着病变的进展，滤泡网状带开始破坏，有血管增生，皮质区及副皮质区淋巴细胞减少，浆细胞浸润。以后网状带消失，滤泡分界不清。晚期淋巴细胞几乎消失殆尽，呈现一片荒芜景象。在淋巴细胞消失区常由巨噬细胞替代。最后淋巴结结构完全消失，主要为巨噬细胞和浆细胞。有些区域纤维组织增生，甚至发生玻璃样变性。胸腺、消化道和脾脏淋巴组织萎缩。

2. 机会性感染　多发机会性感染是本病的另一特点，感染范围广泛，可累及各器官，其中以肺、中枢神经系统最为常见，如卡氏肺孢子虫肺炎、脑弓形虫病、隐球菌脑膜炎、白色念珠菌所致感染等。

3. 恶性肿瘤　约 1/3 的患者可发生 Kaposi 肉瘤，其他常见的肿瘤为非霍奇金淋巴瘤。患者表现为淋巴结迅速肿大，淋巴结外肿块，或出现严重的发热、盗汗、体重减轻，有些患者常出现原发于中枢神经系统的淋巴瘤。

艾滋病潜伏期较长，一般认为经数月至十年或更长时间才发展为艾滋病。对于 AIDS，目前尚无确切有效的疗法，预后极差，因此预防至关重要。

（四）护理原则

1. 隔离　艾滋病患者应在执行血液和体液隔离的同时实施保护性隔离。

2. 注意休息、避免劳累　给予高热量、高蛋白、高维生素、易消化的食物。

3. 严密观察生命体征及病情变化 对出现不明原因的发热或明显的肺部、胃肠道或中枢神经系统症状时，要及时报告医师。

4. 心理护理 多与患者沟通，了解患者的心理状态，减轻患者焦虑、抑郁和恐惧等心理，消除部分患者的报复、自杀心态。真正关心体谅患者，并注意保护患者隐私。

知识链接

HIV 感染的临床分类

近年世界卫生组织和美国疾病控制中心修订了 HIV 感染的临床分类，将其分为三大类。

A 类：包括急性感染、无症状感染和持续性全身淋巴结肿大综合征。

B 类：包括免疫功能低下时出现的 AIDS 相关综合征、继发细菌及病毒感染和发生肿瘤等。

C 类：患者已有严重的免疫缺陷，出现各种机会性感染、继发性肿瘤及神经系统症状等表现。

目标检测

一、名词解释

肺原发综合征、结核球、结核结节、干酪样坏死、原发性肺结核病、继发性肺结核病、伤寒小结、中毒性细菌性痢疾、卫星现象、噬神经细胞现象、血管套袖现象、艾滋病。

二、问答题

1. 试述结核病的基本病变。
2. 比较原发性肺结核病和继发性肺结核病的区别。
3. 比较肠结核病、伤寒和细菌性痢疾的肠道溃疡的形态特点。
4. 简述中毒性菌莉的病变特点。
5. 比较流行性脑脊髓膜炎与流行性乙型脑炎病变与临床表现的区别。
6. 艾滋病常见的机会性感染和恶性肿瘤有哪些？

（唐忠辉）

主要参考文献

[1] 周洁. 病理学与病理生理学·案例版. 北京：科学出版社，2015.

[2] 王斌，陈命家. 病理学与病理生理学. 第7版. 北京：人民卫生出版社，2014.

[3] 唐忠辉，陈秀娇. 病理学与病理生理学. 北京：北京大学医学出版社，2014.

[4] 李树香，徐香兰. 病因病理学基础. 第2版. 北京：人民卫生出版社，2014.

[5] 刘红，唐忠辉. 病理学与病理生理学. 北京：北京大学医学出版社，2014.

[6] 丁运良，涂开峰，谢新民. 病理学与病理生理学. 北京：中国科学技术出版社，2014.

[7] 郭晓霞. 病理学与病理生理学. 北京：中央广播电视大学出版社，2014.

[8] 李玉林. 病理学. 第8版. 北京：人民卫生出版社，2013.

[9] 杨红，刘红. 疾病学基础. 北京：高等教育出版社，2013.

[10] 黄春，黄琼. 病理学及病理生理学. 北京：中国医药科技出版社，2013.

[11] 王建枝，殷莲华. 病理生理学. 第8版. 北京：人民卫生出版社，2013.

[12] 陈文彬，潘祥林. 诊断学. 北京：人民卫生出版社，2013.

[13] 步宏. 病理学与病理生理学. 第3版. 北京：人民卫生出版社，2013.

[14] 唐忠辉，周洁，杨少芬. 病理学与病理生理学. 武汉：华中科技大学出版社，2012.

[15] 张惠铭，王建中，相霞. 病理学. 武汉：华中科技大学出版社，2012.

[16] 吴和平. 临床病理生理学. 西安：第四军医大学出版社，2011.

[17] 唐忠辉，许娟娟. 病理学. 北京：北京大学医学出版社，2010.

[18] 刘红，苏鸣，孟冬月. 病理学. 武汉：华中科技大学出版社，2010.

[19] 杨美玲. 病理学. 西安：世界图书出版社. 2010.

[20] 丁运良. 病理学. 北京：人民卫生出版社，2010.

[21] 杨建平，杨德兴，杜斌. 病理学与病理生理学. 武汉：华中科技大学出版社，2010.

[22] 陈杰，李甘地. 病理学. 第2版. 北京：人民卫生出版社，2010.

[23] 丁运良. 病理学. 北京：中国科学技术出版社，2010.

[24] 吴伟康. 病理学. 第2版. 北京：人民卫生出版社，2010.

[25] 李桂源. 病理生理学. 第2版. 北京：人民卫生出版社，2010.

[26] 王蓬文，徐军全. 病理学. 北京：高等教育出版社，2009.

[27] 王恩华. 病理学. 第7版. 北京：人民卫生出版社，2008.

[28] 吴立玲，武变瑛. 病理生理学. 北京：北京大学医学出版社. 2008

[29] 王志敏. 病理学基础. 北京：人民卫生出版社，2008

[30] 和瑞芝. 病理学. 第5版. 北京：人民卫生出版社，2008.

[31] 任玉波. 病理学. 第2版. 北京：科技出版社，2008.

[32] 金惠明，王建枝. 病理生理学. 第7版. 北京：人民卫生出版社，2008.

［33］姚蕴伍．社区护理学．杭州：浙江大学出版社，2008.

［34］唐忠辉，邓建楠．形态学实验教程．厦门：厦门大学出版社，2007.

［35］吴继锋．病理学．第2版．北京：人民卫生出版社，2007.

［36］步宏．病理学与病理生理学．第2版．北京：人民卫生出版社，2007.

［37］宫恩聪，吴立玲．病理学．北京：北京大学医学出版社，2007.

［38］郎志峰．病理学．北京：人民卫生出版社，2006.

［39］肖献忠．病理生理学．北京：高等教育出版社，2006.

［40］陈道初．病理生理学．北京：人民卫生出版社，2005.

［41］王蓬文．异常人体结构与功能．北京：高等教育出版社，2004.

［42］杨如红．病理生理学．北京：科学出版社，2003.

［43］陈命家．病理学．北京：人民卫生出版社，2003.

［44］郭慕依．组织病理学彩色图谱．上海：上海医科大学出版社，2001.